ECMO 专家培训手册

第 4 版

主编　Thomas V. Brogan

主审　侯晓彤　黑飞龙

主译　赵　举　金振晓

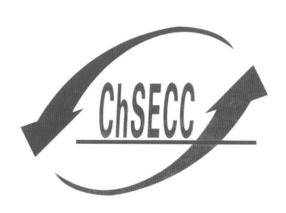

中国生物医学工程学会体外循环分会推荐阅读

人民卫生出版社

·北　京·

图书在版编目（CIP）数据

ECMO 专家培训手册/（美）托马斯·V.布罗根（Thomas V. Brogan）主编；赵举，金振晓主译. —北京：人民卫生出版社，2023.9

ISBN 978-7-117-34743-3

Ⅰ.①E… Ⅱ.①托…②赵…③金… Ⅲ.①体外循环-手册 Ⅳ.①R654.1-62

中国国家版本馆 CIP 数据核字（2023）第 114125 号

人卫智网	www.ipmph.com	医学教育、学术、考试、健康，购书智慧智能综合服务平台
人卫官网	www.pmph.com	人卫官方资讯发布平台

ECMO 专家培训手册

ECMO Zhuanjia Peixun Shouce

主　译：赵　举　金振晓

出版发行：人民卫生出版社（中继线 010-59780011）

地　　址：北京市朝阳区潘家园南里 19 号

邮　　编：100021

E - mail：pmph @ pmph. com

购书热线：010-59787592　010-59787584　010-65264830

印　　刷：北京顶佳世纪印刷有限公司

经　　销：新华书店

开　　本：889×1194　1/16　印张：16.5

字　　数：488 千字

版　　次：2023 年 9 月第 1 版

印　　次：2023 年 9 月第 1 次印刷

标准书号：ISBN 978-7-117-34743-3

定　　价：139.00 元

打击盗版举报电话：010-59787491　E-mail：WQ @ pmph. com

质量问题联系电话：010-59787234　E-mail：zhiliang @ pmph. com

数字融合服务电话：4001118166　E-mail：zengzhi @ pmph. com

译校者名单

译者（以姓氏笔画为序）

王立伟	空军军医大学西京医院	杨金宝	西安国际医学中心医院
王胜昱	西安医学院第一附属医院	吴　岩	中国人民解放军 93413 部队
王结能	兰州大学第一医院	武　婷	天津市胸科医院
邓　丽	广东医科大学附属高州医院	易秋月	西安交通大学第一附属医院
甘桂芬	青海大学附属医院	周荣华	四川大学华西医院
石文剑	新疆维吾尔自治区人民医院	徐臣年	空军军医大学西京医院
卢安东	兰州大学第一医院	高　宏	西北妇女儿童医院
冯　攀	中国人民解放军第三〇五医院	郭锋伟	西安交通大学第一附属医院
刘　宇	中国人民解放军北部战区总医院	唐嘉佑	空军军医大学西京医院
刘　洋	空军军医大学西京医院	常　丽	西安交通大学第二附属医院
李　平	华中科技大学同济医学院附属协和医院	雷　翀	空军军医大学西京医院
李建朝	阜外华中心血管病医院	翟蒙恩	空军军医大学西京医院

审校（以姓氏笔画为序）

于　坤	中国医学科学院阜外医院	洪小杨	中国人民解放军总医院第七医学中心
刘　刚	中国医学科学院阜外医院	贺子剑	广东省人民医院
江　瑜	首都医科大学附属北京安贞医院	郭　震	上海市胸科医院
杜中涛	首都医科大学附属北京安贞医院	崔勇丽	中国医学科学院阜外医院
李　敏	中日友好医院	楼　松	中国医学科学院阜外医院
杨寅愉	上海儿童医学中心	管玉龙	中国医学科学院阜外医院
段　欣	中国医学科学院阜外医院		

编 者 名 单

Cara Agerstrand, MD
Division of Pulmonary, Allergy & Critical Care,
Columbia University College of Physicians and
Surgeons
New York-Presbyterian Hospital, New York

Rocio Agliati, RN
ECMO Unit Coordinator
Clínica Las Condes
Santiago, Chile

Francesco Alessandri, MD
Department of Anesthesia and Intensive Care
Medicine,
Sapienza University of Rome
Policlinico Umberto I, Rome, Italy

Cory M. Alwardt, PhD, CCP
Mayo Clinic College of Medicine
Chief Perfusionist and ECMO Coordinator,
Mayo Clinic, Phoenix, Arizona

Gail Annich, MD, FRCPC
The Hospital for Sick Children
University of Toronto, Canada

Jana Assy, MD
Director, Adult and Pediatric ECMO Program
American University of Beirut Medical Center
Beirut, Lebanon

Robert H. Bartlett, MD
ECMO Experimental Laboratory
University of Michigan Medical Center
Ann Arbor, Michigan

Jan Bělohlávek, MD, PhD
General Teaching Hospital
Charles University
Prague, Czech Republic

Thomas V. Brogan, MD
University of Washington School of Medicine
Seattle Children's Hospital

L. Mikael Broman, MD, PhD
ECMO Centre Karolinska,
Karolinska University Hospital and Karolinska
Institutet
Stockholm, Sweden

Patrick D. Brophy, MD, MHCDS
University of Rochester School of Medicine and
Dentistry
The Golisano Children's Hospital
Rochester, New York

Katie Butler, MSN, RN
Children's Hospital, Colorado,
Aurora, Colorado

Monika F. Cardona, RN, BSN
ECMO and CRRT Nurse Manager
The Medical University of South Carolina
Charleston, South Carolina

Titus Chan, MD, MS, MPP
Pediatric Cardiac Critical Care Medicine
Seattle Children's Hospital
Seattle, Washington

Ira M Cheifetz, MD, FCCM, FAARC
Duke University School of Medicine
Duke Children's Hospital
Durham, North Carolina

Sertac Cicek, MD
Department of Cardiovascular Surgery
Mayo Clinic
Rochester, Minnesota

Alain Combes, MD, PhD
Groupe Hôpital de la Pitié Salpetrière,
Assistance Publique-Hôpitaux de Paris
Université Pierre et Marie Curie, Paris

James T Connelly, BS, RRT-NPS
The Children's Hospital of Philadelphia
Philadelphia, Pennsylvania

Steven A. Conrad, MD, PhD
Louisiana State University Health Sciences Center
Shreveport, Louisiana

Carl Davis, MD, FRCS
Royal Hospital for Children
Glasgow, Scotland

Joseph A. Dearani, MD
Department of Cardiovascular Surgery
Mayo Clinic
Rochester, Minnesota

Archana Dhar, MD
UT Southwestern
Children's Health-Children's Medical Center
Dallas Texas

Rodrigo Diaz, MD
Department of Anesthesia
Clínica Las Condes
Santiago, Chile

Robert DiGeronimo, MD
Seattle Children's Hospital
University of Washington School of Medicine

Matteo Di Nardo, MD
Children's Hospital Bambino Gesù
IRCCS, Rome, Italy

Linda Edwards MB ChB, MRCPCH (UK)
ECLS Program Director
British Columbia Children's Hospital
Vancouver, Canada

W. Cory Ellis, CCP
Children's Hospital Colorado
Aurora, Colorado

Patricia English, MS, RRT-NPS
Massachusetts General Hospital
Boston, Massachusetts

James D. Fortenberry, MD
Pediatrician-in-Chief
Emory University
Atlanta, Georgia

John C. Greenwood, MD
Perelman School of Medicine at the University of
Pennsylvania
Philadelphia, Pennsylvania, USA

Anne-Marie Guerguerian, MD, PhD
Hospital for Sick Children
Toronto, Ontario, Canada

Kyle Gunnerson, MD
Massey Family Foundation Emergency Critical
Care Center
University of Michigan Medical Center
Ann Arbor, Michigan

Barbara Haney, RN, MSN, RNC-NIC, CPNP-AC,
FELSO
Children's Mercy Kansas City
Kansas City, Missouri

Silvia M. Hartmann, MD
Seattle Children's Hospital
University of Washington School of Medicine

Chris Harvey, MB ChB, MRCS
Glenfield Hospital
Leicester, UK.

Micheal L. Heard, RN, FELSO
ECMO & Advanced Technologies Coordinator
Children's Healthcare of Atlanta
Atlanta, Georgia

Daniel L. Herr, MD
Shock Trauma Center
University of Maryland, School of Medicine
Baltimore, Maryland

Aparna U. Hoskote, MBBS, MD, MRCP
Consultant Pediatric Cardiac Intensivist Care
Great Ormond Street Hospital for Children
Lindon, England

Hanneke IJsselstijn, MD, PhD
Erasmus MC
Sophia Children's Hospital
Rotterdam, Netherlands

Sarah Keene, MD
Emory University School of Medicine
Children's Healthcare of Atlanta
Atlanta, Georgia

Peter Chi Keung Lai, RN
Queen Mary Hospital
Hong Kong

Christa Jefferis Kirk, PharmD
Heart Center Clinical Pharmacy Specialist
Seattle Children's Hospital
Seattle, Washington

Paul Kratz, BSc, CPC, CCP
Cardiovascular Perfusion/ECLS Program
The Hospital for Sick Children
Toronto, Ontario, Canada

Jan Hau Lee, MBBS, MRCPCH, MCI
KK Women's and Children's Hospital
Duke-NUS Medical School
Singapore

Roberto Lorusso, MD, PhD
ECLS Centrum
Maastricht University Medical Centre
Maastricht, Netherlands

William R. Lynch, MD
Section of Thoracic Surgery
University of Michigan School of Medicine
Ann Arbor, MI

Graeme Maclaren, MBBS, FRACP, FRCP,
FCICM, FCCM
National University Health System, Singapore
Royal Children's Hospital
University of Melbourne, Australia

George Makdisi, MD, MPH, MS
Tampa General Hospital
University of South Florida
Tampa, Florida

Patti Massicotte, MD
Stollery Children's Hospital
Edmonton, Alberta, Canada

Ali McMichael, MD
UT Southwestern School of Medicine
Dallas, Texas

Tracy Morrison, MSQA, BSN, RN
Premier Health
Miami Valley Hospital
Dayton, Ohio

Chirine Mossadegh, RN
Hôpital Pitié-Salpêtrière,
Assistance Publique-Hôpitaux de Paris, France

Jessica Nicoll, MD, FRCPC
The Research Institute
Hospital for Sick Children
Toronto, Ontario, Canada

Mark T Ogino MD
Nemours Alfred I. duPont Hospital for Children
Wilmington, Delaware

Matt Paden, MD
Emory University
Children's Healthcare of Atlanta,
Atlanta, Georgia

Bhavesh M. Patel, MD, FRCP(C), RDMS
Mayo Clinic College of Medicine
Mayo Clinic
Phoenix, Arizona

Vincent Pellegrino, MBBS, FRACP, CICM
Alfred Intensive Care Unit,
Alfred Hospital
Melbourne, Australia

Edoardo Piervincenzi, MD
Sapienza University of Rome
Policlinico Umberto I
Rome, Italy

Francesco Pugliese, MD
Sapienza University of Rome
Policlinico Umberto I
Rome, Italy

Monique Radman, MD, MAS
Seattle Children's Hospital,
University of Washington School of Medicine
Seattle, Washington

Kollengode Ramanathan, MD
Division of Cardiothoracic Intensive Care
National University Heart Centre
Singapore

Marco V. Ranieri MD
Sapienza University of Rome
Policlinico Umberto I
Rome, Italy

Kenneth A. Schenkman, MD, PhD
Seattle Children's Hospital
University of Washington School of Medicine

Raisa M. Schiller, PhD
Erasmus MC
Sophia Children's Hospital
Rotterdam, Netherlands

Jayne Sheldrake, RN
Intensive Care Unit
The Alfred Hospital
Melbourne, Australia

Farah Siddiqui, MBChB
Leicester Royal Infirmary
Leicester, United Kingdom

Rachel Sirignano, MD
Emory University
Children's Healthcare of Atlanta,
Atlanta, Georgia

Justyna Swol, MD
Paracelsus Medical University
Nuremberg, Germany

Fabio S. Taccone, MD, PhD
Hôpital Erasme
Université Libre de Bruxelles
Brussels, Belgium

Ravi R. Thiagarajan, MBBS, MPH
Children's Hospital Boston
Harvard Medical School
Boston, Massachusetts

Mark Todd, HBSc, RRT
The Hospital for Sick Children
Toronto, Canada.

Leen Vercaemst, BCP, ECCP, RN, RM
ECMO Coordinator, Perfusion School Leuven
Gasthuisberg Campus
UZ Leuven, Belgium

Deborah Wagner, PharmD
University of Michigan
Ann Arbor, MI

Scott Wagoner MBA, RRT
Children's Healthcare of Atlanta at Egleston
Atlanta, Georgia

I-wen Wang MD, PhD
Indiana University School of Medicine
Indiana University Health, Methodist Hospital
Indianapolis, Indiana

E.D. Wildschut, MD, PhD
Erasmus MC
Sophia Children's Hospital
Rotterdam, Netherlands

Susan B. Williams, MSN, RNC, CIT
Children's Hospital of Philadelphia
Philadelphia, Pennsylvania

Anne Marie Winkler, MD, MSc
Director of Medical Affairs
Instrumentation Laboratory
Bedford, Massachusetts

Trisha E. Wong MD, MS
Oregon Health & Science University School of
Medicine
Portland, Oregon

Gillian Wylie, RN, RSCN, BSc
Royal Hospital of Children
Glasgow, Scotland

Larissa Yalon, BSN, RN, CCRN
Seattle Children's Hospital
Seattle, Washington

Bishoy Zakhary MD
Oregon Health & Science University School of
Medicine
Portland, Oregon

主 审 简 介

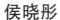

侯晓彤

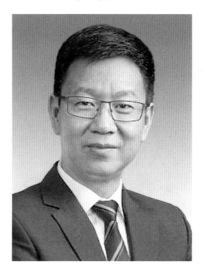

- 医学博士、教授、主任医师、博士研究生导师
- 首都医科大学附属北京安贞医院副院长
- 中国医师协会体外生命支持专业委员会主任委员
- 中国生物医学工程学会体外循环分会主任委员
- 中国医师协会重症医学医师分会常委
- 亚太体外生命支持组织理事
- 北京市系统高层次卫生技术人才培养学科带头人
- 主持国家级课题6项,省部级课题10余项,获省部级科学技术进步奖二等奖2项
- 获"中国医师奖"

主 审 简 介

黑飞龙

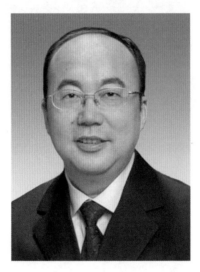

- 医学博士、教授、主任医师
- 首都医科大学附属北京安贞医院体外循环及机械循环辅助科主任
- 致力于心血管外科体外循环及心肺机械辅助临床、科研、教学等工作
- 中国生物医学工程学会体外循环分会前任主任委员
- 北京生物医学工程学会体外循环专业委员会主任委员
- 中国医师协会体外生命支持专业委员会副主任委员
- 《中国体外循环杂志》执行主编
- 《中华胸心血管外科杂志》编委
- 《中国循环杂志》编委

主 译 简 介

赵 举

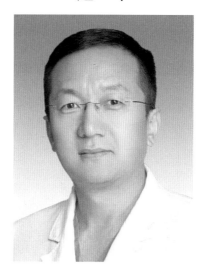

- 医学博士、教授、主任医师
- 首都医科大学附属北京安贞医院心脏危重症中心体外循环及机械循环辅助科副主任
- 中国生物医学工程学会体外循环分会副秘书长
- 中国生物医学工程学会继续教育工作委员会副主任委员
- 中华医学会胸心血管外科学分会体外循环学组委员
- 亚太体外生命支持组织（APELSO）教育委员会委员
- 《中国体外循环杂志》常务编委
- 首批全国 ECMO 理论与模拟培训项目负责人
- 全国 CPB 意外处理模拟培训质量控制负责人

主 译 简 介

金振晓

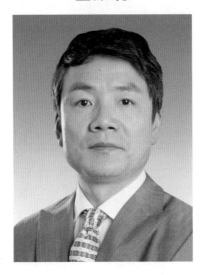

- 医学博士、教授、主任医师
- 第四军医大学西京医院心血管外科副主任
- 陕西省生物医学工程学会体外循环分会主任委员
- 中国生物医学工程学会体外循环分会常务委员
- 《中国体外循环杂志》副主编
- 国家科技进步奖二等奖获得者
- 中华医学科技奖一等奖获得者
- 陕西省科学技术奖二等奖获得者

译　者　序

体外膜氧合（extracorporeal membrane oxygenation，ECMO）技术脱胎于心脏手术体外循环技术，本质上是将人体的静脉血引入人工肺，完成气体交换后再泵回患者的循环回路。由于其对人体心肺强大的替代能力，从它诞生开始，就成为重症患者有力的抢救工具。虽然近年来，ECMO设备和一次性消耗材料都有了长足的进步，但是ECMO对于人体来说仍为一种异物，其非生理性本质也没有改变，危重患者在接受ECMO辅助救治的过程中，不得不作出某些改变来适应ECMO系统，如一定程度的抗凝、制动、镇静等等。为了促进患者恢复，我们有的时候还不得不在ECMO辅助下让患者能有一定程度的活动。这些复杂的技术并不是完全无害的，如果使用不当，很可能会造成患者的进一步损伤。因此，临床上需要既懂得ECMO系统的运行，也懂得患者疾病进程，还要懂得ECMO与患者相互作用的专业人士来看护这些危重患者，这些人我们可以称之为ECMO专家。

第一代的ECMO专家来自于相关医学领域专家的自我培训。随着ECMO技术的普及，我国进一步将ECMO技术列入限制性使用医学技术目录，各医学中心对ECMO专家的需求持续上升，高质量的ECMO专家培训课程和培训教材也不断出现，本书是《ECMO专家培训手册（第4版）》的中文译本，相较于第3版，本版的内容进行了扩充，目的在于反映当前ECMO技术应用的广泛性和创新性，同时还将一些国际知名专家对ECMO技术的整体观点整合进来。这一版手册中增加较多章节阐述特定患者群体使用ECMO的专门技术手段，还包含了急诊、故障排查、模拟操作、答疑和案例分析的内容。我们相信手册中的内容有助于ECMO团队负责人改善教学质量、提高培训效率。

特别感谢我们的翻译团队，他们在繁忙的医教研工作之余，依然击"键"不辍，为了增强本手册的可读性，在不损失原意的前提下，字斟句酌，尽量做到用词平易，为更多高质量ECMO专家的培养提供便利。

侯晓彤　黑飞龙

2023年3月

译 者 前 言

因新型冠状病毒感染(corona virus disease 2019, COVID-19)在全球蔓延, 使体外膜肺氧合(extracorporeal membrane oxygenation, ECMO)这项高级生命支持技术广为人知。作为可以快速建立并有效维持心肺功能的体外生命支持系统, ECMO 在 COVID-19 危重症治疗中发挥了不可替代的作用, 得到我国临床一线专业人员的普遍认可。但由于 ECMO 患者的管理需要 ECMO 专家(specialists)的专业管理, 如何提升 ECMO 专家的管理水平一直是全球体外生命支持组织(Extracorporeal Life Support Organization, ELSO)的首要任务。恰逢 *ECMO specialists training manual 4th Edition* 面世, 该版在前一版的基础上作了大量改进, 新增了 12 章内容, 结合近 10 年全球 ECMO 临床积累的丰富经验更新了许多临床实际困难的解决方案, 突出 ECMO 患者的综合管理要义, 是临床一线 ECMO 管理者不可多得的参考书籍。

中国生物医学工程学会体外循环分会(Chinese Society of Extra-Corporeal Circulation, ChSECC)

是全国最早开始推广体外生命支持 ECMO 技术的专业学会, 多年来与 ELSO 组织的良好合作关系使得我们第一时间获得 ELSO 的版权授权, 将最新版《ECMO 专家培训手册》(第 4 版)的中文版奉献给大家。希望能够加快我国 ECMO 治疗团队的建设, 进一步提升我国 ECMO 治疗的系统化、标准化、规范化。

本书适合所有有可能参与 ECMO 救治的临床专业人员, 包括各专科重症加强护理病房(intensive care unit, ICU)、急救、心血管外科、体外循环及麻醉专业的医师及护士。

本书的翻译原则是完全忠于原著, 因此难免有些语句不符合中文表达习惯。由于译者水平有限书中难免有错误和不当之处, 恳请读者予以批评指正。

赵 举 金振晓
2023 年 3 月

第4版原著序

"去追随知识，像那西沉的星星，到那人类思想极限以外的地方。"

引自 Alfred，Lord Tennyson《尤利西斯》

自第3版《ECMO 专家培训手册》出版至今的8年时间里，体外生命支持（extracorporeal life support，ECLS）技术的适用范围得到极大的，甚至可以说是革命性的扩展。这些变化不仅体现在技术和设备的进步方面，还包括患者数量的增加，同时也拓展了人们对人工心肺支持系统应用领域的大量想象。我们对第3版手册中的内容进行了扩充，目的在于反映当前 ECMO 技术应用的广泛性和创新性。为此，编辑们邀请了一批国际主要专家，将他们对 ECMO 技术的整体观点整合到这一版手册中。对于他们在本书中的付出和帮助，我们表示诚挚的感谢。

读者会注意到这一版手册中增加了较多章节以阐述特定患者群体和用以支持危重患者生命的专门技术手段。本手册的目标在于强化床旁 ECMO 专家的培训教育。除核心章节外，我们还尝试编写急诊、故障排查、模拟操作、答疑和案例分析的内容。我们相信手册中的内容有助于 ECMO 项目负责人改善教学质量，提高培训效率。

就像所有此类教学/培训手册一样，本手册也存在不足之处，对于某些特定环境中的实践操作并未详细阐述。本 ECMO 手册最为重要的特点之一就是涵盖了一个广泛的专家团体，他们愿意为同仁们提供各种帮助，有任何问题可与他们联系，这将是 ECMO 治疗的一个良好开端。

在这里，我衷心感谢各位作者和编辑不辞辛苦地付出和劳作。在工作中，他们各司其职，分工协作，在规定期限之前圆满完成任务。此外，我还必须对 Peter Rycus 和 Cindy Cooke 表示感谢，他们在该版手册的顺利出版发行过程中给予了积极的支持和协助。最后，感谢所有为维护和管理体外生命支持系统而付出艰辛劳动的一线临床医务工作者们。

Thomas V. Brogan 医生
西雅图，华盛顿州

原著致谢

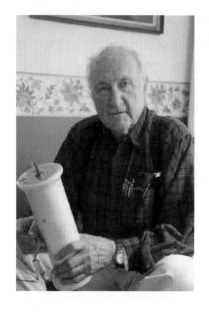

ECMO 先行者和奠基人——Ted Kolobow

作为 ECMO 技术的先行者和奠基人，Ted Kolobow 医生对于 ECMO 技术的发展和完善具有划时代的意义，是 ECMO 领域中旗帜性的人物。Ted Kolobow 医生于 2018 年逝世。在国家卫生研究院工作期间，他主攻人工器官在危重症患者中的应用性研究，在透析和肾脏病学方面具有卓越的贡献和学术成就，此外，他对于医疗器械的设计和改良使得 ECMO 不再仅仅局限于理论层面，为 ECMO 的问世提供了条件。1980—2008 年期间开发和研制的所有 ECMO 设备均沿用他所设计的螺旋形膜肺。同时，由他发明的薄壁弹簧加强插管则是首款高流量/低阻力插管。在他主导的研究中，首次实现了氧合过程与 CO_2 去除过程的分离，这也使得 ECCO$_2$R 成为可能。Ted Kolobow 医生一生桃李满天下，培养出的杰出人才超过 40 位，包括 Warren Zapol，Luciano Gattinoni 及 Antonio Pesenti。不忘初心，方得始终，Ted Kolobow 在人工器官和 ECMO 领域所取得的丰硕成果和重大意义使得业内每位同行都对他肃然起敬、铭记在心。

——Robert Bartlett 医生

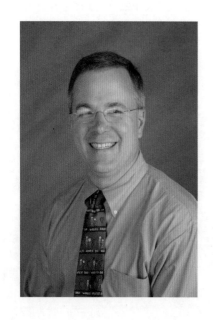

ECMO 引路人——Richard Thomas("Tad")Fiser

作为 ECMO 技术临床应用的引路人，Tad Fiser 医生于 2017 年 7 月逝世，目前夫人和三名子女仍健在。其生前就职于阿肯色大学医学院和阿肯色儿童医院(Arkansas Children's Hospital，ACH)，生命最后 10 年的大部分时间都致力于指导阿肯色儿童医院 ECMO 项目，并领导阿肯色大学医院的成人 ECMO 项目。在他的领导下，ACH 的 ECMO 项目成绩斐然，陆续推出多个高质量贴合临床实践的模拟培训课程。美国国内多家儿童医院均来到阿肯色州学习，以阿肯色团队模式为基础培训并组建自己的 ECMO 团队。作为全美知名的儿科 ECMO 专家，Tad Fiser 医生主持编撰了《全美 ECMO 技术的临床应用指南》。在他的悉心指导下，超过 30 名优秀学员脱颖而出，其中多数学员从事着包括 ECMO 在内的学术研究。Tad Fiser 医生卓越的成就和正直的品格值得业内每位同仁铭记。

——Steve Schexnayder 医生

目　　录

第一章　ECMO 专家简史

Robert H. Bartlett, *MD*, *Jayne Sheldrake*, *RN*, *Roberto Lorusso*, *MD*, *PhD*

20 世纪 70 年代早期,历经 10 年的系列动物实验之后,体外膜氧合(extracorporeal membrane oxygenation,ECMO)技术被首次应用于临床病例的治疗。管理这些患者的团队成员就是参与 ECMO 技术实验研究的外科医师、研究员、灌注师和护士。实验室中的 ECMO 回路由手术室中用的泵头、热交换器、早期的膜式氧合器(通常现场组装)、由经胸插管改装的插管及部分在实验中就地取材制成的控制部件组成。早期病例的管理团队即为实验室工作团队,而 ECMO 设备经清洁消毒后被送至重症监护病房(intensive care unit,ICU)。接受治疗的患者生理学指标改善显著,由此,ECMO 的概念应运而生,而相关的临床实践也随之相继推广开展。

1975 年,文献报道约 20 例呼吸衰竭患者经过 ECMO 治疗成功出院。美国国立卫生研究院(National Institutes of Health,NIH)对这些病例的抢救经验进行总结,在此基础上,授权 9 个医学中心对 ECMO 在成人重症呼吸衰竭病例中的救治价值开展前瞻性随机对照研究。这 9 个医学中心里只有 3 个中心对于使用一种美国国产 ECMO 设备有临床经验,而其他 6 个医学中心自制的设备各不相同。因此,这 6 个中心的工作人员首先在实验室内对设备进行测试,而后其实验室团队进入临床。6 个中心的首批救治患者也被纳入临床研究中,这缩短了 ECMO 组的学习曲线。结果显示,两组(ECMO 组和对照组)中均仅有 10% 的患者存活,表明 ECMO 在治疗成人呼吸衰竭方面没有价值。回头来看,这是一项不成熟的、设计和执行都很糟糕的临床试验,事实上我们将这项研究作为一个反面教材,来说明用新型生命支持系统开展以死亡为终点的重症疾病救治临床研究时应该怎么做。不过,根据该项研究的结果,除意大利米兰和加利福尼亚大学欧文 2 个医学中心外,其他中心均终止了 ECMO 项目的研究。在欧文医学中心,我们将 ECMO 技术应用于呼吸衰竭新生儿治疗中取得了非常好的疗效。实验室团队人员包括参与 ECMO 技术实验研究的外科医师、医学生、技师、灌注师、住院医师及护士。

回顾以往,尽管在当时将 ECMO 仅限于单纯研究目的且以此建立全职团队的需求并不现实,但可以肯定的是,训练有素、经验丰富的护士和灌注师是首批 ECMO 专家(specialists)。

在 1975 至 1980 年期间,加利福尼亚大学欧文医学中心首先报道了 ECMO 在新生儿患者中的应用情况。这是第一支专业的 ECMO 团队,团队负责人 Nancy Wetmore 和 Tammy Medley 是 ICU 护士且都参与了 ECMO 实验室的工作。团队成员均为志愿者,包括 ICU 护士、灌注师 Nick Haiduc 和 John Toomasian、外科住院医师及医学生。培训工作是在实验室中进行的,在实验室中我们给绵羊做了 ECMO 辅助,并把实验室的设备用于医院。ECMO 专家的概念是由 Nancy Wetmore[1] 于 1979 年首次提出的。

在 20 世纪 80 年代,加利福尼亚大学欧文医学中心项目转移至密歇根大学,在那儿,我们建立了完备的新生儿呼吸衰竭 ECMO 治疗体系。团队负责人是 Robert Bartlett 和灌注师 John Toomasian。在新生儿 ECMO 需求量增加的情况下,我们专门成立了全职团队管理 ECMO 患者。团队成员的报酬由医院支付,职位是 ECMO 专家。团队成员包括一名协调员、两名护士、两名呼吸治疗师及两名灌注师,这种团队成员构成模式的初衷主要是探寻 ECMO 专家的培养方法。要照看一名 ECMO 患者,需要一名经验丰富的 ICU 护士、一名呼吸治疗师和一名灌注师。团队人员必须掌握体外循环的生理学,了解设备的正常和异常功能状态及接受体外生命支持治疗患者的管理方法。每位来自上述三个领域之一的成员必须熟练掌握其他两个领域的专业知识。在协调员 John Toomasian 的调度指导下,ECMO 团队从动物实验起步,经过反复演练,直至能够熟练管控 ECMO 运行中的各个环节,最终动物实验也取得成功,才准备好用于临床患者的实际治疗。

密歇根大学的新生儿 ECMO 模式引起其他主要医学中心新生儿学专家的注意。我们设置了课程向其他中心介绍实践心得总结,包括介绍 ECMO 专家和 ECMO 团队的概念、进行相关科目培训、介绍实用经验并负责床边 ECMO 操作的认证审核。不久之后,华盛顿国家儿童医疗中心、哥伦比亚大学、底特律儿童医院、波士顿儿童医院、匹兹堡大学及其他若干主要的大学附属医学中心相继建立起 ECMO 专家准入制度并组建相应的专业团队。而这些中心又同时对其他更多的医学中心承担起培训的义务,进而在全美国范围内提升 ECMO 专家的训练效率。部分医学中心则以单一学科背景人员为基础成立 ECMO 专业团队,如灌注师(哥伦比亚)、呼吸治疗师(底特律)或 ICU 护士(华盛顿)。而密歇根团队则是坚持从三个专业中挑选成员并持续进行试验探索。

至 1989 年,分布在北美地区、欧洲、日本和澳大利亚的 ECMO 中心超过 30 个。这些中心联合成立体外生命支持组织,即 ELSO(Extracorporeal Life Support Organization)。ELSO 建立了 ECMO 病例注册数据库,发表患者治疗指导指南和材料汇编文集(红宝书),并于 1993 年出版了第 1 版 ECMO 专家培训手册。之后,第 2 版和第 3 版相继于 1999 年和 2010 年出版发行。当前版本为第 4 版(2018)。该手册对 ECMO 专家的作用、职责和培训模式予以更为细化的阐述,目前是世界范围内培训 ECMO 专家和 ECMO 团队的指导性用书。

1991 年,Julie Vilardi 介绍了奥克兰儿童医院以护士为基础的 ECMO 专家组成模式[2]。ECMO 专家从申请该职位的 ICU 护士中挑选。最初的入职标准为 2 年 ICU 护理经验,具备领导能力且业务表现优秀。24 名护士成为首批 ECMO 团队成员。培训内容包括 24 小时理论课程,24 小时动物实验及 8 小时床旁 ECMO 管理带教实习。ECMO 团队成员的职责包括 ECMO 的方方面面,从患者选择、管路准备到日常管理和随访观察。团队定期开会进行病例讨论和技能训练,并向 ELSO 注册数据库汇报数据信息。Julie 观察发现,由于 ECMO 团队的影响,新生儿 ICU 对患儿的理解和生理学指标的管理都全面改善。这种无形的好处在所有开展 ECMO 工作的 ICU 中都有体现。

ECMO 执业人员的学科背景和职责权限必须符合医院的政策、规定及管理机构的要求。在美国,医疗行为的管理权属于各州,灌注、护理和呼吸治疗在州一级都有各自的管理机构。这些机构有权确定它们发出的证书具有哪些医疗行为资格(也

包括 ECMO)。但是,这些机构既不能排他性地宣称本领域执业人员不能开展哪些医疗技术,也不能授权其他领域执业人员可以开展哪些技术。由于 ECMO 执业人员来源于三个专业学科之一,因此,没有特别需要成立一个协会或者认证机构为 ECMO 专家颁发证书。相反,ECMO 执业人员的资质是由其原先所在学科认证的,ECMO 作为一个亚专业,其执业授权完全交给各医院的资质评审委员会。大多数 ECMO 中心都选择从三个学科中挑选人员作为 ECMO 团队成员。在有些国家,ECMO 执业人员均为医师(如中国)。在有些国家,ECMO 团队成员的训练和职责已经包含在 ICU 护士的培训课程中了(如法国)。还有一些国家,ECMO 团队成员就是灌注师,这在以心脏 ECMO 为主要业务的医疗机构尤为常见。

2008 年前后,伴随着专用配套设备的出现,ECMO 技术变得更为简单、安全和轻便。只要进行一些额外培训,任何 ICU 护士在绝大多数时候都能完成 ECMO 和 ECMO 回路的管理。与之前自制设备相比,新设备更安全、更简单、更可靠,ECMO 管理也实现了向基层看护者模式(primary care giver model)的转变。设备可以连续运转数天甚至数周而没有任何问题,危及生命的回路相关并发症的发生率极低,因此,ECMO 专业人员床旁 24 小时×7 天的看护模式也就没有必要[3]。在这样的新形势下,以 ICU 护士为主体的 ECMO 管理模式应运而生,ECMO 专业团队的职责发生了改变,但也变得更加重要。在护士主导的 ECMO 临床实践中,专业团队的职责包括教学、医院内协调、患者分流、标准操作规范的制定、病例讨论、设备维护、标准规章制度的建立、经常性的床旁巡视、紧急情况处置、插管和拔管、转运,以及日常管理的监督。团队成员组成可以是护士、呼吸治疗师或是灌注师。由于 ICU 是看护服务的主要提供者,ECMO 团队可以从医院的灌注岗位中产生,哥伦比亚大学就是这样[4]。当 ECMO 主要用于支持心脏手术时,ECMO 团队往往就是这样组建的。

近期对于世界范围内 ECMO 中心的调查发现,在以 ICU 护士为基础的 ECMO 团队模式中,护士与患者的比例在 59% 的中心为 1∶1,在 26% 的中心为 1∶2 至 1∶5 不等。以 ICU 护士为主、灌注师为辅是最常见的搭配组合[5]。

澳大利亚墨尔本的阿尔弗雷德医院建立的执业团队是现代 ECMO 团队的优秀典范。1990 年,

阿尔弗雷德医院启动 ECMO 项目,当时采用的是传统的 ECMO 管理模式,即灌注师 24 小时值守、重症医师管理患者。护士与患者的比例为 1∶1,但是,当时 ECMO 的管理责任仅限于 ICU 医师、心胸外科医师及灌注师。2003 年,随着 ECMO 设备可靠性的提升及接受 ECMO 治疗的患者数量的增加,团队的管理模式也随之转变,由之前灌注师 24 小时×7 天的值守模式改进为由 ICU 医师、卫生相关专业人员及床旁护理团队联合共管模式,灌注师仍然参与病房的排班,负责 ECMO 回路的准备、启用和调整。2009 年,ECMO 团队的管理模式再次升级:ICU 医师全权负责病房内 ECMO 日常管理的各项事务并与心胸外科团队合作对术后 VA-ECMO 患者进行管理,其职责包括设备维护、管路组装与预充、患者选择、数据记录、插管、ECMO 启动,以及日常运转管理和 ECMO 撤机;灌注师仍然参与其中,但更多的是承担会诊和支持任务。

就在这个转型期,作为床旁看护的基础,ICU 护士也把 ECMO 管理融入自己的执业范围内。一些特定的看护任务被分配给护理团队。最初,小部分护士接受培训以完成紧急的管路事件管理,随着患者 ECMO 运转时间的延长,目前在 ICU 中,超过 50% 的专科护士均已能够履行相应的职责。

澳大利亚的 ICU 中并未安排呼吸治疗师、肾脏治疗师或是 ECMO 专业人员(如前所述的美国模式)。床旁护士与重症医师合作负责所有这些治疗,包括 ECMO。该模式有助于提高成本收益比,极少因决策或执行问题耽误 ECMO 支持的及时性。这种以床旁护士为基本看护者的模式,将患者需要的所有治疗整合在一起,包括肾脏替代、机械通气、一氧化氮吸入、正性肌力药物使用及 ECMO 应用等,形成一个不间断的整体医疗服务体系。

ICU 医师和 ECMO 护士在面对 ECMO 患者之前需要完成相同的课程培训。医师和护士也要每年通过理论和实践的考核,还要在多学科论坛上接受模拟训练和实验室培训,这样有助于增强团队内部的合作默契,做到互相理解和互相尊重。

将患者管理的方方面面融入床旁护士的职责中,同时辅助以医师和卫生相关专业成员,形成了现代 ECMO 团队模式。这样的团队性价比高,可以提供不间断的 ECMO 服务,同时有足够的弹性和适应能力,以满足多种 ECMO 模式和患者数量增加的需求。这种联合模式可以极大地激发工作人员的工作热情,增强团队参与,最重要的是使患者的预后得以显著改善。

【总结】

ECMO 专家是一种新的医疗外围专业,是为了适应长时间体外生命支持新技术的管理需求而成长起来的特殊专家群体。执业人员来自于不同专业,如护士、灌注师或呼吸治疗师。近年来,以床旁护士为基础的专业 ECMO 团队成为最广泛被采用的日常管理模式。ECMO 专业团队负责管理 ECMO 项目相关的所有事务。

（翻译：刘洋　刘海渊，校对：赵举）

参考文献

1. Wetmore NE, Bartlett RH, Gazzaniga AB, Haiduc NJ. Extracorporeal membrane oxygenator (ECMO): a team approach in critical care and life support research. Heart Lung 1979; 8:288-295.

2. Vilardi J. Defining a new expanded role for staff nurses: role development and clinical practice issues for the ECMO specialist. J Perinat Neonatal Nurs 1991;5(3):51-60.

3. Freeman R, Naulat C, Mowry J, Baldridge P. Expanded resources through utilization of a primary care giver extracorporeal membrane oxygenation model. Crit Care Nurs Q 2012; 35(1):39-49.

4. Mongero LB, Beck JR, Charette KA. Managing the extracorporeal membrane oxygenation (ECMO) circuit integrity and safety utilizing the perfusionist as the "ECMO Specialist." Perfusion 2013; 28(6):552-554.

5. Daly KJ, Camporota L, Barrett NA. An international survey: the role of specialist nurses in adult respiratory extracorporeal membrane oxygenation. Nurs Crit Care 2017; 22(5):305-311.

第二章 呼吸生理学和气体交换

Cara Agerstrand, MD, *Thomas V. Brogan*, MD

体外生命支持（extracorporeal life support，ECLS）患者的管理需要我们透彻理解呼吸和心血管生理学、组织氧合、代谢率等知识[1]。结合对 ECMO 回路气体交换和氧输送等的理解，将上述生理学原理应用于 ECLS 管理的全过程，这对新生儿、儿童和成人患者成功施行 ECLS 至关重要。

人体自身循环气体交换

要想了解 ECLS 过程中气体交换的生理学，需要首先对人体自身氧输送和二氧化碳（CO_2）调节的关键因素有深刻的理解[2]。任何气体从大气扩散到肺泡、组织或者从组织扩散到肺泡、大气都是由机体不同部位的气体分压所决定的。不同部位间的气体分压差是气体扩散的动力，气体总是在分压差的驱动下从高分压区域向低分压区域移动，以达到压力平衡。气体的分压通常以毫米汞柱（mmHg）或托（Torr）表示。这些单位表示的是 1mm 高的水银柱（常用于测压）施加在其底座上的压力。大气在海平面上的压力为 760mmHg，1 Torr 是 1/760 的大气压力。因此，mmHg 与 Torr 等价，两者均为目前医学领域常用的压力测量单位。

氧合

氧气（O_2）以空气中的氧分压（159mmHg，即大气压 760mmHg×21% = 159mmHg）通过口咽部进入肺。在到达肺泡之前，O_2 首先需要穿过气道（气管、支气管和细支气管，统称为解剖无效腔）并在气道内湿化，但 O_2 在气道内不发生气体交换。由于肺内水蒸气和呼出 CO_2 的成分明显增加，肺泡中的氧分压（PAO_2）显著低于大气，约为 100mmHg。氧气从肺泡扩散至肺毛细血管后，使动脉血氧分压（PaO_2）升至 90~95mmHg，略低于 PAO_2，主要是由于少量体循环静脉血混合引起的，这个差值被称为"A-a 梯度"。在疾病状态下，A-a 梯度有可能升高。

氧气随血液经动脉循环到达组织毛细血管。在内环境处于稳态时，组织毛细血管部位发生有氧代谢。组织进行有氧代谢后，静脉系统的氧分压（PvO_2）降至 40mmHg 左右，此时血红蛋白氧饱和度约为 75%。由于静脉或小静脉中不发生气体交换，静脉内氧分压相当于肺泡前肺毛细血管床中的氧分压。临床上通常使用肺动脉导管测量混合静脉血氧饱和度（SvO_2），从颈内静脉或锁骨下静脉测量中心静脉氧饱和度（$ScvO_2$）。由于 $ScvO_2$ 仅代表上半身静脉血的氧饱和度，通常比 SvO_2 高 5% ~ 10%[3]。ECLS 期间，静脉血可从下腔静脉或上腔静脉引流入 ECLS 回路，如果再循环极少，则膜前血氧饱和度可以粗略代表中心静脉血氧饱和度。

氧含量和血红蛋白

氧含量是指动脉血（CaO_2）或静脉血（CvO_2）中氧的含量，其中 98.5% 的氧与血红蛋白结合，剩下的 1.5% 直接溶于血浆。氧含量是单位血液中的氧总量（通常以 ml/dl 表示），尽管氧含量在临床应用中经常被忽视，但对于了解正常循环和 ECLS 期间的组织氧输送至关重要。由于绝大多数氧与红细胞的血红蛋白分子相结合，因此血红蛋白浓度（以 g/dl 表示）是氧含量的主要决定因素（图 2-1）。

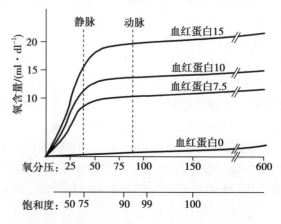

图 2-1 血液中的氧含量由血红蛋白含量、氧饱和度及氧分压决定。血红蛋白是决定氧含量的主要因素。如图所示，即使在氧饱和度和氧分压一致的情况下，氧含量也会因血红蛋白浓度的变化而显著改变

每克血红蛋白在完全氧合时,可结合1.34ml氧气。外周测量的氧合血红蛋白对总血红蛋白的百分比称为氧饱和度(SpO_2)。虽然SpO_2是常用的临床监测指标之一,但其本身并不表示人体的实际氧含量,除非我们知道血红蛋白水平。

除了氧合血红蛋白外,少量氧溶解于血浆中随血流输送至组织。动脉血氧分压(PaO_2)可通过血气分析直接测量。动脉血中溶解的氧量等于PaO_2乘以血浆中氧的溶解系数(0.003ml/dl)。PaO_2常用于评估肺损伤严重程度和需氧量,然而,由于大多数氧与血红蛋白结合而不是溶于血浆,因此其在评估全身氧含量方面的价值也较为有限。

综上,血液总氧含量详见公式1:

公式1:氧含量 = (1.34×血红蛋白量×氧饱和度) + (PO_2 ×0.003)

正常血红蛋白浓度为15g/dl,氧饱和度为100%,PaO_2为90mmHg时,动脉血氧含量(CaO_2) = 20ml/dl。相同血红蛋白浓度下,静脉氧饱和度为75%,PvO_2为40mmHg时,静脉血氧含量(CvO_2)为15ml/dl。

CaO_2与CvO_2之差称为动脉-静脉(A-V)血氧含量差,是计算组织氧耗量的重要依据。同样,在ECLS期间,氧合器前后的血气值可用于计算氧合器前后的血液氧含量,从而计算ECLS氧合器的氧合效率。

氧输送和氧耗量

氧输送(DO_2)是指单位时间循环血流供给组织的氧量(通常表示为ml/min),等于血液的氧含量乘以心排血量(公式2)。

公式2:DO_2 = 动脉血氧含量(CaO_2)×心排血量

正常CaO_2为20ml/dl,心排血量为5L/min时,DO_2 = 1 000ml/min。在正常生理范围内,CaO_2保持相对恒定,因此氧需求增加时,机体必须通过增加心率或每搏输出量来增加心排血量,从而增加DO_2。机体对DO_2的需求主要根据组织的氧耗量(VO_2)调节,并且在正常生理条件下DO_2与VO_2的比值通常维持在4:1~5:1,因此氧摄取率(O_2ER)约为20%~25%。根据Fick原理(公式3),通过肺摄取的氧量等于外周组织的氧耗量(VO_2)(图2-2)。

公式3:氧耗量(VO_2) = 心排血量×肺组织动静脉氧含量差

因此,当VO_2增加时(如运动、感染、体温过高、儿茶酚胺或甲状腺激素释放过多等),为满足增加的代谢需求,机体首先通过增加DO_2进行代偿

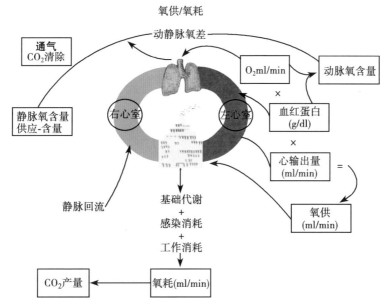

图2-2 静息氧代谢动力学示意
动脉血氧含量(CaO_2)和心排血量的乘积等于组织的氧输送(DO_2)。在正常体内平衡条件下,DO_2与氧耗量(VO_2)的比值维持在5:1左右。在呼吸气体交换率(respiratory exchange ratio,RER)为1的情况下,CO_2的产量(VCO_2)等于氧耗量。

（图2-3）[3]。若增加DO_2仍不能满足机体需要，则机体可通过增加氧摄取率（可增至50%，运动员甚至可达到70%）维持组织有氧代谢。当DO_2/VO_2达到2:1这个阈值后，组织将处于缺氧状态并激活无氧代谢途径为机体提供能量，进而引起血液内乳酸浓度升高（图2-4）。成人的VO_2为3~5ml/（kg·min），儿童为4~6ml/（kg·min），婴儿为5~8ml/（kg·min）。体温、PCO_2、氢离子和2,3-二磷酸甘油酸（甲状腺功能亢进和慢性贫血时）等指标升高时，血红蛋白结合的O_2更容易与血红蛋白分离，进入组织中，氧解离曲线发生右移并且A-V血氧含量差明显增加（图2-5）。

正常O_2ER为20%~25%，正常静脉血氧饱和度（SvO_2）为75%~80%。$SvO_2 = 1 - O_2ER$。SvO_2降低表明总体氧输送不足，组织氧耗量超过了机体心

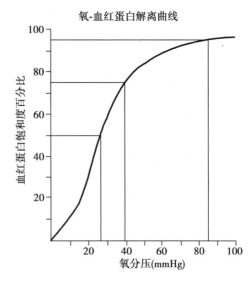

图2-5　氧-血红蛋白解离曲线

酸中毒（H^+增加）、PCO_2、体温和2,3-二磷酸甘油酸等指标升高有利于氧释放至组织。

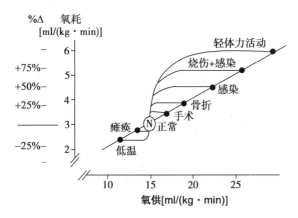

图2-3　在不同条件下DO_2和VO_2的变化情况及VO_2变化百分比

$DO_2 : VO_2$比值通常维持在5:1，以保证有氧代谢持续。

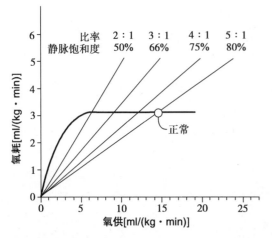

图2-4　$DO_2 : VO_2$比值在正常条件（4:1~5:1）和生理应激情况（比值下降）下的变化情况

随着$DO_2 : VO_2$比值下降，氧摄取增加，静脉氧饱和度降低。当$DO_2 : VO_2$比值低于2:1时，发生无氧代谢。

排血量的代偿范围[4]。在自体循环或ECLS期间，如果氧合器前血氧饱和度较低，说明机体氧输送不能满足机体氧耗量。

二氧化碳

CO_2在组织代谢过程中产生，它的产生速率与VO_2密切相关。CO_2产生的速率被称为呼吸气体交换率（respiratory exchange ratio，RER）。RER因饮食而异，范围为0.7（100%脂肪饮食）至1.0（100%碳水化合物饮食）。在RER为1.0时，CO_2的产生等于O_2的消耗［例如每消耗3ml/（kg·min）的O_2，将产生3ml/（kg·min）的CO_2］。RER定义见公式4。

公式4：RER = VCO_2 / VO_2

和氧气一样，CO_2从循环系统向大气的运动也是由分压驱动的。CO_2以3种方式在血液中转运，即溶于血浆（占10%）、与血红蛋白结合（氨甲酰血红蛋白，占30%）及形成碳酸氢盐（占60%）。正常动脉血中$PaCO_2$为40mmHg，而静脉血中$PvCO_2$为46mmHg。$PACO_2$为40mmHg，而空气中PCO_2为0.3mmHg，因此CO_2很容易从气道呼出。呼出的CO_2可通过CO_2描记图直接测量呼气末CO_2浓度（$ETCO_2$，正常值范围为35~45mmHg）。由于CO_2极易扩散，$PACO_2$相当于$PaCO_2$。

ECLS 生理学

ECLS对呼吸衰竭患者的支持与自体循环气体

交换的原理相同,气体的移动由不同腔室之间的气体分压差决定[5]。呼吸衰竭患者的 ECLS 支持方法为静脉-静脉(VV)ECLS,即通过与患者的自体循环串联,ECLS 作为人工肺起作用。在 VV-ECLS 期间,自体肺只有部分功能,大部分气体交换发生于膜式氧合器内。VV-ECLS 通过引流患者的静脉血,经膜式氧合器进行气体交换后将氧合血泵回患者的静脉系统。

与所有类型的 ECLS 一样,在 VV-ECLS 期间,O_2 和 CO_2 以扩散的方式在氧合器内发生气体交换。血液流经氧合器的一个腔室,而气体(称为通气且通常为纯氧)流经氧合器的另一腔室。目前使用的气体交换膜主要是聚甲基戊烯涂覆的中空纤维,在分压差驱动下气体通过中空纤维膜发生气体交换。与肺泡一样,进入膜式氧合器的静脉血液 PO_2 较低,而 PCO_2 较高(PaO_2 约为 40mmHg,$PaCO_2$ 约为 45mmHg)。O_2 会从气室(PaO_2 约为 600mmHg,$PaCO_2$ 为 0mmHg)扩散到血液中,而 CO_2 则从血液中扩散到气室,然后从出气口排出。因此,离开氧合器的血液 PO_2 较高,而 PCO_2 较低(图 2-6)。膜前后 PO_2、PCO_2 和氧饱和度可以通过血气分析或无创管路监测器来测量。

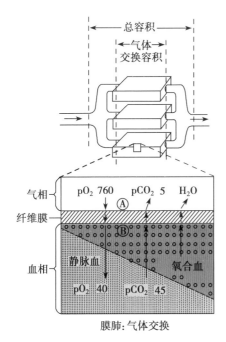

图 2-6　在压差驱动下气体在膜式氧合器内扩散

ECLS 期间的氧输送

由于自身循环中的 DO_2 主要取决于心排血量

和 CaO_2。假设没有再循环的情况下(这是一个非常重要的提示),ECLS 期间的氧输送等于泵血流量乘以膜后血液中的氧含量(公式 5)。

公式 5:ECLS 期间 DO_2=膜后血氧含量×泵血流量

因此,在血氧含量稳定的情况下,ECLS 期间 DO_2 的主要决定因素是泵血流量。由于 ECLS 和自体循环串联运行,ECLS 泵血流量越高,患者心脏输出的血液被 ECLS 氧合的比例越高,自身循环氧合的比例则越低(图 2-7)。假设患者的心排血量为 6L/min,ECLS 管路的血流量为 4L/min,则患者 2/3 的血液通过 ECLS 被充分氧合,而剩余 1/3 的血液在肺内进行氧合(氧合效率取决于肺功能)。由于患者的实际心排血量通常超过 ECLS 的血流量,因此全身氧输送由 ECLS 和患者自身循环共同提供(图 2-7)。

因此,ECLS 期间患者的总氧输送如公式 6 所示:

公式 6:总氧输送=泵血流量×膜后血氧含量+患者心排血量×静脉血氧含量

ECLS 过程中除泵血流量外,影响氧合的其他因素包括患者的心排血量、组织 VO_2 和肺功能。回路相关影响因素包括血液再循环量和氧合器本身的氧合效率。再循环量较高时,氧气交换效率较低。氧合器本身具有额定流量,氧合器在"额定流量"下供氧能力最强。当回路泵血流量超过额定流量时,血液流经氧合器的速度将超过氧合器最大扩散效率相对应的流速,回路中的血液在离开氧合器时无法达到最佳氧合效果。

ECLS 期间的 CO_2 清除

与自然通气相似,回路血液流速是 ECLS 期间氧合的主要影响因素,而通气量是影响 CO_2 清除效率的主要因素。由于 CO_2 的溶解度很高,CO_2 通过氧合器膜的扩散速度比 O_2 快 6 倍。鉴于此,氧合器膜两侧只需保持足够的 CO_2 压力梯度,CO_2 就会自动清除。在实际操作中,可通过不断向氧合器输送新鲜气体(O_2 含量高且 CO_2 含量低或无)来维持该压力梯度。

通过气体流量计控制通气量,通过空氧混合器控制氧气所占的百分比(供氧分数,FDO_2)。除了 ECLS 撤机时,FDO_2 通常维持在 100%,但各中心

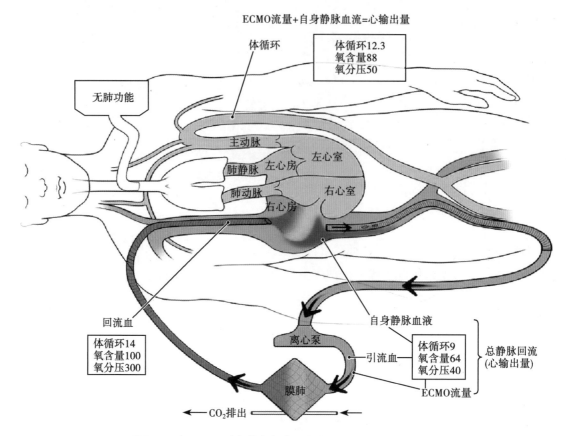

图 2-7　VV-ECLS 时身体各部位的氧含量、氧饱和度和氧分压
总氧含量和氧输送取决于 ECLS 和自身循环之和。

的习惯可能存在差异。CO_2 清除率与回路血流量无关，因此即使在低血液流速下 CO_2 也可充分扩散，但前提是氧合器的通气量足够高（$1 \sim 11L/min$）。$PvCO_2$ 较高的患者通常需要较高的通气量，以保证 CO_2 能够充分清除。除跨膜 PCO_2 外，影响 CO_2 清除率的其他因素包括膜表面积和氧合器效率（气室中冷凝液影响 CO_2 扩散）。

总结

　　熟知本章详述的各种呼吸生理学原理对于呼吸衰竭患者尤其是 ECLS 支持的呼吸衰竭患者的临床管理至关重要。将氧含量、氧输送、氧耗量及气体扩散等基本原理融会贯通于日常工作，有助于更好地管理危重症患者。更多详细内容参见第七、十三、十九、二十和二十二章。

（翻译：翟蒙恩，校对：于坤）

参考文献

1. Brogan T, Lequier L, Lorusso R, MacLaren G, Peek G. Extracorporeal Life Support: The ELSO Red Book, Fifth Edition. Ann Arbor, Extracorporeal Life Support Organization 2017.
2. Leach RM, Treacher DF. The Pulmonary Physician in Critical Care 2: Oxygen Delivery and Consumption in the Critically Ill. Thorax 2002;57:150-57.
3. Vignati C, Cattadori G. Measuring Cardiac Output During Cardiopulmonary Exercise Testing. Am J Resp Crit Care Med 2017;14(S1):S48-52.
4. Walley KR. Use of Central Venous Oxygen Saturation to Guide Therapy. Am J Resp Crit Care Med 2011;184(5):514-20.
5. Short BL, Williams L. ECMO Specialist Training Manual, Third Edition. Ann Arbor, Extracorporeal Life Support Organization 2010.

第三章　体外生命支持相关的心脏生理学

Monique Radman,MD,MAS,Cory M Alwardt,PhD,CCP,Bhavesh M Patel,MD

引文

心血管系统给组织输送氧和营养物质并带走二氧化碳和代谢产物。血管活性物质可调节心肌功能和血管张力。心脏活动受到心血管疾病的影响,这些疾病包括先天性心脏病、获得性心脏病和心脏手术。因此,理解正常心脏生理有关的基本知识,是我们做好新生儿、儿童和成年心脏病患者ECMO支持的必备条件。

氧输送

由于心血管系统的基本功能就是向组织输送氧,因此全面理解氧输送的决定因素对于深刻领悟正常心血管生理和ECMO非常关键。为了理解究竟有多少氧被运送至组织,首先我们要知道特定容积血液中有多少氧(氧含量),也要知道有多少血量被泵出(心排血量)。人工循环中也会用到这些概念。

氧含量

氧含量指在特定容积血液中氧的总含量。要想测定特定容积血液中的氧含量,我们必须理解氧是如何在血液中运输的。绝大多数氧结合在血红蛋白上,而小部分氧溶解在血浆中。全面理解下列概念,就可以很容易地计算出氧含量数值(公式1)。

公式1:氧含量=血红蛋白结合氧+血浆溶解氧

每克血红蛋白可以携带1.34ml氧。因此,如果一个患者血红蛋白是12.0g/dl,则每分升完全氧合的血液中共有16.08ml氧与血红蛋白结合。因为1dl=0.1L,所以这个患者的1L完全氧合血液中就有160.8ml氧。然而,即使是动脉血也常常不是完全氧合的。一个健康人的正常动脉氧饱和度是97%~100%,这一点在计算氧含量时也必须要考虑到(公式2)。上面叙述的同一个患者完全氧合

血液中氧含量为160.8ml,而如果动脉血氧饱和度97%,氧含量则只有156.0ml。

公式2:血红蛋白结合氧=[1.34ml/g]×[血红蛋白浓度(g/dl)]×[饱和度(%)]

尽管上面的计算代表血液中的绝大多数氧,我们还必须考虑到血浆中溶解的氧(公式3)。对于每毫米汞柱的氧分压来说,每分升血液中溶解有0.003ml的氧。如果一个患者氧分压为100mmHg,那么他的每分升血液中就溶解了0.3ml氧。同理,1L=10dl,所以这个患者每升血液中就溶解了3ml氧。

公式3:血浆溶解氧=[0.003ml/dl]×PO_2

如前所述,总的氧含量是溶解氧与结合氧的总和。将前述患者的血红蛋白结合氧(156.0ml)与血浆溶解氧(3.0ml)相加,我们就可以得到这个患者每升血液中的氧含量为159.0ml。然而,氧含量并不能反映氧被输送到组织中的速度,它只是计算了一定容积血液中的氧。为了确定有多少氧被输送,我们必须理解心排血量在其中的作用。

心排血量

心排血量指每分钟心脏泵出的总血量。心脏功能由心脏收缩功能、瓣膜功能、舒张功能、左右心室相互关系、心律和心脏做功决定。从数量上讲,心排血量等于心脏每次收缩射出的血量[即每搏输出量(stroke volume,SV)]乘以心率(公式4)。

公式4:心排血量=SV×心率

影响SV的因素有前负荷、后负荷和心肌收缩能力。每一个因素均可以显著影响SV,进而影响心排血量和氧输送[1]。

前负荷指心脏舒张末期心腔内的血容量。心脏前负荷增加指心脏舒张末期含有较高的血容量,这意味着较高的血容量在每次心脏跳动时可能被射出,也可能不被射出。脱水的患者前负荷较低,因此SV就较低。SV取决于一个最小的前负荷容

量。除了血容量状态，静脉张力也影响前负荷。较高的静脉张力会提高体循环平均静脉压力，导致较多的血液流向心脏和较高的前负荷。SV 和前负荷的关系可以用 Frank-Starling 定律来描述，即拉伸或延长的心肌可以转变为心肌收缩力。在正常范围内，前负荷增加通常会引起心肌收缩力增加和 SV 增加。慢性前负荷过度增加导致左心室病理性形态改变，最终成为扩张型心肌病。病理状态如主动脉瓣关闭不全形成慢性前负荷增加，也会导致左心室不良改变（扩张型心肌病）。ECMO 离心泵也依赖于前负荷，引流插管附近需要足够多的血量。如果 ECMO 患者前负荷减低，引流插管附近的组织将被吸附到插管上，阻止血液引流，导致引流量显著降低，甚至导致组织和红细胞损害。

与前负荷相对应，后负荷指心脏射血的总阻力。后负荷可以理解为心脏后面的负荷。后负荷增加导致心室壁肌肉张力增加和 SV 降低。心脏泵血对后负荷很敏感。一些疾病状态如体循环高血压或主动脉瓣狭窄导致左心室后负荷增加，引起心脏结构和功能的病理性改变（如肥厚型心肌病）。同理，原发或继发性肺动脉高压导致右心室后负荷过高，损害右心室功能。ECMO 离心泵对后负荷也敏感，例如高血压可以降低 ECMO 流量。

决定 SV 的最后一个主要因素是心肌收缩力。心肌收缩力指心肌纤维收缩的能力。假设心脏瓣膜是正常的，在前负荷和后负荷一定的情况下，收缩力增强会导致更多的血液从心脏泵出。收缩力依赖于心肌整体健康状态，包括对循环中体液因子如儿茶酚胺的反应能力。儿茶酚胺（如肾上腺素和去甲肾上腺素）从肾上腺或交感神经释放，激活心肌或血管组织上的 α 受体和 β 受体。其临床效应部分依赖于被激活的是哪一类受体。α 受体激活导致动脉和静脉血管收缩，分别引起体循环血管阻力增加和静脉回流增加。β 受体激活有三种临床效应：心肌收缩力增加（正性肌力-β1 效应）、心率增加（正性频率-β1 效应）和动脉扩张（β2 效应）。图 3-1 显示各种儿茶酚胺类物质对 α 受体和 β 受体相应的影响，其中肾上腺素可以同等程度地激活 α 受体和 β 受体。图中的米力农作为一种非儿茶酚胺类药物，除了能促进心肌细胞舒张（负性肌力）外，也显示出与激活 β1 受体和 β2 受体相似的心血管效应。血管升压素也是一种非儿茶酚胺类血管收缩因子，小剂量可选择性收缩体循环血管，而对肾脏和肺血管几乎没有影响。在实践中，多巴胺和米力农通常被当作一线正性肌力药物引起心肌收缩力增强。而去甲肾上腺素和血管升压素则是一线缩血管药物。

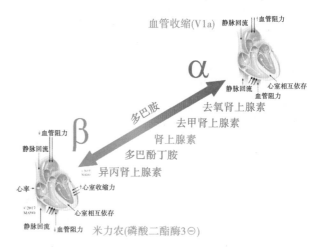

图 3-1　血管升压素和心血管正性肌力药物

临床上有多种技术用以评估心排血量。金标准是 Swan-Ganz 肺动脉导管热稀释法。这种技术经导管注入少量冷生理盐水，记录血液通过右心室后的温度变化，以此估算心排血量。超声心动图也可以估算心排血量，依据收缩期和舒张期心脏大小的变化估算 SV，或应用多普勒测量通过左心室流出道血液的流速时间积分[2]。然而，这些技术只能反映瞬间的心排血量，不能提供连续数据。新的技术尝试在动脉血压波形的基础上估算心排血量，但在不同临床情况下的准确性尚待验证。

ECMO 支持（尤其是 VA-ECMO）使得这些技术测量心排血量变得困难。然而，直观地讲，在 ECMO 支持期间，脉压（收缩压—舒张压）也能提供自体心排血量的信息。因为 ECMO 泵是非搏动性血流，患者无脉压，动脉血压波形为一直线。然而，尽管 ECMO 可提供高流量平流灌注，当心脏收缩时也可以产生一个脉压。绝大多数医师认为，应该维持较小幅度的脉压（5~15mmHg），因为此时心脏收缩可泵出少量血流，可以防止心脏过度膨胀，并有助于预防心腔和升主动脉内血栓形成。

氧输送计算

在上述章节，我们描述了怎样计算氧含量。为了计算氧输送（公式 5），我们必须将氧含量和心排血量相乘（图 3-2）。

公式 5：氧输送＝氧含量×心排血量

前述患者的血红蛋白 12g/dl、动脉血氧饱和度

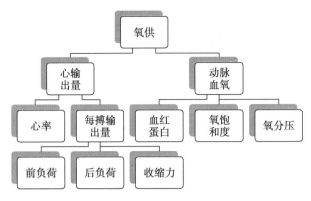

图 3-2　动脉血氧含量乘以心排血量决定了氧输送
动脉血氧含量取决于血红蛋白浓度、动脉血氧饱和度和动脉血氧分压;心排血量则与心率和 SV 直接相关,而 SV 取决于前、后负荷和心肌收缩力。

97% 和氧分压 100mmHg,由此我们计算出每升血液中氧含量为 159ml。如果这个患者的心排血量为每分钟 5L,那么每分钟输送到组织的氧就是 795ml。

对于体外生命支持(extracorporeal life support, ECLS)患者,ECLS 回路氧供的计算是用回路动脉侧氧和血红蛋白的数值,乘以 ECLS 泵血流量(可以看作心排血量)。有关 ECLS 流量和自体心排血量对于循环的相对贡献,可见本书其他章节。

氧输送是否充足

尽管理解氧输送的概念和计算方法非常重要,

但是人们很少设置一个特定的氧输送目标。每个器官的微循环有多种信号途径确保足够的营养物质供应,以满足新陈代谢的需要。微循环血流的决定因素包括组织灌注压、局部动脉张力、毛细血管通畅率和血液流变学参数[3]。全身氧输送正常值的范围为 650~1 400ml/min[儿童为 3~20ml/(kg·min)],主要由身高、体重、性别和体格决定。临床医师必须理解末梢器官灌注临床指标的意义,以此评判氧输送是否充足(图 3-3)。

评估氧输送是否充足的最常用、最方便的指标是体循环静脉氧饱和度(SvO2)。每一个血管床(肺、脑、肾脏等)摄取氧的多少不同,心血管系统作为一个整体,在正常情况下为组织运送正常代谢需要量 3~5 倍的氧,因此 SvO2 比动脉氧饱和度大概低 25%~30%。SvO2 数值减低可能提示氧输送不足。Fick 公式也可以用于计算机体的氧利用率或者 VO2。这个公式把心排血量和动静脉之间氧含量差也考虑了进去。

在 ECLS 期间,应用 SvO2 和 Fick 公式也存在问题,因为要测量真正的混合静脉氧饱和度常常是不可能的。在这种情况下,临床医师必须依靠一些指标变化趋势来鉴别灌注是否充分,比如血浆乳酸和组织氧饱和度。作为无氧代谢副产物,血浆乳酸升高可以作为氧输送不足的信号。不管怎样评估组织灌注,完全理解氧输送概念和运算方法,对于

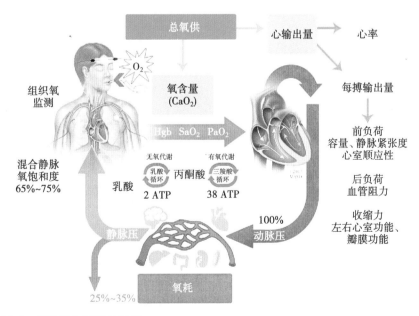

图 3-3　氧输送和氧耗的平衡
临床上常用血乳酸、混合静脉血氧饱和度和外周血氧饱和度来评估机体的氧输送和氧耗之间是否平衡。O2:氧气;CaO2:动脉氧含量;Hgb:血红蛋白;SaO2:动脉血氧饱和度;PaO2:动脉血氧分压;ATP:三磷酸腺苷。

我们在患者的后续处理中能否采用恰当的方法是非常关键的。举例来说,增加血流量或输入库血提高血红蛋白水平,比提高 PaO_2 对于患者的影响更大。在对患者作出处理决定前,这种操作的影响就可以被计算出来。

血流动力学:压力、流量、阻力和顺应性

当考虑应用 ECMO 时,重要的是考虑可能影响辅助循环血流的因素。这些因素包括血管功能、心脏功能及这两者间的相互作用,即心血管适配性[1,4]。

血管功能

影响通过血管或 ECMO 插管层流血流量的初始因素包括入口和出口之间压力差、血管阻力(与血管长度成正比,与血管直径成反比)。Poiseuille 公式描述了这种联系,其中 η 是血液黏滞度(公式6)。

公式6:通过血管的流量$\propto (Pr^4)/\eta L$

值得注意的是,血管阻力改变与血管直径的四次方有关,因此血管张力或插管口径对血流量有显著的影响。这会造成前负荷和后负荷的显著改变,随之导致心排血量和氧输送改变。

血管内血容量变化(ΔV)和因此引起的压力变化(ΔP),两者之间的关系就是血管顺应性(公式7)。

公式7:血管顺应性$=\Delta V/\Delta P$

与动脉系统相比,静脉系统顺应性更好,血管管径更大,所以,任何时候静脉系统都容纳了绝大多数的血容量。液体复苏增加静脉系统血容量的效果远大于动脉系统(图3-4)。尽管经常被忽略,血细胞比容对血液黏滞度有明显的影响,血液黏滞度也是机体和 ECMO 回路血流量的重要决定因素之一[3]。

心脏功能

心脏功能可以被形象地看作上述的血管功能关系的对立面。换句话说,中心静脉压(central venous pressure,CVP)改变直接影响心排血量(Q)。这可以在 Frank Starling 曲线中得到体现,其中的心肌拉伸就是 CVP 增加的结果,引起心排血量增加[5](图3-5)。本章节前面描述的影响心排血量的其他因素也可以影响这种关系。具体来说,周围血管收缩导致后负荷增加(体循环血管阻力增

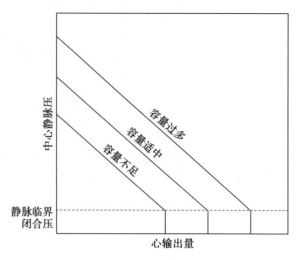

图3-4　心排血量(Q)增加时,中心静脉压(CVP)则下降

静脉系统的临界闭合压力(critical closing pressure,Pcc)是在给定血容量的条件下,同时达到最大心排血量和最低中心静脉压时的中心静脉压力;总血容量的减少和增加与血管功能曲线的降低和升高相关。

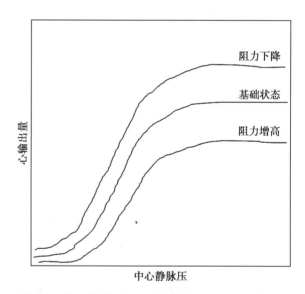

图3-5　中心静脉压(CVP)的提高会引起心室收缩力的增强,并进一步增加心排血量(Q)

后负荷(全身血管阻力)的增加和降低分别导致心功能曲线向下和向上移动。

加),降低心排血量,曲线向下移动;相反地,降低后负荷就会导致曲线向上移动。

心血管适配性

从理论上讲,心血管系统的工作点就在血管功能曲线和心脏功能曲线的交叉点上。周围血管阻力升高导致两条曲线都下移,两条曲线的交点也下移(图3-6)。

心脏功能和静脉回流同时影响心排血量。静脉张力、血管床容量和静脉血流阻力决定了回流入

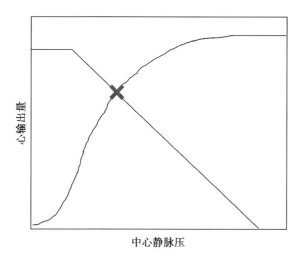

图3-6　心脏功能和血管功能曲线之间的理论相互作用
心血管系统或者 ECMO 回路在交叉点处工作。

右心室静脉的血量。肺血管阻力的突然升高常常
导致右心室功能不全,增加静脉回流阻力。引起突
然的可逆性肺血管阻力升高的例子包括低氧、肺容
量降低(如压迫性胸膜渗出)和胸腔内压过度升高
(如气胸、潮气量过高的机械通气或者 PEEP)[6]。
静脉回流和心排血量相互影响,当尝试任何治疗性
干预如 ECMO 时,必须综合考虑对这两者的影响[7]。

与 ECMO 的关系

当心和/或肺衰竭时,ECMO 可以提供充足的
氧输送。要管理好 ECMO 患者,必须同时对心肺生
理学和 ECMO 功能有全面的理解。VA-ECMO 使血
液绕过心脏和肺,把静脉血引流入氧合器,再把氧
合血回输到体循环。VV-ECMO 则对血流动力学提
供间接辅助,把氧合血输送到右心系统。ECMO 不
但能够重新恢复氧输送和氧耗之间正常的比例,而
且能消除有害的机械通气状态和某些药物对心脏
的潜在毒性。更重要的是,ECMO 使心脏和/或呼
吸功能有时间恢复。由于人工循环提升了体循环
动脉血压,因此 VA-ECMO 的一个缺点是左心室后
负荷增加[8]。然而,保证冠状动脉灌注和前负荷降
低可以抵消这种缺点,为心肌恢复和/或心脏移植
赢得了时间。

总结

心血管系统为组织输送氧和营养物质并带走

二氧化碳和代谢产物。氧输送等于氧含量(如血红
蛋白、氧分压和氧饱和度)和血流量的乘积(如心
排血量和/或 ECMO 流量)。通过了解本章节一些
原则和计算方法可以较容易地计算氧输送。氧输
送的计算有助于临床工作者理解如何改善患者治
疗,并选择合理的治疗方案。理解灌注指标有助于
评估输送至组织的氧是否充足。另外,了解血管血
流动力学对于理解动脉和静脉血压和血流的关系
也很重要。全面理解心血管生理学对于恰当处理
ECMO 辅助及非 ECMO 辅助患者都很重要。

(翻译:杨金保　张金洲,校对:楼松)

参考文献

1. Nichols DG. Critical Heart Disease in Infants and Children. Mosby Incorporated; 2006.
2. Huntsman LL, Stewart DK, Barnes SR, Franklin SB, Colocousis JS, Hessel EA. Non-invasive Doppler determination of cardiac output in man. Clinical validation. Circulation. 1983;67(3):593–602.
3. Baskurt OK, Meiselman HJ. Blood rheology and hemodynamics. Semin Thromb Hemost. 2003;29(5):435–450.
4. Shaffner DH, Nichols DG. Rogers' Textbook of Pediatric Intensive Care. Lippincott Williams & Wilkins; 2015.
5. Berlin DA, Bakker J. Starling curves and central venous pressure. Crit Care. 2015;19:55..
6. Harjola V-P, Mebazaa A, Čelutkienė J, et al. Contemporary management of acute right ventricular failure: a statement from the Heart Failure Association and the Working Group on Pulmonary Circulation and Right Ventricular Function of the European Society of Cardiology. European Journal of Heart Failure. 2016;18(3):226–241.
7. Sakamoto K, Saku K, Kishi T, et al. Prediction of the impact of venoarterial extracorporeal membrane oxygenation on hemodynamics. AJP: Heart and Circulatory Physiology. 2015;308(8):H921–H930.
8. Femoral Cannulation and Veno-Arterial ECMO - Mayo Clinic [Video]. YouTube Https://Youtu.Be/NGGA-8zXVGE. Published January 29, 2007. Accessed April 30, 2010.;2013.

第四章　ECMO 中的抗凝管理和血液制品管理

Jessica Nicoll MD, *Patti Massicotte MD*, *Gail Annich MD*

目标

完成本章学习后,参与者应能够掌握以下技能:1)讨论体外生命支持(extracorporeal life support,ECLS)相关的常见风险;2)概述 ECLS 患者的常规抗凝策略;3)讨论 ECLS 期间的抗凝监测;4)讨论尽可能降低血栓和出血性并发症风险的策略。

引文

ECLS 中最常见的并发症是体外回路内血栓形成,或患者体内血栓和/或出血事件[1]。其病因很多,且与患者原发疾病、生理基础及对人工回路的反应有关(表 4-1)。

表 4-1　ECLS 常见并发症(ELSO 注册数据库 2016 年度报道[1])

并发症	在成人 VV/VA-ECMO 并发症中的比例/%	在儿童 VV/VA-ECMO 并发症中的比例/%	在新生儿 VV/VA-ECMO 并发症中的比例/%
插管出血	13.2/18.5	18.3/15.6	7.9/10.7
外科出血	10.5/20.2	12.6/28.9	6.3/29.3
肾衰竭	9.3/12.3	12.9/7.2	7.8/12.3
感染	17.5/13.0	16.8/11.0	5.8/7.1

ECLS 的抗凝管理

最常用的抗凝剂是普通肝素(unfractionated heparin,UNFH)。有些中心在 ECLS 期间转为使用直接凝血酶抑制剂,不管是否怀疑或诊断为肝素诱导的血小板减少症(heparin induced thrombocytopenia,HIT)。我们必须了解在 ECLS 期间使用的各种抗凝剂的作用机制、代谢、剂量范围和监测方法(表 4-2)。此外,对于抗凝剂的反应也因患者年龄、病情诊断和代谢状况的不同而各不相同。

表 4-2　抗凝药物

抗凝药	作用机制	代谢和清除	半衰期/min	剂量范围	监测
普通肝素	抑制抗 X a 因子和凝血酶,增加组织因子蛋白抑制剂[2-4]	代谢:肝脏 清除:肾脏[2,3]	30~60[2,3]	首剂:50~100U/kg[7] 维持剂量:10~60U/(kg·h)[7]	抗 X a 因子测定: 0.3~0.7IU/ml ACT APTT[7]
比伐卢定	直接抑制凝血酶[9]	清除:蛋白酶(80%),肾脏(20%)[10]	25~35[8,9]	首剂:0.05~0.50mg/kg[7] 维持剂量:0.03~0.50mg/(kg·h)[7]	APTT 50~60 秒[7]
阿加曲班	直接抑制凝血酶[9]	肝脏代谢[9]	40~50[8,9]	维持剂量:0.5~2.0μg/(kg·min)[7]	APTT 50~60 秒[7]

注:ACT,活化凝血时间;APTT,活化部分凝血酶时间。

普通肝素（UNFH）

UNFH 仍然是 ECLS 患者使用最广泛的抗凝药物。其主要通过与血浆蛋白抗凝血酶（antithrombin，AT）[2,3]形成复合物来发挥作用。UNFH 同时抑制 Xa 因子和凝血酶活性，从而阻止纤维蛋白交联形成血凝块[2,3]。UNFH 会增加组织因子蛋白抑制剂（tissue factor protein inhibitor，TFPI）从内皮中释放，抑制 TF-FⅦa 途径活化的凝血反应。AT 缺乏会影响 UNFH 的量效反应，在增加 UNFH 用量时，应监测抗凝血酶的水平[6]。此外，对于 ECLS 新生儿患者，必须考虑其凝血系统不完全，因此他们的量效反应差异比成人大，需要制订个性化抗凝策略（表 4-3）。

表 4-3 ELSO 抗凝指南（2014 版）UNFH 抗凝方案

第一步：预充血液的抗凝	每单位血中添加 50~100U UNFH
第二步：在显露好血管之后、动静脉置管之前	单次推注 UNFH 50~100U/kg
第三步：活化凝血时间（ACT）≤300 秒	起始输注 7.5~20.0U/（kg·h）成人、经胸置管、严重凝血障碍、活动性出血患者从这个范围的低剂量开始启动
第四步：滴定肝素效应到目标值	UNFH 最大剂量 40~60U/（kg·h）

除了出血的风险，极少数患者还有发生肝素诱导的血小板减少症（heparin induced thrombocytopenia，HIT）的风险。在成人中，HIT 通常表现为在开始输注 UNFH 后 5~14 天内发生的血小板计数减少到基础值 50% 以下，静脉和动脉血栓形成[8]。一旦发生 HIT，出现明显的肝素抵抗或显著的血小板减少，可以用直接凝血酶抑制剂来代替 UNFH 进行抗凝管理。

直接凝血酶抑制剂（direct thrombin inhibitors，DTI）

比伐卢定和阿加曲班直接抑制凝血酶而不结合 AT。凝血酶抑制剂从维持剂量的低剂量开始，逐渐加量至患者活化部分凝血酶时间（activated partial thromboplastin time，APTT）达到 50~60 秒。但是该药物剂量和 APTT 范围来自文献推荐，而临床经验更倾向于维持 APTT 范围在 60~90 秒。

抗凝监测（表 4-4）

活化凝血时间（activated clotting time，ACT）

ACT 是一种快速简单易行的床旁测试方法，仅需要一滴血样便可以测定全血的凝固时间[5]，几乎所有体外生命支持中心都用其指导 UNFH 的使用剂量[7,12]。其局限性在于不够精确，也无法有效区分凝血功能受损的具体原因[13-15]。ACT 目标值范围根据监测设备不同而有差异，并需要根据患者的出血情况、ECLS 回路的凝血状况及患者的抗 Xa 因子水平进行动态调整。目前，ACT 仍然是最简便的全血床旁凝血监测方法，除了受 UNFH 的影响之外，还需要将所有影响凝血的因素都考虑进去，但它使用的是接触激活而不是组织因子激活。建议与肝素监测试验联合使用，如 APTT 或抗 Xa 因子效价试验。这些测试之间没有相关性，但这种组合有助于在临床上将肝素抗凝效应与个体患者的生理凝血状况、疾病本身和体外循环回路对凝血造成的影响区分开来。

表 4-4 ELSO 抗凝指标监测计划

ACT	每小时 1 次或每 2 小时 1 次
APTT	每 6 小时 1 次或每 12 小时 1 次
抗 Xa 因子	每 6 小时 1 次
血小板计数	每 6 小时 1 次或每 12 小时 1 次
国际标准化比值（international normalized ratio，INR）	每 6 小时 1 次或每 12 小时 1 次
纤维蛋白原水平	每 12 小时 1 次或每 24 小时 1 次
血细胞计数	每 6 小时 1 次或每 12 小时 1 次
抗凝血酶水平	每天 1 次，按需查
血栓弹力图	每天 1 次，按需查（出血和血栓事件）

活化部分凝血酶时间（APTT）

因其简便易行，APTT 通常用于滴定 UNFH 剂量，也是直接凝血酶抑制剂滴定的首选监测参数。其他专门监测水蛭素类似物和精氨酸衍生物抗凝效应的方法很少见，而且常常需要将血液标本寄出送检。APTT 测定的是在血标本中添加钙到形成血凝块之间的时间[7,16]。然而，APTT 的基线在儿科患者中会延长（凝血系统尚在发育中），而急性期反应物会造成 APTT 缩短的假象[17]，这些限制了其在重症患者抗凝滴定中的应用[5,7,16]。因此，在儿童和 ECLS 患者中，APTT 值和抗Xa因子值的相关性较差[16]。

抗Xa因子含量测定

抗Xa因子含量测定可以测定 UNFH 抗凝活性，但其依赖于抗凝血酶水平。这是最可靠的肝素含量测定方法，但在溶血（血浆血红蛋白升高）和高胆红素血症的情况下可能会出现含量下降的假象[5]。由于某些检测方法添加了外源性抗凝血酶或硫酸葡聚糖，可能会过度高估肝素的抗凝效应，因此了解这项检测具体方法就显得相当重要。建议在没有添加外源性抗凝血酶的情况下进行测定，以准确评价肝素的抗凝效果（表 4-5）。

表 4-5　ELSO 抗Xa因子浓度和 UNFH 剂量及 ACT 值变化范围的关系

抗Xa因子目标值范围/ U·ml⁻¹	抗Xa因子浓度/ U·ml⁻¹	UNFH变化范围	ACT变化范围/s
0.3~0.5	<0.3	↑10%~20%	↑10~20
	0.3~0.5	不变	不变
	>0.5	↓10%~20%	↓10~20
0.4~0.6	<0.4	↑10%~20%	↑10~20
	0.4~0.6	不变	不变
	>0.6	↓10%~20%	↓10~20
0.5~0.7	<0.5	↑10%~20%	↑10~20
	0.5~0.7	不变	不变
	>0.7	↓10%~20%	↓10~20

抗凝血酶

抗凝血酶是 UNFH 必需的辅助因子，在因抗凝血酶水平过低而出现肝素抵抗的情况下（例如抗Xa因子值降低），可用新鲜冰冻血浆或抗凝血酶浓缩物进行替代治疗[7]。与新鲜冰冻血浆相比，抗凝血酶浓缩物以很小的容量负荷提供很高的抗凝血酶浓度，但价格昂贵[19-20]，然而它确实可以降低 UNFH 用量[19]。新鲜冰冻血浆不是提升抗凝血酶水平的好办法，但当它唯一可用时，确实有助于提升肝素功能。在两项单中心研究中，它与出血或输血增加无关[6,19]。但在一项多中心的管理数据库

的回顾性分析中，其与血栓和出血增加有关[21]。

血栓弹力图

血栓弹力图（thromboelastography，TEG）测量全血形成纤维蛋白凝块的时间、血凝块强度和纤维蛋白溶解情况。它适用于出血或凝血引起的并发症，可能有助于确定需要给予哪些血液制品来控制出血。

血栓弹力计

血栓弹力计是一种类似于 TEG 的方法，不同的是检测针在杯内旋转而不是杯子围绕检测针旋转。需要了解该技术的基准图才能够有效地用于 ELSO 患者的抗凝监测。与 ACT 一样，它也是一种全血检测，评价所有因素对患者凝血功能的影响，而非仅仅是肝素效应。

总结

ECLS 抗凝管理需要我们了解所使用的抗凝剂和抗凝监测试验方法。治疗性抗凝剂量的目标是既要降低血栓风险又要降低出血风险。推荐血小板、国际标准化比值（international normalized ratio，INR）和纤维蛋白原的目标值以进一步降低出血风险（表 4-6）。

表 4-6　血液制品和凝血因子替代治疗

血小板	>80 000~100 000/μl
国际标准化比值（INR）	输注新鲜冰冻血浆以维持 INR<2.0
纤维蛋白原	输注冷沉淀以维持纤维蛋白原>100mg/dl 如果有出血或准备进行外科治疗，则维持纤维蛋白原>150mg/dl
血细胞比容（HCT）	输注红细胞以维持 HCT>30% 如果是新生儿或者发绀型先天性心脏病患儿，应该维持更高水平 如果是病情平稳的成人，可以维持较低水平
抗凝血酶	>50%~80%（>0.5~0.8U/ml） 如果最大剂量的 UNFH 也不能达到治疗性抗Xa因子值，考虑抗凝血酶替代治疗

（翻译：李平，校对：崔勇丽）

参考文献

1. Thiagarajan R, Barbaro R, Rycus PT, et al. Extracorporeal Life support organization registry international report 2016. ASAIO J 2017; 63 (1): 60-67.

2. Verstraete M. Pharmacotherapeutic aspects of unfractionated and low molecular weight heparins. Drugs. 1990;40(4):498-530.

3. Sinauridze EI, Panteleev MA, Ataullakhanov FI. Anticoagulant therapy: basic principles, classic approaches and recent developments. Blood Coagul Fibrinolysis. 2012;23(6):482-493.

4. Lupu C, Poulsen E, Roquefeuil S, Westmuckett AD, Kakkar, VV, Lupu F. Cellular effect of heparin on the production and release of tissue factor pathway inhibitor in human endothelial cells in culture. Arterioscler Thromb Vasc Biol. 1999; 19: 2251-2262

5. Ryerson LM, Lequier LL. Anticoagulation management and monitoring during pediatric extracorporeal life support: a review of current issues. Front Pediatr 2016; 4: 67

6. Niebler RA, Christensen M, Berens R, Wellner H, Mikhailov T, Tweddell JS. Antithrombin replacement during extracorporeal membrane oxygenation. Artific Organs 2011; 35(11):1024-1028

7. ELSO anticoagulation guidelines 2014

8. Warkentin TE, Greinacher A. Heparin-induced thrombocytopenia: recognition, treatment, and prevention: the Seventh ACCP Conference on Antithrombotic and Thrombolytic Therapy. Chest. 2004;126(3 Suppl):311S-337S.

9. Hirsh J, O'Donnell M, Weitz JI. New anticoagulants. Blood. 2005;105(2):453-463.

10. Gladwell TD. Bivalirudin: a direct thrombin inhibitor. Clinical Therapeutics. 2002;24(1):38-58.

11. Phillips MR, Khoury AI, Ashton RF, Cairns BA, Charles AG. The dosing and monitoring of argatroban for heparin-induced thrombocytopenia during extracorporeal membrane oxygenation: a word of caution. Anaesth Intensive Care. 2014;42(1):97-98.

12. Bembea MM, Annich G, Rycus P, Oldenburg G, Berkowitz I, Pronovost P. Variability in anticoagulation management of patients on extracorporeal membrane oxygenation: an international survey. PediatrCrit Care Med 2013;14(2):e77-84.

13. Uden DL, Payne NR, Kriesmer P, Cipolle RJ. Procedural variables which affect activated clotting time test results during extracorporeal membrane oxygenation therapy. Crit Care Med. 1989;17(10):1048-1051.

14. Seay RE, Uden DL, Kriesmer PJ, Payne NR. Predictive performance of three methods of activated clotting time measurement in neonatal ECMO patients. ASAIO J 1993;39(1):39-42

15. Bosch YP, Ganushchak YM, de Jong DS. Comparison of ACT point-of-care measurements: repeatability and agreement. Perfusion. 2006;21(1):27-31.

16. Annich, GM, Zaulan O, Neufeld M, Wagner D, Reynolds MM. Thromboprophylaxis in extracorporeal circuits: current pharmacologic strategies and future directions. Am J Cardiovasc Drugs. 2017; 17(6): 425-429.

17. Teruya J. Coagulation Tests Affected by Acute Phase Reactants Such as CRP and Factor VIII. Paper presented at: International Conference on Hematology and Blood Disorders; September 23 - 25, 2013; Research Triangle Park, NC USA.

18. Winkler AM Managing the Precarious Hemostatic Balance during Extracorporeal Life Support: Implication for Coagulation Laboratories. Semin Thromb Hemost 2017;43:291-299.

19. Ryerson LM, Bruce AK, Lequier L, Kuhle S, Massicotte MP, Bauman ME. Administration of Antithrombin Concentrate in Infants and Children on ECLS Improves Anticoagulation Efficacy. ASAIO J 2014; 60(5):559-563.

20. Mintz PD, Blatt PM, Kuhns WJ, Roberts HR. Antithrombin III in fresh frozen plasma, cryoprecipitate, and cryoprecipitate-depleted plasma. Transfusion. 1979;19(5):597-598.

21. Wong TE, Huang YS, Weiser J, Brogan TV, Shah SS, Witmer CM. Antithrombin concentrate use in children: a multicenter cohort study. J Pediatrics. 2013;163(5):1329-1334.e1321.

第五章　体外生命支持期间的输血管理

Anne Marie Winkler, MD, MSC, Trisha E. Wong MD, MS

体外生命支持期间的输血支持

　　输血可以宽泛地定义为向受者输注血液或任何血液制品。输血的目的包括恢复血液携氧能力、维持凝血功能和/或治疗出血相关并发症。用血液预充体外生命支持设备的管路以避免过度血液稀释则是体外生命支持(extracorporeal life support, ECLS)患者一个特殊的输血适应证。

　　ECLS 患者是所有住院患者中输血需求最高的,原因有很多方面,包括血液生成不足和/或包括疾病、体外循环回路对于血液系统的激活、实验室检测相关的频繁抽血,以及更高的输血阈值等各种消耗。因此,尽管没有前瞻性研究的证据,ECLS 期

间通常也会预防性地输注红细胞(red blood cells, RBC)、血小板、新鲜冰冻血浆(fresh frozen plasma, FFP)和冷沉淀等血液制品。

　　目前,全世界医院采用的最常见策略是从一个献血者处采集血液后,通过离心将全血分离制备成多种组分(RBC、血小板、FFP、冷沉淀)。虽然血小板也可通过这种离心方法制得,但目前用于临床输血用途的血小板大多数是通过单采血小板获得。无论采用哪种制备方法,每种血液制品都必须符合严格的监管要求,存放在受控环境中,并且标明失效日期(表 5-1)。几十年过去之后,医务工作者又对输注全血产生了新的热情,回到了血液制品生产的最初起点。本章将简要介绍各种血液成分制品、适用于成人和儿童 ECLS 患者的输血方法、输血并发症及输血的替代方法。

表 5-1　血液制品的描述、储存温度及有效期限

血液制品	概述	储存温度	有效期
全血	未分离的献血者血液,包含来源于同一献血者的全部血液成分:红细胞、血小板、血浆,可能还含有白细胞(如果没有过滤的话)	1~6℃	21 天(CPD 保存液)
			35 天(CPD-A 保存液)
红细胞	全血中分离的红细胞,与血浆、血小板分离,悬浮于保存液中。用以提高携氧能力	1~6℃	21 天(CPD 保存液)
			35 天(CPD-A 保存液)
			42 天(AS-1,3,5 保存液)
血浆	除去红细胞、白细胞、血小板之外的血液中的液体部分	≤18℃	解冻后可以在 1~6℃ 存放 24 小时;可以转化为解冻普通血浆,解冻后可以在 1~6℃ 条件下保存 5 天
冷沉淀	血浆在 1~6℃ 解冻时从血浆中析出的沉淀物,通常用于补充纤维蛋白原	≤18℃	解冻后多单位混合在一起保存时间为 4 小时,解冻后每单位单独保存时间为 6 小时
血小板	一个献血者的血小板悬浮在血浆中。一单位单采血小板相当于 4~6 个血小板浓度	20~24℃	5~7 天
粒细胞	来源于一个献血者,悬浮在红细胞和血浆中,用于治疗严重中性粒细胞缺乏症患者的难治性感染	20~24℃	24 小时

血型系统

36 个血液分型系统包含了数百种血型(表 5-2)[1]。然而,并非所有血型都有临床意义,只要它们不参与溶血性输血反应或新生儿溶血病。本章仅讨论 ABO 和 RhD 血型系统,因为它们与临床输血最相关。ABO 血型系统是输血相关的最重要的血型系统,6 个月大时,几乎所有个体都会天然产生抗

ABO 抗体,能溶解不相容的红细胞。红细胞表面含有 A 抗原(A 型)、B 抗原(B 型)、兼有 A 抗原和 B 抗原(AB 型)或两者皆无(O 型)(表 5-3)。因此,O 型献血者是万能献血者,可为所有 ABO 血型者献血,它们的红细胞既不表达 A 抗原也不表达 B 抗原。此外,一个人只会对他们缺乏的 ABO 抗原产生抗体。因此,AB 型献血者是所有 ABO 血型血浆制品(FFP、血小板和冷沉淀物)的通用供体,因为它们的血浆既不含抗 A 抗体也不含抗 B 抗体。

表 5-2 国际输血学会定义的血液分型系统(血型系统标志)

ABO(ABO)	Lewis(LE)	Scianna(SC)	Kx(XK)	Raph(RAPH)	FORS(FORS)
MNS(MNS)	Duffy(FY)	Dombrock(DO)	Gerbich(GE)	John MiltonHargen(JMH)	JR(JR)
PIPK(PIPK)	Kidd(JK)	Colton(CO)	Cromer(CRO)	I(I)	LAN(LAN)
Rh(RH)	Diego(DI)	Landsteiner Wiener(LW)	Knops(KN)	Globoside(GLOB)	Vel(VEL)
Luteran(LU)	Yt(YT)	Chido/Regers(CH/RG)	Indian(IN)	Gill(GIL)	CD59(CD59)
Kell(KEL)	Xg(XG)	H(H)	Ok(OK)	Rh-associated glycoprotein (RGAG)	Augustine(AUG)

表 5-3 ABO 血型系统的相容性

个体血型	红细胞表面的 ABO 抗原	血浆中的抗体	红细胞相容性	血浆相容性
A	A	抗 B	A,O	A,AB
B	B	抗 A	B,O	B,AB
AB	A,B	无	AB,A,B,O	AB
O	无	抗 A,抗 B	O	O,A,B,AB

相比之下,Rh 血型系统是只有当个体有输血、脏器移植或妊娠等暴露因素时才会形成抗体的血型系统。Rh 血型系统含有 50 多种抗原,但 RhD 抗原是最具免疫原性的。如果缺乏 RhD 抗原(Rh 阴性)的女性接触 RhD 抗原阳性的红细胞,就会产生抗-D 抗体,这些抗体可以穿过胎盘并引起从父亲那里继承获得的 RhD 抗原的胎儿发生溶血反应。交叉配血时应该将 RhD 抗原与所有输血者匹配,但应优先考虑具有生育可能的女性。

如果下达"血型鉴定和抗体筛选"医嘱时,这里的"血型鉴定"是指医院输血部门需要确定患者的 ABO 血型和 RhD 血型,"抗体筛选"是指进行抗体筛查,以识别任何非 ABO 血型的抗体,如表 5-2 中所列血型的抗体。

红细胞输注

前文所列举的因素(疾病导致的产生不足、频

繁地抽血、出血、循环管路压力梯度差造成的剪切力和体外溶血反应)均可导致 ECLS 患者出现贫血,使得红细胞输注的需求量很大。一个单位的红细胞大约含 130~240ml 的浓缩红细胞、50~80g 血红蛋白和 150~250mg 的铁[2]。一个标准单位红细胞的容积约为 225~350ml,血细胞比容通常在 55%~65%,这取决于储血袋所使用的抗凝保存液。柠檬酸盐葡萄糖(citrate-phosphate-dextrose,CPD)是基础抗凝保存溶液,同时可加入腺嘌呤(CPD-A)以延长保质期。专用的添加剂(AS-1,3,5)具有更长的保质期,是医院输血科最多采用的保存血液制品的抗凝保存液(见表 5-1)。

除非特殊说明,否则大多数输血机构都会优先发放最接近有效期的血液制品,以免浪费昂贵且有限的血液制品资源。在整个储存期间,红细胞会发生代谢和结构的改变,这种变化通常被称为"储存损伤",包括 pH<6.5 的酸性状态,乳酸浓度增加,2,3-二磷酸甘油酸的消耗,细胞内外钠钾交换的异

常,以及细胞膜的改变[3]。一些大型随机临床对照试验并没有证明输入新鲜或陈旧红细胞在临床结果上存在明显差异[4-8]。每家医院都应该设定方案或流程以决定何时向临床科室发放新鲜红细胞,目前已经确立的新鲜血输注指征包括:宫内输血和新生儿大量输血。ECLS 患者是否为新鲜血输注指征取决于每一个医疗机构的决定。

既然红细胞是细胞制品,那么就可以做一些处理,使其更加适合患者的需求。这种处理可以根据输血部门、院方政策或输血申请来定。表 5-4 列举了红细胞的各种处理方法。当循环血容量不足或持续出血时,输注红细胞可提高血液携氧能力和/或改善组织缺氧状态。重要的是,仅用血红蛋白浓度不能很好地衡量循环红细胞量是否缺乏,因为生理代偿机制可以通过各种方式维持氧输送,例如降低血液黏滞度以增加组织血供、血流重新分配、增加氧向组织的释放,以及通过扩充血浆容量以维持循环血容量稳定。由于耶和华见证者(Jehovah's Witness)出于宗教信仰原因拒绝输血,并且在不发达国家红细胞制品的供应十分紧张,因此出现了很多关于降低红细胞输注阈值的研究[9-14]。几项大型随机对照研究比较了限制性输血和自由输血对成人及儿科患者的影响。最近的一个荟萃分析表明,限制性输血策略不会增加患者死亡率或其他不良事件的发生率[15-21]。迄今为止,尚无关于 ECLS 患者血红蛋白阈值的前瞻性研究;然而,两项回顾性研究表明,限制性输血阈值策略可减少红细胞输注量[22,23]。目前,ELSO 指南建议将血细胞比容保持在 40% 以上以维持最低合理流量下的氧输送。虽然许多中心对此输血阈值有异议,但目前还是缺乏 ECLS 期间血红蛋白输注阈值的依据。因此输血治疗需要根据患者的个体情况进行判断。

表 5-4　临床可用的成分输血类型

成分输血类型	处理方法	最终目标	可能适应证
去白红细胞[(leukocyte reduction,LR),去除白细胞,经白细胞滤器滤过,无巨细胞病毒风险)]	过滤之后确保白细胞计数<5×10⁶/单位。一些血站只提供去白红细胞,而其他血站则根据申请要求酌情提供	减少 CMV 感染、人类白细胞抗原(human leucocyte antigen,HLA)同种免疫炎性反应、输血发热反应	反复非溶血性输血发热反应;预防原发性 HLA 同种免疫炎性反应;减少免疫力低下患者因输血带来的 CMV 感染。
巨细胞病毒(cytomegalovirus,CMV)阴性红细胞	献血者经过专门检查,CMV 的 IgG、IgM 抗体均为阴性	免疫功能低下的患者如果没有感染过 CMV,不会从献血者那里受到感染	免疫功能低下的患者包括: - 胎儿和幼儿; - 先天性或获得性免疫功能缺陷患者
辐照红细胞	切断白细胞的 DNA	白细胞不能增殖,预防输血相关的移植物抗宿主病	- 造血干细胞移植患者; - 血液恶性肿瘤患者; - 子宫内输血者; - 亲属定向捐献; - 缺乏 HLA 多样性人群; - 先天性免疫缺陷新生儿
浓缩红细胞	红细胞制品离心后去除上清液	减少容量负荷 减少上清液中的有害成分	- 有循环超负荷风险的患者; - 血浆不容; - 反复出现中度过敏性输血反应的患者
洗涤红细胞	细胞成分离心后去除上清液,再悬浮在生理盐水或白蛋白中,重复多次洗涤	去除有害成分	- IgA 缺陷患者; - 反复严重的过敏性输血反应; - 去除钾离子
病原体减毒红细胞	总的来说是对细菌和病毒等关键成分造成破坏,例如脂质或 DNA 等	在不改变血液成分的基础上避免病原体存活和/或复制	- 所有需要输注给患者的血液制品均可进行病原体减毒处理
血红蛋白 S 阴性红细胞	镰状体试验	献血者确认没有镰状细胞特征	- 镰状细胞贫血患者; - 儿科心肺转流患者

血小板输注

血小板在 ECLS 期间会出现继发性数量及质量的下降。具体而言,潜在的疾病、剪切应力和插管导致胶原蛋白暴露和凝血级联反应被激活,伴随而来的是血小板与纤维蛋白原结合,血小板计数在 ECLS 启动的最初几个小时内可下降至正常值的 40% 以下[24]。ECLS 期间血小板可能无法正常聚集,因此,ECLS 诱导的血小板功能障碍可能导致患者出血倾向增加[25-29]。

另一方面,肝素诱导的血小板减少症(heparin induced thrombocytopenia, HIT)也是 ECLS 的一种并发症[30-31]。HIT 患者的血小板被 IgG 抗 PF4-肝素复合物抗体激活,因此 ECLS 诱导的血小板功能障碍会导致血栓风险的增加。与红细胞一样,血小板制品也由全血制备而来(也称为全血衍生血小板、随机供体血小板、血小板浓缩物)或单采血液成分制备而成(单采血小板、单供体血小板、机采血小板)。4~6 个单位全血分离血小板约等于 1 个单位单采血小板。为了最大限度地发挥其效应,血小板必须在室温下储存,但是这会增加滋生细菌的风险,因此血小板的有效期仅为 5~7 天。在健康人群中,除非血小板计数下降至 $5×10^9 ~ 10×10^9$/L 以下,通常不会表现为出血明显增加[32]。除了 Hgb S 阴性外,表 5-4 中描述的所有对红细胞的处理方式都适用于血小板制备。献血者血浆的 ABO 血型应当与输血者的红细胞 ABO 血型相容以避免溶血的发生(见表 5-3),但血小板输注并不需要相容性测试。在没有出血、凝血、脾大、弥散性血管内凝血或免疫性输注无效的情况下,4~6 个单位的全血制备血小板或 1 个单位的单采血小板输注给成人,或以 10ml/kg 输注给儿科患者,可将患者的血小板计数升高约 30 000/μl。

血浆输注

患者的血液暴露在 ECLS 回路的人工材料表面,将直接导致凝血级联反应的活化,凝血因子的消耗和整个体外回路中纤维蛋白原的沉积,特别是在血流缓慢或者发生湍流的区域。为了抵消这种血栓形成的倾向,给予抗凝剂(通常是普通肝素),可以促进抗凝血酶活化并清除其他凝血因子。同时,天然的纤维蛋白溶解途径也会试图溶解血凝块

以达到凝血功能的平衡。此外,所有凝血因子都在肝脏中生成,因此潜在的肝脏疾病可导致体内凝血因子的匮乏。

与血小板制品和红细胞制品相似,血浆也可通过全血制备或者单采方式获得。虽然医院中常用新鲜冰冻血浆(fresh frozen plasma, FFP)代指所有血浆制品,但实际上它仅仅是多种血浆制品中的一种。人们通常认为所有血浆制品在临床上的作用是一样的,只是在某些制备方式上不同,如收集方法(全血与单采)、从采集到冷冻的时长(例如未冷冻、8 小时、24 小时)及解冻后储存在冷藏环境下的时间(例如未冷冻、24 小时、5 天)的不同[2]。但后两个因素在很大程度上决定了促凝物质和抗凝因子的浓度及其在输注时发挥功能的微妙差异。当患者输注 10~15ml/kg 血浆之后,如果没有凝血因子的激活或损耗,患者凝血因子活性将会增加约 30%。

与血小板一样,献血者血浆应与受体红细胞血型相容以避免发生溶血反应,因此,AB 型献血者是万能血浆供者。为了降低输血相关急性肺损伤(transfusion related acute lung injury, TRALI)的发生率,现在许多发达国家不鼓励女性捐献血浆,使得 AB 型血浆更加缺乏。因此,许多输血机构将抗 B 抗体浓度较低的 A 型血浆作为常规应用血浆,或应急血浆。更有甚者认为即使将抗 B 抗体水平较低的 A 型血浆输注给 B 型受者,也是相对安全的[41]。

血浆输注最常见的适应证包括改善出血患者的凝血功能,或预防性用于手术患者,然而,还是缺乏精心设计的研究来指导血浆输注的具体临床实践[42]。除凝血因子外,血浆中还富含其他数百种分子,其中许多经冻融过程后仍然存在,并在输注时是具有活性的。血浆输注带来的其他生物学效应目前尚不明了,尤其是在 ECLS 状态下的生物学效应更不得而知。

冷沉淀的输注

如上所述,ECLS 会引起凝血因子活化和纤维蛋白原沉积。冷沉淀富含纤维蛋白原、凝血因子Ⅷ、凝血因子ⅩⅢ、血管性血友病因子(von Willebrand factor, VWF)和纤维连接蛋白,并且通常用于补充纤维蛋白原。冷沉淀是在冷藏温度下解冻新鲜冰冻血浆,收集其形成的沉淀物,并悬浮在少量血浆中,再冷冻而成。冷沉淀物质一旦被解冻,必须储

存在室温下,否则它将再次沉淀,因此需要在解冻后4~6小时内输给患者,否则就失去效应。一个单位的冷沉淀至少应含有150mg纤维蛋白原和80IU凝血因子Ⅷ并悬浮于5~20ml血浆中[2]。通常将5~6个单位联合应用以达到一个成人的治疗量。通常,每10kg体重输注一个单位的冷沉淀将会使患者纤维蛋白原浓度增加50~75mg/dl,如若连续输注5~6个单位的冷沉淀将会使一个70kg体重成人体内的纤维蛋白原浓度升高约35mg/dl。

ECLS患者输血情况的差异

各ECLS中心的输血情况差异很大,而且都没有循证医学的证据。各中心基于自己的临床经验、历史文献及来自其他患者群体治疗效果的推断来指导输血[43,44]。虽然每个ECLS中心的方案在监测方式和频率及何时、如何进行输血等方面各有不同,但有一点是相同的,即每个ECLS中心针对某些经典病例都有自己的策略和方案。例如,在两项调查中,ECLS患者的红细胞输注阈值采用的血细胞比容标准从25%到40%各不相同[43,45]。在一个单纯仅包含儿童病例的ECLS项目中,血小板输注的血小板计数阈值范围为50 000~200 000/μl,而在另一项仅包含成年患者的研究和混合了成人/儿科患者的研究中,血小板计数阈值范围则为20 000~100 000/μl。输注血浆或冷沉淀的纤维蛋白原的阈

值范围为50~200mg/dl。ELSO网站上详细列举了有关血液制品最佳替代治疗方案的一般指导原则[44]。

输血相关并发症

为了确保输血安全,美国食品和药品管理局(Food and Drug Administration,FDA)和美国血库协会(American Association of Blood Banks,AABB)制定了严格的献血及所献血液检测的标准,包括筛查潜在的输血传播传染病。在美国,人类免疫缺陷病毒(human immunodeficiency virus,HIV)和丙型肝炎病毒(hepatitis C virus,HCV)感染的发生率低于百万分之一[46]。由于输血传播传染病风险处于历史最低水平,因此输血相关的非传染性严重危害已成为主要输血并发症。这些非感染性不良反应通常称为"输血反应",在国际注册数据中,每10万人中就有660人发生这类反应[47]。在美国,每输注100 000单位血液制品就有239.5个不良反应报道。虽然少见,但由于输血反应是可以致命的,因此临床医师应当意识到输血相关不良事件发生的风险、体征、症状及输血相关不良事件的处理策略。如果怀疑患者发生了输血反应,应立即停止输血并进行评估,且将输血反应报道给输血机构。表5-5中列出了输血不良反应的发生率、症状和体征及处理方法。

表5-5 输血相关不良反应

输血不良反应	发生率(每100 000单位血液制品)[60]	症状和体征	处理
过敏性输血反应	112.2	荨麻疹、皮疹、皮肤瘙痒、肿胀(喉咙、眼等)	抗组胺类药物
类过敏性输血反应	8	支气管痉挛、呼吸困难、血管性水肿、低血压、心动过速	肾上腺素、皮质类固醇、抗组胺类药物、液体负荷
急性溶血性输血反应	2.5~7.0	发热、寒战、呼吸困难、低血压、心动过速、背痛、恶心、呕吐、少尿/无尿、血红蛋白尿、直接抗球蛋白试验阳性	对症处理;利尿和液体管理;再输血时确保输注抗原阴性红细胞
迟发性溶血性输血反应	40	输血后2~14天出现,表现为黄疸、贫血、胆红素升高、网状细胞增多症、球形红细胞增多症、乳酸脱氢酶升高、抗体筛查阳性、直接抗球蛋白试验阳性	对症处理;再输血时确保输注抗原阴性红细胞
迟发性血清学输血反应	48.9~75.7	输血后2~14天出现,表现为抗体筛查阳性、直接抗球蛋白试验阳性	对症处理;再输血时确保输注抗原阴性红细胞
发热性非溶血性输血反应	1 000~3 000	输血后4小时内出现,体温38℃和/或体温较输血前升高1℃,伴或不伴寒战	退烧药物或严密观察

续表

输血不良反应	发生率(每100 000单位血液制品)[60]	症状和体征	处理
输血后紫癜	未知(不同成分发生率不同)	输血后2~14天出现,表现为严重的血小板减少症、瘀斑、紫癜、可检出血小板抗体	自限性病症,静脉输注免疫球蛋白或联合应用皮质激素;再输血时需输注抗原阴性血小板
脓毒症输血反应	0.03~3.30	发热、畏寒、低血压、心动过速	退烧药;根据经验使用抗生素;血液制品培养
输血相关性循环超负荷	10.9	输血后2小时内出现,表现为呼吸困难、心动过速、高血压、头痛、颈静脉怒张	利尿,减少液体摄入量
输血相关性移植物抗宿主病	极其罕见	输血后1~4周出现,表现为血细胞全系减少、斑丘疹、呕吐、腹泻	对症支持护理;除骨髓移植外无其他治疗方法
输血相关急性肺损伤	0.4~1.0(不同成分发生率不同)	输血后6小时内出现,表现为呼吸困难、低氧血症、发热、低血压、气管插管内大量粉红色泡沫样液体,双肺渗出	对症治疗;如有需要则行气管插管、呼吸机辅助通气

血液制品输注的辅助治疗

目前,市场上没有能够替代血液成分的商品,血液制品输注的替代疗法也因此受到了限制。重组因子Ⅶa(recombinant factor Ⅶa,rFⅦa)、凝血酶原复合物(prothrombin complex concentrates,PCC)和纤维蛋白原浓缩物已在ECLS患者中超适应证使用,表5-6对此进行了总结。此外,氨甲环酸(tranexamic acid,TXA)和6-氨基己酸这些防止纤维蛋白凝块降解的药物也应用于ECLS患者。虽然目前证据有限,但63/94(67%)的ELSO中心报道了使用rFⅦa控制ECLS患者出血的情况[43]。

表5-6　血液制品输注的替代治疗方案

药物名称	作用机制	适应证	ECLS患者超适应证使用结果
诺其(NovoSeven® RT, Novo Nordisk, Bagsveerd, Denmark)	• 与组织因子结合后,活化因子X和Ⅸ为Xa和Ⅸa • 凝血酶原复合物将凝血酶原活化为凝血酶 • 在活化的血小板表面形成凝血酶	• 有抑制物存在的成人和儿童A型和B型血友病患者出血事件的处理及围手术期使用 • 先天性Ⅶ因子缺乏 • 血小板输注无效的伴或不伴血小板抗体的格兰茨曼血小板功能不全 • 成人获得性血友病的出血事件的处理及围手术期使用	• 减少失血量,最常使用胸腔引流量来评价。输注诺其后可在一段时间内减少输血量[48-53] • 有发生致命性血栓事件的报道[54-57]
活化凝血酶原复合物(FEIBA, Baxalta, Westlake Village, California)	• 包含未活化的因子Ⅱ、Ⅸ、和X,以及活化的因子Ⅶ	• 控制和预防出血事件,围手术期使用,为预防或减少A型和B型血友病患者出血事件而常规预防性使用	• 有效性尚未证实,有发生致死性血栓事件的报道[54]
3F-PCC(3因子凝血酶原复合物)Bebulin®(Baxalta, Westlake Village, California)Profilnine®(Grifols Biologicals inc., Los Angeles, California)	• 包含未活化的因子Ⅱ、Ⅸ、X和少量Ⅶ因子(通常浓度不超过35IU/ml)	• 预防和控制B型血友病患者的出血事件	• 尚未证实其有效性及安全性

续表

药物名称	作用机制	适应证	ECLS 患者超适应证使用结果
4F-PCC(4 因子凝血酶原复合物) Kcentra® 或 Beriplex® P/N(CSL Behring GmbH,Marburg,Germany) Octaplex®(Octapharma,Lachen,Switzerland)	• 包含维生素 K 依赖型凝血因子 II、VII、IX、X 及蛋白 C 和 S	• 用于紧急逆转维生素 K 抑制剂造成的获得性凝血因子缺乏的患者出现急性大出血或需要接受紧急手术或有创性治疗的情况 • 治疗出血,当患者先天性缺乏任何维生素 K 依赖因子且缺乏相应纯化的凝血因子制剂时,作围手术期预防出血之用,除此之外,心外科手术、创伤和肝脏疾病的情况也可应用	• 尚未证实其有效性及安全性
纤维蛋白原浓缩物 RiaSTAP® 或 Fibryga®(CSLBehring GmbH,Marburg Germany)	• 含有来源于血浆的人纤维蛋白原	• 治疗先天性纤维蛋白原缺乏症患者的急性出血事件	• 尚未证实其有效性和安全性 • 如果作为预防性凝血方案的一部分,可能会改善患者的颅内出血的发生率和严重程度[61]

重组因子Ⅶa(rFⅦa)

在 ECLS 患者中尚无随机对照试验,但有个案和系列病例报道在 ECLS 期间的使用剂量范围为 30~171μg/kg 的 rFⅦa,并阐述了其临床效果。在 ECLS 期间超适应证使用 rFⅦa 已被证明可以减少失血,最常见的观测指标是胸腔引流量及在给药后一定时间内的输血量[48-53]。在临床试验中,在 rFⅦa 治疗 A 型和 B 型血友病患者中观测到的血栓不良事件发生率为 0.2%,获得性血友病患者中观测到的血栓不良事件发生率为 4%;rFⅦa 超适应证使用的患者发生血栓栓塞并发症的风险尚不清楚。此外,在 ECLS 的情况下尚未确定 rFⅦa 给药的血栓栓塞风险;然而,已经有 rFⅦa 给药后发生致命性血栓形成的病例报道。因此,对于有多种血栓形成危险因素的 ECLS 患者必须谨慎评估使用 rFⅦa 的风险和危害。

凝血酶原复合物

凝血酶原复合物含有维生素 K 依赖性凝血因子 II(凝血酶原)、凝血因子 VII、凝血因子 IX 和凝血因子 X。目前有两种凝血酶原复合物可供使用,非活化凝血酶原复合物(PCC)和活化凝血酶原复合物(aPCC)。与 rFⅦa 相似,高剂量凝血酶原复合物或在具有血栓形成危险因素的患者中使用 aPCC 而发生血栓栓塞不良事件已有报道。迄今为止,PCC 或 aPCC 在接受 ECLS 治疗的患者中的疗效尚未确定,并且已经有个案报道称,一例 56 岁男性患者在再次行肺移植接受 ECMO 辅助支持治疗的过程中,因大出血而接受 aPCC 和两次剂量的 rFⅦa 治疗后,心脏和体外回路内出现大量血栓[54]。

根据 FⅦ的含量将未活化的凝血酶原复合物分为 3 因子 PCC(3F-PCC)或 4 因子 PCC(4F-PCC)。虽然 3F-PCC 主要超适应证为维生素 K 拮抗剂(vitamin K antagonist,VKA)的逆转治疗,但 FⅦ浓缩物必须通过输注 FFP 或 rFⅦa 来补充,现在多数情况下已经被 4F-PCC 所取代。目前,有两种 4F-PCC 可供临床使用。然而,PCC 在 ECLS 患者中应用的有效性和安全性尚未得到验证。因为 ECLS 患者具有多种血栓形成的风险因素,因此,在凝血酶原复合物在这个患者群体中的有效性和安全性得到充分验证之前,必须谨慎评估使用。

抗纤维蛋白溶解治疗

抗纤维蛋白溶解治疗可减少在大手术(心脏、肝脏、神经外科和产科)和创伤过程中,因纤维蛋白溶解激活和调节异常导致的出血。赖氨酸的合成类似物,TXA 和氨基己酸是最广泛使用的抗纤溶药物。以上几种药物都是阻断纤溶酶原的赖氨酸结合位点,阻止纤溶酶的活化和聚合纤维蛋白的裂解。ECLS 期间是否应该常规使用抗纤溶药物,目前还缺乏数据支持。然而,围手术期预防性使用抗纤溶药物作为血液制品和凝血因子的辅助治疗方法,能够减少术后出血[58]。虽然血栓形成的风险可能并不会显著增加,但有一例先天性膈疝(congenital diaphragmatic hernia,CDH)新生儿使用氨基己酸后发生了致命性血栓形成事件[59]的报道。因此,需要更大型的研究来评估 ECLS 期间抗纤溶药物的有效性和安全性。

(翻译:李平,校对:崔勇丽)

参考文献

1. ISBT Blood Group Systems, v5. Feb 2017; http://www.isbtweb.org/fileadmin/user_upload/ Working_parties/WP_on_Red_Cell_Immunogenetics_and/Table_of_blood_group_systems_v5.0_170205.pdf. Accessed 11/7/2017.

2. Circular of Information For The Use of Human Blood and Blood Components. 2013. http://www.aabb.org/tm/coi/Documents/coi1113.pdf.

3. Orlov D, Karkouti K. The pathophysiology and consequences of red blood cell storage. Anaesthesia. 2015;70 Suppl 1:29-37, e29-12.

4. Fergusson DA, Hebert P, Hogan DL, et al. Effect of fresh red blood cell transfusions on clinical outcomes in premature, very low-birth-weight infants: the ARIPI randomized trial. JAMA. 2012;308(14):1443-1451.

5. Heddle NM, Cook RJ, Arnold DM, et al. Effect of Short-Term vs. Long-Term Blood Storage on Mortality after Transfusion. The N Engl J Med. 2016;375(20):1937-1945.

6. Lacroix J, Hebert PC, Fergusson DA, et al. Age of transfused blood in critically ill adults. N Engl J Med. 2015;372(15):1410-1418.

7. Steiner ME, Ness PM, Assmann SF, et al. Effects of red-cell storage duration on patients undergoing cardiac surgery. N Engl J Med. 2015;372(15):1419-1429.

8. Cooper DJ, McQuilten ZK, Nichol A, et al. Age of Red Cells for Transfusion and Outcomes in Critically Ill Adults. N Engl J Med. 2017;377(19):1858-1867.

9. Carson JL, Noveck H, Berlin JA, Gould SA. Mortality and morbidity in patients with very low postoperative Hb levels who decline blood transfusion. Transfusion. 2002;42(7):812-818.

10. Carson JL, Patel MS. Red blood cell transfusion thresholds: can we go even lower? Transfusion. 2014;54(10 Pt 2):2593-2594.

11. English M, Ahmed M, Ngando C, Berkley J, Ross A. Blood transfusion for severe anaemia in children in a Kenyan hospital. Lancet. 2002;359(9305):494-495.

12. Lackritz EM, Campbell CC, Ruebush TK, 2nd, et al. Effect of blood transfusion on survival among children in a Kenyan hospital. Lancet. 1992;340(8818):524-528.

13. Lackritz EM, Hightower AW, Zucker JR, et al. Longitudinal evaluation of severely anemic children in Kenya: the effect of transfusion on mortality and hematologic recovery. AIDS. 1997;11(12):1487-1494.

14. Shander A, Javidroozi M, Naqvi S, et al. An update on mortality and morbidity in patients with very low postoperative hemoglobin levels who decline blood transfusion (CME). Transfusion. 2014;54(10 Pt 2):2688-2695.

15. Carson JL, Terrin ML, Noveck H, et al. Liberal or restrictive transfusion in high-risk patients after hip surgery. N Engl J Med. 2011;365(26):2453-2462.

16. Hajjar LA, Vincent JL, Galas FR, et al. Transfusion requirements after cardiac surgery: the TRACS randomized controlled trial. JAMA. 2010;304(14):1559-1567.

17. Hebert PC, Wells G, Blajchman MA, et al. A multicenter, randomized, controlled clinical trial of transfusion requirements in critical care. Transfusion Requirements in Critical Care Investigators, Canadian Critical Care Trials Group. N Engl J Med. 1999;340(6):409-417.

18. Holst LB, Haase N, Wetterslev J, et al. Lower versus higher hemoglobin threshold for transfusion in septic shock. N Engl J Med. 2014;371(15):1381-1391.

19. Lacroix J, Hebert PC, Hutchison JS, et al. Transfusion strategies for patients in pediatric intensive care units. N Engl J Med. 2007;356(16):1609-1619.

20. Villanueva C, Colomo A, Bosch A, et al. Transfusion strategies for acute upper gastrointestinal bleeding. N Engl J Med. 2013;368(1):11-21.

21. Holst LB, Petersen MW, Haase N, Perner A, Wetterslev J. Restrictive versus liberal trans-

fusion strategy for red blood cell transfusion: systematic review of randomised trials with meta-analysis and trial sequential analysis. BMJ. 2015;350:h1354.

22. Cahill CM, Blumberg N, Schmidt AE, et al. Implementation of a Standardized Transfusion Protocol for Cardiac Patients Treated With Venoarterial Extracorporeal Membrane Oxygenation Is Associated With Decreased Blood Component Utilization and May Improve Clinical Outcome. Anesth Analg. 2017.

23. Sawyer AA, Wise L, Ghosh S, Bhatia J, Stansfield BK. Comparison of transfusion thresholds during neonatal extracorporeal membrane oxygenation. Transfusion. 2017;57(9):2115-2120.

24. Robinson TM, Kickler TS, Walker LK, Ness P, Bell W. Effect of extracorporeal membrane oxygenation on platelets in newborns. Crit Care Med. 1993;21(7):1029-1034.

25. Nair P, Hoechter DJ, Buscher H, et al. Prospective observational study of hemostatic alterations during adult extracorporeal membrane oxygenation (ECMO) using point-of-care thromboelastometry and platelet aggregometry. J Cardiothorac Vasc Anesth. 2015;29(2):288-296.

26. Cheung PY, Sawicki G, Salas E, Etches PC, Schulz R, Radomski MW. The mechanisms of platelet dysfunction during extracorporeal membrane oxygenation in critically ill neonates. Crit Care Med. 2000;28(7):2584-2590.

27. Mutlak H, Reyher C, Meybohm P, et al. Multiple electrode aggregometry for the assessment of acquired platelet dysfunctions during extracorporeal circulation. Thorac Cardiovasc Surg. 2015;63(1):21-27.

28. Saini A, Hartman ME, Gage BF, et al. Incidence of Platelet Dysfunction by Thromboelastography-Platelet Mapping in Children Supported with ECMO: A Pilot Retrospective Study. Front Pediatr. 2015;3:116.

29. Kestin AS, Valeri CR, Khuri SF, et al. The platelet function defect of cardiopulmonary bypass. Blood. 1993;82(1):107-117.

30. Sokolovic M, Pratt AK, Vukicevic V, Sarumi M, Johnson LS, Shah NS. Platelet Count Trends and Prevalence of Heparin-Induced Thrombocytopenia in a Cohort of Extracorporeal Membrane Oxygenator Patients. Crit Care Med. 2016;44(11):e1031-e1037.

31. Pollak U, Yacobobich J, Tamary H, Dagan O, Manor-Shulman O. Heparin-induced thrombocytopenia and extracorporeal membrane oxygenation: a case report and review of the literature. J Extra Corpor Technol. 2011;43(1):5-12.

32. Gmur J, Burger J, Schanz U, Fehr J, Schaffner A. Safety of stringent prophylactic platelet transfusion policy for patients with acute leukaemia. Lancet. 1991;338(8777):1223-1226.

33. Annich GM. Extracorporeal life support: the precarious balance of hemostasis. J Thromb Haemost. 2015;13 Suppl 1:S336-342.

34. Urlesberger B, Zobel G, Zenz W, et al. Activation of the clotting system during extracorporeal membrane oxygenation in term newborn infants. J Pediatr. 1996;129(2):264-268.

35. Arnold P, Jackson S, Wallis J, Smith J, Bolton D, Haynes S. Coagulation factor activity during neonatal extra-corporeal membrane oxygenation. Intensive Care Med. 2001;27(8):1395-1400.

36. McManus ML, Kevy SV, Bower LK, Hickey PR. Coagulation factor deficiencies during initiation of extracorporeal membrane oxygenation. J Pediatr. 1995;126(6):900-904.

37. Zavadil DP, Stammers AH, Willett LD, Deptula JJ, Christensen KA, Sydzyik RT. Hematological abnormalities in neonatal patients treated with extracorporeal membrane oxygenation (ECMO). J Extra Corpor Technol. 1998;30(2):83-90.

38. Hundalani SG, Nguyen KT, Soundar E, et al. Age-based difference in activation markers of coagulation and fibrinolysis in extracorporeal membrane oxygenation. Pediatr Crit Care Med. 2014;15(5):e198-205.

39. Peek GJ, Firmin RK. The inflammatory and coagulative response to prolonged extracorporeal membrane oxygenation. ASAIO. 1999;45(4):250-263.

40. Gorbet MB, Sefton MV. Biomaterial-associated thrombosis: roles of coagulation factors, complement, platelets and leukocytes. Biomaterials. 2004;25(26):5681-5703.

41. Dunbar NM, Yazer MH. Safety of the use of group A plasma in trauma: the STAT study. Transfusion. 2017;57(8):1879-1884.

42. Karam O, Tucci M, Combescure C, Lacroix J, Rimensberger PC. Plasma transfusion strategies for critically ill patients. Cochrane Database Syst Rev. 2013(12):Cd010654.

43. Bembea MM, Annich G, Rycus P, Oldenburg G, Berkowitz I, Pronovost P. Variability in anticoagulation management of patients on

extracorporeal membrane oxygenation: an international survey. Pediatr Crit Care Med. 2013;14(2):e77-84.

44. Lequier L, Annich G, Al-Ibrahim O, et al. ELSO Anticoagulation Guideline. 2014; https://www.elso.org/Portals/0/Files/elsoanticoagulation-guideline8-2014-table-contents.pdf. Accessed 11/7/2017.

45. Esper SA, Welsby IJ, Subramaniam K, et al. Adult extracorporeal membrane oxygenation: an international survey of transfusion and anticoagulation techniques. Vox sang. 2017;112(5):443-452.

46. Carson JL, Triulzi DJ, Ness PM. Indications for and Adverse Effects of Red-Cell Transfusion. N Engl J Med. 2017;377(13):1261-1272.

47. Frazier SK, Higgins J, Bugajski A, Jones AR, Brown MR. Adverse Reactions to Transfusion of Blood Products and Best Practices for Prevention. Crit Care Nurs Clin North Am. 2017;29(3):271-290.

48. Agarwal HS, Bennett JE, Churchwell KB, et al. Recombinant factor seven therapy for postoperative bleeding in neonatal and pediatric cardiac surgery. Ann Thorac Surg. 2007;84(1):161-168.

49. Long MT, Wagner D, Maslach-Hubbard A, Pasko DA, Baldridge P, Annich GM. Safety and efficacy of recombinant activated factor VII for refractory hemorrhage in pediatric patients on extracorporeal membrane oxygenation: a single center review. Perfusion. 2014;29(2):163-170.

50. Niebler RA, Punzalan RC, Marchan M, Lankiewicz MW. Activated recombinant factor VII for refractory bleeding during extracorporeal membrane oxygenation. Pediatr Crit Care Med.. 2010;11(1):98-102.

51. Veldman A, Neuhaeuser C, Akintuerk H, et al. rFVIIa in the treatment of persistent hemorrhage in pediatric patients on ECMO following surgery for congenital heart disease. Paediatr Anaesth. 2007;17(12):1176-1181.

52. Walker A, Davidson M, Chalmers E. Use of activated recombinant factor VII in pediatric extracorporeal membrane oxygenation. Pediatr Crit Care Med. 2010;11(4):537-538.

53. Wittenstein B, Ng C, Ravn H, Goldman A. Recombinant factor VII for severe bleeding during extracorporeal membrane oxygenation following open heart surgery. Pediatr Crit Care Med. 2005;6(4):473-476.

54. Bui JD, Despotis GD, Trulock EP, Patterson GA, Goodnough LT. Fatal thrombosis after administration of activated prothrombin complex concentrates in a patient supported by extracorporeal membrane oxygenation who had received activated recombinant factor VII. J Thorac Cardiovasc Surg. 2002;124(4):852-854.

55. Chalwin RP, Tiruvoipati R, Peek GJ. Fatal thrombosis with activated factor VII in a paediatric patient on extracorporeal membrane oxygenation. Eur J Cardiothorac Surg. 2008;34(3):685-686.

56. Swaminathan M, Shaw AD, Greenfield RA, Grichnik KP. Fatal Thrombosis After Factor VII Administration During Extracorporeal Membrane Oxygenation. J Cardiothorac Vasc Anesth. 2008;22(2):259-260.

57. Syburra T, Lachat M, Genoni M, Wilhelm MJ. Fatal outcome of recombinant factor VIIa in heart transplantation with extracorporeal membrane oxygenation. Ann Thorac Surg. 2010;89(5):1643-1645.

58. Buckley LF, Reardon DP, Camp PC, et al. Aminocaproic acid for the management of bleeding in patients on extracorporeal membrane oxygenation: Four adult case reports and a review of the literature. Heart Lung. 2016;45(3):232-236.

59. Hocker JR, Saving KL. Fatal aortic thrombosis in a neonate during infusion of epsilon-aminocaproic acid. J Pediatr Surg. 1995;30(10):1490-1492.

60. Delaney M, Wendel S, Bercovitz RS, et al. Transfusion reactions: prevention, diagnosis, and treatment. Lancet. 2016;388(10061):2825-2836.

61. Kalbhenn J, Wittau N, Schmutz A, Zieger B, Schmidt R. Identification of acquired coagulation disorders and effects of target-controlled coagulation factor substitution on the incidence and severity of spontaneous intracranial bleeding during veno-venous ECMO therapy. Perfusion. 2015;30(8):675-682.

第六章　体外生命支持中的药物管理

Christa Kirk, *PharmD*, *Gail Annich*, *MD*, *Deborah Wagner*, *PharmD*,
E. D. Wildschut, *MD*, *PhD*

引文

严重的基础疾病和生理状态的快速变化,使得重症患者的药物治疗管理困难重重。由于患者和体外回路两者的生化特性存在相互作用,体外回路给患者管理的复杂性增加了新的内容。因此,了解体外生命支持(extracorporeal life support,ECLS)患者药代动力学和药效动力学的变化如何影响药物的剂量-反应关系,会为个体化用药策略创造机会,这种策略会使疗效最大化,同时最大限度降低药物毒性。

药代动力学

药代动力学描述了随着时间推移的药物代谢。药物的血浆浓度决定了大部分药效,因为它决定了组织对药物的摄取量。药代动力学有助于预测血浆中的药物浓度,这使我们能够选择治疗药物的剂量和给药间隔,并在需要时进行调整。

分布容积

了解药物的分布容积(volume of distribution, Vd)对于设计 ECLS 患者的用药方案至关重要。Vd 表示将药物在稳态下稀释至所需浓度所需的液体容积。每种药物的生理学特性和独特的生化特性,如蛋白结合率、亲脂性和分子量,都会影响 Vd。一般来说,亲水性(水溶性)药物 Vd 较低,其浓度会因体液容积的变化而变化。高亲脂性药物主要分布到组织中,这使得其在血液中的浓度较低,从而使 Vd 增加。药物的亲脂性水平可以通过药物的分配系数或 log P 值来预测,也会影响到药物与回路表面亲和力的高低。危重患者和 ECLS 也会改变药物的 Vd,这一点我们随后讨论。

蛋白结合率

血浆蛋白的变化也会影响某些药物的 Vd。与血浆蛋白高度结合的药物具有较低的 Vd。因此,脓毒症、低蛋白血症和 ECLS 引起的血浆蛋白浓度的显著变化可能会影响蛋白质结合药物的生物利用度。我们还必须考虑炎症对各种蛋白质亚型的影响。

清除率

药物的清除取决于 Vd 及肾脏和肝脏的清除效率。危重疾病常常会造成器官损伤,ECLS 的建立可能会造成或加重肝脏和肾脏的功能不全。VV-ECLS 和 VA-ECLS 都会造成肾功能不全和肝血流分布异常,这也会影响清除率。使用持续肾脏替代治疗(continous renal replacement therapy,CRRT)、血液透析或腹膜透析也会提高部分药物的清除率。

隔离

ECLS 回路改变了患者独有的药代动力学。药物可能对 ECLS 回路中的塑料和硅胶产生反应;然而,有关 ECLS 回路中药物隔离的数据有限。膜式氧合器研发早期使用聚丙烯膜,现在的产品使用聚甲基戊烯膜,相关数据也不能用于现在的循环回路。回路对药物的吸附取决于药物的化学特性、氧合器的设计和预充液的类型。亲脂性更高的药物通常与回路成分有很强的亲和力。当在 ECLS 回路中进行研究时,具有较高 log P 值(亲脂性)的药物经过氧合器后浓度出现明显下降,显示了 ECLS 回路中隔离现象的存在[2-4]。ECLS 回路多采用硅胶和塑料材料,其表面积很大,增加了隔离的发生,反过来,当药物被滞留在回路中时,这又会导致药物的生物利用度降低。聚氯乙烯回路通常含有增塑剂以保持其柔韧性,这会增加回路对药物的吸附。除了回路的物理特性,药物输注的速度和时间长短都会独立影响吸附速率[6]。如果不调整剂量来对抗药物隔离,可能会导致治疗的失败。尽管相关数据仍不充分,但在停机过程中,药物可能从管路材料中析出回到循环血液中,引起药物中毒[5,7]。

危重患者和 ECLS 患者的药代动力学变化

严重疾病和 ECLS 可能对药代动力学产生剧

烈的、不可预测的影响。图 6-1 说明了与严重疾病相关的药代动力学的复杂变化,而图 6-2 说明了 ECLS 回路对药代动力学的额外影响[8]。ECLS 使用带来的血容量增高或药物蛋白结合情况改变,会进一步影响 Vd 和清除率。由于机体炎症反应引发的液体瘀滞、回路预充容量、血液制品输注,以及为了维持流量而一次性给予的容量补充等,都会造成高容量状态。水肿和输入的液体会增加 Vd,这一点在小体重患者中更为突出。大量蛋白质流失会影响蛋白结合药物的浓度和 Vd。ECLS 引起的液体转移会显著影响高蛋白结合率或亲水性药物,因此需要进行谨慎的药物管理。因此,Vd 或清除率的变化影响药物的预期半衰期,这是确定药物剂量和给药频率的基础。

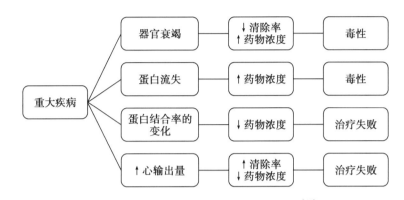

图 6-1　严重疾病患者的药代动力学变化[10]

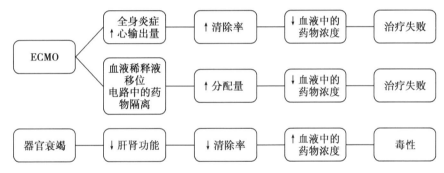

图 6-2　ECLS 中的药代动力学变化[10]

给药策略

药效动力学

药效动力学描述了药物浓度和患者反应之间的关系。表 6-1 突出显示了 ECLS 回路对药代动力学和药效动力学的影响及为克服这些影响需要采取的给药策略。根据药物的药代动力学特性和患者个体因素,可以预先选定初始给药方案。稳态浓度取决于药物清除率并决定了药物的维持剂量。一般来说,标准剂量适用于低 Vd 的亲水性药物,而高 Vd 药物会受液体状态波动的显著影响。对于血容量过多的患者,建议使用更高的负荷剂量,以更快地达到治疗水平。蛋白结合率和亲脂性的提高将需要更高的剂量。在可能的情况下,应尽量避免使用高亲脂性或高蛋白质结合的药物,以防止长时间处于药物剂量不足的状态。如果必须使用,就需

要在转机开始和更换回路后使用更高药物剂量或增加给药频率,以减少药物隔离的影响。附录 I 和附录 II 强调了重症患者常用药物的药代动力学特性,并罗列了调整剂量的建议。最后,肝肾功能不全也会影响药物的清除率。应该考虑制造商对剂量调整的建议;但是,由于 ECLS 回路引起的药代动力学的明显变化及不同患者间巨大的差异,需要进行适当调整以适应具体的临床情况。

风险评估

积极用药的同时严密监测药物不良反应,可以指导药物管理策略。应尽可能使用药物监测手段以确保达到目标浓度,同时避免药物毒性。并且兼顾 ECLS 系统的组成和患者个体因素,是恰当用药的关键。尽管目前还没有一个理想的 ECLS 药物管理策略,但是,基于药物已知的生化特性,结合对患者临床状态的连续评估,医疗人员以此为指导可以精心设计危重患者药物治疗的启动和调整。

表 6-1　ECLS 药效动力学变化和药物剂量

	ECLS 药代动力学变化	生理学药代动力学变化	受影响药物	治疗意义
预充/输注	血液稀释	↑Vd	亲水性药物	考虑提高负荷剂量;可能需要较高的维持剂量
	预充液使药物失活	↓生物利用度	亲脂性药物;高蛋白结合率的药物	考虑提高负荷剂量;可能需要较高的维持剂量
回路因素(新回路影响更大)	药物隔离	↓生物利用度	亲脂性药物;高蛋白结合率的药物	考虑提高负荷剂量;可能需要较高的维持剂量
患者因素	全身炎症反应;脓毒症	↑Vd;↑清除率	亲水性药物	考虑提高负荷剂量;可能需要较高的维持剂量;考虑增加给药频率或持续输注
	器官衰竭	↑Vd;↓清除率	经肾脏或肝脏清除的药物	尽可能不要使用经衰竭脏器清除的药物。可能需要更高的维持剂量,但需要降低给药频率
	脱水	↓Vd	经肾脏或肝脏清除的药物	标准剂量,但考虑增加给药频率

附录Ⅰ　ECLS 常用药物的药代动力学特性及给药策略

镇痛剂/镇静剂(静脉用)

目的:保持镇静以确保回路安全,同时最大限度地减少疼痛和潜在毒性。

给药策略:除非临床需要增加单次给药和根据临床反应需要明显改变给药速度,应该使用标准起始剂量。

药物	Vd/L·kg⁻¹ * 低:≤1 中:1~5 高:>5	蛋白结合率 低:<30% 中:30%~70% 高:>70%	X Log P ** 亲水:<1 亲脂:1~2 高度亲脂:>2	给药策略	
				负荷量	维持量
对乙酰氨基酚	1	低	0.5	标准	标准
右美托咪定[11]	1.7~2.0	高	3.1	↑50%~100% 如严重激越,考虑负荷量 100~500μg/kg	↑50%~100%
芬太尼[12]	4~6	高	4.0	考虑其他药物ª	
氢吗啡酮[13]	2.9	低	1.8	标准	↑50%~100%
氯胺酮[14]	2.4	中	2.2	标准	↑50%~100%
洛拉西泮[15]	1.4	高	2.4	标准	↑50%~100%
咪达唑仑[16,12]	成人:1.0~3.1 儿童:1.24~2.00	高	3.9	考虑其他药物ª	
吗啡[16]	成人:1.0~4.7 婴儿:2.8~5.5	低	0.8	标准	↑25%~100%
戊巴比妥[17]	成人:1 儿童:0.8	高	2.1	标准	↑25%~100%
异丙酚[16]	成人:最高60 儿童:5~10	高	3.8	考虑其他药物ª	

注:ª 如果需要使用这种药物,则需要更高的负荷和维持剂量来克服启动 ECLS 或更换回路时的药物隔离情况,如果要脱离 ECLS,应该将剂量减少 25%~50%,并密切监测患者情况;

* Vd 反映成人数据,除非另外说明;

** log P 值是计算值,可能与实验测定值不同,仅用作参考。

抗菌剂(静脉用)

目的:快速达到适当浓度以治疗感染,同时最大限度减少毒性。

给药策略:对于更严重的感染,考虑基于 MIC 数据的更高剂量。根据清除率调整用药频率,必须认识到可能需要更频繁地给药。如果可行,密切监测治疗药物浓度。

药物	Vd/L·kg^{-1*} 低:≤1 中:1~5 高:>5	蛋白结合率 低:<30% 中:30%~70% 高:>70%	X Log P** 亲水:<1 亲脂:1~2 高度亲脂:>2	给药策略 负荷量	清除脏器
氨苄西林	0.28	低	0.67	考虑其他药物	肾
氨苄西林-舒巴坦	成人:0.25 儿童:0.35	中	-1.1/-1.0(氨苄西林/舒巴坦)	标准剂量	肾
阿奇霉素[19]	0.45	中	4	标准剂量	肝
头孢噻肟[19]				标准剂量	
头孢唑啉[8]	0.2	高	-0.4	剂量/频率范围的上限	肾
头孢吡肟	成人:0.26 儿童:0.3 婴儿:0.5	中	-0.1	标准剂量	肾
头孢他罗林	0.29	低	1.6	标准剂量	肾
头孢曲松钠	0.4	高	-1.3	标准剂量	肝
环丙沙星	1.2~2.7	中	1.5	标准剂量	肾
庆大霉素[19]	成人:0.3 儿童:0.4 新生儿:0.5	低	-4.1	标准剂量-追踪药物水平	肾
左氧氟沙星[19]	1.3~1.6	中	-0.4	标准剂量	肾
利奈唑胺[21]	0.6	中	0.5	标准剂量 MRSA MIC≥1: 剂量范围上限[19]	肾
美罗培南[22]	0.2~0.3	低	-2.4	标准剂量 MIC>2:剂量范围上限[19] 新生儿:严重感染者考虑负荷剂量和持续输注[23]	肾
甲硝唑	0.51~0.22	低	0	标准剂量	肝
哌拉西林-他唑巴坦[19]	0.15~0.22	中	0.3/-2.0(哌拉西林/他唑巴坦)	标准剂量	肾
多黏菌素 B	中央:0.09 外围/组织:0.33	高	-2.5	剂量范围上限	肾
利福平[19]	1.6	高	1.5	剂量范围上限	肝
妥布霉素	成人:0.2 儿童:0.3 新生儿:0.4	低	-6.2	标准剂量-追踪药物水平	肾
甲氧苄氨嘧啶-磺胺甲噁唑	成人:1.3 儿童:0.8~1.0 新生儿:1.5	高	0.9/0.9(甲氧苄氨嘧啶/磺胺甲噁唑)	标准剂量	肾
万古霉素[19]	成人:0.9 儿童:0.6 新生儿:0.8	中	-3.1	标准剂量-密切追踪药物水平 新生儿/儿童:20mg/kg 静脉给药×1 然后标准剂量并追踪药物水平[19]	肾

注:* Vd 反映成人数据,除非另外说明;

** log P 值是计算的 log P 值,可能与实验测定的 log P 值不同,仅用作参考。

抗真菌/抗病毒剂(静脉用)

目的:快速达到适当浓度,治疗感染,同时最大限度减少毒性。

给药策略:对于更严重的感染,考虑基于 MIC 数据的更高剂量。根据清除率调整用药频率,必须认识到可能需要更频繁地给药。如果可行,密切监测治疗药物浓度。

药物	Vd/L·kg⁻¹* 低:≤1 中:1~5 高:>5	蛋白结合率 低:<30% 中:30%~70% 高:>70%	X Log P** 亲水:<1 亲脂:1~2 高度亲脂:>2	给药策略	
				负荷量	清除脏器
阿昔洛韦[18]	成人:26 儿童:26 新生儿:13	低	-1.6	剂量范围上限 新生儿单纯疱疹病毒: 考虑持续输注[18]	肾
两性霉素 B[19]	0.70~3.99	高	0	标准剂量	肾
两性霉素 B 脂质体[19]	0.16	高	0	标准剂量	肾
卡泊芬净[19]	0.14	高	0.3	标准剂量 新生儿:可能需要更高剂量,如果可能,追踪药物浓度[20]	肝
氟康唑[19]	成人:0.6~0.8 儿童:0.8~1.1 婴儿:0.8~2.6	低	0.4	剂量范围上限 新生儿/婴儿预防用: 12mg/kg 静脉给药×1 然后 6mg/(kg·d) 新生儿/婴儿治疗用:25mg/kg 静脉给药×1 然后 12mg/(kg·d)[19]	肾
更昔洛韦[19]	成人:0.74 儿童:0.64	低	-2.0	标准剂量 新生儿巨细胞病毒:6mg/kg 静脉给药,每 12 小时给药 1 次[19]	肾
米卡芬净[19]	成人:0.39 儿童:0.3 婴儿:0.7~1.5	高	-1.6	标准剂量	肝
奥司他韦	0.4	中	1.16	标准剂量	肾
伏立康唑[19]	成人:4.6 儿童:1.9	中	1.5	需要更高的剂量,如果可能的话,尽量不用 新生儿/儿童:14mg/kg 静脉给药,每 12 小时给药 1 次 如果可能,追踪药物浓度[19]	肝

注:* Vd 反映成人数据,除非另外说明;

** log P 值是计算的 log P 值,可能与实验测定的 log P 值不同,仅用作参考

其他药物(静脉用)

目的:达到预期效果。

给药策略:按水平调整或滴定至所需效果。

药物	Vd/L·kg⁻¹* 低:≤1 中:1~5 高:>5	蛋白结合率 低:<30% 中:30%~70% 高:>70%	X Log P** 亲水:<1 亲脂:1~2 高度亲脂:>2	给药策略
阿加曲班[24,25]	0.18	低	1.3	更高的单次给药剂量,输注速度可能需要改变;滴定至目标效果
胺碘酮[26,27]	40~80	高	7.6	可能需要更高的单次给药剂量;有报道,输注速度高达 20μg/(kg·min);滴定至目标效果
比伐卢定[27,28]	0.2	低	−7.1	标准剂量;滴定至目标效果
西沙曲库铵[10]	0.10~0.15	未知	未知	滴定至目标效果
磷苯妥英[7]	0.06~0.15	高	0.6	更高的单次给药剂量,输注速度可能需要改变;滴定至目标效果
肝素	0.07	高	−10.4	更高的单次给药剂量,输注速度可能需要改变;滴定至目标效果
左乙拉西坦[10,29]	0.6	低	−0.3	标准剂量;如果可能,追踪药物浓度
苯巴比妥[16,7]	儿童:0.6~0.8 新生儿:0.8~1.0	中	1.5	标准剂量;如果可能,追踪药物浓度;新生儿:推荐用 5mg/kg 负荷剂量
罗库溴铵[10]	0.2~0.3	中	5	尽可能不用
琥珀酰胆碱[10]	0.05	未知	0.6	滴定至目标效果
维库溴铵[10]	0.3~0.4	中到高	未知	滴定至目标效果

注: * Vd 反映成人数据,除非另外说明;

　　** log P 值是计算的 log P 值,可能与实验测定的 log P 值不同,仅用作参考

附录Ⅱ　基于 X Log P 值和蛋白结合率的药物被隔离的风险度[30]

蛋白结合率	X Log P	风险	给药策略
低(<30%)	<1	低	标准剂量可能是合适的
	1~2	低到中	
	>2	中	适当考虑加大剂量或用药频率
中(30%~70%)	<1	低到中	标准剂量可能是合适的
	1~2	中	适当考虑加大剂量或用药频率
	>2	中到高	适当使用较高的负荷量和/或维护剂量和/或增加用药频率
高(>70%)	<1	中	适当考虑加大剂量或用药频率
	1~2	中到高	适当使用较高的负荷量和/或维护剂量和/或增加用药频率
	>2	高	尽可能避免联合用药。如果需要,可使用更高的负荷剂量和/或维持剂量,也可在合适的情况下增加用药频率。如果可能,应追踪药物浓度变化。

(翻译:石文剑,校对:李敏)

参考文献

1. Shekar K, Fraser JF, Smith MT, et al. Pharmacokinetic changes in patients receiving extracorporeal membrane oxygenation. J Crit Care. 2012; 27(741): e9-74.

2. Wildschut ED, Ahsman MJ, Allegaert K, Mathot RA, Tibboel D. Determinants of drug absorption in different ECMO circuits. Intensive Care Med. 2010; 36(12): 2109-16.

3. Shekar K, Roberts JA, Mcdonald CI, et al. Protein-bound drugs are prone to sequestration in the extracorporeal membrane oxygenation circuit: Results from an ex vivo study. Crit Care. 2015; 19(1): 164.

4. Wildschut ED, de Hoog M, Ahsman MJ, et al. Plasma concentrations of oseltamivir and oseltamivir carboxylate in critically ill children on extracorporeal membrane oxygenation support. PLoS ONE. 2010; 5(6): e10938.

5. Preston TJ, Hodge AB, Riley JB, Leib-Sargel C, Nicol KK. In vitro drug adsorption and plasma free hemoglobin levels associated with hollow fiber oxygenators in the extracorporeal life support (ECLS) circuit. J Extra Corpor. 2007; 39(4): 234-7.

6. Preston TJ, Ratliff TM, Gomez D, et al. Modified surface coatings and their effect on drug adsorption within the extracorporeal life support circuit. J Extra Corpor. 2010; 42(3): 199-202.

7. Mehta NM, Halwick DR, Dodson BL, et al. Potential drug sequestration during extracorporeal membrane oxygenation: Results from an ex vivo experiment. Intensive Care Med. 2007; 33(6): 1018-1024.

8. Roberts JA. Pharmacokinetic issues for antibiotics in the critically ill patient. Crit Care Med. 2009; 37(3): 840-51.

9. Shekar K, Roberts JA, Mullany DV, et al. Increased sedation requirements in patients receiving extracorporeal membrane oxygenation for respiratory and cardiorespiratory failure. Anaesth Intensive Care. 2012; 40(4): 648-55.

10. Jefferis Kirk C, Abel EE, Muir J, et al. Strategies for Medication Management in ECLS. IN: Brogan TV, Lequier L, Lorusso R, MacLaren G, Peek GJ (eds). Extracorporeal life support:The ELSO Red Book. 5th ed. Ann Arbor, Michigan: Extracorporeal Life Support Organization; 2017:795-803.

11. Wagner D, Pasko D, Phillips K, Waldvogel J, Annich G. In vitro clearance of dexmedetomidine in extracorporeal membrane oxygenation. Perfusion. 2013; 28(1): 40-46.

12. Fung Y, Barnett A, Fisquet S, et al. Sequestration of drugs in the circuit may lead to therapeutic failure during extracorporeal membrane oxygenation. Critical Care. 2012; 16(5): 1-7.

13. Reiter PD, Ng J, Dobyns EL. Continuous hydromorphone for pain and sedation in mechanically ventilated infants and children. J Opioid Management. 2012; 8(2): 99-104.

14. Tellor B, Avidan M. Ketamine infusion for patients receiving extracorporeal membrane oxygenation support. J of Heart Lung Transpl. 2015; 34(4): S144.

15. Varsha Bhatt-Mehta GA. Sedative clearance during extracorporeal membrane oxygenation. Perfusion. 2005; 20(6): 309-315.

16. Wildschut ED, van Saet A, Pokorna P, Ahsman MJ, et al. The impact of extracorporeal life support and hypothermia on drug disposition in critically ill infants and children. Pediatr Clin N Am. 2012; 59(5): 1183-1204.

17. Ahsman MJ. Determinants of pharmacokinetic variability during extracorporeal membrane oxygenation: A roadmap to rational pharmacotherapy in children. 2010.

18. Cies JJ, Moore WS, Miller K, Small C, et al. Therapeutic drug monitoring of continuous-infusion acylovir for disseminated herpes simplex virus infection in a neonate receiving concurrent extracorporeal life support and continuous renal replacement therapy. Pharmacotherapy. 2015; 35(2): 229-233.

19. Sherwin J, Heath T, Watt K. Pharmacokinetics and dosing of anti-infective drugs in patients on extracorporeal membrane oxygenation: A review of the current literature. Clin Therapeutics. 2016; 38(9): 1976-1994.

20. Koch BCP, Wildschut ED, Goede AL. de Hoog M, de Brüggemann RJM. Insufficient serum caspofungin levels in a paediatric patient on ECMO. Medical Mycology Case Reports 2013; 2: 23-24.

21. De Rosa FG, Corcione S, Baietto L, et al. Pharmacokinetics of linezolid during extracorporeal membrane oxygenation. Int J Antimicrob Agents. 2013; 41(6): 590-1.

22. Shekar K, Fraser JF, Taccone FS, et al. The combined effects of extracorporeal membrane oxygenation and renal replacement therapy on meropenem pharmacokinetics: A matched cohort study. Crit Care. 2014; 18(6).

23. Cies JJ, Moore WS 2nd, Dickerman MJ, et al. Pharmacokinetics of continuous-infusion meropenem in a pediatric patient receiving extracorporeal life support. Pharmacotherapy. 2014; 34(10): 175-9.

24. Beiderlinden M, Treschan T, Görlinger K, Peters J. Argatroban in extracorporeal membrane oxygenation. Artificial Organs. 2007; 31(6): 461-465.

25. Latham GJ, Jefferis Kirk C, Falconer A, Dickey R, Albers EL, McMullan DM. Challenging argatroban management of a child on extracorporeal support and subsequent heart transplant. Semin Cardiothorac Vasc Anesth. 2016; 20(2): 168-174.

26. Watt K, Li JS, Benjamin DK Jr, Cohen-Wolkowiez M. Pediatric cardiovascular drug dosing in critically ill children and extracorporeal membrane oxygenation. J Cardiovasc Pharmacol. 2011; 58(2): 126-32.

27. Sanfilippo F, Asmussen S, Maybauer DM, et al. Bivalirudin for alternative anticoagulation in extracorporeal membrane oxygenation: A systematic review. J Int Care Med. 2016; 32(5): 321-319.

28. Ranucci M, Ballotta A, Kandil H, Isgrò G, Carlucci C, Baryshnikova E, Pistuddi V. Bivalirudin-based versus conventional heparin anticoagulation for postcardiotomy extracorporeal membrane oxygenation. Crit Care. 2011; 15(6): R275.

29. Nei SD, Wittwer ED, Kashani, KB, Frazee EN. Levetiracetam pharmacokinetics in a patient receiving continuous venovenous hemofiltration and venoarterial extracorporeal membrane oxygenation. Pharmacotherapy. 2015; 35(8): e127-e130.

30. Ha MA, Sieg AC. Evaluation of altered drug pharmacokinetics in critically ill adults receiving extracorporeal membrane oxygenation. Pharmacotherapy. 2017; 37(2): 221-235.

第七章 ECMO 相关的呼吸系统疾病

Sarah Keene, *MD*, *Silvia M. Hartmann*, *MD*, *William R. Lynch*, *MD*

新生儿呼吸系统疾病 ECMO

背景

新生儿呼吸系统疾病患者是首批 ECMO 辅助后取得良好预后的人群,其成功经验使 ECMO 作为一种疗法得以蓬勃发展。不过到现在,新生儿已经不再是最常使用 ECMO 的患者人群了。在过去的几年里,ELSO 注册数据库记录了每年 850~900 次新生儿 ECMO,相比 1992 年的 1 500 次已经大幅减少[1,2]。对于特定的重症婴儿,ECMO 仍然是一种救命疗法,先天性膈疝(congenital diaphragmatic hernia,CDH)和其他先天性肺部异常患儿使用 ECMO 的频率有所增加,而其他可逆性疾病,比如胎粪吸入综合征(meconium aspiration syndrome,MAS)或经典的呼吸窘迫综合征(respiratory distress syndrome,RDS)使用 ECMO 的频率降低。

适应证

适于 ECMO 辅助的新生儿包括严重呼吸衰竭,且对大剂量药物治疗反应不佳的患儿(表 7-1)[3]。ECMO 的目标是改善发病率和死亡率;延迟或不当使用 ECMO 都会增加死亡率[4,5]。氧合指数(平均气道压力×FiO_2÷PaO_2)是最常用的 ECMO 数值标准,但许多其他患者因素也需要考虑。

禁忌证

表 7-2 列出了 ECMO 的传统禁忌证;然而,对于 ECMO 插管的决策,医疗中心之间甚至是同一中心的不同医师之间都可能存在重大的分歧。一些医师认为缺氧缺血性脑病(hypoxic ischemic encephalopathy,HIE),即使是中度的,也是 ECMO 的禁忌证[6]。同样,孕龄标准的使用也不同,一些医师鉴于现有的较好结果,主张胎龄更小的新生儿也可以使用 ECMO[7]。虽然致命的遗传异常通常也被认为是禁忌证,但在考虑 ECMO 时,通常不清楚这方面的情况。

表 7-1　呼吸系统疾病新生儿的 ECMO 适应证

潜在适用患者	有以下病理生理学发现时,应考虑 ECMO
患有以下疾病的足月或临足月儿: ● 严重的呼吸或心脏衰竭 ● 严重的肺动脉高压 潜在适用患者还应有以下表现: ● 最大限度的药物治疗无效 ● 预测发病率和死亡率较高 ● 具有潜在可逆的病因	1. 氧合指数>40,持续 4 小时以上 2. 经过长时间的最大限度治疗(超过 24~48 小时),在 100% 吸氧条件下,氧合指数仍>25 3. 伴有反复急性失代偿的严重低氧血症型呼吸衰竭 4. 伴有进行性右心室功能不全的肺动脉高压 5. 持续漏气或其他持续性肺部损伤

表 7-2　新生儿 ECMO 的禁忌证

绝对禁忌证	相对禁忌证
致命的先天异常	体重(<2.0kg 或<1.6kg,不同机构的标准不同)
致命的遗传综合征	孕龄<34 周
严重的不可逆脑损伤	伴有出血的凝血功能障碍
Ⅲ~Ⅳ级脑室内出血	不可逆的器官损伤
无法控制的活动性出血	机械通气超过 10~14 天

生理

　　子宫内胎儿正常状态基本上都是生理性肺动脉高压。肺动脉系统的压力超过全身体循环压力,使血液远离肺部向大脑和身体流动,因此新生儿持续性肺高压(persistent pulmonary hypertension of the newborn,PPHN)在历史上曾被称为"持续性胎儿循环"。出生时,这种情况会在几分钟内发生变化,整个身体系统必须能够快速而成功地实现这一转变[8]。婴儿必须开始呼吸,扩张肺部并吸入氧气,停止子宫内血管收缩物质的产生,增加血管扩张物质的产生,同时肺动脉必须对血管扩张物质做出反应。任何干扰这一过程的因素,如感染、胎粪、结构性肺部变化、任何原因引起的缺氧和酸中毒,都会阻碍这种转变并导致病理性肺高压。

常见疾病过程

　　表 7-3 列出了 ELSO 注册数据库中常见疾病过程的平均数据(2012—2016 年)[1,3]。

表 7-3　新生儿接受 ECMO 支持的适应证

诊断	生理异常/运行时长/生存率/预期结果
胎粪吸入综合征	生理异常:气道有胎粪,表面活性物质失活,缺氧和酸中毒导致肺高压 运行时长:5~6 天 生存率:91%~94% 预期结果:短期使用后生存率良好,死亡常常与 ECMO 相关并发症有关,呼吸系统预后良好但哮喘的风险较高[9]
肺炎/脓毒症	生理异常:感染导致的物理阻塞,结构性肺损伤,持续性炎症、缺氧导致的肺血管不舒张 运行时长:7~14 天 生存率:42%~48%(过去 5 年的病例数较少) 预期结果:长期肺部后遗症的死亡风险取决于原发疾病进程
缺氧缺血性脑病(HIE)	生理异常:分娩前和分娩时酸中毒和缺乏通气,导致 PPHN。 运行时长:5~7 天 生存率:70%~85%[10] 预期结果:ECMO 时可继续做头部降温,可能会增加出血风险,因凝血功能障碍和再灌注损伤导致颅内出血[11]
先天性膈疝(CDH)	生理异常:肺发育不全导致高碳酸血症和缺氧、发育不良和肌肉化的肺动脉+低氧酸中毒引起 PPHN[12] 运行时长:12~14 天,但许多病例会使用更长时间,ECMO 使用 3~4 周后生存率大幅下降[13] 生存率:45%~55% 预期结果:长期运行和顽固性 PPHN 较常见,可以尝试使用额外治疗 PPHN 的药物。可在 ECMO 之前、期间或之后进行 CDH 修复。慢性呼吸系统疾病在幸存者中很常见,可能是终生的[14]
"特发性"新生儿持续性肺高压(PPHN)	生理异常:经典的"黑肺"PPHN 通常是由各种原因引起的血管不张所致:胎儿窘迫、酸中毒、产妇用药,其通常是可逆的 运行时长:6~8 天 生存率:72%~76% 预期结果:低流量要求和低呼吸机设置是典型情况,如果没有改善则应做进一步评估
其他	生理异常:包括各种原因所致的肺发育不全、淋巴病、先天性肺病(肺泡毛细血管发育不良/腺泡发育不良/表面活性蛋白缺乏)等 运行时长:长短不一,平均 6~8 天,对于肺发育不全、淋巴病及先天性肺病外的其他病因运行时间更长 生存率:53%~69% 预期结果:患有"特发性"呼吸衰竭和 PPHN 的患者,如果经过 1 周的 ECMO 治疗后仍无改善,应该调查其他原因,通常使用基因检测或肺活检[15]。根据诊断结果和合并症情况,少量患者可能可以接受肺移植

儿童呼吸系统疾病 ECMO

对于 31 天至 18 岁的儿童,体外生命支持(extracorporeal life support,ECLS)可作为难治性低氧血症或严重呼吸性酸中毒的挽救治疗,或在机械通气很可能导致持续性肺损伤时,作为提供氧合和通气的替代方式。许多不同的诊断可能会导致这些情况。儿童接受 ECLS 的禁忌证相比新生儿有所改变,之前被排除的一些人群(包括肿瘤患者和造血干细胞移植受者)现在被允许纳入。不同的中心有不同的纳入/排除标准。一些常见的排除标准是进行性神经系统变性疾病,即使接受最佳治疗方法预后仍不佳、生存期极为有限的患者,以及持续的失血性休克。

截至 2015 年,ELSO 注册数据库记录了近 7 000 名接受 ECMO 支持的儿童呼吸疾病患者[16,17]。静脉-动脉(VA)体外循环和静脉-静脉(VV)体外循环的 ECLS 都被用于支持呼吸衰竭患者。VV-ECLS 的使用率一直在增加,约占 50%[18]。

ELSO 注册数据库中三种最常见的诊断是:①未达到急性呼吸窘迫综合征(acute respiratory distress syndrome,ARDS)标准的呼吸衰竭;②呼吸道合胞病毒(respiratory syncytial virus,RSV)肺炎;③细菌性肺炎。几乎 1/5 的患者被诊断为"呼吸衰竭,非 ARDS",这些术语被用于描述无具体诊断的一大类疾病,更具体的诊断包括该注册数据库中明确列出的流感或肺出血。表 7-4 描述了 ELSO 注册数据库中按流行程度排列的呼吸衰竭的病因。

表 7-4　ELSO 注册数据库中导致儿童呼吸衰竭的具体诊断的患病率(改编自 Zabrocki 等[4])

最常见的病因 (>患者队列的 10%)	较常见的病因 (患者队列的 5%~10%)	最少见的病因 (<患者队列的 5%)
急性呼吸衰竭 非 ARDS 呼吸道合胞病毒肺炎 细菌性肺炎 病毒性肺炎(非 RSA)	脓毒症相关 ARDS 吸入性肺炎 创伤或术后状态相关的 ARDS	严重的百日咳 哮喘持续状态 肺出血 流感 溺水伤 肺孢子菌肺炎 真菌性肺炎

查明呼吸衰竭的根本原因有助于预测预后,因为不同病因患者的出院后生存率差异很大。处于哮喘持续状态的患者生存率最高(>80%)[19]。RSV 肺炎和吸入性肺炎患者接受 ECLS 治疗后的生存率也很高(>70%)[19]。而真菌性肺炎的预后最差,生存率低于 25%。脓毒症相关的百日咳和 ARDS 预后也较差,生存率约为 40%。儿童呼吸衰竭患者的总生存率约为 57%[19]。

接受 ECLS 支持的儿科患者越来越多地伴有合并症。接受 ECLS 支持的每 3 例患者中就约有 1 例患有潜在疾病,其中最常见的是急性肾损伤(acute kidney injury,AKI)和慢性肺疾病(chronic lung disease,CLD)[19]。伴有 AKI 的患者的预后明显更差,仅为 33%;而 CLD 或双心室先天性心脏病并未影响死亡率[19]。表 7-5 列出了此类合并症。

支持 ECLS 的儿童中有一小部分(估计为 12%)使用 ECLS 的时长超过 21 天[20]。随着 ECLS 持续时间的延长,生存率有所下降,但没有一个明显的拐点,所以没有一个"最合适"的使用时长。本研究中,ECLS 支持 45 天后的生存率为 25%[20]。

表 7-5　接受 ECLS 的儿童呼吸衰竭患者中合并症的发生率(改编自 Zabrocki 等[4])

较常见的合并症 (≥患者队列的 5%)	最少见的合并症 (<患者队列的 5%)
肾衰竭 慢性肺病 双心室先天性心脏病	癌症 骨髓移植 实体器官移植 原发性免疫缺陷 单心室先天性心脏病 心肌病/心肌炎 肝衰竭

成人呼吸系统疾病 ECMO

在研究报道中,首例接受 ECMO 后的幸存者是一名呼吸衰竭的成年人[21],但在接下来的 30 年中,大多数接受 ECMO 的病例都是新生儿。ELSO 注册数据库显示,成人接受 ECMO 的病例数在过去 10~15 年中显著增加,2016 年达到 2 670 例,是新生儿和儿童病例数的约 2 倍,与 1990—2010 年成人 ECMO

病例总数(2 793 例)相当[22]。成人呼吸衰竭是缺氧血症型和高碳酸血症型,或两者兼而有之,对这些患者的初始治疗方法包括机械通气和镇静,但许多患者对这种方法无反应。这些患者可能因持续使用呼吸机而承受肺损伤的风险,同时也要承受长时间镇静的后果。对这类患者可以考虑使用 ECMO。

适应证

尽管成人呼吸衰竭患者对 ECMO 的使用有所增加,但其适应证并未改变。当死亡风险达到 50% 或更高时,应考虑对缺氧性呼吸衰竭的成人使用 ECMO,并明确建议在死亡风险超过 80% 时使用 ECMO。虽然很难定量评估死亡风险,但很多指标都具有参考价值。可以计算 PaO_2/FiO_2、成人氧合指数(adult oxygenation index, AOI)[23]、Murry 肺损伤评分[24]及"APPS"评分[25]来指导 ECMO 的适当使用。

对于持续 CO_2 潴留(呼吸机平台压力 > $30cmH_2O$)[26]的高碳酸血症型呼吸衰竭患者,可使用 ECMO。严重的漏气综合征可能是积极通气导致的[26],可使高碳酸血症恶化。直至正压通气减少或停止,漏气才会停止,而这必须依赖 ECMO。

绝大多数成人呼吸衰竭患者患有 ARDS。2011年,ARDS 的共识描述被修订,称为 ARDS 的"柏林定义"。该标准需要胸部 X 线检查显示双肺浸润性渗出(且不能由胸腔积液、肺不张、肺实变或继发于心力衰竭引起的肺水肿解释),缺氧,以及刺激性损伤之后持续 1 周或更短时间的临床病程。缺氧的严重程度由 PaO_2/FiO_2 比值定义,轻度为 200~300,中度为 100~200,重度为 ≤100。ARDS 的病理生理学原因包括肺泡上皮和毛细血管内皮损伤,导致肺泡毛细血管屏障失效。ARDS 通常可分为原发性和继发性的(肺内和肺外),如表 7-6 所示。虽

表 7-6 各类 ARDS 的病因

原发性(肺内)	继发性(肺外)
肺炎	非肺脓毒症
细菌性	外伤
病毒性	胰腺炎
真菌性	输血
吸入性	心肺转流
吸入性损伤	胸部手术
呼吸机损伤	烧伤
血管炎	
栓塞	

然不同病因的 ARDS 在发病率和生存率方面存在差异,但是成人呼吸衰竭患者肺部的基本病理生理原因似乎都非常相似。

一种相对较新的 ECMO 应用是用于准备接受肺移植的终末期慢性肺疾病患者。通常考虑接受肺移植的慢性肺疾病见表 7-7。现在大多数肺移植计划使用 ECMO 来为肺移植患者做呼吸支持[27,28]。其理念是使用 ECMO 帮助患者在移植前保持活动和精力(见第二十七章)。通常通过数周的 ECMO 支持,帮助患者为移植做好准备。不幸的是,我们不可能知道何时有供体肺可用。随着 ECMO 支持时间的延长,并发症(感染、输血相关抗体、身体功能失调)可能导致患者不再适合接受肺移植。这些接受 ECMO 的患者可能是清醒的、有意识的,并且得到了充分支持,但长时间的 ECMO 终将导致患者死亡。美国每年仅进行 2 000 例肺移植,所以这应该是需要 ECMO 支持的患者中相对较小的一部分。

表 7-7 可考虑肺移植的慢性肺疾病

疾病	疾病
特发性肺纤维化	结缔组织疾病
化脓性肺疾病	硬皮病
囊性纤维化	类风湿关节炎
支气管扩张	狼疮
肺气肿	干燥综合征
α1-抗胰蛋白酶缺乏症	多发性肌炎
肺动脉高压	皮肌炎

禁忌证

对于呼吸衰竭患者,ECMO 没有绝对的禁忌证。插管可以安全快速地完成,泵、氧合器也是非常可靠的,可以提供数周甚至数月的长期 ECMO 支持。有一组相对禁忌证与 ECMO 后较差的预后相关[27,29-32]。

- 包括全身出血的风险很高、近期或扩大的中枢神经系统出血及其他抗凝治疗的禁忌证。
- 伴有预期生存期很短的合并症,比如晚期恶性肿瘤、晚期中枢神经系统损伤或导致生活质量低下的其他重大变化;免疫抑制。
- 年龄较大,预期寿命有限。
- 机械通气,Pplat > $30cmH_2O$,FiO_2 > 90%,持续时间超过 7 天。

(翻译:石文剑,校对:李敏)

参考文献

1. ECLS Registry Report: International Summary January 2017. 2017. Accessed June 7, 2017.

2. Thiagarajan RR, Barbaro RP, Rycus PT, et al. Extracorporeal Life Support Organization Registry International Report 2016. ASAIO journal. 2017;63(1):60-67.

3. Short BL, Soghier, L. Extracorporeal Life Support: The ELSO Red Book. In: Brogan TV, ed. 5th ed. Ann Arbor, Michigan: Extracorporeal Life Support Organization; 2017.

4. Smith KM, McMullan DM, Bratton SL, Rycus P, Kinsella JP, Brogan TV. Is age at initiation of extracorporeal life support associated with mortality and intraventricular hemorrhage in neonates with respiratory failure? Journal of perinatology: official journal of the California Perinatal Association. 2014;34(5):386-391.

5. Suttner D. Extracorporeal Life Support: The ELSO Red Book. 5th ed. Ann Arbor, Michigan: Extracorporeal Life Support Organization; 2017.

6. Chapman RL, Peterec SM, Bizzarro MJ, Mercurio MR. Patient selection for neonatal extracorporeal membrane oxygenation: beyond severity of illness. Journal of perinatology: official journal of the California Perinatal Association. 2009;29(9):606-611.

7. Church JT, Kim AC, Erickson KM, et al. Pushing the boundaries of ECLS: Outcomes in <34 week EGA neonates. Journal of pediatric surgery. 2017.

8. Fuloria M, Aschner JL. Persistent pulmonary hypertension of the newborn. Seminars in fetal & neonatal medicine. 2017;22(4):220-226.

9. Hamutcu R, Nield TA, Garg M, Keens TG, Platzker AC. Long-term pulmonary sequelae in children who were treated with extracorporeal membrane oxygenation for neonatal respiratory failure. Pediatrics. 2004;114(5):1292-1296.

10. Cuevas Guaman M, Lucke AM, Hagan JL, Kaiser JR. Bleeding Complications and Mortality in Neonates Receiving Therapeutic Hypothermia and Extracorporeal Membrane Oxygenation. American journal of perinatology. 2017.

11. Massaro A, Rais-Bahrami K, Chang T, Glass P, Short BL, Baumgart S. Therapeutic hypothermia for neonatal encephalopathy and extracorporeal membrane oxygenation. The Journal of pediatrics. 2010;157(3):499-501, 501 e491.

12. Harting MT, Davis,C.F., Lally, K.P. Extracorporeal Life Support: The ELSO Red Book. 5th ed. Ann Arbor, Michigan: Extracorporeal Life Support Organization; 2017.

13. Prodhan P, Stroud M, El-Hassan N, et al. Prolonged extracorporeal membrane oxygenator support among neonates with acute respiratory failure: a review of the Extracorporeal Life Support Organization registry. ASAIO journal. 2014;60(1):63-69.

14. Spoel M, Laas R, Gischler SJ, et al. Diagnosis-related deterioration of lung function after extracorporeal membrane oxygenation. The European respiratory journal. 2012;40(6):1531-1537.

15. Gupta A, Zheng SL. Genetic disorders of surfactant protein dysfunction: when to consider and how to investigate. Archives of disease in childhood. 2017;102(1):84-90.

16. Paden ML, Rycus PT, Thiagarajan RR, Registry E. Update and outcomes in extracorporeal life support. Seminars in perinatology. 2014;38(2):65-70.

17. www.elso.org. 12/18/2015.

18. Gray BW, Haft JW, Hirsch JC, Annich GM, Hirschl RB, Bartlett RH. Extracorporeal life support: experience with 2,000 patients. ASAIO journal. 2015;61(1):2-7.

19. Zabrocki LA, Brogan TV, Statler KD, Poss WB, Rollins MD, Bratton SL. Extracorporeal membrane oxygenation for pediatric respiratory failure: Survival and predictors of mortality. Critical care medicine. 2011;39(2):364-370.

20. Brogan TV, Zabrocki L, Thiagarajan RR, Rycus PT, Bratton SL. Prolonged extracorporeal membrane oxygenation for children with respiratory failure. Pediatric critical care medicine: a journal of the Society of Critical Care Medicine and the World Federation of Pediatric Intensive and Critical Care Societies. 2012;13(4):e249-254.

21. Hill JD, O'Brien TG, Murray JJ et all. Prolonged extracorporeal oxygenation for acute post-traumatic respiratory failure (shock lung syndrome): use of the Bramson Membrane Lung. N Engld J Med. 1972;286(12):629-634.

22. ECLS Registry Report: International Summary January 2017. 2017. Accessed June 7, 2017.

23. Murray JF, Matthay MA, Luce JM, Flick MR: An expanded definition of the adult respiratory distress syndrome [published erratum appears in Am Rev Respir Dis 1989 Apr; 139(4):1065]. American Review of Respiratory Disease 1988,

138:720-723.

24. Dechert RE, Park PK, Bartlett RH: Evaluation of the oxygenation index in adult respiratory failure. J Trauma Acute Care Surg 2014; 76:469–473

25. Villar J, Ambrós A, Soler JA, et al; Stratification and Outcome of Acute Respiratory Distress Syndrome (STANDARDS) Network: Age, Pao2/ Fio2, and Plateau Pressure Score: A Proposal for a Simple Outcome Score in Patients with the Acute Respiratory Distress Syndrome. Crit Care Med 2016; 44:1361–1369

26. Ranieri VM, Rubenfeld GD, Thompson BT, Ferguson ND, Caldwell E et al. ARDS Definition Task Force. Acute respiratory distress syndrome: the Berlin Definition. JAMA. 2012 Jun 20. 307 (23):2526-33.

27. Rezoagli E, Fumagelli R, Bellani G. Definition and epidemiology of acute respiratory distress syndrome. Ann Transl Med 2017; 5(14):282.

28. ELSO. Extracorporeal Life Support Organization Guidelines for Adult Respiratory Failure. August 2017.

29. Biscotti M, Gannon WD, Agerstrand C, Abrams D, Sonett J, Brodie D, Bacchetta M. Awake extracorporeal membrane oxygenation as bridge to lung transplantation: A 9 year experience. Ann Thorac Surg. 2017 Aug;104(2):412-419.

30. Brodie D, Bacchetta M. Extracorporeal membrane oxygenation for ARDS in adults. N Engl J Med. 2011; 365:1905-1914.

31. Richard C, Arguad L, Blet A, et al. Extracorporeal life support for patients with acute respiratory distress syndrome: report of a Consensus Conference. Ann Intensive Care 2014; May 24; 4:15.

32. Schmidt M, Brechot N, Combes A. Ten situations in which ECMO is unlikely to be successful. Intensive Care Med. 2016; 42(5):750-752

第八章　新生儿、儿童和成人心脏体外生命支持

Sertac Cicek, *MD*, *Titus Chan*, *MD*, *MS*, *MPP*, *Joseph Dearani*, *MD*

ECMO 在先天性心脏病中的应用

体外膜氧合(extracorporeal membrane oxygenation,ECMO)是心脏手术后、无法成功脱离心肺转流(cardiopulmonary bypass,CPB)的儿童和成人患者最常用的机械辅助方式。ECMO 提供心肺辅助,可以通过中心或外周插管建立。ECMO 辅助持续时间从数天到数月不等,取决于最初的适应证。心脏手术后辅助的目标是心脏功能恢复到能够成功脱离 ECMO。如果无法脱离 ECMO,可转换为更长时间的机械辅助方式(如左、右心室辅助装置)。本章综述了 ECMO 在心脏疾病中的应用和结果。

术前辅助

尽管儿童心脏术后常用 ECMO,但用于术前稳定病情和等待手术的桥接手段却并不常见。术前 ECMO 辅助可以促进心肺功能稳定和/或恢复,同时,有利于其他终末器官减轻功能损伤或完全修复。Gupta 等[1]报道来自于儿童健康信息系统(pediatric health information system,PHIS)数据库的数据,在 3 598 例围手术期 ECMO 病例中,有 494 例(14%)患儿接受了术前辅助。Bautista-Hernandez 等[2]报道了 26 例患儿通过 ECMO 作为桥接手段至实施手术,其中 62% 的病例存活出院。ECMO 最常见的适应证是进行球囊房间隔造口术后仍存在低氧血症的 D 型大动脉转位患者。当 ECMO 用于稳定终末器官衰竭的患者时,可以增加终末器官灌注、逆转酸中毒、促进心脏功能恢复,可能改善预后[1,2]。

虽然大多数导管依赖的发绀型或者孤立并行循环的心脏病患儿,通过输注前列腺素维持导管开放或者通过球囊房间隔造孔增加心房水平血液混合,可以很好地维持,但是对于后期发生低氧性休克和单纯药物治疗难以维持肺血流的患儿,ECMO 用于稳定病情十分必要。合并难治性肺动脉高压的 D 型大动脉转位[3]、室间隔完整的肺动脉闭锁、左心发育不良综合征和严重 Ebstein 畸形等先天性心脏病需要术前使用 ECMO 稳定病情。

另外一些肺循环不足的患者,如急性体肺分流堵塞或难治性法洛四联症,可以在 ECMO 辅助下立即手术,术后即可撤除 ECMO[4]。对于先天性膈疝合并严重肺动脉发育不全或肺动脉高压的患儿,ECMO 可以稳定病情并挽救生命[5]。

术前 ECMO 的插管策略取决于患者解剖情况、ECMO 的适应证、预期辅助时间、手术时机和血管特点。颈部插管选择右颈内静脉和右颈总动脉,其显露良好,插管简便,是最常用的术前 ECMO 插管位置。由于现在的插管技术不再需要结扎颈动脉远端,因此拔管后进行血管修复是可行的。大龄儿童行股部插管虽然简单,但存在下肢缺血、血管并发症的风险,并可能存在脑和冠状动脉循环氧输送不足的问题。中心插管选择右心房和升主动脉,可以选择更粗的插管,获得更高的流量,如果需要还可以通过额外插管获得更好的左心减压效果。然而,出血和感染是其重要的危险因素。

ECMO 仅适用于传统治疗手段无法治疗的可逆的心脏和/或肺功能衰竭的短期辅助。术前需要 ECMO 稳定病情的新生儿围手术期并发症发生率和死亡率较高,但这类患儿的生存率仍高于其他心脏 ECMO 患者[1]。

无法脱离心肺转流

尽管 CPB、心肌保护和手术技术均有进步,先天性心脏病术后心脏功能障碍仍时有发生。幸运的是大多数轻到中度的心功能障碍可以通过使用正性肌力药物、降低后负荷和肺动脉扩张药较容易

地得到治疗。但是,长时间主动脉阻断、CPB,或术前存在心室功能不良,术后出现严重心功能障碍的患者,传统药物治疗可能无效,无法脱离 CPB,及时应用 ECMO 可以提高氧输送,避免心脏膨胀,进而改善灌注,创造良好的内环境,有利于心肌恢复。机械辅助开始的时机直接与术后生存率相关。ECMO 获得良好效果的关键在于发现并解除残存的解剖异常,但这些解剖异常有时难以发现。一项大宗报道中,心脏手术后接受 ECMO 支持的患者中,70% 的患者存在没有矫正的解剖异常[6]。Aldo Castenada 医生的名言:"手术出了什么问题?"必须牢记于心,现存的畸形必须通过各种手段积极处理。

研究表明,单心室矫治术后合并心功能不全或肺血管反应性不全的患儿,进行 ECMO 辅助能够改善生存率[7]。单心室新生儿体外循环后暂时性心功能障碍主要是由全身炎症反应综合征(systemic inflammatory response syndrome,SIRS)、缺血再灌注损伤、肺血管反应性不良引起的,ECMO 辅助使脏器得到休息,即可显著改善患儿病情。复杂心内畸形双心室矫治术后 ECMO 辅助早期死亡率高[1]。数据显示,术后无法脱离 CPB 患儿的院内总体生存率为 47%(35% ~ 61%)[8]。先天性心脏病术后使用 ECMO,需要特别关注 ECMO 辅助下的独特生理变化。单心室生理,曾经是 ECMO 的相对禁忌证,现在是新生儿 ECMO 最常见的基础疾病[9]。这类患者管理复杂。平衡体循环与肺循环血流,避免冠状动脉低灌注和肺水肿始终是一项挑战。对于体循环到肺循环分流量的控制存在争议,不同中心差别巨大。有些团队对体肺分流不作限制,采用高流量(200ml/kg)以确保足够的体循环血流,但存在肺血管灌注过多的风险[10]。而其他团队部分阻断体肺分流以提高体循环灌注[11]。我们倾向于部分阻断体肺分流以维持体循环灌注,同时保留部分肺血流。如果体肺循环分流患儿的乳酸持续升高,可能提示组织氧输送不足和肺循环过负荷,应该立即调整 ECMO 配置。

难以脱离 CPB,需要术中辅助的患者通常选择经胸路径右心房或上下腔静脉插管和升主动脉插管[12]。在 ECMO 辅助期间,特别是存在原发性左心室功能障碍的患者必须避免发生左心室膨胀,左心室膨胀会导致冠状动脉灌注压不足,加剧左心室损伤,抑制左心室恢复。左心室膨胀可以通过增加 ECMO 流量以减少肺静脉回流至左心来处理。但是,如果这种方法不成功,则需要放置左心引流。对于开胸和中心插管的患者,采用右上肺静脉、左房顶或房间隔插管,都可以起到很好的左心减压作用。对于经外周插管的患者,可以通过导管或外科手术行房间隔造孔术来实现左心减压。充足的 ECMO 流量取决于合适的插管位置,所以确认插管位置是否合适尤为重要。

术后低心排血量综合征

成功脱离 CPB 的患者也可发生术后心功能障碍或病情恶化,其影响因素较多,包括 SIRS、缺血再灌注损伤、心律失常、残留病变和肺动脉高压。多数患者需要药物和呼吸机支持。但是,如果增加血管活性药物仍存在血流动力学不稳定和持续组织低灌注时就应该考虑 ECMO 支持。此外,残留病变需要及时进行外科纠正以提高临床效果[13]。这些患者术后的超声心动图检查质量往往不佳,如果无法做出准确判断,应及时进行心导管检查。必须明确的一点是 ECMO 提供的仅仅是辅助,而不是治疗。

对药物和呼吸机支持不足的判断都是主观性的,不同医疗中心的标准差别很大。由于低心排血量导致的心力衰竭和其他脏器并发症是先天性心脏病术后死亡的最常见原因,如果能够更及时、更早地接受支持治疗可能可以改善生存率。我们倾向于早期应用 ECMO 辅助,而不是作为最后的抢救手段,当患儿肾上腺素达到 $0.15\mu g/(kg \cdot min)$,同时存在组织低灌注或超声心动图提示心功能很差时,就启动 ECMO。一旦启动 ECMO,需要积极、反复地评估器官灌注是否足够,任何异常情况都必须及时处理。

对于术后 5 ~ 7 天的患儿,我们选择经胸中心插管,术后 1 周以后需要 ECMO 辅助时,我们考虑经颈部插管。中心插管使我们可以根据患儿解剖和 ECMO 生理的需要,选择更大号的插管,多部位插管,还可以进行左心室减压。胸部切口常规敞开,应用无菌敷料保护以防止心脏压塞。

体外心肺复苏

文献报道先天性心脏病术后并发心脏停搏的生存率在 14% ~ 44% 之间。传统心肺复苏(cardiopulmonary resuscitation,CPR)的持续时间与生存率密切相关。CPR 持续时间超过 30 分钟,生存率在 0 到 5% 之间[14]。快速启动 ECMO 用于心脏停搏患者的复苏可以将出院生存率提高至 34% ~ 73%[15]。出院生存率的提高使得心脏停搏救治成为 ECMO 的常见适应证,婴幼儿心脏中心接近一半的 ECMO 应用于此[16]。

有效体外心肺复苏(extracorporeal cardiopulmonary resuscitation,ECPR)的实施需要强有力的组织:可以迅速插管,使心脏停搏到 ECMO 启动时间最短;7 天×24 小时持续待命的专业外科医师和 ECMO 团队成员,以及预充好的 ECMO 回路和设备等有助于节省时间;制定规范,明确分工职责,模拟培训都可以缩短启动 ECMO 的时间[17]。

Glenn 和 Fontan 循环的 ECMO 辅助

接受腔静脉-肺动脉连接术(Glenn 和 Fontan)的患者因实施 ECMO 辅助需多根静脉插管才能从中断的静脉循环中获得足够的引流,技术难度较大,成为一个复杂的患者群体。关于腔静脉-肺动脉连接术后患者 ECMO 辅助的文献较少,多数是个案报道,某些中心关于心脏术后 ECMO 辅助的经验介绍也涉及部分 Fontan 和双向 Glenn 病例。Booth 等[18]回顾性报道了 20 例患者,包括了 14 例 Fontan,6 例双向 Glenn。14 例 Fontan 患者中,7 例撤离 ECMO,7 例在脱离 ECMO 后 48 小时内死亡。6 例 Glenn 患者中 5 例院内死亡,唯一存活的患者随访中发现神经系统损伤。急性和可逆性的严重心功能障碍患者,相对于严重长期心功能障碍、经历复苏过程或 ECPR 的患者,更能从 ECMO 辅助中获益。

深刻理解 Glenn 和 Fontan 术后患者的解剖、生理和导致病情恶化的原因,才能最恰当地选择插管策略。由于这些患者的解剖结构复杂、有既往手术史、存在血管梗阻而缺少合适的血管径路,因此插管操作难度较大。腔静脉-肺动脉连接术的解剖特点限制了引流,影响心脏充分减压,需要多部位插管,回路和患者管理较复杂。由于体循环静脉压高,尽管 ECMO 辅助流量足够,器官灌注仍会受限制,使得终末器官容易损伤。插管尖端需要放置到尽量靠近 Fontan 连接中上腔静脉与下腔静脉中间位置。由于双向 Glenn 患者静脉分别引流(上腔静脉引流到肺动脉、下腔静脉引流到心脏),所以插管更具挑战[18]。虽然中心插管放置在共同心房可以提供足够的 ECMO 流量,但实际上即使心室搏出良好,流量往往也是不够的。如果采用上下腔静脉分别插管,那么上腔静脉必须充分减压以防止神经系统损伤。

Fontan 患者的 ECMO 辅助有独特的困难之处,这也导致其生存率较低。幸运的是,行双向 Glenn 或 Fontan 手术的外科矫治效果通常非常好,这类患者的 ECMO 使用相对少见。

心肌炎和心肌病

心肌炎患者的心肌炎症性反应通常来源于感染(多数为病毒感染)、自身免疫疾病和药物。心肌病是心肌本身的疾病,可以粗略分为 3 类:肥厚型心肌病、扩张型心肌病、限制型心肌病。虽然每种类型的心肌病和心肌炎的病理各不相同,但是都可以引起心脏泵功能衰竭,需要 VA-ECMO 进行心脏辅助(表 8-1)。此外,肥厚型心肌病和心肌炎的患者心律失常风险增加,造成心脏停搏,可能需要体外生命支持(extracorporeal life support,ECLS)。限制型心肌病患者会发展为肺动脉高压,当发生肺动脉高压危象时,也需要 ECLS。心肌炎和心肌病体外生命支持的典型适应证包括低心排血量综合征、心脏停搏、心律失常、肺动脉高压。

表 8-1 心肌炎和心肌病的特点

	心肌炎	扩张型心肌病	肥厚型心肌病	限制型心肌病
收缩功能	↓↓	↓↓	↑↑	N/↓
舒张功能	N/↓	N	↓↓	↓↓
肺动脉高压	−	−	−	+
心律失常	+/−	+/−	+	−
病程	数周	渐进的	渐进的	渐进的

上述患者应用机械循环辅助时,每种疾病的辅助时机需要认真考虑。多数儿童心肌炎患者的心功能可以完全或大部分恢复。针对这些患者,机械辅助循环(mechanical circulatory support,MCS)时间短,心功能恢复后即可停止,心肌炎患者ECLS的生存率特别好[19-21]。与之相对比,大部分心肌病的患者病情逐渐加重,很难恢复,ECLS往往作为一种桥接手段,过渡到心室辅助装置(ventricular assist device,VAD)或心脏移植。如果不准备心脏移植或VAD,心肌病不是ECLS好的适应证。

根据患者的体型和年龄,ECLS插管通常选择颈部或股部血管。一般来说,可以自己走路的儿童,通常选择股部血管进行插管。强烈建议插管一侧下肢建立远端灌注管。对于心肌炎和心肌病患者,通常ECLS提供绝大部分心排血量,应调整泵流量以满足组织氧输送。

对于心脏收缩功能下降的患者,左心必须充分减压以保证充分的冠状动脉灌注,防止肺水肿、肺动脉高压和血栓形成。左心室无排空或排空不充分的表现包括:超声心动图提示主动脉瓣未开放、左心室血栓;肺动脉高压;动脉压监测无搏动波形;肺水肿表现。这类患者需要进一步评估并进行左心减压。左心减压的方法包括:制造心房水平交通,放置左心房减压管,经主动脉猪尾减压管,放置Impella VAD,或者应用血管活性药物增加左心室收缩。

行股部血管插管的患者,需要监测差异性氧合问题。对于自身心脏无输出的患者,由于ECLS是唯一的氧输送,四肢的氧饱和度是一致的。然而,当患者的心功能恢复后,如果同时合并肺损伤或机械通气不足,未氧合的血会从左心室射出进入主动脉,首先进入冠状动脉及头颈部动脉血管,会导致未氧合血供应心脏、大脑。一旦发生这种情况,必须尝试提高自身肺的氧合,或在ECLS回路上增加一根插管到右心房以保证冠状动脉和大脑氧输送足够。

急性心肌梗死和慢性心力衰竭后心源性休克

成人急性心肌梗死(acute myocardial infarction,AMI)和失代偿期心力衰竭需要ECLS支持。对于这类患者,ECLS主要用于多种血管活性药物和主动脉内球囊反搏无效的难治性心源性休克(以泵衰竭为主)[22-28]。对于AMI患者,ECLS可用于经皮冠脉介入术(percutaneous coronary intervention,PCI)术前、术中、术后,以稳定血流动力学[23,25,28]。对于急性失代偿期心力衰竭患者,ECLS可以作为长期MCS如VAD或心脏移植的桥接手段[29]。因急性疾病引起心源性休克的患者(如AMI、围生期心肌病)较容易撤离ECLS,而因慢性病引起的心源性休克(慢性心力衰竭)则多需要进行移植或过渡到另外一种长期MCS[29,30]。

大部分患者使用VA-ECLS通过股部血管进行插管。有些中心将动脉和静脉插管放置在不同的下肢以增加股动脉插管侧下肢的静脉引流,动脉插管侧下肢需要放置远端灌注管。对于心肌炎或心肌病的患者必须保证左心室充分减压,同时需要评估差异性低氧以保证不会出现未氧合血供应大脑的问题。

肺动脉高压

肺动脉高压这个词专指肺血管阻力(pulmonary vascular resistance,PVR)增高的情况。增高的PVR增加右心室后负荷,降低肺血流量(pulmonary blood flow,PBF),导致右心室射血下降。对于双心室病理患者,右心室射血量降低导致肺血流减少,进而降低左心室前负荷。PVR增加也会增加右心室做功,导致右心室功能障碍,进一步降低PBF。这些病理改变的最终结果是心排血量降低,可能需要心脏ECLS辅助。肺动脉高压的病因很多,包括原发性肺动脉高压、医源性肺动脉高压、先天性心脏病相关肺动脉高压、左心疾病相关肺动脉高压和其他系统疾病相关肺动脉高压(如结缔组织病)等。长期存在未修复的左向右分流(如法洛四联症、室间隔缺损)[31],肺静脉和左心房高压[如全肺静脉异位回流(total anomalous pulmonary venous return,TAPVR)]及单心室生理(如右心室双出口)等类型的先天性心脏病患者,如果存在非限制性肺血流,都能使PVR增高,可能需要行ECLS辅助。先天性心脏病患者围手术期出现肺动脉高压发作或其他合并疾病时可能需要ECLS支持。特发性肺动脉高压患者疾病持续进展,PVR不断增高,同时右心室功能持续恶化,这种患者在合并其他疾病或者自身疾病进展时,都会发生肺动脉高压危象。

对于所有需要ECLS辅助的疾病,特别是肺动脉高压患者,启动ECLS前,要特别注意评估ECLS

辅助时间的长短和恢复的可能性。先天性心脏病患儿发生肺动脉高压危象，药物治疗无效时，可以考虑 ECLS 支持。术前或者术后都可以应用，如用于完全肺静脉异位回流患儿术前极端危险情况及术后显著肺动脉高压情况的支持。在经过一段时间的药物治疗后，这些患儿的 PVR 极有可能下降，可以脱离 ECLS 辅助。相反，重度特发性肺动脉高压且对药物治疗没有反应的患儿，其疾病会持续进展，最后恢复和临床改善的可能性比较低。对于这些患者，我们必须理解肺动脉高压危象发生背后的原因。如果肺动脉高压危象是一过性原因造成的，如呼吸系统病毒感染，其脱离 ECLS 的可能性就比较大，如果肺动脉高压危象是疾病进一步恶化的表现，那么其脱离 ECLS 的可能性就比较小。因此，必须考虑这类患者是否也是肺辅助装置、心肺移植或者肺移植的可能受体。

插管和 ECLS 辅助类型的选择视临床表现恶化的具体情况而定。先天性心脏病术后肺动脉高压的患者可以选择经胸插管 VA-ECLS。术前及特发性肺动脉高压患者可以经颈部或者股部血管插管。有些患者采用 VV-ECLS，使充分氧合的血液供应肺部再加上肺动脉高压的药物治疗，也能降低 PVR，进而提高 PBF，为左心室提供足够的前负荷。但是，如果试行 VV-ECLS 不能改善心排血量，就需要转换为 VA-ECLS 以保证足够的氧输送。对于肺动脉高压患者，仔细调节 ECLS 流量，让部分血液由右心室射出进入肺血管床，会使氧合血和肺动脉高压药物进入肺血管，有可能促进临床恢复。

心律失常

如前所述，心肌炎和心肌病患者可能发生心律失常，最后需要心脏 ECLS 支持以维持系统灌注。有很多这种病例，因心脏停搏，在持续胸部按压的情况下建立插管，作为 ECPR 的一部分，启动了 ECLS 支持。此外，还有一些恶性心律失常患者，如房性心动过速、交界区异位节律性心动过速和室性心动过速，也可能需要 ECLS 支持以维持系统灌注[32-35]。这些心律失常可以发生在心脏手术后（成人或者先天性心脏病患者）、晚期心力衰竭的成人患者、缺血性心脏病患者，也可以发生在没有其他心脏疾病的患者中。在所有这些患者中，恶性心律失常通常都会有心排血量下降。对快速心律失常患者，过快的心率和房室协调性的丧失使得心

室充盈不足，心排血量下降。此外，过快的心率也缩短了舒张时间，降低了冠状动脉灌注时间，造成心肌缺血。如果持续时间过长，慢性缺血会造成心室功能不全和心排血量下降。恶性心律失常和边缘性血流动力学患者容易发生失代偿，需要医疗介入（包括药物和导管消融）。在这种情况下，可以用 ECLS 支持心排血量，直到心律失常被有效控制。

插管策略根据患者情况（ECPR、术后或非外科患者）和计划施行的心律失常治疗措施而定。心脏术后的患者倾向于行中心插管，而其他患者通常选择颈部或者股部插管。ECPR 患者可以通过这 3 个部位插管。如果选择消融治疗，选择插管位置时应该考虑到后续电生理和消融治疗所需要的静脉通路（这些操作可能在 ECLS 支持下进行）[36]。由于这些心律失常患者心排血量不足，通常选用 VA-ECLS 模式。需要指出的是，这些患者的心律可能在正常窦性心律和心律失常之间来回转换，反映在心排血量上，就是时而正常时而不足，这需要我们随时调整 ECLS 流量，以防在窦性心律时出现高血压。

（翻译：刘宇，校对：楼松）

参考文献

1. Gupta P, Robertson MJ, Beam BW, Rettiganti M. Outcomes associated with preoperative use of extracorporeal membrane oxygenation in children undergoing heart operation for congenital heart disease: A multi-institutional analysis. Clin Cardiol. 2014;38(2):99-105 .

2. Bautista-Hernandez V, Thiagarajan RR, Fynn-Thompson F, et al. Preoperative extracorporeal membrane oxygenation as a bridge to cardiac surgery in children with congenital heart disease. Ann Thorac Surg. 2009;88(4):1306–1311.

3. Luciani GB., Chang AC, Starnes VA. Surgical repair of transposition of the great arteries in neonates with persistent pulmonary hypertension. Ann Thorac Surg. 1996; 61: 800–805.

4. Hunkeler NM, Canter CE, Donze A, Spray T. Extracorporeal life support in cyanotic congenital heart disease before cardiovascular operation. Am J Cardiol. 1992;69 (8):790–793.

5. Harrington KP, Goldman AP. The role of extracorporeal membrane oxygenation in congenital diaphragmatic hernia. Semin Pediatr Surg

2005;14:72e6.

6. Howard TS, Kalish BT, Wigmore D, et al. Association of extracorporeal membrane oxygenation support adequacy and residual lesions with outcomes in neonates supported after cardiac surgery. Pediatr Crit Care Med. 2016;17: 1045-1054.

7. Aharon AS, Drinkwater DC, Churchwell KB, et al. Extracorporeal membrane oxygenation in children after repair of congenital cardiac lesions. Ann Thorac Surg, 2001;72:2095-2101.

8. Chrysostomou C, Morell VO, Kursch BA, et al. Short and intermediate-term survival after extracorporeal membrane oxygenation in children with cardiac disease. J Thorac Cardiovasc Surg, 2013; 146:317-325.

9. Alsoufi B, Wolf M, Botha P, et al. Late outcomes of infants supported by extracorporeal membrane oxygenation following the Norwood operation. World Journal for Pediatric and Congenital Heart Surgery 2015; 6: 9-17.

10. Botha P, Deshpande SR, Wolf M, et al. Extracorporeal membrane oxygenator support in infants with systemic-pulmonary shunts. J Thorac Cardiovasc Surg. 2016;152:912-918.

11. Allan CK, Thiagarajan RR, del Nido P, et al. Indication for initiation of mechanical circulatory support impacts survival of infants with shunted single-ventricle circulation supported with extracorporeal membrane oxygenation. J Thorac Cardiovasc Surg. 2007, 133:660-667.

12. Stulak J, Dearani JA, Burkhart HN, et al. ECMO cannulation controversies and complications. Seminars in Cardiothoracic and Vascular Anesthesia. 2009;13:176-182.

13. Agarwal HS, Hardison DC, Saville BR, et al. Residual lesions in postoperative pediatric cardiac surgery patients receiving extracorporeal membrane oxygenation support. J Thorac Cardiovasc Surg. 2014;147: 434-441.

14. Morris MC, Wernovsky G, Nadkarni, VM. Survival outcomes after extracorporeal cardiopulmonary resuscitation instituted during active chest compressions following refractory in-hospital pediatric cardiac arrest. Pediatr Crit Care Med. 2004; 5: 440–446.

15. Alsoufi B, Al-Radi OO, Nazer RI, et al. Survival outcomes after rescue extracorporeal membrane oxygenation for the resuscitation of pediatric patients with heart disease after cardiac arrest. J Thorac Cardiovasc Surg 2007;134:952-959.

16. Philip J, Burgman C, Bavare A, et al. Nature of the underlying heart disease affects survival in pediatric patients undergoing extracorporeal cardiopulmonary resuscitation. J Thorac Cardiovasc Surg 201; 148: 2367-2372.

17. Su L, Spaeder MC, Jones MB, et al. Implementation of an extracorporeal cardiopulmonary resuscitation simulation program reduces extracorporeal cardiopulmonary rtesuscitation times in real patients. Pediatr Crit Care Med 2014; 15:856-860.

18. Booth KL, Roth SJ, Thiagarajan RR, et al. Extracorporeal membrane oxygenation support of the Fontan and bidirectional Glenn circulation. Ann Thorac Surg. 2004; 77: 1341–1348.

19. Xiong H, Xia B, Zhu J, Li B, Huang W. Clinical outcomes in pediatric patients hospitalized with fulminant myocarditis requiring extracorporeal membrane oxygenation: A meta-analysis. Pediatr Cardiol. 2017;38:209-214.

20. Lorusso R, Centofanti P, Gelsomino S, et al. Venoarterial extracorporeal membrane oxygenation for acute fulminant myocarditis in adult patients: A 5-year multi-institutional experience. Ann Thorac Surg. 2016;101:919-926.

21. Diddle JW, Almodovar MC, Rajagopal SK, Rycus PT, Thiagarajan RR. Extracorporeal membrane oxygenation for the support of adults with acute myocarditis. Crit Care Med. 2015;43:1016-1025.

22. Bermudez CA, Rocha RV, Toyoda Y, et al. Extracorporeal membrane oxygenation for advanced refractory shock in acute and chronic cardiomyopathy. Ann Thorac Surg. 2011;92:2125-2131.

23. Chung S, Tong M, Sheu J, et al. Short-term and long-term prognostic outcomes of patients with ST-segment elevation myocardial infarction complicated by profound cardiogenic shock undergoing early extracorporeal membrane oxygenator-assisted primary percutaneous coronary intervention. Int J Cardiol. 2016;223:412-417.

24. Hryniewicz K, Sandoval Y, Samara M, et al. Percutaneous venoarterial extracorporeal membrane oxygenation for refractory cardiogenic shock is associated with improved short- and long-term survival. ASAIO J. 2016;62:397-402.

25. Lee W, Fang C, Chen H, et al. Associations with 30-day survival following extracorporeal membrane oxygenation in patients with acute ST segment elevation myocardial infarction and profound cardiogenic shock. Heart & lung : the journal of critical care. 2016;45:532-537.

26. Negi SI, Sokolovic M, Koifman E, et al. Con-

temporary use of veno-arterial extracorporeal membrane oxygenation for refractory cardiogenic shock in acute coronary syndrome. J Invasive Cardiol. 2016;28:52-57.

27. Sattler S, Khaladj N, Zaruba M-, et al. Extracorporal life support (ECLS) in acute ischaemic cardiogenic shock. Int J Clin Pract. 2014;68:529-531.

28. Tsao N, Shih C, Yeh J, et al. Extracorporeal membrane oxygenation-assisted primary percutaneous coronary intervention may improve survival of patients with acute myocardial infarction complicated by profound cardiogenic shock. J Crit Care. 2012;27:530.e1-530.11.

29. Dangers L, Brechot N, Schmidt M, et al. Extracorporeal membrane oxygenation for acute decompensated heart failure. Crit Care Med. 2017;45:1359-1366.

30. Tarzia V, Bortolussi G, Bianco R, et al. Extracorporeal life support in cardiogenic shock: Impact of acute versus chronic etiology on outcome. J Thorac Cardiovasc Surg. 2015;150:333-340.

31. Cullen M, Splittgerber F, Sweezer W, Hakimi M, Arciniegas E, Klein M. Pulmonary hypertension postventricular septal defect repair treated by extracorporeal membrane oxygenation. J Pediatr Surg. 1986;21:675-677.

32. Baratto F, Pappalardo F, Oloriz T, et al. Extracorporeal membrane oxygenation for hemodynamic support of ventricular tachycardia ablation. Circulation Arrhythmia and electrophysiology. 2016;9.

33. Le Pennec-Prigent S, Flecher E, Auffret V, et al. Effectiveness of extracorporeal life support for patients with cardiogenic shock due to intractable arrhythmic storm. Crit Care Med. 2017;45:e281-e289.

34. Salerno JC, Seslar SP, Chun TUH, et al. Predictors of ECMO support in infants with tachycardia-induced cardiomyopathy. Pediatr Cardiol. 2011;32:754-758.

35. Scherrer V, Lasgi C, Hariri S, et al. Radiofrequency ablation under extracorporeal membrane oxygenation for atrial tachycardia in postpartum. J Card Surg. 2012;27:647-649.

36. Ucer E, Fredersdorf S, Jungbauer C, et al. A unique access for the ablation catheter to treat electrical storm in a patient with extracorporeal life support. Europace : European pacing, arrhythmias, and cardiac electrophysiology : journal of the working groups on cardiac pacing, arrhythmias, and cardiac cellular electrophysiology of the European Society of Cardiology. 2014;16(2):299-302.

第九章 ECMO 用于心脏停搏和心肺复苏

Anne-Marie Guerguerian, MD, PhD, Kyle Gunnerson, MD, Ravi R. Thiagarajan, MBBS, MPH

引文

尽管经过标准的心肺复苏(cardiopulmonary resuscitation,CPR)操作后,院内/外心肺骤停(cardiopulmonary arrest,CPA)抢救的生存率有所改善,但无论是儿童[1-4]还是成人[5,6]患者,有较好神经功能的生存率仍很低。长时间 CPR 且自主循环恢复(return of circulation,ROC)不成功与极差的生存率和神经功能结果相关。体外心肺复苏(extracorporeal cardiopulmonary resuscitation,ECPR)是在 CPA 时,快速建立 VA-ECMO 或者心肺转流,立即给患者提供心血管支持[7]。CPA 患者启用 ECMO 的目的是提供循环支持和气体交换(输送 O_2 和排出 CO_2)。

在心脏停搏后的早期治疗阶段,ECMO 支持可以为病因鉴别、推进诊断过程(如介入性心导管检查)争取时间,也可以为院内或院间转运,以进行针对性治疗、手术或其他干预措施争取时间。ELSO 注册数据库收集了 1992 年以来心脏按压下插管建立 ECMO 的儿童患者信息,2011 年后的相关信息另行统计[8]。现在有人建议将 ECPR 的定义更新为专指对 CPR(手动或机械按压)患者启动 ECMO 后的 20 分钟内恢复自主循环(return of spontaneous circulation,ROSC)(即不需要再进行心脏按压)。患者恢复循环 20 分钟后再插管进行 ECMO 支持的就不应该属于 ECPR[9]。

在启动及部署 ECMO 期间,医疗小组应根据使用 ECMO 的目的决定治疗计划。ECPR 可以用于过渡到后续治疗决策的制定,可能是器官恢复(或是移植),或是治疗方式的转变(包括其他 ECLS 设备),或是过渡到姑息性治疗。

ECPR 的数量在全球范围内正在持续增长(图 9-1),其需要良好的系统管理、资源配置、专家指导、团队训练和有效的评估方法。很多中心的团队能够在 CPR 过程中快速、成功地建立 ECMO。在过

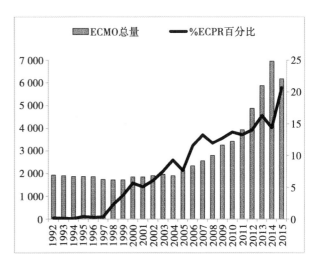

图 9-1 ELSO 中心开展 ECPR 趋势 1992—2015 年

去的几十年中,ECPR 的标准在不断变化。ECPR 不能被简单视作一种临时性的救治措施,需要由一个组织性很强的团队来实施,还需要考虑到这种措施仅仅适用于某些特定人群[7]。ECPR 应用也不同于创伤性心脏停搏救治过程中的紧急保护和复苏,后者包括在几分钟内进行主动脉内快速逆行输注冰冷的保存液、静脉引流和深低温保护(<10℃)等,这些措施都是根据动物实验[10-12]建立起来的,而且已经用于创伤患者救治的临床研究[13]。

最先将 ECMO 系统性用于 CPA 患者[14]抢救的是医院内收治原发性心脏疾病的科室(心脏重症监护病房、心脏手术室、心脏导管室)。这些科室对这项技术应用的成功经验将 ECMO 扩展到了更多疾病引起的心脏停搏患者,甚至包括院外心脏停搏的救治[15,16]。

患者选择

尽管 ECPR 的应用范围在快速扩大,要想获得良好的心脑 CPR 结果,患者选择依然非常重要[17]。为了获得最好的生存率,以及存活者最好的功能恢复效果,ECMO 启动前、中、后三个阶段的

CPR 措施是否应该进行某种程度的修改，我们还不得而知。不同机构和地区性医疗组织采用不同的标准选择患者，如：有的要求体重>2kg；有的要求选择成人心脏停搏患者，且在一定年龄以下，对电除颤有反应，有目击者，曾获得周围人施予的 CPR 等[18]。随着复苏科学新证据的出现，这些标准也在演变。将 ECPR 用于器官捐献供体的支持涉及一些不同的操作流程[19]，但本文不涵盖此内容。

维持一个可持续运转的 ECPR 系统和专家团队需要相当多的资源，对于系统运转的具体操作层面的信息需求更多、也更迫切。本章将关注当前 ECPR 的基础知识、团队组建要点、快速准备方法及 ECMO 系统的具体使用。文中 CPR 条件下 EC-MO 相关的法律与伦理框架请见他处（ELSO 第 5 版红宝书相关章节）。

团队

一支训练有素配合默契的专家团队才能确保快速成功地执行 ECPR 任务。这个团队中的每个人都应该清楚自己的角色和责任，在一起配合，同时完成多项任务（表 9-1、表 9-2）。第一组人通常由 ICU 医师领导，负责启动和进行高质量的标准 CPR 操作，并在 ECMO 展开前和展开过程中尽量减少 CPR 的中断时间。整个复苏过程由一个医师领导者统一协调以确保高质量的 CPR 和 ECMO 团队密切协作。第二组人员包括专门进行快速插管操作的外科医师（或内科医师）和负责 ECMO 回路准备、诊断及处理意外情况的辅助人员。启动 ECPR 的过程需要很多技术专家共同协作，因此需要一个总指挥。这个总指挥也就是在 ECMO 启动后确保患者获得足够 ECMO 支持的那个人。除了总指挥，还必须有一个卫生管理人员，能够调动除 ECMO 设备外的所有所需资源。团队内部必须沟通顺畅，采用危机资源管理原则进行协调[20]。最后，呼叫系统（例如团队呼叫系统）非常重要，可以确保整个 ECPR 团队能快速调动。

ECPR 团队的组成因院内/院外情况的不同而有所差异，不同医疗中心的 ECMO 团队组成也不同。表 9-1 列出的是 ECMO 团队成员与分工的一个实例。有些机构中，ECPR 团队 24 小时×7 天随时待命。是否需要 ECPR 团队 24 小时×7 天随时待命目前是有争议的，不具有普遍代表性。由于 ECPR 需求频率低而风险高，有必要采用模拟方法对团队进行系统训练和测试，以维持团队较高的技术水平。

表 9-1　ECPR 团队成员各角色的责任和任务

任务	团队成员		
患者类型	儿童		成人
发生地点*	BCH ICU	SickKids** ICU	UM 急诊科
呼叫 ECMO 成员	主管护师	ICU 医师、员工或委托代表	急诊科医师 1
总指挥	ICU 医师	ICU 员工医师	急诊科医师 2
CPR 团队领导	ICU 医师	ICU 住院医师	急诊科医师 2
ECMO 插管	外科医师（室内）	心血管外科医师 1（住院医师，室内）心血管外科医师 2	ECPR 医师 1 和 2
ECMO 回路	ECMO 专业人员（室内）	ECMO 专业人员 1（室内）	ECMO 专业人员 1
		灌注师或者 ECMO 专业人员 2	ECMO 专业人员 2
CPR 给药	床旁护士	床旁和药疗护士（1,2,3）	床旁护士（1,2）
心脏按压	2 个指派助手	2 个指派助手	人工或者机械设备
肝素给药	床旁护士	ICU 医师和 ECMO 专业人员两方核查	在 ECPR 医师 1 指导下的床旁护士
资源管理	负责护士	负责护士或者临床支持护士	负责护士或者临床支持护士
气道	呼吸治疗师	呼吸治疗师	呼吸治疗师和急诊科医师
记录文件	指派人员	文件管理护士或者呼吸治疗师	文件管理护士

注：BCH，波士顿儿童医院；SickKids，多伦多儿童医院；UM，密歇根大学。

* 表示根据 CPA 发生地点和预先确定的插管地点，不同中心可以采用不同版本的角色和职责分配方案。

** 表示电子化中央呼叫系统及不需要回复直接奔赴事发地的团队成员包括心血管外科医师、ECMO 专业人员和灌注师。

表 9-2　多伦多儿童医院在 ICU 内插管建立 ECPR 的角色分配和职责

角色	职责
ICU 医师 1(ICU 住院医师)	团队领导,负责高质量 CPR 召集不在床旁的 ICU 医师
ICU 医师 2(ICU 医师)	总指挥 负责召集 ECPR 团队,发送患者体重及插管位置的信息
注册护士 1	主管/临床支持护士 分配角色 把除颤器和急救车推过来 加强人群控制 确保所有设备可用
注册护士 2	协助插管的外科医师 确保患者在 CPR 床板上保持合适体位 提供手术缝线、辅料等其他外科操作所需物资
胸心外科医师 1 和 2 (住院医师和医师)	将颈部或者臀部垫起 打开所有 ECMO 托盘 给 CPR 胸外按压人员发放无菌手套(2 人) 准备外科插管位点
ECMO 专业人员/灌注师(2 人)	联系血库备血 组装 ECMO 回路、所需插管及 ACT 机器 准备 ECMO 预充 协助外科医师选择插管及接头 插管过程中将药物和白蛋白预充进入回路 同 ICU 医师核对肝素给药剂量(50U/kg) 如果需要且时间允许进行血液预充
呼吸治疗师 1	负责气道及呼吸机 持续监测呼气末二氧化碳 准备气管插管所需设备 做血气分析
床旁护士	确保床旁准备完毕 建立给药血管通路 给药以及输液 清晰告知记录着所给药物及时间 采集血液标本 完成电子医疗记录文件(生命体征,药物,液体)
药疗护士 1 和护士 2	准备药物和液体 标注、双方核查所有药物和液体
记录员(护士或呼吸治疗师)	选择一个可以观察整个复苏场面的位置,汇报监护仪器指标,听医师的指令,确认床旁护士根据医师的指令完成给药和液体输注,必要时可以使用书写垫板 追踪记录所有事件的时间 完成所有急救文件确保记录由相关人员签字
社工	家庭支持

注:这个通用表用于手术室或者导管室内插管时需要做一些调整。

设备

能够进行 ECPR 的包括泵和氧合器的 ECMO 设备有很多种类。ECPR 设备应放置到推车上便于移动。大多数中心使用预装好的和/或预充好液体的 ECMO 回路，以便 ECPR 可以快速展开。此外，很多中心的 ECMO 推车中都备有各种插管、接头可以在床旁或者其他地方进行 ECMO 置管。最后，ECMO 插管所用的外科器械也应准备好可以随时在床旁使用。

ECMO 回路可以使用滚压泵或者离心泵。与滚压泵相比，离心泵回路更加紧凑因此移动性更好。一些中心在 ECMO 回路上安装热交换器。热交换器可以进行目标温度管理，在 ECMO 启动时设置在低温，用于神经系统的保护。目前没有对照试验提示最佳的目标温度；然而，波士顿儿童医院和多伦多儿童医院将热交换器的温度设置在34℃。在插管后，就开始温度管理，包括目标温度的设定。没有随机对照试验证据支持某个目标温度比其他的温度好[21]，目标温度的设置应该由主管医师基于患者情况或所在机构的操作规程而决定，必须避免过热。血流量和血压都有各自的目标值，核心温度也要有自己的目标值，不能随意设定，如果没有热交换器，应注意测量核心温度。

一些中心使用晶体液预充 ECPR 管路（如乳酸林格液或者复方电解质注射液），还有的单位使用血液预充。没有证据表明一种预充方法优于另一种。但是处于待用状态的 ECMO 回路使用血液预充是不合适的。虽然有些中心使用自己的方案进行 ECPR 已经有几十年了，但是目前没有公开发表的证据指导 ECPR 期间氧合器气体的管理方法，只能借鉴心肺转流（cardiopulmonary bypass，CPB）过程中氧合器气体管理的经验。对于院内 ECPR，很多中心在标准 ECMO 回路中使用空氧混合器，以调整氧合器供气的氧浓度，以尽可能避免血液内过度高氧，后者会加重缺血相关再灌注损伤。同样的，关于 ECPR 期间 CO_2 的管理也缺少研究，只能参照新生儿呼吸 ECMO、麻醉、CPB 文献中的经验[22]，启动 ECPR 后，应尽早测定动脉血气，有助于避免低碳酸或者高碳酸血症，CO_2 可以改变大脑血流进而影响神经系统预后。

ECPR 血管路径和置管

ECPR 插管必须迅速。手术切开置管或经皮穿刺置管都可以。成人 ECPR 经皮穿刺的比例在逐渐增多。各中心应建立默认操作流程以提高插管效率。根据患者的体格、疾病情况（院外有目击者的室颤心脏停搏，还是心脏术后 ICU 内心脏停搏）确定目标血流量，以此选择合适的插管位点。刚刚做过经胸心脏手术的患者可以经胸或行中心插管，一般选择右心房和主动脉直接插管。体重小的儿童采用颈内静脉、颈动脉插管。体重大的儿童或者成人采用股静脉-股动脉插管。一项队列研究表明小儿颈部插管可以降低死亡率[23]。在 ECPR 中，外周插管较中心插管对心脏按压的干扰更小，然而，没有证据表明哪种方式结果更好。儿童和成人有过血管通路建立病史的，其血管的完整性会受到影响。了解哪些血管已经闭塞非常重要，这样就可以不必浪费时间在狭窄的血管或者血栓堵塞的血管上，不然会耽误 ECMO 连接。置管（外周或开胸插管）过程中预防性使用抗生素应该按照各中心的操作规程执行。

空间与地点

ECPR 需要一个大的空间才能容纳患者、设备和团队成员。无论是院内还是院外建立 ECPR，多数中心使用空间位置图，围绕病床进行人员及设备的位置安排，预留出插管操作所需要的空间（如插管的外科医师、ECMO 设备车等）。成人及小儿空间位置分布图示例见图 9-2、表 9-3。每个团队都应该根据所处的环境（例如 ICU 或导管室）预先安排好合适的插管地点，还要有能在持续 CPR 操作中把患者转运到上述地点的流程。插管地点的空间安排应依据患者体格、团队成员和设备的展开需要综合考虑。CPR 患者的转运非常复杂，转运过程本身也会影响 CPR 的质量。然而，在这种复杂环境下，把插管置入过程和恰当的心脏停搏后操作无缝地结合在一起，可以改善患者的预后。

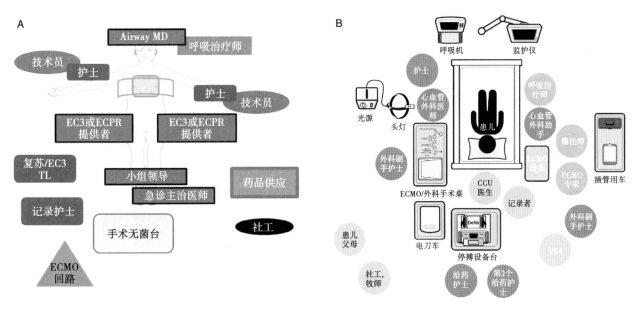

图 9-2　密歇根大学医院急诊科(A)和儿童医院(B)ECPR 时空间布局示例

表 9-3　密歇根大学急诊医学部成人 ECPR 流程根据图 9-2A 所示空间位置图进行角色分配

团队成员(#)	角色	位置
基本急诊科团队(2~3)	领导者:指导气道循环肺部支持,指导复苏流程 气道管理者:建立气道,然后在超声协助下静脉内置管和右侧桡动脉穿刺置管	领导者:床尾 气道管理者:床头
ECPR 医师(2)	ECPR1:获取股动静脉径路,最后一次评估纳入/排除指征,进行动静脉插管并与回路连接 ECPR2:协助 ECPR1 进行所需的设备操作,插管时协助导丝的收放,连接回路时协助冲水排气	ECPR1:右利手则在患者右侧腹股沟旁,左利手则在患者左侧腹股沟旁 ECPR2:在 ECPR1 的对侧
注册护士(3~4)	记录护士:记录所有操作 床旁护士 1:建立静脉通路、药及液体,操作心肺复苏设备,动脉测压置管 床旁护士 2:建立静脉通路、给药及液体,操作心肺复苏设备,动脉测压置管 可选项目:护士长提供额外的配合和协助	记录护士:旁边位置 护士 1 和护士 2:患者两边各一个
呼吸治疗(1)	控制通气,建立二氧化碳波形图	床头
技术/医疗辅助人员(1~2)	建立静脉通路,抽血实验室送检,心功能监测,除颤	患者的任意一边
药剂师	准备药物,血管活性药物和肝素给药	患者左脚处
ECMO 专业人员(2)	准备、操作 ECMO 回路	患者右脚处
社工	从家属或急救服务人员那里获取患者信息,包括已知合并症和社会关系情况	门口

ECPR 规范、流程、清单、认知辅助工具

大多数机构都有制订好的流程、角色分配、各角色的职责和应该完成的工作、各角色自己的检查清单或者大家共用的检查清单,以及工作流程图,这样可以提升效率,并尽可能减少混乱和变数。因为许多工作需要同时完成,因此 ECPR 流程应该分配任务并指定专人负责完成 ECPR 期间的某项工作。这个流程也应该含有"暂停"时段来确保安

全,并在 CPR 进行的同时,设定一个 ECMO 全流量启动的目标时限。没有参考文献或认知辅助工具能保证 ECPR 始终高效运作,从根本上说,ECPR 不是一个即兴表演,而是如前所述那样在事发前都已预先分配好了工作任务(正如赛车场的危机应对团队)。团队成员应遵守方案里关于角色和职责的约定。它包含了所有的步骤以确保 ECPR 可以高效地完成。核心流程里应包含患者选择和启动标准、工作内容、角色和职责、插管地点(如果不是在心脏停搏事发地)、转运指导及 CPR 措施。图 9-3 展示了一个 ECPR 流程范例。

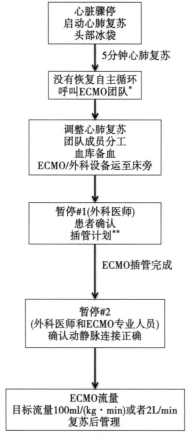

图 9-3　ECPR 流程示意
* 启动 ECMO 呼叫系统,插管外科医师及 ECMO 专业人员;** 周围血管置管:检查血管闭塞区域。

医疗机构应该建立内部流程,以回顾评估 ECPR 团队的表现,找到整个流程中的薄弱环节。延迟获得 ECPR 支持的患者临床预后差,但是并没有统一的插管时间作为院内或院外 ECPR 插管时间的基准。但在多伦多儿童医院和波士顿儿童医院,院内 CPA 抢救的目标是在 30 分钟内恢复循环,任何 CPA 事件,要么恢复体外循环(return of extracorporeal circulation,ROEC),要么恢复 ROSC。

如果 30 分钟内恢复自主循环,主管医师可以根据患者情况(如低心排血量或严重低氧血症)[24]选择是否寻求体外生命支持。ECPR 总指挥必须对整个事件过程中所有的时间耗费和间隔有深刻的理解,如召集 ECPR 团队到达床旁(大约需要 5 分钟),高质量 CPR 下的置管和回路准备(大约需要 15~17 分钟),这样总指挥才能在整个过程中担负起指挥的职责(如 CPR 启动 7 分钟内就要决定是否需要 ECPR)。这些基准时间数据可用于绩效考核、团队和系统培训(但是并没有用作复苏措施终止的时间基准)。在欧洲和亚洲,有些地区有成熟的院外系统,使用协作良好的救护车转运体系,可以缩短 ECPR 介入的时间。每个地区 ECPR 使用的策略不同,有的地方采用“原地启动”模式,在事发地点进行 ECPR 插管,有的地方采用“打包转运”模式,到 ECPR 中心再进行置管操作。在成人院外 ECPR 中,预后最好的是有目击者的心脏停搏且 CPA 到 ROEC 时间少于 60 分钟的患者(参看下面临床结果部分)。由于 CPA 的事发地不同,以上所述的总体流程[1]可以帮助我们确定患者是该转运(无论院内还是院外)还是该就地插管。

心脏停搏患者 ECPR 后的救治

心脏停搏患者 ECPR 后的救治在循环恢复和气体交换建立后立即展开。调整 ECMO 流量并恢复末端脏器灌注,以获得最佳的机体氧输送。充足的 ECMO 流量可以表现为:临床灌注和神志改善、缺血的实验室指标(如代谢性酸中毒或乳酸值)好转及排尿恢复。心脏停搏前使用的正性肌力药物,只要患者可以耐受,应该尽可能去除。虽然最近的研究并没有证明低温治疗可以改善神经功能预后良好的儿科患者的生存率,但是 ECPR 团队仍旧使用目标温度管理策略(temperature targeted management,TTM),有些中心在心脏停搏后维持低温(33~34℃)24~48 小时以期改善神经系统预后。在这些中心,TTM 的持续时间和复温的流程都有规定。TTM 不应该干扰既定的 ECMO 支持计划。

诊断及治疗程序可包含放射影像及心导管介入,这些措施应事先计划好并且安全无误地实施。合并有左心房高压及肺水肿/肺出血的患者需要紧急行左心房减压。在导管室内,可以开通左右心房通道以达到左心减压目的[25]。在成人患者中，维持足够的冠状动脉灌注是关键目标，医师应努力维持舒张压>35mmHg，以使冠状动脉灌注压维持在25mmHg 以上（假设中心静脉压为 10mmHg）[26]。在采用介入方法或者装置置入方法进行左心室减压前，可以使用的促进左心室排空的策略包括稍微降低 ECMO 流量使房室瓣打开、心室射血，同时可以使用或不使用正性肌力药物。主动脉内球囊反搏或经皮穿刺 Impella 装置有助于左心减压[27]。经股动脉置管的患者需要立即放置远端灌注管，不要耽搁。因为 ECPR 患者经常发生神经功能损伤，因此评估、监测神经系统功能非常重要。神经功能的评估包括意识状态、监测仪器（脑氧饱和度、持续脑电图）、神经影像学及轻神经科会诊。与预后相关的神经功能评估超出了本章的范围，但是对心脏停搏 ECPR 后的治疗非常重要，应根据小儿/成人证据进行个体化诊疗。

伦理与书面知情同意书

因为 ECPR 需要快速完成，因此获得书面知情同意书是不切实际的。一些大中心（心脏、移植、外科）都有相应的知情同意书供麻醉或手术时使用。然而，在不可预见的 ECPR 事件发生时，监护人（或者代理决策者）应在患者生命体征平稳后尽快完成知情同意。谈话内容应包括心脏停搏的可能原因、诊疗计划、与之相关的存活或死亡的可能性及基于患者目前状况的可能预后。谈话最好能定期进行，使家属可以知晓病情变化或预后信息。

ECPR 预后

表 9-4 显示了成人及小儿 ECPR 后的生存状况。很少有研究比较 ECPR 和标准 CPR 的结果。有些研究比较了接受 ECPR 和标准 CPR 治疗的患者出院时具有良好神经功能的生存率，结果显示 ECPR 患者预后改善。然而这些研究都属于回顾性的研究（存在选择偏倚及混杂因素），因此属于有限的推论性结论。总体而言，儿童患者存活到出院的比例高于成人患者。儿童有好的预后通常是因为这些儿童是住院患者且往往处于 ICU 环境，这些患者获得 ROEC 需要的时间更短，且更多采用颈部或中心插管方式。至于成人患者，流程和资源都具备的中心逐渐将 ECPR 紧急用于有目击者的院外心脏停搏患者，多数使用股动静脉插管方式。这些患者通常会有神经损伤并可能在出院前死亡。心脏停搏后进行 ECPR 患者的长期转归，包括功能恢复及认知能力等，都还不确定。在出院时进行的早期粗略的神经学评估表明，存活患者有着较好的神经功能预后。

表 9-4　ECPR 儿童和成人患者的出院生存率

作者	年份	诊断	机构	总数	生存率
小儿患者					
del Nido[28]	1992	心脏	Pittsburg	11	64%
Dalton[29]	1993	心脏	Pittsburg	29	45%
Duncan[30]	1998	心脏	Boston	11	54%
Morris[31]	2004	心脏及非心脏	Philadelphia	64	33%
Thiagarajan[14]	2007	心脏及非心脏	ELSO-R	682	38%
Alsoufi[32]	2007	心脏及非心脏	Toronto	80	34%
Huang[33]	2008	心脏及非心脏	Taiwan	27	41%
Tajik[34]	2008	心脏及非心脏	荟萃分析	288	40%
Chan[23]	2008	心脏	ELSO-R	492	42%
Kane[35]	2010	心脏	Boston	172	51%
Raymond[36]	2010	心脏及非心脏	GWTG-R	199	44%
Wolf[37]	2012	心脏	Atlanta	150	56%
Lasa[38]	2016	心脏及非心脏	GWTG-R	591	40%

续表

作者	年份	诊断	机构	总数	生存率
成人患者					
Yonger[39]	1999	心脏	Ann Arbor	25	36%
Chen[40]	2008	心脏及非心脏	Taiwan	59	24%
Thiagarajan[41]	2009	院内心脏停搏	ELSO	297	27%
Fagnoul[42]	2013	院内及院外心脏停搏	Brussels	24	25%
Chou[43]	2014	院内心脏停搏	Taiwan	43	35%
Sawamoto[44]	2014	低温停搏	Sapporo	26	39%
Sakamoto[45]	2014	院外心脏停搏	Japan	260	12.3% *
Stub[46]	2013	院内及院外心脏停搏	Melbourne	24	50%
Yannopoulos[47]	2017	院外心脏停搏	Minnesota	50	45% **

注:ELSO-R,体外生命支持组织注册数据;GWTG-R,根据指南依据获得的数据;

* 表示 1 个月神经系统预后良好率(脑功能分级 1、2);

** 表示前瞻性队列研究中生存率为 28/62;院外心脏停搏后有 47 例接受经皮冠状动脉介入治疗。62 例院外心脏停搏前瞻性研究中,有 50 例安装 ECMO,5 例 ROSC,7 例死亡;50 例 ECMO 患者中有 8 例早期死亡。42 例 ECMO 中,随后有 5 例 ROSC 后行 PCI 治疗,其中 28 例存活。

（翻译：邓丽，校对：段欣）

参考文献

1. Thiagarajan R, Brediger S, Larsen S, Flynn-Thompson F, Alexander P. Extracorporeal Cardiopulmonary Resuscitation in Children. In: TV B, L L, R L, G M, G P, editors. ELSO Red Book 5th Edition ed. Ann Arbor, Michigan, USA: Extracorporeal Life Support Organization; 2017. p. 321-330.

2. Tijssen JA, Prince DK, Morrison LJ, et al. Time on the scene and interventions are associated with improved survival in pediatric out-of-hospital cardiac arrest. Resuscitation. 2015;94:1-7.

3. Fink EL, Prince DK, Kaltman JR, et al. Unchanged pediatric out-of-hospital cardiac arrest incidence and survival rates with regional variation in North America. Resuscitation. 2016;107:121-128.

4. Girotra S, Spertus JA, Li Y, et al. Survival trends in pediatric in-hospital cardiac arrests: an analysis from Get With the Guidelines-Resuscitation. Circ Cardiovasc Qual Outcomes. 2013;6(1):42-49.

5. Girotra S, Chan PS. Trends in survival after in-hospital cardiac arrest. N Engl J Med. 2013;368(7):680-681.

6. Grunau B, Reynolds JC, Scheuermeyer FX, et al. Comparing the prognosis of those with initial shockable and non-shockable rhythms with increasing durations of CPR: Informing minimum durations of resuscitation. Resuscitation. 2016;101:50-56.

7. de Caen AR, Kleinman ME, Chameides L, et al. Part 10: Paediatric basic and advanced life support: 2010 International Consensus on Cardiopulmonary Resuscitation and Emergency Cardiovascular Care Science with Treatment Recommendations. Resuscitation. 2010;81 Suppl 1:e213-259.

8. Barbaro R, Rycus P, Conrad S, Thiagarajan R, Paden M. The Registry of the Extracorporeal Life Support Organization. In: TV B, L L, R L, G M, G P, editors. ELSO RedBook 5th Edition. Ann Arbor, Michigan, USA: Extracorporeal Life Support Organization; 2017. p. 809-814.

9. Conrad SA, Broman LM, Taccone FS, et al. The Extracorporeal Life Support Organization Maastricht Treaty for Nomenclature in Extracorporeal Life Support. A Position Paper of the Extracorporeal Life Support Organization. Am J Respir Crit Care Med. 2018.

10. Safar P, Tisherman SA, Behringer W, Capone A, Prueckner S, Radovsky A, et al. Suspended animation for delayed resuscitation from prolonged cardiac arrest that is unresuscitable by standard cardiopulmonary-cerebral resuscitation. Crit Care Med. 2000;28(11 Suppl):N214-218.

11. Kutcher ME, Forsythe RM, Tisherman SA. Emergency preservation and resuscitation for cardiac arrest from trauma. Int J Surg.

2016;33(Pt B):209-212.

12. Moffatt SE, Mitchell SJB, Walke JL. Deep and profound hypothermia in haemorrhagic shock, friend or foe? A systematic review. J R Army Med Corps. 2017.

13. NCT01042015 Cg. Emergency Preservation and Resuscitation for Cardiac Arrest From Trauma. 2017.

14. Thiagarajan RR, Laussen PC, Rycus PT, Bartlett RH, Bratton SL. Extracorporeal membrane oxygenation to aid cardiopulmonary resuscitation in infants and children. Circulation. 2007;116(15):1693-1700.

15. Wang CH, Chou NK, Becker LB, et al. Improved outcome of extracorporeal cardiopulmonary resuscitation for out-of-hospital cardiac arrest--a comparison with that for extracorporeal rescue for in-hospital cardiac arrest. Resuscitation. 2014;85(9):1219-1124.

16. de Chambrun MP, Brechot N, Lebreton G, et al. Venoarterial extracorporeal membrane oxygenation for refractory cardiogenic shock post-cardiac arrest. Intensive Care Med. 2016;42(12):1999-2007.

17. Safar P. Cerebral Resuscitation from Temporary Complete Global Brain Ischemia In: Pinksy CM, Vincent JL, editors. Cerebral Blood Flow Mechanisms of Ischemia, Diagnosis, and Therapy 2002.

18. Belohlavek J, Chen Y-S, Morimura N. Extracorporeal Cardiopulmonary Resuscitation in Adults. In: TV B, L L, R L, G M, G P, editors. ELSO RedBook 5th Edition ed. Ann Arbor, Michigan, USA: Extracorporeal Life Support Organization; 2017. p. 501-16.

19. Rodriguez-Arias D, Deballon IO. Protocols for uncontrolled donation after circulatory death. Lancet. 2012;379(9823):1275-1276.

20. Allan CK, Thiagarajan RR, Beke D, et al. Simulation-based training delivered directly to the pediatric cardiac intensive care unit engenders preparedness, comfort, and decreased anxiety among multidisciplinary resuscitation teams. J Thorac Cardiovasc Surg. 2010;140(3):646-652.

21. Moler FW, Silverstein FS, Holubkov R, et al. Therapeutic Hypothermia after In-Hospital Cardiac Arrest in Children. N Engl J Med. 2017;376(4):318-329.

22. Cashen K, Reeder R, Dalton HJ, et al. Hyperoxia and Hypocapnia During Pediatric Extracorporeal Membrane Oxygenation: Associations With Complications, Mortality, and Functional Status Among Survivors. Pediatr Crit Care Med 2018;19(3):245-253.

23. Chan T, Thiagarajan RR, Frank D, Bratton SL. Survival after extracorporeal cardiopulmonary resuscitation in infants and children with heart disease. J Thorac Cardiovasc Surg. 2008;136(4):984-992.

24. de Mos N, van Litsenburg RR, McCrindle B, Bohn DJ, Parshuram CS. Pediatric in-intensive-care-unit cardiac arrest: incidence, survival, and predictive factors. Crit Care Med. 2006;34(4):1209-1215.

25. Kotani Y, Chetan D, Rodrigues W, et al. Left atrial decompression during venoarterial extracorporeal membrane oxygenation for left ventricular failure in children: current strategy and clinical outcomes. Artif Organs. 2013;37(1):29-36.

26. Paradis NA, Martin GB, Rivers EP, et al. Coronary perfusion pressure and the return of spontaneous circulation in human cardiopulmonary resuscitation. JAMA. 1990;263(8):1106-1113.

27. Parekh D, Jeewa A, Tume SC, et al. Percutaneous Mechanical Circulatory Support Using Impella(R) Devices for Decompensated Cardiogenic Shock: A Pediatric Heart Center Experience. ASAIO J. 2018:64(1):98-104.

28. del Nido PJ, Dalton HJ, Thompson AE, Siewers RD. Extracorporeal membrane oxygenator rescue in children during cardiac arrest after cardiac surgery. Circulation. 1992;86(5 Suppl):II300-304.

29. Dalton HJ, Siewers RD, Fuhrman BP, et al. Extracorporeal membrane oxygenation for cardiac rescue in children with severe myocardial dysfunction. Crit Care Med. 1993;21(7):1020-1028.

30. Duncan BW, Ibrahim AE, Hraska V, et al. Use of rapid-deployment extracorporeal membrane oxygenation for the resuscitation of pediatric patients with heart disease after cardiac arrest. J Thorac Cardiovasc Surg. 1998;116(2):305-311.

31. Morris MC, Wernovsky G, Nadkarni VM. Survival outcomes after extracorporeal cardiopulmonary resuscitation instituted during active chest compressions following refractory in-hospital pediatric cardiac arrest. Pediatr Crit Care Med 2004;5(5):440-446.

32. Alsoufi B, Al-Radi OO, Nazer RI, et al. Survival outcomes after rescue extracorporeal cardiopulmonary resuscitation in pediatric patients with refractory cardiac arrest. J Thorac Cardiovasc

Surg. 2007;134(4):952-959 e2.

33. Huang SC, Wu ET, Chen YS, et al. Extracorporeal membrane oxygenation rescue for cardiopulmonary resuscitation in pediatric patients. Crit Care Med. 2008;36(5):1607-1613.

34. Tajik M, Cardarelli MG. Extracorporeal membrane oxygenation after cardiac arrest in children: what do we know? Eur J Cardiothorac Surg. 2008;33(3):409-417.

35. Kane DA, Thiagarajan RR, Wypij D, et al. Rapid-response extracorporeal membrane oxygenation to support cardiopulmonary resuscitation in children with cardiac disease. Circulation. 2010;122(11 Suppl):S241-8.

36. Raymond TT, Cunnyngham CB, Thompson MT, et al. Outcomes among neonates, infants, and children after extracorporeal cardiopulmonary resuscitation for refractory inhospital pediatric cardiac arrest: a report from the National Registry of Cardiopulmonary Resuscitation. Pediatr Crit Care Med 2010;11(3):362-371.

37. Wolf MJ, Kanter KR, Kirshbom PM, Kogon BE, Wagoner SF. Extracorporeal cardiopulmonary resuscitation for pediatric cardiac patients. Ann Thorac Surg. 2012;94(3):874-879; discussion 879-880.

38. Lasa JJ, Rogers RS, Localio R, et al. Extracorporeal Cardiopulmonary Resuscitation (E-CPR) During Pediatric In-Hospital Cardiopulmonary Arrest Is Associated With Improved Survival to Discharge: A Report from the American Heart Association's Get With The Guidelines-Resuscitation (GWTG-R) Registry. Circulation. 2016;133(2):165-176.

39. Younger JG, Schreiner RJ, Swaniker F, Hirschl RB, Chapman RA, Bartlett RH. Extracorporeal resuscitation of cardiac arrest. Acad Emerg Medi:1999;6(7):700-707.

40. Chen YS, Yu HY, Huang SC, et al. Extracorporeal membrane oxygenation support can extend the duration of cardiopulmonary resuscitation. Crit Care Med. 2008;36(9):2529-2535.

41. Thiagarajan RR, Brogan TV, Scheurer MA, Laussen PC, Rycus PT, Bratton SL. Extracorporeal membrane oxygenation to support cardiopulmonary resuscitation in adults. Ann Thorac Surg. 2009;87(3):778-785.

42. Fagnoul D, Taccone FS, Belhaj A, et al. Extracorporeal life support associated with hypothermia and normoxemia in refractory cardiac arrest. Resuscitation. 2013;84(11):1519-1524.

43. Chou TH, Fang CC, Yen ZS, et al. An observational study of extracorporeal CPR for in-hospital cardiac arrest secondary to myocardial infarction. Emerg Med J. 2014;31(6):441-447.

44. Sawamoto K, Bird SB, Katayama Y, et al. Outcome from severe accidental hypothermia with cardiac arrest resuscitated with extracorporeal cardiopulmonary resuscitation. Am J Emerg Med. 2014;32(4):320-324.

45. Sakamoto T, Morimura N, Nagao K, et al. Extracorporeal cardiopulmonary resuscitation versus conventional cardiopulmonary resuscitation in adults with out-of-hospital cardiac arrest: a prospective observational study. Resuscitation. 2014;85(6):762-768.

46. Stub D, Bernard S, Pellegrino V, Smith K, Walker T, Sheldrake J, et al. Refractory cardiac arrest treated with mechanical CPR, hypothermia, ECMO and early reperfusion (the CHEER trial). Resuscitation. 2015;86:88-94.

47. Yannopoulos D, Bartos JA, Raveendran G, et al. Coronary Artery Disease in Patients With Out-of-Hospital Refractory Ventricular Fibrillation Cardiac Arrest. J Am Coll Cardiol. 2017;70(9):1109-1117.

第十章　ECMO 的特殊应用

Justyna Swl, MD, Far Ah Siddiqui, MBCHB, Graeme Maclaren, MBBS, FRCP,
Matthew L Paden, MD

ECLS 在外伤中的应用

大多数胸肺部创伤不需要 ECLS 也可以治疗。用于预防或治疗创伤后严重并发症(体温过低、代谢性酸中毒、出血和急性肺损伤)的常规方法包括肺保护性通气、容量输注、血液成分治疗和复温技术以避免或纠正低体温。然而,有些伤员本来可以活下来,但最终死于并发症。在对主要创伤进行评估时,ECLS 为严重创伤患者的早期复苏和继发并发症的治疗提供了更多可能。ECLS 装置具有氧合和复温血液、补充液体量、纠正高碳酸、提供循环支持的能力,为生命支持和复苏提供了先进的技术。

一般来说,ECLS 使用指征取决于几个因素:

- 创伤的性质。
- 创伤或复合创伤的预后。
- 确定性治疗的可能性。
- 合并症和患者的生理年龄。
- 功能不全的严重程度。
- 重要器官的功能状态,如大脑、肾脏和肝。

临床应用场景

胸部创伤每年造成许多死亡,钝性胸部创伤是严重创伤患者的一个特别重要的损伤机制。钝性力量损伤通常会导致肺挫伤,这可能被忽视或低估。肺挫伤可能导致严重的呼吸衰竭。临床上,肺挫伤的表现比较隐蔽,经常因为多发创伤把医师的注意力引向其他地方而被漏诊。胸部创伤需要根据胸部创伤或合并创伤的位置和类型进行个体化治疗。

以下是创伤患者应考虑 VV-ECLS 的临床情况:创伤后 ARDS 导致的创伤相关急性严重呼吸衰竭(例如大量输血引起的气体交换损伤、钝性胸部创伤或肺挫伤)和/或气管支气管树损伤导致气体交换不足[1,2]。其他适应证包括溺水[3]和吸入性创伤合并或不合并皮肤烧伤[4]。在气管支气管树受损的情况下,可出现严重的通气不足,ECLS 插管可挽救生命并帮助患者过渡到随后的重建手术[5,6]。ECLS 改善了肺实质损伤和/或出血患者的氧合。此外,ECLS 有助于恢复血流动力学,改善代谢性酸中毒,如果体温过低,还可以复温。创伤患者行 VA-ECLS 插管的指征为急性创伤性心力衰竭(心肌挫伤或破裂)导致循环不足(心源性休克或心脏停搏)或出血性休克[7,8]。

争议

创伤患者通常年轻,发生并发症和致命性复合创伤的危险性很高。他们可能会出现低温、代谢性酸中毒、凝血功能障碍、因严重的潜在损伤导致出血和低氧血症。很多创伤患者在伤后早期出现全身炎症反应综合征(systemic inflammatory response syndrome, SIRS),血流动力学不稳定,很容易发生多器官衰竭[9,10]。脑、脊柱和骨盆外伤的患者,不太可能采用俯卧位,可能需要在 ECLS 辅助下对脑损伤患者进行手术干预,再加上出血风险,使得创伤患者的体外支持治疗更具挑战性。ECLS 支持成了一项在抗凝需求和出血风险之间平衡的艺术。治疗过程中的二次打击并发症和器官衰竭也需要体外生命支持。

创伤性脑损伤不是一个绝对禁忌证,但必须考虑致命性颅内出血的风险。可以采用无肝素 ECLS 方法[11]。颈静脉插管可能阻塞静脉回流,可以考虑股股插管的 VV-ECMO。成功的治疗和有益的神经系统结果提示,对于大部分合并致命性低氧血症的创伤性脑损伤患者,不应将体外装置排除在外[12,13]。

对于合并存在的创伤的治疗决策,需要多学科取得一致意见,这些学科包括:专长于 ECLS 的重症医师、创伤外科医师、普通外科医师、神经外科医师、心胸外科医师、骨科医师、麻醉科医师和所有其他相关学科的医师。

妊娠期 ECLS

成人型呼吸窘迫综合征（adult respiratory distress syndrome，ARDS）或心力衰竭严重危害妊娠妇女和产褥期（分娩后 1 个月内）女性的健康，这个时期给予的任何处理不但要考虑到发育中的胎儿，还要考虑到正常妊娠带来的生理变化[15]。现在，当传统的通气支持治疗无效时，VV-ECMO 已成为一种公认的短期支持治疗方式，可以用于妊娠妇女[16]。

ECMO 适应证

严重呼吸衰竭

2011 年 H1N1 流感暴发期间，对产妇死亡的秘密调查显示，如果常规通气治疗对妊娠合并严重肺部疾病的患者无效，则应尽早考虑 ECMO 治疗[17,18]。治疗适应证与其他成人类似。

妊娠期急性心力衰竭

ECMO 越来越多地用作心脏手术或心脏停搏后急性心力衰竭患者的短期支持[19]。妊娠期的血浆容量会增加，胶体渗透压会降低，使得妊娠妇女，尤其是合并复杂心脏病的妊娠妇女，更容易出现肺水肿和心力衰竭。提前分娩可能有助于降低妊娠期的心排血量、血浆容量和氧需求量。

禁忌证

妊娠妇女行 ECMO 的禁忌证与其他成人没有不同。她们通常比较年轻，没有其他主要脏器合并症，因此很可能从尽早使用 ECMO 中获益。关于在分娩后再启动 ECMO 是否能使母亲和婴儿获益最多，这个问题需要包括产科团队在内的多学科共同讨论决定。

插管策略

由于妊娠会引妇女心排血量增加，因此妊娠妇女 VV-ECMO 流量需求较高，以确保充分的氧合。因此，插管应使用在安全范围内的最大口径插管。超声测量血管口径有助于选择合适的插管。

因为妊娠子宫的压迫限制了下腔静脉的有效回流，因此 VV-ECMO 时，双腔颈静脉插管或者至少颈静脉引流股部血管回流是可取的。VA-ECMO 时，尽管静脉引流不足可能会限制泵流量，但通常还是使用股部血管插管。在无法获得足够的流量时，可能需要为 VV-ECMO 和 VA-ECMO 插入第二个静脉引流管。

体位

由于静脉引流难以维持足够的循环流量，左侧卧位（右髋下方抬高垫起）30°倾斜可减少妊娠子宫对主动脉及腔静脉的压迫，从而改善低血压和子宫血流量。

呼吸和血流动力学目标

在该类人群中，ECMO 的氧输送目标值较高。胎儿氧合需要母体动脉氧分压（PaO_2）>70mmHg 或氧饱和度 ≥ 95%。应将 $PaCO_2$ 维持在 30 ~ 32mmHg，这是妊娠期间的正常水平。

抗凝

肝素不会穿过胎盘屏障，因此可以使用常规给药方法用以维持 ECMO 系统抗凝。妊娠期间不建议使用直接凝血酶抑制剂。这些药物由于体积较小，很容易透过胎盘屏障。

药物治疗

在用药方面，在全面了解药物对母亲和胎儿的影响后，由产科医师和药剂师根据风险-效益原则进行决策。应选择对产妇和胎儿致病风险最低的药物。在挽救生命的前提下，如果没有安全的替代方案，使用胎儿毒性药物或对胎儿影响未知的药物是合理的[20]。

胎儿监护

从一开始就需要进行胎儿评估，是否进行分娩也是既定医疗计划的一部分。妊娠期<24 周的新生儿通常不能存活，应终止妊娠[21]。使用 Sonicaid（Huntleigh Ltd，Cardiff，英国）胎心听诊可以确定胎儿是否存活[22]。分娩应该基于母体状况并以改善母体健康为目的，单纯考虑胎儿情况的紧急分娩会对母亲不利。

分娩时间和方式

在妊娠早期行 ECMO 的妇女，如果病情能够改善并能成功脱离 ECMO 和机械通气，可以继续妊娠，母婴结局良好[23]。相反，在妊娠晚期尝试 ECMO，或患者仍然难以维持氧合时，应考虑分娩胎儿。任何决策均应由多学科团队进行讨论，包括 ECMO 团队、成人重症医师、产科麻醉师、产科医师和新生儿团队,并清楚记录讨论结果[24]。在妊娠 24~36 周之间,应考虑产前类固醇治疗(例如地塞米松 12mg 肌肉注射,2 剂至少间隔 12 小时),以降低新生儿严重呼吸窘迫综合征的风险[25]。在妊娠 32 周前注射硫酸镁可降低神经系统并发症的风险[26]。

带微栓过滤器的非肝素化管路可持续运行 6 小时。一旦做出了分娩决策,那么对分娩方式的考虑就变得至关重要。病例报道显示,ECMO 时,自然阴道分娩有良好预后。同样,在胎儿死亡的情况下,经阴道分娩也是合适的。如果出现并发症,应制订紧急手术分娩计划。在产科、心胸外科、ECMO 团队、麻醉师(包括心血管和产科麻醉师)和新生儿团队在场的情况下,大多数单位会考虑选择剖宫产。

ECLS 期间需考虑的妊娠特殊并发症

先兆子痫

先兆子痫是一种相对常见的妊娠并发症,是产妇颅内出血、子痫发作和死亡的高风险因素[27]。如果血压难以控制并有新发蛋白尿的证据,则可诊断为先兆子痫。一旦血压超过 160/100mmHg(平均动脉压 125mmHg),颅内出血的风险就会成倍增加,因此血压控制至关重要。最初的治疗,特别是完全抗凝的患者,包括静脉注射肼苯哒嗪或拉贝洛尔来控制血压。硫酸镁用于降低大脑的兴奋性和子痫(癫痫)发作的风险。先兆子痫的原因是胎盘异常,症状在分娩后会改善,因此需要尽早进行多学科讨论确定分娩时间。

绒毛膜羊膜炎

如果有羊膜破裂的迹象,会发生逆行感染和炎症反应。

胎盘早剥

胎盘早剥是指胎盘床出血。如果病情严重,可导致胎儿死亡、母亲凝血障碍和弥散性血管内凝血(disseminated intravascular coagulation, DIC)。因此,应考虑使用广谱抗生素并考虑分娩胎儿。

胎儿死亡

患有严重休克或严重全身性疾病的妊娠妇女,胎儿死亡的风险很高。胎儿死亡可以通过超声进行诊断。滞留的胎儿可能导致母体出现严重的凝血功能障碍。因此,一旦情况稳定,就应该考虑分娩胎儿。阴道分娩是合理的选择。由于存在严重出血的风险,一旦出现分娩迹象,应考虑暂时停止肝素治疗。

产后出血

一旦胎盘娩出,由于子宫乏力可能发生严重出血。应考虑使用子宫收缩剂,如缩宫素片、缩宫素注射液、卡波前列腺素或米索前列醇。应考虑使用血细胞回收。止血和引流的放置非常重要,用以预防后期可能出现的持续性出血。可使用氨甲环酸、鱼精蛋白和重组凝血Ⅶ因子。

脓毒症中的 ECLS

脓毒症被定义为"由宿主对感染的反应失调引起的危及生命的器官功能障碍"[28]。然而,相对于成人患者的完整定义,儿童则适用于不同的标准,这方面的具体细节仍在研究中。许多脓毒症患者可能会使用 ECLS,以帮助治疗其潜在疾病,特别是急性呼吸窘迫综合征(acute respiratory distress syndrome, ARDS)。然而,在小儿脓毒症休克中却很少需要 ECLS,而且也几乎不需要或并不适合成人患者所需要的血流动力学支持。本节涵盖了其他方法治疗无效的脓毒症休克患者 ECLS 所涉及的重要问题[29]。

脓毒症可引起许多不同的血流动力学反应,进而影响插管策略的选择。这些反应包括右心衰竭和肺动脉高压(新生儿反应)、孤立性左心室功能障碍(幼儿)和分布性休克(青少年和成人),伴随着心排血量的增加和血管张力的降低,仅从患者的年龄无法可靠预测这些反应,这些反应可能与其他血流动力学模式共存(如双心室衰竭)。必须使用临床检查和客观诊断工具(如超声心动图和/或心排血量监测)对每个患者进行个体化诊断。

如果 ECLS 用作机械循环支持,则应选择 VA-ECLS。插管位置可以选择外周,也可以选择中心。中心插管能避免差异性缺氧风险,流量较高,但会增加出血风险,需要心脏外科医师参与。一般来说,不建议使用 ECLS 治疗分布性休克,因为自体心排血量已经足够高。这可能解释了在一些研究中,分布性休克的患者接受外周 ECLS 的高死亡率现象[30,31]。只有一项研究报道提到,ECLS 治疗成人脓毒症休克的生存率超过 50%,其患者已发生急性左心室衰竭,并且使用了外周插管[32]。对儿童的研究已经有较好的结果,可能反映了 ECLS 在非分布性休克治疗中有更大效用[33-35]。

对于感染性休克中的特别高危人群,应谨慎使用 ECLS,并咨询有经验的中心。这些患者包括发热的中性粒细胞减少症患者、弥漫性单纯疱疹病毒感染的新生儿和百日咳鲍特菌肺炎幼儿。

脓毒症患者使用 ECLS,多器官功能障碍和 DIC 的发生率很高。由于急性肾损伤或液体过载的发生,经常需要肾脏替代疗法。应积极使用血液制品和凝血因子来控制出血,必要时手术干预。

感染性休克的患者使用 ECLS 的时间一般较短,3~5 天较为常见。有时有些患者需要从 VA-ECLS 模式转换为 VV-ECLS,因为在病情特别严重的情况下,循环功能的恢复往往比肺部恢复更快。

最后,必须强调的是,ECLS 不是脓毒症的治疗方法,而是一种生命支持的形式。必须尽一切努力正确诊断并积极治疗潜在感染。

肿瘤患者的 ECLS

过去,活动性癌症的存在是 ECLS 支持的绝对禁忌证。这是因为这群患者有多重危险因素,容易发生并发症,且后果不良。这些风险因素通常包括免疫抑制状态、血小板减少引起的出血风险、恶性肿瘤相关的血栓形成风险、白细胞数量过低导致的感染清除率降低,以及癌症的整体预后等。然而,ECLS 专家们仔细分析了癌症人群及其免疫抑制状态,发现 ECLS 可用于某些特定人群。

人群分类和结果

首先是儿童癌症患者,美国儿童血液肿瘤和实体肿瘤的五年生存率超过 80%[36]。Gow 等[37]回顾了癌症儿童的 ELSO 注册数据库,发现在 1994 至 2007 年间有 107 例患者,生存率为 35%。对儿科 ELSO 中心的调查发现,95% 的中心不认为肿瘤疾病是 ECLS 的绝对禁忌证。自这些调查发表以来,我们看到 ECLS 已经越来越多地用于儿科肿瘤人群。上述研究有更新,调查发表后的 4 年中,178 例肿瘤患儿的生存率为 56%[38]。关于成人肿瘤患者使用 ECLS 的报道很少,但与儿科患者的研究结果相似,1992—2008 年 ECLS 支持的 72 例成人患者中,生存率为 32%[39]。最近的研究表明,血液系统恶性肿瘤患者的生存率为 50%(7/14)[40]。

关于这些数据,应强调几点:首先,有越来越多的研究表明,肿瘤患者仍然很少使用 ECLS,仅占所有 ECLS 使用量的 1.03%[38]。在过去的 5 年中,据报道,与非肿瘤的 ECLS 患者相比,肿瘤患者 ECLS 的生存率仅降低 5%~10%。但因为肿瘤患者数量少,ECLS 患者选择很可能存在偏倚。因此,上述结果不应该被推论到更多的肿瘤患者群体。此外,对该人群的长期(>5 年)生存率和发病率知之甚少。

临床情景

癌症患者 ECLS 的临床处理与其他患者 ECLS 仅有少许不同,往往更注重患者的选择。ECLS 并不适用于所有癌症患者,必须个性化对待。应该由重症监护、外科、肿瘤科和 ECLS 小组对临床病例进行多学科讨论。在对 ECLS 治疗的潜在风险和益处进行充分评估时,必须权衡长期预后、预期生存率、缓解程度、其他脏器受累、后续抗癌治疗方法选择及 ECLS 相关病情的可逆性等。对家属应明确告知使用 ECLS 支持的目的、ECLS 的成功和失败应该如何认识、ECLS 相关并发症的高风险,以及从 ECLS 开始就需要将姑息性治疗原则融入治疗策略之中。

争议

已有造血干细胞移植患者接受 ECLS,但是在该类成人和儿科患者中,生存率都很低,仅为 10%~20%[41]。在造血干细胞移植围手术期(~100 天)和尚未完成定植和免疫重建的患者中生存率甚至更低。许多研究认为这种情况属于 ECLS 的绝对禁忌证。

(翻译:武婷,校对:段欣)

参考文献

1. Reece A, Hobbins J. Clinical Obstetrics: The Fetus and the Mother. 3rd ed. Wiley-Blackwell Publishing, 2007.
2. Sharma N, Wille R, Bellot S, Diaz-Guzman E. Modern use of extracorporeal life support in pregnancy and postpartum. ASAIO 61(1):110-114.
3. Modder J. Review of maternal deaths in the UK related to A H1N1 2009 influenza (CMACE). https://www.rcm.org.uk/sites/default/files/Review-of-Maternal-Deaths~he-United-Kingdom-re.pdf Accessed April 24, 2018.
4. Pollock W, Rose L. Pregnant and postpartum admissions to the intensive care unit: a systematic

review. Intensive care med 2010; 36(9):1465-74.

5. Koster, A. A., Pappalardo, F., Silvetti, S., Schirmer, U., Lueth, J. U., Dummler, R. Sandica, E. Cesarean section in a patient with non-compaction cardiomyopathy managed with ECMO . Heart, Lung and Vessels, 2013;5(3):183–186.

6. Laegreid L Olegard R et al. Teratogenic effects of benzodiazepine use during pregnancy. J Pediatr. 1989;114:126-1131.

7. Sauer PM. Maternal-fetal assessment of the critically ill parturient: Decisions related to delivery. AACN Clin Issues 1997;8:564-573.

8. Daniel E. Cole, MD; Tara L. Taylor, MD; Deirdre M. McCullough, MD; Catherine T. Shoff, DO; Stephen Derdak, DO. Acute respiratory distress syndrome in pregnancy. Crit Care Med 2005; 33[Suppl.]:S269 –S278.

9. Kristine Madsen, Ditte Gry Strange, Morten Hedegaard Maternal and fetal recovery after severe respiratory failure due to influenza: a case report. BMC Research Notes, 2013;6(1):1.

10. Costeloe Kate L, Hennessy Enid M Haider Sadia et al. Short term outcomes after extreme preterm birth in England: comparison of two birth cohorts in 1995 and 2006 (the EPICure studies) BMJ 2012;345:e7976.

11. Antenatal corticosteroids to reduce neonatal morbidity and mortality. Green Top guideline 2010. RCOG https://www.glowm.com/pdf/Antenatal%20Corticosteroids%20to%20Reduce%20Neonatal%20Morbidity.pdf Accessed April 24, 2018.

12. The Antenatal Magnesium Sulphate for Neuroprotection Guideline Development Panel. Antenatal magnesium sulphate prior to preterm birth for neuroprotection of the fetus, infant and child: national clinical practice guidelines. The Australian Research Centre for Health of Women and Babies, The University of Adelaide; 2010. http://www.sahealth.sa.gov.au/wps/wcm/connect/86f3f2804ee4f45294189dd150ce4f37/magnesium+sulphate+neuroprotect+fetus+risk+preterm_27042016.pdf?MOD=AJPERES&CACHEID=ROOTWORKSPACE-86f3f2804ee4f45294189dd150ce4f37-lm-tQIa Accessed April 24, 2018.

13. NICE. Hypertension in pregnancy. Clinical guideline 107. 2010 https://www.rcpch.ac.uk/sites/default/files/asset_library/Research/Clinical%20Effectiveness/Endorsed%20guidelines/Hypertension%20in%20Pregnancy/NICE%20GuidelineI.pdf Accessed April 24, 2018.

14. Eclampsia Trial Collaborative Group. Which anticonvulsant for women with eclampsia? Evidence from the Collaborative Eclampsia Trial. Lancet 1995, 345:1455–63.

15. Incagnoli P, Blaise H, Mathey C, Vinclair M, Albaladejo P. Pulmonary resection and ECMO: a salvage therapy for penetrating lung trauma. Ann Fr Anesth Reanim. 2012;31(7-8):641-643.

16. Yuan KC, Fang JF, Chen MF. Treatment of endobronchial hemorrhage after blunt chest trauma with extracorporeal membrane oxygenation (ECMO). J Trauma. 2008;65(5):1151-1154.

17. Champigneulle B, Bellenfant-Zegdi F, Follin A, et al. Extracorporeal life support (ECLS) for refractory cardiac arrest after drowning: an 11-year experience. Resuscitation. 2015;88:126-131.

18. Nelson J, Cairns B, Charles A. Early extracorporeal life support as rescue therapy for severe acute respiratory distress syndrome after inhalation injury. J Burn Care Res. 2009;30(6):1035-1038.

19. Walker JL, Wiersch J, Benson C, Young HA, Dearmond DT, Johnson SB. The successful use of cardiopulmonary support for a transected bronchus. Perfusion. 2012;27(1):34-38.

20. Zhou R, Liu B, Lin K, et al. ECMO support for right main bronchial disruption in multiple trauma patient with brain injury--a case report and literature review. Perfusion. 2015;30(5):403-406.

21. Kim DW, Lee KS, Na KJ, Oh SG, Jung YH, Jeong IS. Traumatic rupture of the coronary sinus following blunt chest trauma: a case report. J Cardiothorac Surg. 2014;9:164.

22. Weber SU, Hammerstingl C, Mellert F, Baumgarten G, Putensen C, Knuefermann P. Traumatic tricuspid valve insufficiency with right-to-left shunt: bridging using extracorporeal venovenous membrane oxygenation. Anaesthesist. 2012;61(1):41-46.

23. Hill JD, O'Brien TG, Murray JJ, et al. Prolonged extracorporeal oxygenation for acute post-traumatic respiratory failure (shock-lung syndrome). Use of the Bramson membrane lung. N Engl J Med. 1972;286(12):629-634.

24. Schupp M, Swanevelder JL, Peek GJ, Sosnowski AW, Spyt TJ. Postoperative extracorporeal membrane oxygenation for severe intraoperative SIRS 10 h after multiple trauma. Br J Anaesth. 2003;90(1):91-94.

25. Muellenbach RM, Kredel M, Kunze E, et al.

Prolonged heparin-free extracorporeal membrane oxygenation in multiple injured acute respiratory distress syndrome patients with traumatic brain injury. J Trauma Acute Care Surg. 2012;72(5):1444-1447.

26. Muellenbach RM, Redel A, Kustermann J, et al. Extracorporeal membrane oxygenation and severe traumatic brain injury. Is the ECMO-therapy in traumatic lung failure and severe traumatic brain injury really contraindicated?. Anaesthesist. 2011;60(7):647-652.

27. Young N, Rhodes JK, Mascia L, Andrews PJ. Ventilatory strategies for patients with acute brain injury. Curr Opin Crit Care. 2010;16(1):45-52.

28. Singer M, Deutschman CS, Seymour CW, et al. The Third International Consensus definitions for sepsis and septic shock (Sepsis-3). JAMA 2016; 315:801-810.

29. Schlapbach LJ, MacLaren G, Festa M, et al. Prediction of pediatric sepsis mortality within 1 h of intensive care admission. Intensive Care Med 2017; 43:1085-1096.

30. Huang CT, Tsai YJ, Tsai PR, Ko WJ. Extracorporeal membrane oxygenation resuscitation in adult patients with refractory septic shock. J Thorac Cardiovasc Surg 2013; 146:1041-1046.

31. Park TK, Yang JH, Jeon K, et al. Extracorporeal membrane oxygenation for refractory septic shock in adults. Eur J Cardiothorac Surg 2015; 47:e68-74.

32. Brechot N, Luyt CE, Schmidt M, et al. Veno-arterial extracorporeal membrane oxygenation support for refractory cardiovascular dysfunction during severe bacterial septic shock. Crit Care Med 2013; 41:1616-26.

33. McCune S, Short BL, Miller MK, Lotze A, Anderson KD. Extracorporeal membrane oxygenation therapy in neonates with septic shock.

J Pediatr Surg 1990;25:479-482.

34. Hocker JR, Simpson PM, Rabalais GP, Stewart DL, Cook LN. Extracorporeal membrane oxygenation and early-onset group B streptococcal sepsis. Pediatrics 1992;89:1-4.

35. MacLaren G, Butt W, Best D, Donath S. Central extracorporeal membrane oxygenation for refractory pediatric septic shock. Pediatr Crit Care Med 2011; 12:133-136.

36. Murphy SL, Xu J, Kochanek KD: Deaths: Final data for 2010. National Vital Statistics Reports 2013; 61:1-117.

37. Gow KW, Heiss KF, Wulkan ML,et al. Extracorporeal life support for support of children with malignancy and respiratory or cardiac failure: The extracorporeal life support experience. Crit Care Med 2009;37:1308-16.

38. Armijo-Garcia V, Froehlich CD, Carrillo S, Gelfond J, Meyer AD, Paden ML. Outcomes of extracorporeal life support for children with malignancy: A report from the ELSO registry. Proceedings of the 24th Annual ELSO Meeting, 2012, Philadelphia, PA.

39. Gow KW, Lao OB, Leong T, et al. Extracorporeal life support for adults with malignancy and respiratory or cardiac failure: the extracorporeal life support experience. Am J Surg 2010;199:669-75.

40. Wohlfarth P, Ullrich R, Staudinger T, et al. Extracorporeal membrane oxygenation in adult patients with hematologic malignancies and severe acute respiratory failure. Crit Care 2014;18:R20.

41. Di Nardo M, Locatelli F, Palmer K, et al. Extracorporeal membrane oxygenation in pediatric recipients of hematopoietic stem cell transplantation: the Extracorporeal Life Support Organization experience. Intensive Care Med. 2014; 40(5):754-6.

第十一章　ECLS 的插管和启动

James T Connelly, *RRT-NPS*, *Susan B. Williams MSN*, *RNC*, *CIT*, *Alain Combes MD*,*PhD*

目的

完成本章学习后学员应该能够：
- 表述 ECLS 及时启动所需要的人力配置。
- 详述 ECLS 回路准备过程中不同专业和部门的角色和任务。
- 表述 ECLS 工作流程，从团队启动、回路预充准备到插管与回路连接的整个过程。
- 判断 VA-ECMO 或 VV-ECMO 血流开始后的即刻潜在并发症。

团队和装备

一旦患者考虑 ECMO 治疗，迅速通知多学科团队是非常必要的。理论上讲，团队应该包括重症医学专家、主管患者的护士、一名高年资外科医师、一名住院医师、一名手术室护士、一名 ECMO 预充专家，在大多数小儿或新生儿中心里，还会配备一名 ECMO 专业人员[1,2]。也要通知血库、药房、放射科和临床检验科，以便 ECMO 的紧急要求获得优先执行。对于新生儿或体重<30kg 的儿童，在将回路与插管连接前，应该完成回路内血液预充。体重大的患者不需要预充血液。ECMO 回路预充者可以是灌注师、护士、呼吸治疗师，但必须通过专业培训和考核，可以熟练组装系统和完成预充。

ECLS 插管因患者人群、病情和医疗机构而异。插管方式也因所使用的外科技术和个体解剖差异来选择（详见第十二章至第十四章）。本章主要描述从决定进行 ECMO 到 ECMO 启动的过程中对团队和技术准备的要求。

不同中心的 ECLS 回路组装和预充方法不同。每个中心都有几种回路配置，以满足新生儿、儿童或成人的 ECLS 支持。支持模式（呼吸或循环）也会影响回路的选择[3,4]。插管所需的设备，包括体

外回路，往往由 ECMO 预充人员和外科团队提供。所有的装备（消耗品和 ECMO 控制器）必须随时准备好，回路通常会提前组装好，处于干备状态或完成晶体预充以备使用。所有物品通常储存在紧邻重症监护病房（intensive care unit, ICU）的安全区域。准备的物资包括无菌器械、无菌手术单、手术衣、插管、引导组件、铅衣和手术耗材[5]。检查清单有助于确保 ECPR 的快速开展。

下达医嘱以及时获得必要的血液制品、药物和液体。医师可以利用电子病历系统中的医嘱套餐来选择合适的医嘱组成 ECMO 插管医嘱。

对需要血液预充的患者，必须通知血库紧急准备血液制品[6,7]。很多中心会预先准备用于插管时使用的浓缩红细胞，同时对红细胞的新鲜度有一定要求。如果没有配对的浓缩红细胞满足临床需要，可以将血液制品超滤洗涤后再使用，但洗涤一个单位红细胞需要 30~60 分钟。此外，大多数中心和欧盟都要求所有的血液制品必须去除白细胞来尽量减少抗体的被动输入和降低可能的输血反应。这个过程也能去除献血者携带的其他潜在有害病毒（巨细胞病毒、EB 病毒）和/或细菌感染[8]。还必须立即通知药房、放射科和手术室。药房需要准备输液液体，包括连接 ECMO 回路时需要的肝素和镇静剂；还需要提供回路进行血液预充所需的药物，如碳酸氢钠、葡萄糖酸钙和肝素。有些医院在每一个 ICU 都备有一套药品，可以快速完成回路预充所需的药品准备。放射科可以在消毒铺设无菌单之前放置 X 线背板。如果需要用到超声心动图，还需要通知心脏彩超医师。如果在床旁插管建立 ECMO，手术室需要花费额外的时间来将准备物资运送至 ICU。

患者准备

房间内必须有手术光源、电刀、手术台和足够

的空间以便外科医师在运行 ECMO 时可以围绕患者移动。为了尽快完成插管，所有的装备应提前准备好，患者完成体位摆放，消毒并铺盖无菌单[6]。

患者取仰卧位，在骨盆或肩部下放置卷好的被单以垫高术侧从而更好地暴露手术视野。需要多名工作人员来保护留置管道和插管、摆放呼吸机位置和确保安全气道。在手术操作过程中，ICU 护理团队持续监测患者并进行药物及输液治疗。

除了手术部位的消毒准备外，为防止插管失败，还应准备备用部位。通常行股动脉插管时都会准备双侧腹股沟消毒。这样做的优点是可以变换插管的位置（一侧放置动脉插管另一侧放置静脉插管，以减少缺血的风险）。电刀的电极板应贴在健康皮肤上，应远离任何金属置入物。随后对患者进行全身消毒，消毒范围为双侧从耳朵至膝盖，注意提前去除消毒范围内的所有敷料。

不使用酒精消毒，以免在使用电刀时酒精蒸汽燃烧造成烧伤。不要在患者身上或周围放置复苏用的氧气袋，同样是为了杜绝火灾发生。

插管方法和 ECMO 准备

消毒好后，就可以在插管部位铺单[9]。无菌单包要在手术床旁的台面上准备，无菌单的铺设要符合无菌原则。如果采用外科方式插管，台上必须连接无菌外科吸引管。护士/住院医师打开器械台、准备所有需要的插管相关器械并根据需要准备局部麻醉物品。

与此同时，ECMO 准备者应确保 ECMO 设备送到床旁。ECMO 控制台连接好电源、空气和氧气气源。控制台包括一个空氧混合器，一个紧急手摇柄，一台离心泵或滚压泵，一个膜肺固定架和两把管道钳（通常称 Weiss 钳）。变温水箱加热预充液，并在随后调节患者体温。一旦进入房间，ECMO 预充者将 ECMO 回路排气。

在开始前，ECMO 预充者需检查回路的完整性和失效期，在无菌条件下排气并完成预充。如果进行血液预充，必须小心操作。VA-ECMO 回路大多数情况并不需要预充血液。尽管以全晶体预充启动 ECMO 会发生低血细胞比容和电解质不平衡，但大多数患者仍能克服预充液的影响而保持合适的生命体征。但 VV-ECMO 启动时往往需要平衡良好的预充液[10]。当回路升温时，预充者将血液及必要的辅助药物补充至晶体预充液中。每个团队

都有自己的预充流程，一个典型的新生儿/儿童血液预充流程如下：

1. 25% 白蛋白 50ml 加入晶体预充液中，回路自循环使蛋白涂敷在管壁上。

2. 钳夹并排空预充液储液器中的晶体液。

3. 加入一个或多个单位浓缩红细胞（最好<7天储存期）。

4. 每单位红细胞中加入 100 单位肝素。

5. 加入 100ml 或更多的新鲜冰冻血浆（根据需要）。

6. 每单位红细胞中加入 10～15mEq 的碳酸氢钠。

7. 松开预充储液器的静脉端，打开排气管路，重启泵头，驱动晶体预充液排出到一个收集瓶中，逐渐用储液器中的血液置换出回路中的晶体液。当回路中血液接近排气管出口附近时，再次停泵；关闭排气管道，打开回流到储液器侧的管道夹，使预充血液在回路中循环。

8. 预充血液在回路中循环时，通过储液器添加葡萄糖酸钙 500～600mg。

9. 启动回路氧合器的通气，FiO_2 21%～100%，持续时间至少 1 分钟，流量通常为 1L/min 或更高。其目的是检查氧合器的气体交换能力，过去称为"粉红试验"，同时使回路中的 CO_2 水平接近患者血气 CO_2 水平。

10. 检测并根据需要校正回路血气。密切关注回路 pH 值、PCO_2、PO_2 和离子钙，以此指导辅助药物的添加和通气量的调整。最好采用床旁血气检测以快速获得结果（如各种品牌的快速血气仪）。

手动检查阀门、接口和保护帽等。每一个 ECMO 制造厂商都会发布预充排气的推荐方法（定期更新），必须严格遵守。预充排气最初是利用重力将回路中的空气排出的。完成后再使用血泵进一步排气。开始为低速，随后逐渐增加速度直至整个回路没有气泡为止。排气的难易程度和速度取决于回路型号。一旦气泡彻底清除，回路必须确保安全：所有阀门必须处于关闭状态并检查是否有泄漏可能。传感器和超声流量监测已经按方向和要求安装。在 ECMO 启动运转之前，应保留排气所用的所有管路以备不时之需[11]。

血管插管

第十二章至第十四章对于呼吸和循环 ECMO

的插管细节进行了详述。通常,一个独立的插管操作车进入现场,车内备有各种插管和接头,不需要耽搁时间就可以提供各种口径和类型的插管。由于超声引导下 Seldinger 技术直接经皮穿刺是 VV-ECMO 置管的常规方法,此技术也越来越多地应用于 VA-ECMO 中,因此超声设备应随时可用。此外,置入双腔颈静脉插管时常使用 X 线透视作为指导。在插管前,应给予肝素负荷量来预防插管和回路的血栓形成[12],标准为单次给药 5 000IU 的普通肝素(儿童为 50～100IU/kg)[13]。插管一旦置入,用盐水充满插管或让血液倒流充盈插管。在股动静脉 VA-ECMO 中使用远端灌注管可以预防下肢缺血的发生。

ECMO 的启动

一旦插管完成,将无菌回路递给术者。使用充满盐水的注射器帮助排出接头处残留空气并将插管和回路连接。ECMO 启动前检查清单应由手术者、麻醉师和灌注师一起完成。检查清单项目应该包括:

- 气源及开始供气。
- 确认预充液温度:必须保持温暖以避免 ECMO 启动后的冷休克导致心律失常。
- 确认连接储液器的自循环管路夹闭。
- 确认血泵的转速,必须将转速设置在设备运转的低限以上以防止血液倒流。

在管路和插管摆放好之后到其被缝线固定之前需要很小心,因为这是最不安全的一段时间,应该由外科团队和回路预充者共同负责。这时候,外科团队在等待放射影像科的结果,以判断插管位置是否合适,同时缝合和处理手术切口。而回路预充人员正在调整流量,启动氧合器通气,观察引流是否充分,压力是否合适,同时还在启动肝素输注。因此,这是最可能发生意外脱管的关键时刻,必须有一个人专门托起管路,维持插管位置。

ECMO 起始流量取决于支持的类型。需要特别注意的是,启动 ECMO 时应该慢,把流量逐渐增加到患者病情能够耐受的程度,有的患者容易发生心肌顿抑。高质量血液预充的回路(如没有高钾血症)、缓慢提升流量和预防性应用葡萄糖酸钙 100mg/kg 等措施,可将这一潜在灾难性并发症的发生率降至最低。还需要通过容量调节或使用葡萄糖酸钙来进一步管理血压。正常的钙离子水平

可以预防心脏的不稳定。在过渡到完全 ECMO 支持的过程中还需要扩张血容量。

去除无菌单后,尽快在插管和管路的连接部位用扎带固定。患者体位摆放好后,管路必须牢固固定以防止意外脱出。

回路中血流启动后应同时启动氧合器通气。不同中心的初始气流量设置不同,但是一个好的气流量启动方法是将气流量设定在与血流量相同或者略低的水平,并在 12 小时或更长时间内缓慢调节,以避免脑血流的快速变化和颅内出血的风险。应该牢记这个气流量的调节目标,并密切监测动脉血气结果。

在体外心肺复苏(extracorporeal cardiopulmonary resuscitation,ECPR)的情况下[14],当 ECMO 开始工作后心肺复苏停止,手术医师用缝合线将管路和插管三点固定,插管必须固定在血管的轴线上防止脱出。同时,ECMO 专家在内科医师的协助下调节患者血流动力学和 ECMO 支持之间的平衡(血容量不足、血管阻力、通气设置)。切开插管时外科医师完成局部止血后关闭切口,护士或住院医师覆盖隔离性的无菌敷料。根据伤口部位是否渗血,选用透明的或者不透明的敷料。防止下肢缺血的远端灌注管应覆盖透明贴膜以便于观测其管路中是否有血栓并防止管路打折(详见第二十三章)。

开始 ECMO 后,应调低患者呼吸机设置[15]。患者在 ECMO 完全支持时,呼吸机只需提供最小支持即可。通常在 ECMO 支持的最初几个小时内,所需要的"肺休息"和"肺开放"通气目标就可以实现。在降低呼吸机设置时应特别注意,呼吸支持条件的迅速降低可能会引起急性肺不张和肺血管阻力急剧增加,从而诱发急性右心功能不全。呼吸机设置因 ECMO 支持类型而异,应该在 ECMO 运行期间每天经讨论后再决定。在需要紧急停止 ECMO 来排除严重并发症时还应有"呼吸机紧急设置"预案来确保患者的安全。

值得注意的是,有的儿科中心在 ECMO 运转稳定后输注血小板,这是因为大多数中心在 ECMO 预充配方中并没有添加血小板,预充液的稀释使得婴幼儿患者血小板较低,但这种情况在成人 ECMO 患者中较少见,因此成人中心通常不需要在插管后使用血小板。

转运准备

EMCO 患者在下级医院插管后就进入转运流

程[16]。外科无菌单取下后,灌注师使用专用装置固定接头部位,使用无纺布可伸缩胶布对大腿侧的管路分别固定。在理想情况下,可以采用一种水平固定系统将管路和探头(Hollister)等固定在患者身上。水箱根据病情和医师团队的建议而定。最终的患者准备工作由灌注师完成,包括在转运过程中保持患者仰卧位。床头抬高不超过 30°;超过 30° 会增加体内管路打折和瘢痕处出血风险。ECMO 管路固定在床上沿腿放置,可以部分盘在患者脚旁。电线绝不能与地面接触。主机放置在床边的车厢上(最好带有制动系统);ECMO 控制面板及患者的监护设备必须可见。手摇泵必须放置在离心泵头附近以便急用时可即刻手动运转 ECMO。所有人员必须熟练掌握紧急手摇驱动急救程序。ECMO 团队的 24 小时值班电话号码应写在 ECMO 主机的一侧。

(翻译:卢安东,校对:杜中涛)

参考文献

1. Combes A, Brodie D, Bartlett R, et al. Position paper for the organization of extracorporeal membrane oxygenation programs for acute respiratory failure in adult patients. Am J Respir Crit Care Med. 2014;190(5):488-496.

2. Daly KJ, Camporota L, Barrett NA. An international survey: the role of specialist nurses in adult respiratory extracorporeal membrane oxygenation. Nurs Crit Care. 2017; 22(5):305-311.

3. Bosarge PL, Raff LA, McGwin J, et al. Early initiation of extracorporeal membrane oxygenation improves survival in adult trauma patients with severe adult respiratory distress syndrome. J Trauma Acute Care Surg. 2016; 81(2):236-243.

4. Frenckner B. Extracorporeal membrane oxygenation: a breakthrough for respiratory failure. J Int Med. 2015; 278(6):586-598.

5. ELSO guidelines, https://www.elso.org/Resources/Guidelines.aspx, Last accessed August 27th 2017.

6. Van Kiersbilck C, Gordon E, Morris D. Ten things that nurses should know about ECMO. Intensive Care Med. 2016;42(5):753-755.

7. Ang AL. Predictors of increased transfusion requirements and optimizing transfusional sup-port in patients on extracorporeal membrane oxygenation (ECMO). ISBT Science Series. 2012; 7(1):89-91.

8. Thiele T, Krüger W, Zimmermann K, et al. Transmission of cytomegalovirus (CMV) infection by leukoreduced blood products not tested for CMV antibodies: a single-center prospective study in high-risk patients undergoing allogeneic hematopoietic stem cell transplantation (CME). Transfusion. 2011; 51(12):2620-2626.

9. MacLaren G, Combes A, Bartlett RH. Contemporary extracorporeal membrane oxygenation for adult respiratory failure: life support in the new era. Intensive Care Med. 2012;38(2):210-220.

10. Short, BL & Williams, L. ECMO Specialist Training Manual. (3rd ed.). Ann Arbor, MI: Extracorporeal Life Support Organization; 2010.

11. Mongero LB, Beck JR, Charette KA. Managing the extracorporeal membrane oxygenation (ECMO) circuit integrity and safety utilizing the perfusionist as the «ECMO Specialist». Perfusion. 2013; 28(6):552-554.

12. Brodie D, Bacchetta M. Extracorporeal membrane oxygenation for ARDS in adults. N Engl J Med. 2012;365(20):1905-1914.

13. Sklar MC, Sy E, Lequier L, Fan E, Kanji HD. Anticoagulation Practices during Venovenous Extracorporeal Membrane Oxygenation for Respiratory Failure. A Systematic Review. Ann Am Thorac Soc. 2016;13(12):2242-2250.

14. Ouweneel DM, Schotborgh JV, Limpens J, et al. Extracorporeal life support during cardiac arrest and cardiogenic shock: a systematic review and meta-analysis. Intensive Care Med. 2016;42(12):1922-1934.

15. Serpa Neto A, Schmidt M, Azevedo LC, et al. Associations between ventilator settings during extracorporeal membrane oxygenation for refractory hypoxemia and outcome in patients with acute respiratory distress syndrome: a pooled individual patient data analysis: Mechanical ventilation during ECMO. Intensive Care Medicine. 2016;42(11):1672-1684

16. Beurtheret S, Mordant P, Paoletti X, et al. Emergency circulatory support in refractory cardiogenic shock patients in remote institutions: a pilot study (the cardiac-RESCUE program). Eur Heart J. 2013;34(2):112-120.

第十二章　VA-ECMO 在成人和儿科患者中的应用

Roberto Lorusso, MD, PhD, *Matteo Di Nardo*, MD, *I-wen Wang*, MD, PhD, *George Makdisi*, MD, MPH, MS

VA-ECMO 在成人中的应用

近 20 年,VA-ECMO 的适应证在发生改变,临床应用也取得了长足发展,成为经过常规方法治疗无效的严重心肺功能衰竭的成人和儿科患者的必备治疗手段[1-5]。随着预后改善、技术改进及临床经验增加,ECMO 支持已变得更加可靠。此外,ECMO 实施往往是争分夺秒,其作为一种决定性的治疗手段来稳定危重患者的病情,而不仅仅是一种抢救措施。在当今心胸外科领域,VA-ECMO 也正逐渐成为非紧急启用的有力工具[6,7]。本章重点介绍这种强有力的救命技术。

VA-ECMO 的适应证

VA-ECMO 的适应证已经从心源性休克的紧急应用延伸到重症监护病房(intensive care unit,ICU)里的长时间使用,如心、肺移植的过渡性治疗(表 12-1)[1-12]。在肺移植患者中,ECMO 也可作为常规心肺转流(cardiopulmonary bypass,CPB)的替代方法。ECMO 也用于移植后早期器官功能障碍的辅助[13-15]。对于高危冠状动脉介入或经导管主动脉瓣置换,VA-ECMO 可以紧急用于不稳定患者的支持,预防性应用可以防止患者血流动力学不稳定[16-21]。VA-ECMO 已经用于肺功能不全患者肺切除术及复杂气道修复/重建患者的术中支持。

尽管 ECMO 用途广泛且使用方便,但它并不适合所有患者。使用 ECMO 前首先需要判断是否有撤机可能,以避免在无效情况下启动 ECMO 或只是简单地延长患者的生存时间。VA-ECMO 的禁忌证见表 12-2。

表 12-1　VA-ECMO 的适应证

VA-ECMO 急诊应用
任何原因引起的心源性休克、严重心力衰竭: 　急性冠状动脉综合征(恢复灌注前即考虑 ECMO 支持,以免发生难治性心脏停搏) 　AMI PCI 治疗后难治性心源性休克 　其他治疗措施无效的心律失常电风暴 　脓毒症伴重度心脏抑制 　心肌炎 　药物过量中毒伴重度心脏抑制 　肺栓塞 　单纯性心脏外伤 　急性过敏反应
心脏手术后:心脏手术后无法脱离体外循环
心肺移植术后:心脏或心肺移植术后原发性移植器官功能不全
慢性心肌病急性发作时 ECMO 用于: 　桥接至更长期的 VAD 支持 　桥接至最终决定 　桥接至心脏移植术
肺衰竭: 　VV-ECMO 不足以完全支持 　合并心、肺功能衰竭
非紧急情况下作为术中支持使用 ECMO
经皮心脏介入治疗的围手术期支持,包括 TAVI、支架植入及其他高危操作
胸部大肿瘤切除术(气管切除术)

注:VA,静脉-动脉;PCI,经皮冠状动脉介入;AMI,急性心肌梗死;VAD,心室辅助装置;VV,静脉-静脉;TAVI,经导管主动脉瓣植入术。

表 12-2　VA-ECMO 的禁忌证

绝对禁忌证
下列病例中,ECMO 属无效治疗,没有撤机可能: 　　心脏不能恢复且无法行心脏移植术或 VAD 终点支持 　　治疗 　　播散性恶性肿瘤 　　已知严重脑损伤 　　严重慢性器官功能障碍(肺气肿、肝硬化、肾衰竭)
无目击者的心脏停搏
长时间没有足够组织灌注的心肺复苏术
未修复的主动脉夹层
严重主动脉瓣关闭不全
依从性问题(患者在经济、认知、精神或社会关系等方面的限制,缺乏社会支持)
妊娠:妊娠妇女妊娠少于 34 周
相对禁忌证
抗凝禁忌
要求无血治疗的患者(拒绝输注血液制品)
肥胖 高龄 主要周围血管病变是外周 VA-ECMO 的禁忌证,但不是中心 VA-ECMO 的禁忌证

注:VA,静脉-动脉;VAD,心室辅助装置。

VA-ECMO 技术

VA-ECMO 从右心房或腔静脉引出血液再输回动脉系统。从概念上讲,VA-ECMO 循环与心脏、肺循环是并联关系,区别于 VV-ECMO 与心脏-肺循环的串联关系。动脉回输管路连接于外周动脉系统如股动脉、腋动脉或颈动脉(图 12-1)。或者,动脉回输管路直接连接于中心的升主动脉(图 12-2)。

对于右心室功能衰竭和低氧血症的患者,可以采用特殊的 ECMO 插管方法进行右心室辅助和改善氧合。在这种情况下,氧合血绕过右心回输到肺动脉(图 12-3A)。有一种单根双腔插管已经商业化,专门用于这个目的,通常插管通过右颈内静脉(right internal jugular vein, RIJV)进入肺动脉(血液从右心房和上腔静脉引流入 ECMO 循环,再直接输入到肺动脉)。也可以使用 2 根静脉插管达到相同的目的:第 1 根(股静脉)将血从右心房引出至 ECMO 回路,第 2 根插管经 RIJV 进入主肺动脉(图 12-3B)。在开胸病例中,可以直接行肺动脉插管。

在急诊或心源性休克的情况下,首选股血管入路(经皮或切开),其可以在床边进行,创伤更小、速度更快,也可以与心肺复苏(cardiopulmonary resuscitation,CPR)同步进行。

并发症

VA-ECMO 是一种有创外科操作,需要复杂的管理、专业的人员和医疗资源,且常伴随有严重的并发症。VA-ECMO 外周置管操作本身有其特定并发症,包括血管穿孔造成出血、动脉夹层、远端缺血、插管位置不正确(如静脉插管误入动脉)或插

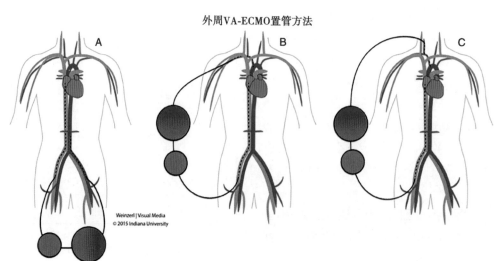

外周VA-ECMO置管方法

Weinzerl | Visual Media
© 2015 Indiana University

图 12-1　外周 VA-ECMO 插管方法,股静脉引流
A. 股动脉;B. 腋动脉;C. 颈动脉灌注。

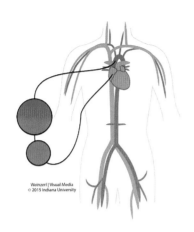

图 12-2　VA-ECMO 中心插管方法

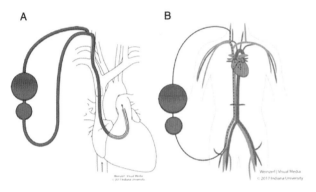

图 12-3　辅助右心室的特殊 ECMO 插管方法
A. 单根双腔插管（插管放置于肺动脉）；B. 双根插管（股静脉和经右颈内静脉的肺动脉插管）。

入部位假性动脉瘤形成。也可能形成淋巴囊肿。总体而言，这些并发症很少发生（<5%）。

对恢复有重大影响的 VA-ECMO 并发症有三个。

1. 左心室扩张和血栓形成。左心室不能排空，加上后负荷增加，可引起心室扩张，心肌缺血和肺水肿的风险很高。正是回路的高流量导致了自体心脏循环的低流量，血液停滞在左心房和左心室内。由此形成的左心房/左心室血栓会明显增加死亡率[31-35]。在理想情况下，应该避免左心室内血流停滞，因为即使充分抗凝，血流停滞时血栓也必然产生。一种方法是维持一定的正性肌力药物支持，促进左心室收缩；另一种方法是左心室减压。外周 VA-ECMO 的左心室减压方法有经皮房间隔造口术、左侧开胸经心尖左心室减压和安装介入式人工心脏（Impella）[36-38]。

2. 经股 VA 插管可引起上半身低氧血症（称为丑角综合征，或南-北综合征）[39-42]。回路内充

分氧合的血液经股动脉逆行灌注主动脉。自身心脏射血顺行选择性灌注冠状动脉、脑部和上肢。VA-ECMO 治疗的新生儿和儿童，因为自身肺功能、容量状况和收缩力等因素，左心室射血可能氧合不良，导致冠状动脉缺氧。脑循环灌注则随心脏功能恢复而恶化（左心室射血增加）。如果仅从下肢甚至左上肢监测氧合情况，心脏和脑部缺氧情况可能被忽视。检测差异性低氧血症时要仔细，需要经常监测右上肢末梢动脉血气。当中心或锁骨下动脉插管时，一般不会出现上半身低氧血症，因为氧合血以顺行方式灌注弓部血管。

3. 动脉插管同侧下肢远端缺血是又一个主要并发症。插管大小、位置，以及潜在的周围血管病变是主要原因。缺血可能导致骨筋膜隔室综合征，发生肌肉坏死、代谢性酸中毒，甚至下肢截肢。可以使用人工血管通过端-侧吻合方式连接到股浅动脉再行动脉插管，避免插管影响远端动脉血供来预防这种并发症。插管时使用逆行或顺行远端灌注导管（distal perfusion catheter，DPC）对腿部远端进行灌注也能显著减少这种并发症的发生。DPC 应该在 ECMO 插管时或随后尽快放置[43-47]。

结果

截至 2017 年 7 月 ELSO 注册数据库显示[48]，超过 83 000 例患者进行了 ECLS 治疗，其中 69% 的患者撤机，55% 的患者出院或转院。大约 28 500 例患者进行了心脏 ECLS，其中新生儿、儿童和成人的生存率分别为 41%、51% 和 41%[48]。ECMO 对 9 000 例以上的患者实施了体外心肺复苏（extracorporeal cardiopulmonary resuscitation，ECPR），新生儿、儿童和成人的出院率分别为 41%、41% 和 28%。

已有风险评分来帮助预测院内 ECMO 患者的预后。来源于 ELSO 注册数据库的难治性心源性休克患者 ECMO 支持生存率预测参数评分表（SAVE 评分表）可能有助于评估成人心源性休克患者使用 VA-ECMO 的早期预后（表 12-3）。

表 12-3　难治性心源性休克患者 ECMO 支持
生存率预测参数评分表（SAVE 评分）[1]

参数	分值/分
急性心源性休克诊断分组（单选或多选）	
心肌炎	3
难治性室性心动过速/心室颤动	2
心脏或肺移植术后	3
先天性心脏病	3
其他导致心源性休克需要 VA-ECMO 支持的病因	0
年龄/岁	
18~38	7
39~52	4
53~62	3
≥63	0
体重/kg	
≤65	1
65~89	2
	0
ECMO 前急性器官功能衰竭（视需要单选或多选）	
肝衰竭	-3
中枢神经系统障碍	-3
肾衰竭	-3
慢性肾衰竭	-6
使用 ECMO 前气管插管时间（小时）	
≤10	0
11~29	-2
≥30	-4
呼吸机吸气峰值压力 ≤20cmH₂O	3
使用 ECMO 前心脏停搏	-2
使用 ECMO 前舒张压 ≥40mmHg	3
使用 ECMO 前脉压 ≤20mmHg	-2
使用 ECMO 前 HCO_3 ≤15mmol/L	-3
所有项目累计分值就是 SAVE 分值	
总分	-35~17

总生存分数	危险分级	生存率（%）
院内生存率危险分级		
>5	Ⅰ	75
1~5	Ⅱ	58
-4~0	Ⅲ	42
-9~-5	Ⅳ	30
≤-10	Ⅴ	18

摘自 Schmidt 等. Eur Heart J,2015;36:2246-2256

VA-ECMO 在新生儿及儿童中的应用

新生儿的 VA-ECMO 应用

　　VA-ECMO 可同时替代心脏和肺脏功能。部分 VA-ECMO 时，来自 ECMO 回路的血液与经肺部回流的左心室搏出血液混合。动脉氧和二氧化碳含量是这两种来源血液（自体肺和人工肺）混合的结果。只有在心脏外科手术室（完全心肺转流），心脏完全引流时才会是完全 VA-ECMO。在新生儿和儿童中，VA-ECMO 主要用于治疗顽固性心力衰竭。由于技术原因不能进行 VV-ECMO 时，VA-ECMO 也可用于治疗呼吸衰竭。当然，呼吸衰竭首选使用 VV-ECMO[49]。VA-ECMO 还应用于：小婴儿，其右颈内静脉无法放置最小的 VV 双腔插管（13F）[50]；新生儿重度肺动脉高压（特别是新生儿先天性膈疝，这也取决于医院的偏好）[51]；新生儿低心排血量；新生儿先天性心脏病术前、术后或者新生儿脓毒症休克需要维持血流动力学稳定。

新生儿及小婴儿的 VA-ECMO 插管

　　每个中心应该有一个基于体重和所需流量的插管选择表。当看到血管后，我们会选择现有的最合适插管[52]。适用于 VA-ECMO 的单腔插管内有弹簧钢丝加强，以避免打折。适于新生儿的动脉插管只有一个端孔，静脉插管有侧孔，可以更好地引流。动脉插管包括 8F（1Fr=0.33mm）和 10F（美敦力产品），2~5kg 体重新生儿需要的静脉插管，大约为 8Fr、10Fr、12Fr、14Fr（美敦力产品）。新生儿最好采用右颈内静脉和颈总动脉插管。左侧颈部插管也可以，但难度较大。因此，我们建议如果右侧血管不能使用，就采用中心插管（胸骨切开术）。颈部插管可以经皮、半切开或全切开。作者的经验是新生儿 VA 插管时使用全切开技术：距锁骨上方约 1cm，近右侧胸锁乳突肌处行 2cm 横切口。我们还建议静脉插管尖端（不透射线）位于膈肌上方 1cm 处，动脉插管插入颈总动脉 3.0~3.5cm。

适应证与禁忌证

　　儿童 VA-ECMO 的主要适应证是心力衰竭，可分为两组：心脏手术和非心脏手术[53]。前者的适应证包括术前稳定循环（新生儿完全性肺静脉异位引流、法洛四联症合并肺动脉瓣缺如综合征、完全性大动脉转位合并顽固性肺动脉高压、三尖瓣下移（Ebstein 畸形）、动脉导管依赖型功能性肺动脉闭锁和肺血管高阻力）；无法脱离体外循环；低心排血量综合征和心脏停搏等。后者的适应证有：心脏停搏、心肌炎、心肌病、肺动脉高压和顽固性心律失常[53-56]。禁忌证列表有所更新。近年来，绝对禁忌证包括不可治愈的恶性肿瘤、多器官衰竭、严重的中枢神经系统损害和非移植候选者。功能性单心室病理状态的患儿不再是 ECMO 的禁忌证，尽管他们出院后生存情况仍然很差[57]。

插管置入

插管技术应根据所需辅助模式、患者体格（一般体重>20kg 可以选用外周通路，但插管前必须用血管超声进行血管口径评估）。对于心脏直视术后失败的患者，通常采用中心插管。需要立即辅助的病例，如 ECPR、心肌炎或心肌病患者的心脏停搏，可以使用 Seldinger 技术或开放性切开动脉、静脉血管来建立外周通路[52]。根据患者需要设定泵流量，以维持有氧代谢（表 12-4）。

表 12-4　根据体重计算的泵流量设定

体重/kg	流量/ml·kg^{-1}·min^{-1}
1.8~3.0	100~200
3~10	100~150
10~15	80~125
15~30	50~100
>30~<50	50~75
>50	60~65

左心减压

有时，没有左心系统减压，心脏功能就无法恢复。左心室不射血时，减压可以保证心肌灌注。在正常生理状态下，心肌灌注发生在舒张期。当左心室不射血时，心腔会充盈，当心腔压力达到心肌灌注压力时，冠状动脉血流停止。在这种情况下，必须进行左心室减压，以促进心脏恢复，避免肺出血和心肌缺血[52]。在新生儿和婴儿中，可使用经皮房间隔造口术或在心脏手术中放置右上肺静脉减压管，以达到左心室减压的目的。

心脏术后 ECMO

新生儿和儿童心脏手术后经常使用 ECMO 支持，有时 ECMO 也用于帮助患儿在不使用大剂量正性肌力药物的情况下脱离心肺转流，另外它还可用于辅助因心室功能障碍、肺动脉高压或顽固性心律失常导致的进行性加重的低心排血量状态[55,57]。心肺转流术后需要 ECMO 的患儿，可以继续使用右心房插管、主动脉插管和左心房引流管。那些术后晚期需要辅助的患儿更倾向于采用右颈部插管，以保持纵隔的完整性。

ECPR

另一个逐渐增加的 ECMO 使用指征是心脏病患者的 ECPR（见第九章），大部分这类患者近期接受过先天性心脏病手术。其他会用到 ECPR 的心脏疾病包括未修复的先天性心脏病、心肌炎和心肌病，以及中毒引起的心血管衰竭[58]。

心肌炎和心肌病

暴发性心肌炎患儿采用 ECMO 治疗可过渡到自身心脏恢复、安装心室辅助装置（ventricular assist device，VAD）或接受心脏移植术[59]。

药物治疗无效的持续低心排血量状态患儿也可从 ECMO 中获益。ELSO 注册数据库显示，60%的儿童心肌炎患者能够成功撤离 ECMO。ECMO 可以成为过渡至心脏恢复或放置 VAD 的临时治疗手段。它仍然是心脏停搏或严重失代偿状态不能耐受胸骨切开安装 VAD 患者的首选临时支持方法。在扩张型心肌病、限制型心肌病、终末期先天性心脏病和移植后慢性移植物功能障碍的患儿中，ECMO 也可作为不可逆性心功能不全的临时性治疗措施，以过渡到患儿接受心脏移植术。在这种情况下，考虑到稳定患者的紧迫性和胸骨切开的耐受程度，更强化了 ECMO 的重要性。但是，如果心脏没有在 7~10 天内恢复，则建议过渡到更持久的支持治疗（如 VAD）。ECMO 运行时间较长的患者，移植后生存率往往较低。

肺动脉高压

最近发表的《2015 年美国心脏协会/美国胸科学会儿童肺动脉高压指南》建议在心脏手术后儿童难治性肺动脉高压的治疗中使用 ECMO。对于不可逆的肺动脉高压（如原发性肺动脉高压）患者，机械支持是有争议的，因为作为肺移植的临时过渡性治疗其生存的可能性极小[60]。

心律失常伴血流动力学损害

在继发心肌炎、心肌病的严重快速心律失常和缓慢性心律失常，或心脏手术后出现交界性心动过速或室性心动过速的患者中，选择性使用ECMO可预防循环衰竭[61]。

（翻译：高宏，校对：杜中涛）

参考文献

1. Makdisi G, Wang IW. Extra corporeal membrane oxygenation (ECMO) review of a lifesaving technology. J Thorac Dis 2015;7(11):E166-167.

2. MacLaren G, Combes A, Bartlett RH. Contemporary extracorporeal membrane oxygenation for adult respiratory failure: life support in the new era. Intensive Care Med 2012;38(2):210-220.

3. Peek GJ, Mugford M, Tiruvoipati R, et al. Efficacy and economic assessment of conventional ventilatory support versus extracorporeal membrane oxygenation for severe adult respiratory failure (CESAR): a multicentre randomised controlled trial. Lancet 2009;374(9698):1351-1363.

4. Cooper DS, Jacobs JP, Moore L, et al. Cardiac extracorporeal life support: state of the art in 2007. Cardiol Young 2007;17(Suppl 2):104-115.

5. Combes A, Leprince P, Luyt CE, et al. Outcomes and long-term quality-of-life of patients supported by extracorporeal membrane oxygenation for refractory cardiogenic shock. Crit Care Med 2008;36(5):1404-1411.

6. Smedira NG, Blackstone EH. Postcardiotomy mechanical support: risk factors and outcomes. Ann Thorac Surg 2001;71(3 Suppl):S60-66; discussion S82-85.

7. Chen YS, Lin JW, Yu HY, et al. Cardiopulmonary resuscitation with assisted extracorporeal life-support versus conventional cardiopulmonary resuscitation in adults with in-hospital cardiac arrest: an observational study and propensity analysis. Lancet 2008;372(9638):554-561.

8. Shin TG, Choi JH, Jo IJ, et al. Extracorporeal cardiopulmonary resuscitation in patients with inhospital cardiac arrest: A comparison with conventional cardiopulmonary resuscitation. Crit Care Med 2011;39(1):1-7.

9. Elsharkawy HA, Li L, Esa WA, et al. Outcome in patients who require venoarterial extracorporeal membrane oxygenation support after cardiac surgery. J Cardiothorac Vasc Anesth 2010;24(6):946-951.

10. Bartlett RH, Gattinoni L. Current status of extracorporeal life support (ECMO) for cardiopulmonary failure. Minerva Anestesiol 2010;76(7):534-540.

11. Aubron C, Cheng AC, Pilcher D, et al. Factors associated with outcomes of patients on extracorporeal membrane oxygenation support: a 5-year cohort study. Crit Care 2013;17(2):R73.

12. Bréchot N, Luyt CE, Schmidt M, et al. Veno-arterial extracorporeal membrane oxygenation support for refractory cardiovascular dysfunction during severe bacterial septic shock. Crit Care Med 2013;41(7):1616-1626.

13. Bittner HB, Binner C, Lehmann S, et al. Replacing cardiopulmonary bypass with extracorporeal membrane oxygenation in lung transplantation operations. Eur J Cardiothorac Surg 2007;31(3):462-467; discussion 467.

14. Gulack BC, Hirji SA, Hartwig MG. Bridge to lung transplantation and rescue post-transplant: the expanding role of extracorporeal membrane oxygenation. J Thorac Dis 2014;6(8):1070-1079.

15. Bermudez CA, Shiose A, Esper SA, et al. Outcomes of intraoperative venoarterial extracorporeal membrane oxygenation versus cardiopulmonary bypass during lung transplantation. Ann Thorac Surg 2014;98(6):1936-1942; discussion 1942-3.

16. Seco M, Forrest P, Jackson SA, et al. Extracorporeal membrane oxygenation for very high-risk transcatheter aortic valve implantation. Heart Lung Circ 2014;23(10):957-62.

17. Husser O, Holzamer A, Philipp A, et al. Emergency and prophylactic use of miniaturized veno-arterial extracorporeal membrane oxygenation in transcatheter aortic valve implantation. Catheter Cardiovasc Interv 2013;82(4):E542-551.

18. Banjac I, Petrovic M, Akay MH, et al. Extracorporeal membrane oxygenation as a procedural rescue strategy for transcatheter aortic valve replacement cardiac complications. ASAIO J 2016;62(1):e1-4.

19. Makdisi G, Makdisi PB, Wang IW. Use of extracorporeal membranous oxygenator in trans-

catheter aortic valve replacement. Ann Transl Med 2016;4(16):306.

20. Arlt M, Philipp A, Voelkel S, et al. Early experiences with miniaturized extracorporeal life-support in the catheterization laboratory. Eur J Cardiothorac Surg 2012;42(5):858-863.

21. Alkhouli M, Al Mustafa A, Chaker Z, Algahtani F, Aljohani S, Holmes DR. Mechanical circulatory support in patients with severe aortic stenosis and left ventricular dysfunction undergoing percutaneous coronary intervention. J Card Surg. 201732(4):245-249.

22. Rinieri P, Peillon C, Bessou JP, et al. National review of use of extracorporeal membrane oxygenation as respiratory support in thoracic surgery excluding lung transplantation. Eur J Cardiothorac Surg 2015;47(1):87-94.

23. Makdisi G, Makdisi PB, Wang IW. New Horizons of non-emergent use of extracorporeal membranous oxygenator support. Ann Transl Med 2016;4(4):76.

24. Woods FM, Nepture WB, Palatchi A, et al. Resection of the carina and main-stem bronchi with the use of extracorporeal circulation. N Engl J Med 1961;264:492-494.

25. Lei J, Su K, Li XF, et al. ECMO-assisted carinal resection and reconstruction after left pneumonectomy. J Cardiothorac Surg 2010;5:89.

26. Spaggiari L, Rusca M, Carbognani P, Contini S, Barboso G, Bobbio P. Segmentectomy on a single lung by femorofemoral cardiopulmonary bypass. Ann Thorac Surg 1997;64(5):1519.

27. Felten ML, Michel-Cherqui M, Puyo P, Fischler M. Extracorporeal membrane oxygenation use for mediastinal tumor resection. Ann Thorac Surg 2010;89(3):1012.

28. Brenner M, O'Connor JV, Scalea TM. Use of ECMO for resection of post-traumatic ruptured lung abscess with empyema. Ann Thorac Surg 2010;90(6):2039-2041.

29. Souilamas R, Souilamas JI, Alkhamees K, et al. Extra corporal membrane oxygenation in general thoracic surgery: a new single veno-venous cannulation. J Cardiothorac Surg 2011;6:52.

30. Oey IF, Peek GJ, Firmin RK, Waller DA. Post-pneumonectomy video-assisted thoracoscopic bullectomy using extra-corporeal membrane oxygenation. Eur J Cardiothorac Surg2001;20(4):874-876.

31. Hlavacek AM, Atz AM, Bradley SM, Bandisode VM. Left atrial decompression by percutaneous cannula placement while on extracorporeal membrane oxygenation. J Thorac Cardiovasc Surg 2005;130(2):595-596.

32. Aiyagari RM, Rocchini AP, Remenapp RT, Graziano JN. Decompression of the left atrium during extracorporeal membrane oxygenation using a transseptal cannula incorporated into the circuit. Crit Care Med 2006;34(10):2603-2606.

33. Guirgis M, Kumar K, Menkis AH, Freed D. Minimally invasive left-heart decompression during venoarterial extracorporeal membrane oxygenation: an alternative to a percutaneous approach. Interact Cardiovasc Thorac Surg 2010;10(5):672-674.

34. Ogawa S, Richardson JE, Sakai T, Ide M, Tanaka KA. High mortality associated with intracardiac and intrapulmonary thromboses after cardiopulmonary bypass. J Anesth 2012;26(1):9-19.

35. Makdisi G, Hashmi ZA, Wozniak TC, Wang I. Left ventricular thrombus associated with arteriovenous extra corporeal membrane oxygenation. J Thorac Dis. 2015;7(11):E552-E554.

36. Avalli L, Maggioni E, Sangalli F, et al. Percutaneous left-heart decompression during extracorporeal membrane oxygenation: an alternative to surgical and transeptal venting in adult patients. ASAIO J 2011;57(1):38-40.

37. Aiyagari RM, Rocchini AP, Remenapp RT, et al. Decompression of the left atrium during extracorporeal membrane oxygenation using a transseptal cannula incorporated into the circuit. Crit Care Med 2006;34(10):2603-2606.

38. Kawashima D, Gojo S, Nishimura T, et al. Left ventricular mechanical support with Impella provides more ventricular unloading in heart failure than extracorporeal membrane oxygenation. ASAIO J 2011;57(3):169-176.

39. Chung M, Shiloh AL, Carlese A. Monitoring of the Adult Patient on Venoarterial Extracorporeal Membrane Oxygenation. Scientific World Journal. 2014;2014:393258.

40. Cove ME. Disrupting differential hypoxia in peripheral veno-arterial extracorporeal membrane oxygenation. Crit Care. 2015;19(1):280.

41. Kinsella JP, Gerstmann DR, Rosenberg AA. The effect of extracorporeal membrane oxygenation on coronary perfusion and regional blood flow distribution. Pediatr Res. 1992;31(1):80-84.

42. Hoeper MM, Tudorache I, Kühn C, et al. Extracorporeal membrane oxygenation watershed. Circulation. 2014;130(10):864-865.

43. Makdisi G, Makdisi T, Wang I-W. Use of distal perfusion in peripheral extracorporeal membrane oxygenation. Ann Transl Med. 2017;5(5):103.

44. Aziz F, Brehm CE, El-Banyosy A, et al. Arterial complications in patients undergoing extracorporeal membrane oxygenation via femoral cannulation. Ann Vasc Surg 2014;28(1):178-183.

45. Cheng R, Hachamovitch R, Kittleson M, et al. Complications of extracorporeal membrane oxygenation for treatment of cardiogenic shock and cardiac arrest: a meta-analysis of 1,866 adult patients. Ann Thorac Surg 2014;97(2):610-616.

46. von Segesser L, Marinakis S, Berdajs D, et al. Prevention and therapy of leg ischaemia in extracorporeal life support and extracorporeal membrane oxygenation with peripheral cannulation. Swiss Med Wkly2016;146:w14304.

47. Lafçi G, Budak AB, Yener AU, Cicek OF. Use of extracorporeal membrane oxygenation in adults. Heart Lung Circ 2014;23(1):10-23.

48. Extracorporeal Life Support Registry Report international summary. Available online: https://www.elso.org/Registry/Statistics/International-Summary.aspx . Accessed on October 8, 2017.

49. Brogan T, Lequier L, Lorusso R, MacLaren G, Peek G. Extracorporeal life support: the ELSO Red Book 5th Edition.

50. Frenckner B, Palmer K, Linden V. Neonates with congenital diaphragmatic hernia have smaller neck veins than other neonates –an alterbative route for cannulation. J Pediatr Surg 2002; 37(6):906-908.

51. Fisher J, Jefferson RA, Kuenzler KA, Stolar CJ, Arkovitz MS. Challenges to cannulation for extracorporeal support in neonates with right-sided congenital diaphragmatic hernia. J Pediatr Surg 2007; 42(12):2123-2128.

52. Peek GJ, Hammond I. Neonatal/pediatric cardiac cannulation, chapter 30 in: Brogan T, Lequier L, Lorusso R, MacLaren G, Peek G. Extracorporeal life support: the ELSO Red Book 5th Edition.

53. Di Nardo M, MacLaren G, Marano M, Cecchetti C, Bernachi P, Amodeo A. ECLS in Pediatric Cardiac Patients. Front Pediatr. 2016;4:109. eCollection 2016.

54. Dalton HJ, Siewers RD, Fuhrman BP, et al. Extracorporeal membrane oxygenation for cardiac rescue in children with severe myocardial dysfunction. Crit Care Med 1993; 21(7):1020-1028.

55. Aharon AS, Drinkwater DC, Churchwell KB, et al. Extracorporeal membrane oxygenation in children after repair of congenital cardiac lesions. Ann Thorac Surg 2001; 72(6): 2095-2101.

56. Booth KL, Roth SJ, Thiagarajan RR, Almodovar MC, del Nido PJ, Laussen PC. Extracorporeal membrane oxygenation support of the Fontan and bidirectional Glenn circulations. Ann Thorac Surg 2004; 77(4): 1341-1348.

57. Chang AC, Wernovsky G, Kulik T, Jonas RA, Wessel DL. Management of the neonate with transposition of the great arteries and persistent pulmonary hypertension. Am J Cardiol 1991; 68(11):1253-1255.

58. Chan T, Thiagarajan RR, Frank D, et al. Survival after extracorporeal cardiopulmonary resuscitation in infants and children with heart disease. J Thorac Cardiovasc Surg 2008; 136(4): 984-992.

59. Asaumi Y, Yasuda S, Morii I, et al. Favourable clinical outcome in patients with cardiogenic shock due to fulminant myocarditis supported by percutaneous extracorporeal membrane oxygenation. Eur Heart J 2005; 26(20): 2185-2192.

60. Abman SH, Hansmann G, Archer SL, et al. Pediatric pulmonary hypertension: Guidelines from the American Heart Association and American Thoracic Society. Circulation 2015; 132 (21): 2037-2099.

61. Walker GM, McLeod K, Brown KL, et al. Extracorporeal life support as treatment of supraventricular tachycardia in infants. Pediatr Crit Care Med 2003; 4(1):52-54.

第十三章　VV-ECMO

L. Mikael Broman,MD,PhD,Scott Wagoner,MBA,RRT

引文

ECMO 最常见的两种置管方法是 VA-ECMO 和 VV-ECMO。VA-ECMO 用于心力衰竭或者心肺衰竭的患者,能将氧合血回输到动脉系统,可提供直接的循环支持。VA-ECMO 提供部分或全部心排血量,这部分内容已经在第十二章中描述。

VV-ECMO 缺乏直接的循环支持,适用于有足够心排血量的难治性呼吸衰竭患者[1-3]。含氧低的血液从右心房或者邻近的上腔静脉和/或下腔静脉引出,通过静脉管路,泵入膜肺氧合后再注入静脉系统。经 ECMO 氧合后的血液和全身静脉血在大静脉、右心房和右心室混合进入肺循环。患者氧输送(D_aO_2)仍然依赖于自身心脏的泵血功能。由于 ECMO 回路输入的血液和患者的静脉血液在肺前混合,因此无论在患者身体的哪个位置测量动脉血气,氧饱和度应该是相同的。两项应用 ECMO 治疗难治性呼吸衰竭的随机对照研究显示,与传统有创机械通气相比,无论是成年人还是新生儿,ECMO 治疗都有更高的出院生存率[4,5]。

ELSO 网站上关于不同年龄组患者中呼吸 ECMO 的指南已经发表,并在不断更新[6]。ELSO 指南中关于本章的内容包括鉴别和管理 VV-ECMO 再循环,以及超声引导 VV-ECMO 建立。

呼吸 ECMO

尽管 VV-ECMO 可能是呼吸衰竭患者支持的首选模式,有些患者仍然有肺血管阻力增加(如原发性或继发性急性呼吸窘迫综合征)并导致右心衰竭的风险。在感染性休克中,细胞因子风暴也会导致双心室衰竭。对于这类患者,在插管和启动 VV-ECMO 之前,超声心动图的评估非常有价值。对于相当大的一部分需要循环支持的患者来说,VA 模式更加适合。使用 VV-ECMO 支持的感染性休克患者死亡风险偏高,很多患者后期由于病情需要转为 VA 模式(未正式出版的数据)。因此只进行 VV-ECMO 的医疗单位应该与能接收这类复杂患者的医疗中心保持紧密合作。

ECMO 回路操作

用于 VV-ECMO 的回路通常没有 VA-ECMO 回路那么复杂,可能不需要桥接短路(一个较细的动静脉短路连接,靠近膜肺接口处)[7]。

为了维持足够的氧合,ECMO 血流量(Q_{EC})通常在新生儿为 $100\sim150ml/(kg \cdot min)$,儿童为 $80\sim120ml/(kg \cdot min)$,成人则 $>2L/min$[相当于 $50\sim80ml/(kg \cdot min)$],以达到 $75\%\sim85\%$ 的 S_aO_2[8,9]。因此,其插管口径与体外二氧化碳清除(extracorporeal carbon dioxide removal,ECCO_2R,详见第十五章)的 $10ml/(kg \cdot min)$ 血流量所需的插管口径有很大的不同。

表 13-1 显示了 VV-ECMO 患者不同生理改变和 ECMO 流量改变后血氧饱和度的变化特征,以及解释和管理这些情况的方法。

表 13-1　VV-ECMO 临床表现

动脉血氧饱和度	头端的静脉血氧饱和度	静脉血氧饱和度	解释	处理
升高	增加或不变	升高或不变	患者好转	减低 ECMO 血流
下降	下降或不变	下降或不变	病情恶化	检查插管位置和泵流量,尝试增加流量

续表

动脉血氧饱和度	头端的静脉血氧饱和度	静脉血氧饱和度	解释	处理
下降	不变但是流速下降	升高	再循环增加,多是由于头端导管的血流速下降	评估导管位置,调整头部位置,增加或撤出肩垫,轻柔地牵拉插管
下降	下降或者不变,流速正常	升高	再循环增加,多是由于导管位置变化	评估心排血量及插管位置,考虑输入容量
下降或不变	升高伴随流速升高	不变	通气不足,$PaCO_2$ 增加	检查动脉血气,调节气流量或氧浓度。如果试行撤离 ECMO (回路通气关闭),则调节呼吸机参数
不变	下降伴随流速下降	升高	过度通气,$PaCO_2$ 下降	检查动脉血气,调节气流量或氧浓度。如果试行撤离 ECMO (回路通气关闭),则调节呼吸机参数
下降伴随血压下降、心率加快	下降伴随流速下降	升高	担心心排血量下降	如果脉压下降,考虑张力性气胸或者心脏压塞

注:氧饱和度来自患者动脉和静脉($SPREO_2$,血样从 ECMO 回路引流端获取),或从头侧静脉留置导管中获取(静脉血流和饱和度从颈内静脉导管获取,该导管位于主要引流插管的血管切开处头侧的颈内静脉腔中)。本表根据亚特兰大儿童保健院(Children's Healthcare of Atlanta)的 ECMO 培训手册中的相应表格修改而成。

插管方法

VV-ECMO 外周径路的插管方法和 VA-ECMO 相同,均为改良的 Seldinger 技术或经皮切开技术插管[10]。经皮切开技术插管先是切开皮肤暴露血管,然后采取 Seldinger 穿刺法或者直接切开血管置管。无论是插管还是拔管都希望尽可能减少资源浪费和操作中患者的风险,所以经皮穿刺插管方法是首选[11]。

经皮穿刺插管方法在 VV-ECMO 中比在 VA-ECMO 中更常用。然而,从儿科、新生儿重症监护病房(intensive care unit,ICU)或者心脏外科病房发展而来的医疗中心更习惯于采取半切开或全切开的外科方法插管。自从 H1N1 在全球范围内流行和 CESAR 研究结果的问世[4],越来越多的成年患者开始接受 VV-ECMO 治疗[12]。成年呼吸系统疾病患者多在 ICU 接受治疗,而在 ICU 工作的医师更熟悉经皮穿刺插管的方法,因为置入一个类似于 ECMO 插管的更大尺寸的中心静脉导管很容易实施[11]。ECMO 插管的目的是引流出含氧量最低的血液,这是获得最大氧输送的关键所在,然后就要依靠氧合器的效能、血液中血红蛋白含量、ECMO 流量和管路的再循环率。回输插管位置应该尽量减少再循环,尽可能避免回流到氧合最差的血液中去。

插管的选择

为了最大限度提高氧输送,VV-ECMO 应该尽可能引流含氧量最低的血液,并尽量减少再循环。可以通过两根或多根单腔插管(single lumen cannulae,SLC)或一个双腔插管(dual lumen cannulae,DLC)完成。最常选择的插管位置是右颈内静脉和股静脉。DLC 通常选择右颈内静脉,并通过透视或超声引导以保证插管安全并位置正确。不同的 DLC 设计上有区别,可以只放置于右心房,也可以采用双腔静脉插管设计,从下腔静脉和上腔静脉引流出静脉血,再将氧血泵入右心房并朝向三尖瓣,以最大限度减少再循环(图 13-1)。腔房 DLC 设计成通过近端引流孔和尖端引流孔同时从上下腔静脉引流血液,回流口在右心房内且朝向三尖瓣。常见的腔房 DLC 通过右颈内静脉置入,但是有一些设计可以通过股静脉置入。近期设计出一种置入心房-肺动脉的插管,其本质上是一种 DLC,用于呼吸支持和右心室 VA 支持。SLC 的常见配置有股-股、股-颈、上腔静脉/右心房-股静脉或者右心房-股静脉(图 13-1)。

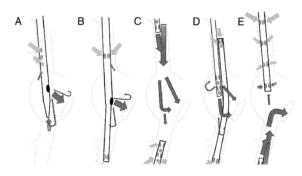

图13-1 VV-ECMO采用不同的插管、配置和插管位置的示例

箭头指示的是血流方向及对这些插管可能引起的再循环现象的图解。A. 腔房DLC；B. 双腔静脉DLC；C. 两根SLC的股静脉-颈静脉配置；D. 双腔静脉股静脉-颈静脉SLC配置（血流模式类似于双腔静脉DLC）；E. 心房-股静脉的SLC配置。

混合模式：在引流不足的情况下，可能会用到两根引流插管，也就是VVV-ECMO。在这种配置下，最有效且再循环率最小的是"股静脉-颈静脉-右心房"的转流方式，类似于双腔静脉DLC的血流动力学模式。有的中心还在第一根颈静脉插管的远端朝向头侧再增加一根静脉插管。这根头侧插管专门引流颅内静脉血，防止颅内静脉血液瘀滞和血栓形成[13]。

再循环

由于VV-ECMO将静脉血引流出来氧合为动脉血后再重新泵入静脉系统，一部分血液始终存在再循环的风险。再循环是指一部分氧合血没有进入患者体内而直接又进入了ECMO循环，或者ECMO循环中一定比例的血液再次进入ECMO循环管路，这部分血液对患者的氧合是没有任何作用的，叫作再循环部分（recirculation fraction, Rf）。影响Rf的主要因素包括泵的流量、插管的位置和设计、心排血量和血管内容量[14-18]。

临床上很难评估ECMO的再循环量[18]。文献报道的Rf差异很大，从2%～60%不等[18-24]。在ICU可以用一些替代方法粗略地评估氧合情况（中心静脉氧饱和度$S_{CV}O_2$，混合静脉血氧饱和度S_VO_2），但是在VV-ECMO时，这些参数都不可靠，主要是因为：Rf会干扰测量值。不过上述指标的趋势可能具有一定指导意义。

Rf的测量可以用一个传统公式来计算[14,15,25,26]（公式1）。

$$公式1：Rf = \frac{S_{PRE}O_2 - S_VO_2}{S_{POST}O_2 - S_VO_2}$$

$S_{PRE}O_2$是氧合器前的饱和度，$S_{POST}O_2$是氧合器后的饱和度，S_VO_2是混合静脉血的饱和度。测定Rf的难点在于如何获得真实的S_VO_2[15,27]。有三种方法可以估算S_VO_2：①"S_VO_2法"，停止氧合器通气，当$S_{PRE}O_2$等于$S_{POST}O_2$时，这个值就是S_VO_2的，但不推荐用于极度重症的ECMO患者。②"CVL（central venous line）法"，用一条中心静脉导管置于上腔静脉下段，取血样测定$S_{CV}O_2$来代替S_VO_2。这两种方法都是用传统公式来计算（公式1）Rf。③超声稀释技术（ultrasound dilution technology, UDT），可以测量VV-ECMO的Rf[15,28,29]，并可改善临床实践[18]。

从ECMO的总血流量（Q_{EC}）减去再循环的部分，就是真正提供给患者氧合血量，即有效血流量（Q_{EFF}）（公式2）。

$$公式2：Q_{EFF} = Q_{EC}(1-Rf)$$

在VV-ECMO的过程中，如果$S_aO_2 > 75\% \sim 80\%$就认为是足够的[8,9]。再循环血量的增加会减少Q_{EFF}，但可以通过增加ECMO流量来弥补。然而，泵流量越大再循环量也会越大。当Q_{EC}超过患者自身的心排血量时，再循环增加，而总氧输送下降（图13-2）[18,29]。

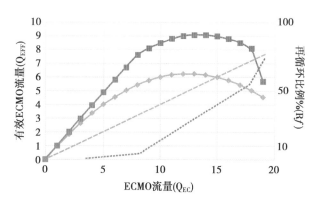

图13-2 VV-ECMO情况下再循环对有效血流量的影响

细蓝线显示的是理想情况下的再循环率曲线（%，Rf，右侧Y轴），（◆）蓝线表示其相应的有效ECMO流量（Q_{EFF}）数值对应在左侧Y轴。特别提醒：同一例患者在不同时间段可能会有不同的Rf曲线，实际的Rf曲线还要受其他因素影响。点状棕色线是另一个Rf曲线，及其相应的Q_{EFF}曲线（■）。注意，随着泵流量增加，再循环量增加，有效泵流量开始从增加到平坦，最后下降。

溶血：引流管口局部负压增加，当血液通过窄小的引流孔、插管发生抖动（吸引力作用于血管壁）及在离心泵叶片的边缘、管路内气穴/气泡形成时,红细胞都可能会受到剪切力的作用,导致溶血的发生[12,30,31]。由于红细胞破坏产生的游离血红蛋白会清除血管内皮产生的 NO,NO 与游离血红蛋白的结合能力是 NO 与红细胞内血红蛋白结合能力的 1 000 倍[32]。在微循环中,NO 活性的下降会促进炎症反应、凝血发生和血管收缩[32-35]。因此,为了减少溶血和凝血激活,必须将再循环率维持在最低水平。

脱机

在成功治疗原发病后,一旦潮气量开始升高就应该开始考虑脱离 VV-ECMO。只有肺脏的恢复情况需要评估。呼吸机设定通常比较柔和(肺保护策略)。随着肺功能的改善,ECMO 支持已经在几天内逐步降低。肺部改善的最初标志是 CO_2 清除能力的提高而不是氧合能力的提高。有几种方法来实施 VV-ECMO 脱机[36]。举例来说,ELSO 成人脱机指南建议逐步降低 Q_{EC} 到 1L/min 同时维持氧合器通气氧浓度在 100%,或者逐步下调 Q_{EC} 到 2L/min 同时降低氧合器通气氧浓度以维持 $SaO_2 > 95\%$。当 SaO_2 在这种设定情况下也能保持稳定,则夹闭 ECMO 通气管路,同时维持呼吸机参数不变。如果 $PaO_2 > 95mmHg$,$PaCO_2 < 50mmHg$ 维持至少 1 小时,且没有出现呼吸困难加重或者其他呼吸窘迫的表现时,可以考虑 ECMO 脱机。

另一种脱机程序基于呼吸生理[36]。测定氧合器前后血气的 pCO_2 值。将氧合器的通气流量调节到该型号氧合器所需通气量的最低值,如果氧合器前后的 pCO_2 大致相等(小于 2.5~3.0mmHg),说明患者自身肺脏功能可以清除几乎全部机体产生的 CO_2。如果 CO_2 的压力差过高,额外在氧合器通气中加入 CO_2,逐步将 CO_2 浓度增加到 5%[减少呼吸膜(即 CO_2 透析膜)两侧的弥散梯度]。观察患者情况,如果氧合器前后 CO_2 的压差基本平衡,患者没有呼吸窘迫表现,而且 FiO_2 在合适的范围,就可以试行脱机了。

小结

VV-ECMO 是重度呼吸衰竭的基本支持模式。虽然大多数病例主要表现为缺氧,但其病理生理学改变却是多方面的,即氧合和通气都是异常的。一些儿童和成人重度呼吸衰竭也会对心脏产生影响,

可能是由于继发性右心室做功增加,也可能是细胞毒性影响到全心功能。在这些情况下,应该从一开始就考虑 VA-ECMO。

VV-ECMO 存在再循环,会降低患者呼吸支持的效率。这种情况在某种程度上可以通过增加 Q_{EC} 来补偿,但是血流量越大,溶血的可能性就越大,而且引起的并发症发生率,甚至是死亡率会更高。因此目标就是尽可能将再循环量维持在最低水平,同时监测血浆游离血红蛋白含量。

(翻译:王胜昱;校对:贺子剑)

参考文献

1. Marasco SF, Lukas G, McDonald M, McMillan J, Ihle B. Review of ECMO (extracorporeal membrane oxygenation) support in critically ill adult patients. Heart Lung Circ. 2008;17 Suppl 4:S41-S47.
2. Rehder KJ, Turner DA, Cheifetz IM. Use of extracorporeal life support in adults with severe acute respiratory failure. Expert Rev Respir Med. 2011;5:627-633.
3. Park PK, Napolitano LM, Bartlett RH. Extracorporeal membrane oxygenation in adult acute respiratory distress syndrome. Crit Care Clin. 2011;27(3):627-646.
4. Peek GJ, Mugford M, Tiruvoipati R, et al. Efficacy and economic assessment of conventional ventilatory support versus extracorporeal membrane oxygenation for severe adult respiratory failure (CESAR): a multicentre randomised controlled trial. Lancet. 2009;374(9698):1351-1363.
5. UK Collaborative ECMO Trial Group. UK collaborative randomised trial of neonatal extracorporeal membrane oxygenation (ECMO Trial). Lancet 1996; 348(9020):75-82.
6. ELSO Guidelines. Extracorporeal Life Support Organization, Ann Arbor, MI, USA. https://www.elso.org/Resources/Guidelines.aspx. Accessed April 17, 2018.
7. Conrad SA, Broman LM, Taccone FS, et al. The Extracorporeal Life Support Organization Maastricht Treaty for Nomenclature in Extracorporeal Life Support: A Position Paper of the Extracorporeal Life Support Organization. Am J Respir Crit Care Med. 2018.
8. ELSO Guidelines for Cardiopulmonary Extracorporeal Life Support, Extracorporeal Life Support Organization, Version 1.4 August 2017

Ann Arbor, MI, USA.

9. Rich PB, Awad SS, Crotti S, Hirschl RB, Bartlett RH, Schreiner RJ. A prospective comparison of atrio-femoral and femoro-atrial flow in adult venovenous extracorporeal life support. J Thorac Cardiovasc Surg. 1998;116(4):628-632.

10. Seldinger SI. Catheter replacement of the needle in percutaneous arteriography: a new technique. Acta Radiologica. 1953;39(5):368-376.

11. Conrad SA, Grier LR, Scott LK, Green R, Jordan M. Percutaneous cannulation for extracorporeal membrane oxygenation by intensivist: a retrospective single-institution case series. Crit Care Med. 2015;43:1010-1015.

12. Annich GM, Lynch WR, MacLaren G, Wilson JM, Bartlett RH. ECMO Extracorporeal Cardiopulmonary Support in Critical Care. 4th ed. United States of America: Extracorporeal Life Support Organization; 2012.

13. Pettignano R, Labuz M, Gauthier TW, Huckaby J, Clark RH. The use of cephalad cannulae to monitor jugular venous oxygen content during extracorporeal membrane oxygenation. Crit Care. 1997;1(3):95-99.

14. Heard M, Davis J, Fortenberry J. Principles and practice of venovenous and venoarterial ECMO. In: ECMO Specialist Training Manual 3rd ed. Extracorporeal Life Support Organization, Ann Arbor, MI, USA; 2010:59-75.

15. van Heijst AF, van der Staak FH, de Haan AF, et al. Recirculation in double lumen catheter venovenous extracorporeal membrane oxygenation measured by an ultrasound dilution technique. ASAIO J. 2001;47(4):372-376.

16. Körver EP, Ganushchak YM, Simons AP, Donker DW, Maessen JG, Weerwind PW. Quantification of recirculation as an adjuvant to transthoracic echocardiography for optimization of dual-lumen extracorporeal life support. Intensive Care Med. 2012;38(5):906-909.

17. Broman LM, Hultman J. Double lumen catheter placement during VV ECMO in an infant with persistent left superior vena cava-important considerations. ASAIO J. 2014;60(5):603-605.

18. Palmér O, Palmér K, Hultman J, Broman LM. The influence of cannula design on recirculation during venovenous extracorporeal membrane oxygenation. ASAIO J. 2016;62(6):737-742.

19. Bonacchi M, Harmelin G, Peris A, Sani G. A novel strategy to improve systemic oxygenation in venovenous extracorporeal membrane oxygenation: the "chi-configuration". J Thorac Cardiovasc Surg. 2011;142(5):1197-1204.

20. Lindstrom SJ, Mennen MT, Rosenfeldt FL, Salamonsen RF. Quantifying recirculation in extracorporeal membrane oxygenation: a new technique validated. Int J Artif Organs. 2009;32:857-863.

21. Wang D, Zhou X, Liu X, Sidor B, Lynch J, Zwischenberger JB. Wang-Zwische double lumen cannula-toward a percutaneous and ambulatory paracorporeal artificial lung. ASAIO J. 2008;54:606-611.

22. Lin TY, Horng FM, Chiu KM, Chu SH, Shieh JS. A simple modification of inflow cannula to reduce recirculation of venovenous extracorporeal membrane oxygenation. J Thorac Cardiovasc Surg. 2009;138:503-506.

23. Clements D, Primmer J, Ryman P, Marr B, Searles B, Darling E. Measurements of recirculation during neonatal venovenous extracorporeal membrane oxygenation: clinical application of the ultrasound dilution technique. J Extra Corpor Technol. 2008;40:184-187.

24. Broman M, Frenckner B, Bjällmark A, Broomé M. Recirculation during venovenous extracorporeal-membrane-oxygenation – a simulatory study. Int J Artif Organs. 2015;31(1):23-30.

25. Linton R, Turtle M, Band D, O'Brien T, Jonas M. In vitro evaluation of a new lithium dilution method of measuring cardiac output and shunt fraction in patients undergoing venovenous extracorporeal membrane oxygenation. Crit Care Med. 1998;26(1):174-177.

26. Sreenan C, Osiovich H, Cheung PY, Lemke RP. Quantification of recirculation by thermodilution during venovenous extracorporeal membrane oxygenation. J Pediatr Surg. 2000;35(10):1411-1414.

27. Walker JL, Gelfond J, Zarzabal LA, Darling E. Calculating mixed venous saturation during veno venous extracorporeal membrane oxygenation. Perfusion. 2009;24(5):333-339.

28. Walker J, Primmer J, Searles BE, Darling EM. The potential of accurate SvO2 monitoring during venovenous extracorporeal membrane oxygenation: an in vitro model using ultrasound dilution. Perfusion. 2007;22(4):239-244.

29. Darling EM, Crowell T, Searles BE. Use of dilutional ultrasound monitoring to detect changes in recirculation during venovenous extracorporeal membrane oxygenation in swine. ASAIO J. 2006;52(5):522-524.

30. Yasuda T, Funakubo A, Fukui Y. An investigation of blood damage induced by static pressure during shear rate conditions. Artif Organs. 2002;26(1):27-31.

31. Toomasian JM, Bartlett RH. Hemolysis and ECMO pumps in the 21st Century. Perfusion. 2011;26(1):5–6.

32. Liu X, Miller MJ, Joshi MS, Sadowska-Krowicka H, Clark DA, Lancaster JR Jr. Diffusion-limited reaction of free nitric oxide with erythrocytes. J Biol Chem. 1998;273(30):18709-18713.

33. Ulatowski JA, Nishikawa T, Matheson-Urbaitis B, Bucci E, Traystman RJ, Koehler RC. Regional blood flow alterations after bovine fumaryl beta beta-crosslinked hemoglobin transfusion and nitric oxide synthase inhibition. Crit Care Med. 1996;24(4):558-565.

34. Vogel WM, Dennis RC, Cassidy G, Apstein CS, Valeri CR. Coronary constrictor effect of stroma free hemoglobin solutions. Am J Physiol. 1986;251(2:2):H413-H420.

35. Vaughn MW, Kuo L, Liao JC. Effective diffusion distance of nitric oxide in the microcirculation. Am J Physiol. 1998;274(5:2):H1705-H1714.

36. Broman LM, Malfertheiner MV, Montisci A, Pappalardo F. (Review) Weaning from veno-venous extracorporeal membrane oxygenation: how I do it. J Thorac Dis. 2017.

第十四章　成人 ECLS 的特殊配置

Vincent Pellegrino,*MBBS*,*FCICM*,*Jan Bĕlohlávek*,*MD*,*PhD*

引文

许多需要 ECLS 支持的严重心脏和呼吸衰竭的患者,常规的 VV-ECMO 或 VA-ECMO 难以实现全面支持,因此有必要对回路进行修改,同时还要理解修改后的回路与自体循环系统的相互作用。本章介绍了一些非常规 ECLS 适用的临床境况并明确了其术语命名原则,同时介绍了这些非标准 ECLS 的可能配置和相应的生理学基础。过去对 ECLS 的配置方式缺乏一致的定义和专业术语,影响了 ECLS 支持的分类。

定义和术语

ELSO 最近对 ECLS 和 ECMO 提出了以下定义。

ECLS:体外治疗的总称,指采用带泵的体外回路对存在各种心脏和/或肺衰竭表现的患者进行支持治疗。

ECMO:体外回路至少包含血泵、人工肺和血管插管,利用该回路提供氧和二氧化碳交换,其血流量要足以支持患者氧合,同时促进二氧化碳排出。

因此,ECLS 是一个宽泛的术语,包括 ECMO 和其他形式的体外生命支持(有或没有人工肺),ECMO 必须包括人工肺。

本章主要从生理学角度来描述 ECLS 支持的分类。血液从循环系统中引流的位点和回输的位点,决定了 ECLS 支持生理学,也定义了 ECLS 的模式。这些位点(4 个)是:体循环静脉系统(包括右心房)、体循环动脉系统、左心和肺动脉。例如:VV-ECMO 和 VPA-ECMO 被认为是呼吸衰竭支持的两种模式,因为它们将氧合血回输到循环系统的不同位点,并提供不同的生理支持。

对于给定的任何 ECLS 支持模式,引流位点和回输位点都有多种选择。因此每一种模式都有多种可能的配置方法,具体由插管位置、插管种类和插管末端所处的位置决定。表 14-1 列出了标准 ECLS 和 ECMO 模式的一些可能的配置方式。

复合型 ECLS 模式涉及多种 ECLS 同时应用。例如:VVA-ECMO(静脉-静脉-动脉)由 VV-ECLS 和 VA-ECLS 的复合构成,回路将血液从静脉系统引出,回输到体循环静脉和动脉系统[1]。在同时存在心肺衰竭,而且自体心排血量还部分存在的患者中,VVA-ECMO 同时提供了肺脏支持(VV 部分)和心脏支持(VA 部分)。需要复合支持模式的患者通常并发症发生率和死亡率更高[2]。

表 14-1　标准 ECLS 模式和配置

心脏支持 ECLS 模式			呼吸支持 ECLS 模式	
VA-ECMO	LA-ECLS LA-ECMO	VPA-ECLS	VV-ECMO	VPA-ECMO
外周插管模式 引流端: 1. 右心房(股静脉) 2. 右心房(颈静脉) 回输端: 1. 主动脉远端(股动脉) 2. 主动脉远端+远端灌注导管(股动脉+远端灌注导管) 3. 锁骨下动脉	外周插管模式 引流端: 左心房(股静脉) 回输端: 1. 主动脉远端(股动脉) 2. 主动脉远端+远端灌注导管(股动脉+远端灌注导管) 3. 锁骨下动脉	外周插管模式 引流端: 1. 右心房(颈静脉) 回输端: 2. 肺动脉(颈静脉)	外周插管模式 1. 静脉-右心房(股静脉-股静脉) 2. 静脉-右心房(股静脉-颈静脉) 3. 静脉+静脉-右心房(股静脉+颈静脉-股静脉) 4. 静脉+静脉-右心房(双腔颈静脉插管)	外周插管模式 右心房-肺动脉(颈静脉-颈静脉)

续表

心脏支持 ECLS 模式			呼吸支持 ECLS 模式	
VA-ECMO	LA-ECLS LA-ECMO	VPA-ECLS	VV-ECMO	VPA-ECMO
中心插管模式 引流端： 1. 右心房（经胸骨） 2. 右心房（经隧道） 回输端： 1. 升主动脉（人工血管侧支） 2. 双侧颈动脉（人工血管侧支） 3. 锁骨下动脉（人工血管侧支）	中心插管模式（经胸骨或隧道） 引流端： 1. 左心房 2. 右上肺静脉 3. 左心室（经胸骨或开胸） 回输端： 1. 升主动脉 2. 主动脉远端 3. 锁骨下动脉 4. 双侧颈动脉	中心插管模式 引流端： 1. 右心房 回输端： 2. 肺动脉（人工血管侧支）		

需要复合型 ECLS 的常见临床状况

常常会出现一些临床状况，标准模式的 ECLS 配置不能充分支持患者。成功的 ECLS 支持需要根据病情的变化及时转换支持模式[3]。对于以下每一种临床情况，本章都描述了其共同的病理特征、重要的生理学关注点及有效的 ECLS 模式。

急性呼吸衰竭合并心力衰竭

在这种病理条件下，单纯的 VV-ECMO（同时使用正性肌力药物）不能提供足够的心脏支持，而 VA-ECMO 模式（外周插管）由于肺内分流的存在又会发生严重的差异性低氧血症，因此也很难提供充分的支持，所以需要非标准的 ECLS 模式[2]。这些患者常见的病理状态还包括肺炎综合征、继发于左心室或右心室衰竭的重症肺炎、严重的细菌性脓毒症、病毒感染（如汉坦病毒心肺综合征）、心脏停搏患者合并严重肺水肿、急性二尖瓣关闭不全及肺移植后心脏和呼吸衰竭。

在这些情况下选择 ECLS 支持模式时必须考虑到的生理学重点包括：

- 由于自体肺内大量的分流和氧合功能不全，自体心输出血液（来自左心室）缺氧，在外周型 VA-ECMO 的支持下，这些缺氧血液优先灌注冠状动脉和大脑。差异性低氧血症的严重程度必须通过测量远离 VA-ECMO 回流部位（如右手）的动脉氧分压来评估。

- 启动 VA-ECMO 后，由于左心室前后负荷的改变，脉压变小，左心室射血量下降，从而缓解因左心室射血导致的氧输送不足。

- 随着心脏功能的恢复，差异性低氧血症会加重，这可能提示 VA-ECMO 脱机或转换为 VV-ECMO。

- VVA-ECMO 同时提供的呼吸和心脏支持，严重依赖于自体心脏功能的部分维持。当心功能完全丧失时，回流到静脉循环系统的血液只不过是再循环而已。因此，在心脏射血很少或迅速下降的情况下，不应实施 VVA-ECMO（图 14-1）。回输到动脉系统和静脉系统血流量的分配可使用管钳控制静脉回输管路来调节。总体而言，脉压越大，回输到静脉系统的血流比例应该越大。

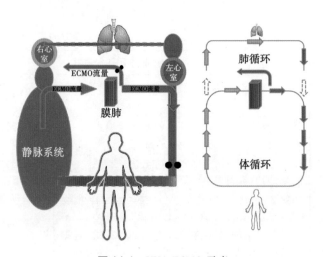

图 14-1　VVA-ECMO 示意

在没有自体心脏输出血流的情况下,氧合器后回输到静脉系统的血流只是再循环,不会有任何好处。

这种临床情况的其他支持选择包括:

- 在 VV-ECMO、安全肺通气、正性肌力药物和容量支持下,进行性循环衰竭是立即转换为可提供循环支持的 ECLS 模式的重要指征,如 VA-ECMO 或 VVA-ECMO。
- 中心插管的 VA-ECMO 模式优先提供头侧灌注,可能足以缓解差异性低氧血症,可供外科插管选择的动脉插管位点包括锁骨下动脉、无名动脉和近端主动脉(需要胸骨切开)。
- 如果存在患者能够耐受和药物治疗能够纠正的差异性低氧血症时,可以选择外周 VA-ECMO 模式。
- VVA-ECMO 复合模式,可以一开始就使用,也可以从标准 ECMO(VA 或 VV)启动后再转换过来。

VV-ECMO 期间低氧血症

VV-ECMO 支持严重肺疾病时,尽管 ECMO 回路功能正常,仍可能发生低氧血症。

- 由于疾病种类、年龄和发热等影响,患者存在高心排血量和高氧耗量。目前成人膜肺每分钟最多能完成 7L 缺氧血液的氧合。
- ECMO 插管原因造成过高的再循环率,这种情况下,由于回输插管位置不佳,大量回输血液再次进入到 ECMO 回路中,造成回路静脉血氧饱和度过高(>70%),多见于回输插管尖端过于靠近引流插管,或者在双腔静脉插管的情况下,回输口背向三尖瓣口。
- 引流插管位置不当导致回路血流量降低,在这种情况下,静脉塌陷("抖管")影响了整个 ECMO 的流量,患者氧输送下降,多见于股静脉引流插管位置过低,其尖端处于下腔静脉口下方,或者双腔静脉插管的远端引流口位于肝静脉内。
- VV-ECMO 插管位置良好,由于患者因素造成回路流量不足,这些因素包括呼吸做功过高(吸气负压)、激越、咳嗽、全身容量不足、血管内低血容量或自身心排血量差。

在存在大量肺内分流的情况下,患者的动脉血氧饱和度主要取决于有多大比例的体循环回流的缺氧静脉血被引流到 VV-ECMO 回路内[4]。从腔静脉引流,再回输到右心房(腔-房血流模式),可提

高回路对缺氧血的引流和氧输送[5]。改善动脉血氧饱和度的方法依赖于病因,可能包括以下方面[6]:

- 在高耗氧且 VV-ECMO 血流量良好的情况下:强化镇静、镇痛、应用巴比妥酸药物或降温,使用 β 受体抑制剂降低心排血量等方法降低氧耗。
- 考虑将支持模式从 VV-ECMO 转换为 VA-ECMO 或 VVA-ECMO,但很少需要这样做。
- 如果回路流量很高,再循环量不高,一定程度的低氧血症通常也可以耐受。
- 调整 VV-ECMO 回路,重新定位插管位置,确保引流端口和回输端口之间有足够的间隔,以减少再循环。
- 如果因为远端静脉引流插管导致回路流量不足,可增加一根引流插管形成上下腔静脉同时引流(VVV-ECMO)来提高回路流量。

左心室扩张

对于重度心力衰竭患者,外周 VA-ECMO 辅助是一种可快速展开的短期支持手段,可以避免低灌注导致的终末靶器官损害,为可逆性心力衰竭的恢复或不可逆性心力衰竭治疗方案的全面评估争取时间。在多数情况下,VA-ECMO 可以降低右心室负荷进而降低左心室负荷,但在某些情况下,VA-ECMO 本身也会增加左心室和肺循环的总负荷,这时需要一点干预来改变支持模式[7]。

VA-ECMO 支持导致左心室超负荷的情况如下(表 14-2)。

- 右心室功能相对较好而左心室功能严重不全(如左冠状动脉供血区广泛梗死,急性二尖瓣或主动脉瓣反流),在这种情况下,以牺牲体循环为代价的肺循环负荷是降低的,肺水肿的治疗效果(高呼气末正压通气和低平均动脉压目标)较好,体外回路功能也能维持,但是如果没有密切监测和积极管理,左心室后负荷会逐渐增加。
- 对于合并主动脉瓣反流的无搏动或搏动很小的心脏(图 14-2),在这种情况下,左心室充盈直接由体外回路的血流驱动,心脏和肺循环负荷迅速增加,体外回路的功能不能维持,需要紧急转换支持模式。

表 14-3 列出了许多可以用于左心室减压和心脏支持的机械方法。这种支持方法的详细阐述不在本章阐述的范围内。一般来说,创伤越小,成本效益越高,患者管理越安全,越能在具体工作中及时启用,这种支持方法就是最好的支持方法。

表 14-2 左心室扩张综合征

	左心衰竭>右心衰竭	伴主动脉瓣反流的左心室无/极小搏出	
		早期/预先处理	后期
肺功能的变化	逐渐恶化	早期/部分改变	粉红渗出
血压监测表现	有压差	无压差或很小	无压差
肺出血	无	无	有
泵功能	流量好	逐渐恶化	不能维持
预后	好	不确定	差/致命
相关临床特征	左心室恶化/右心室适度 对左心室减负荷反应良好 处理方法包括:提高呼气末正压通气水平,维持平均动脉压处于低水平(最终降低左心室收缩做功指数)	晚期各种表现 心功能恶化 经常发生长时间的心脏停搏 多器官功能衰竭 凝血功能障碍	

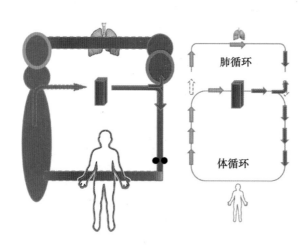

图 14-2 VA-ECMO 驱动的左心室扩张
以体循环为代价的情况下肺循环可以改善,但是 ECMO 回路流量降低。

表 14-3 ECLS 左心室扩张患者支持模式的选择

支持方式	优点	缺点
VA-ECMO 时开胸途径左心室减压[10] 临时 LVAD 或双心室辅助装置通过开胸和左心房径路减压[11] 中心插管 VA-ECMO 时经右上肺静脉减压[12]	可进行长时间辅助 可以进行护理操作、拔除气管插管、离床活动 流量高	创伤大 出血 需要开胸/外科手术//费用高 没有右心室机械辅助(仅是左心室辅助模式)
VA-ECMO 时经皮房间隔左心房减压[13,14]	微创 容易撤除	只能短期使用 血流量有限制 插管位置需要良好维持 专业操作
VA-ECMO 时经皮跨主动脉瓣减压[15]	微创 容易撤除 操作简便	短期使用 血流量有限制 插管位置需要良好维持
VA-ECMO 时球囊房间隔造孔减压[13]	微创 可以进行护理操作、拔除气管插管、离床活动	需要后期修复 复杂的专业操作
VA-ECMO 时经皮经肺动脉减压[16]	微创 容易撤除 床旁即可完成	血流量有限制
VA-ECMO 时用 Impella 左心减压[17]	操作简便	腿部缺血风险 费用高 不能活动

长期左心室辅助装置患者的 ECLS

右心衰竭常见于置入长期左心室辅助装置（left ventricular assist device，LVAD）后的患者，某些患者的右心衰竭风险更高[8]。有时，右心功能障碍过于严重，正性肌力药物不足以支持，但最终可能会改善，而不需要置入第二个长期右心室辅助装置（right ventricular assist device，RVAD）。右心室临时机械辅助的生理学考虑和可选方法如下：

- 静脉-肺动脉 ECLS（VPA-ECLS）：这种模式的支持与左心室辅助装置串联工作，可不绕过新置入的 LVAD 起到双心室减负荷作用。这正是我们希望的，因为 VA-ECMO 绕过新置入的 LVAD，使 LVAD 形成血栓的风险增加。两个心室辅助装置的流量需要密切监测，小心设定以防止肺水肿（表明 RVAD 作用高出 LVAD 太多）或 LVAD 的抽吸报警（表明 RVAD 作用低于 LVAD 太多）。

- 静脉-肺动脉 ECMO（VPA-ECMO）：右心衰竭并发肺功能不全时可能需要该模式支持。根据肺功能的改变，可在体外回路中增加或撤除膜肺。

VPA-ECLS 可通过外周静脉插管（颈静脉或股静脉）实现，肺动脉插管可通过缝合人工桥血管[8]或单根双腔插管完成肺动脉回流（Protek Duo®，理诺珐公司，伦敦，英国）[9]。单根双腔插管可经皮置入并在床旁撤除。双插管模式的 VPA-ECLS 可获得更高的血流量，且撤除插管时不需要开胸。

（翻译：李建朝，校对：贺子剑）

参考文献

1. Werner NL, Coughlin M, Cooley E, et al. The University of Michigan Experience with Veno-Venoarterial Hybrid Mode of Extracorporeal Membrane Oxygenation. ASAIO J 2016;62(5):578-583.

2. Biscotti M, Lee A, Basner RC, et al. Hybrid configurations via percutaneous access for extracorporeal membrane oxygenation: a single-center experience. ASAIO J 2014;60(6):635-642.

3. Shekar K, Mullany DV, Thomson B, Ziegenfuss M, Platts DG, Fraser JF. Extracorporeal life support devices and strategies for management of acute cardiorespiratory failure in adult patients: a comprehensive review. Crit Care 2014;18(3):219.

4. Schmidt M, Tachon G, Devilliers C, et al. Blood oxygenation and decarboxylation determinants during venovenous ECMO for respiratory failure in adults. Intensive Care Med 2013;39:838-846.

5. Rich PB, Awad SS, Crotti S, Hirschl RB, Bartlett RH, Schreiner RJ. A prospective comparison of atrio-femoral and femoro-atrial flow in adult venovenous extracorporeal life support. J Thorac Cardiovasc Surg 1998;116:628-32.

6. Montisci A, Maj G, Zangrillo A, Winterton D, Pappalardo F. Management of refractory hypoxemia during venovenous extracorporeal membrane oxygenation for ARDS. ASAIO J 2015;61:227-36.

7. Rupprecht L, Florchinger B, Schopka S, et al. Cardiac decompression on extracorporeal life support: a review and discussion of the literature. ASAIO J 2013;59:547-53.

8. Haneya A, Philipp A, Puehler T, et al. Temporary percutaneous right ventricular support using a centrifugal pump in patients with postoperative acute refractory right ventricular failure after left ventricular assist device implantation. Eur J Cardiothorac Surg 2012;41:219-23.

9. Schmack B, Weymann A, Popov AF, et al. Concurrent Left Ventricular Assist Device (LVAD) Implantation and Percutaneous Temporary RVAD Support via CardiacAssist Protek-Duo TandemHeart to Preempt Right Heart Failure. Med Sci Monit Basic Res 2016;22:53-7.

10. Guirgis M, Kumar K, Menkis AH, Freed DH. Minimally invasive left-heart decompression during venoarterial extracorporeal membrane oxygenation: an alternative to a percutaneous approach. Interact Cardiovasc Thorac Surg 2010;10:672-4.

11. Shuhaiber JH, Jenkins D, Berman M, et al. The Papworth experience with the Levitronix CentriMag ventricular assist device. J Heart Lung Transplant 2008;27:158-64.

12. Keenan JE, Schechter MA, Bonadonna DK, et al. Early Experience with a Novel Cannulation Strategy for Left Ventricular Decompression during Nonpostcardiotomy Venoarterial ECMO. ASAIO J 2016;62:e30-4.

13. Eastaugh LJ, Thiagarajan RR, Darst JR, McElhinney DB, Lock JE, Marshall AC. Percutaneous left atrial decompression in patients supported with extracorporeal membrane oxygenation for cardiac disease. Pediatr Crit Care

Med 2015;16:59-65.

14. Swartz MF, Smith F, Byrum CJ, Alfieris GM. Transseptal catheter decompression of the left ventricle during extracorporeal membrane oxygenation. Pediatr Cardiol 2012;33:185-7.

15. Hong TH, Byun JH, Lee HM, et al. Initial Experience of Transaortic Catheter Venting in Patients with Venoarterial Extracorporeal Membrane Oxygenation for Cardiogenic Shock. ASAIO J 2016;62:117-22.

16. Avalli L, Maggioni E, Sangalli F, Favini G, Formica F, Fumagalli R. Percutaneous left-heart decompression during extracorporeal membrane oxygenation: an alternative to surgical and transeptal venting in adult patients. ASAIO J 2011;57:38-40.

17. Cheng A, Swartz MF, Massey HT. Impella to unload the left ventricle during peripheral extracorporeal membrane oxygenation. ASAIO J 2013;59:533-6.

第十五章　体外二氧化碳去除

Francesco Alessandri, MD, *Edoardo Piervincenzi*, MD, *Francesco Pugliese*, MD, *Marco V. Ranieri*, MD

引文

机械通气为急性重症呼吸衰竭患者提供了强有力的挽救生命的气体交换。然而,机械通气可引起不良反应,包括肺过度膨胀、机械通气相关性肺损伤、右心室衰竭和呼吸机相关性肺炎。这些并发症会增加急性呼吸衰竭患者的病症和死亡率。

体外二氧化碳去除(extracorporeal carbon dioxide removal,$ECCO_2R$)是一种低流速体外通气技术,可选择性地去除二氧化碳,已被建议作为急性呼吸窘迫综合征(acute respiratory distress syndrome,ARDS)患者的一种治疗方法[1,2]。Gattinoni 等[3]在 20 世纪 80 年代早期首次报道了 3 例对传统治疗无效的 ARDS 患者,成功地接受了二氧化碳去除和低频通气的治疗。然而,早期的 $ECCO_2R$ 技术由于肝素用量大、管路材料质量和生物相容性差,会引起出血并发症。2009 年 H1N1 大流行开创了体外支持技术的新纪元,体外支持系统的开发引起了人们越来越大的兴趣。特别是一些研究者提出 $ECCO_2R$ 会使得超级肺保护性通气策略成为可能,肺顺应性极低的 ARDS 患者的呼吸机肺损伤达到最小化[4-8]。此外,体外辅助技术(管路、泵、膜肺)的发展降低了 $ECCO_2R$ 的复杂程度,使其可用于非 ARDS 的情况,如慢性阻塞性肺疾病急性加重和向肺移植过渡。

体外二氧化碳去除技术

$ECCO_2R$ 技术的首次临床应用采用的是无泵动静脉旁路的方法,该方法利用股动脉和股静脉之间的自然压力差驱动血液通过膜式氧合器。另一种方案是利用肾替代治疗设备的泵或者体外膜氧合设备的泵和专门设计的回路完成二氧化碳去除[9-12]。这些"微创"设备由放置在股静脉或颈内静脉内的双腔插管(通常为 14~18Fr)、离心泵或滚压泵(200~1 000ml/min)和膜肺组成(图 15-1)。

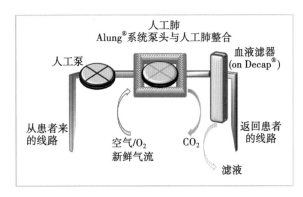

图 15-1　静脉-静脉 $ECCO_2R$ 系统的示意

血管通路

双腔插管的使用降低了血管并发症的发生率。然而,由于凝血的高风险,可能需要更高的抗凝剂量[13]。

泵

泵技术不断改进:Hemolung 呼吸辅助系统(respiratory assist system,RAS,Alung 科技有限公司,匹兹堡,宾夕法尼亚州,美国)是唯一一个管路上只有一个组件的 $ECCO_2R$ 系统。泵和气体交换都集成到该组件中,是最安全、最简单和最有效的 $ECCO_2R$ 治疗设备。Novalung iLA Active(Inspiration Healthcare,Craawley,英国)由一个离心泵和一个磁力驱动单元组成,具有很宽的有效流量范围(0~8L/min);CARDIOHELP 系统(迈柯唯,拉施塔特,德国)是最小的一体式便携式心肺支持系统,非常适合患者的转运。

膜肺

最早的膜肺利用硅胶膜进行气体交换,然后是聚丙烯微孔中空纤维膜,最新的聚甲基戊烯扩散膜则是非微孔膜中空纤维技术[14]。

膜肺分为两个腔,中间有半透膜隔开。CO_2 通过跨膜扩散而交换。血液沿着膜的一侧流动,而清除气流则沿着膜的另一侧流动。由于 CO_2 跨膜扩散的速度比 O_2 更快,因此 CO_2 的清除速度更快,所以 CO_2 的清除速率主要由跨膜 CO_2 压力梯度决定。

动脉血 CO_2 基础含量取决于组织生成 CO_2 和肺通气的效率;血液流速越高(通常从 750 ~ 1000ml/min),CO_2 的清除效率也就越高。膜肺越大和血液流经膜肺的时间越长,气体交换就越充分。膜面积 > $0.8m^2$ 就能有效纠正严重高碳酸血症。气体流动将 CO_2 从膜肺气相腔中清除,维持其 CO_2 压力梯度,从而使 CO_2 弥散持续进行。体外 CO_2 清除决定因素见表15-1。

表 15-1　CO_2 清除的决定因素

CO_2 清除的决定因素
动脉血基线 CO_2 含量
血流速度
膜肺面积
血流经过膜肺时间
膜肺通气气体流量

潜在的临床适应证

体外二氧化碳去除与急性呼吸窘迫综合征

保护性机械通气策略:潮气量 6ml/kg,吸气平台压 < $30cmH_2O$,可降低肺的机械应力,减少肺部炎症,提高急性呼吸窘迫综合征(acute respiratory distress syndrome, ARDS)患者的生存率[16]。然而,这一呼吸机设定策略可能无法避免呼吸机介导的肺损伤。小潮气量导致的呼吸性酸中毒可能会限制潮气量的进一步降低,而 $ECCO_2R$ 允许潮气量降至 6ml/kg 以下,同时使 $PaCO_2$ 保持在可接受的范围内。然而,这种"超保护策略"可能会减少肺泡通气,导致肺泡塌陷,进一步使氧合恶化。正在进行的试验将明确 4ml/kg(在 $ECCO_2R$ 保障下)超小潮气量机械通气联合 $ECCO_2R$ 的安全性和可行性,并与标准策略进行比较(SUPERNOVA, Clinical trials gov NCT02282657;REST, Clinical trial gov NCT02654327)。

体外二氧化碳去除和慢性阻塞性肺疾病

慢性阻塞性肺疾病(chronic obstructive pulmonary disease, COPD)急性加重引起的高碳酸血症型呼吸衰竭患者,无创机械通气可降低气管插管率和死亡率,被认为是标准治疗方案[17]。尽管无创机械通气支持技术不断改进,仍然有 15% ~ 26% 的 COPD 急性加重患者需要有创机械通气[18-20]。从无创机械通气到有创机械通气的转变会造成死亡风险的增加[17]。$ECCO_2R$ 可在三种不同的临床状况下用于 COPD 患者的救治,具体时机如下。

- 尽早开始 $ECCO_2R$ 以预防高危患者无创机械通气失败。
- 当无创机械通气失败时启动 $ECCO_2R$ 以避免转为有创机械通气。
- 启动 $ECCO_2R$ 以帮助有创机械通气脱机。

关于 $ECCO_2R$ 可降低无创机械通气失败率、改善高碳酸血症患者有创机械通气脱机率方面的证据很少,因此 $ECCO_2R$ 在 COPD 患者救治方面的应用价值没有明确的结论[21-25]。目前,$ECCO_2R$ 救治急性呼吸衰竭伴高碳酸血症患者有效性的随机临床研究正在进行(Clinical trial gov NCT02107222;NCT02259335;NCT02086084;NCT02586948;NCT02260583)。

体外二氧化碳去除桥接到肺移植

虽然 $ECCO_2R$ 用于慢性肺部疾病患者过渡到肺移植的研究很少,但已经在临床上有成功的先例[26]。2006 年,Fischer 等[27]报道了 12 例等待肺移植的患者发生难治性高碳酸血症型呼吸衰竭,采用动静脉旁路方法进行 $ECCO_2R$ 治疗,10 例患者最终接受了肺移植手术,1 年后有 8 例存活。Schellongowski 等[28]报道了样本量最大的一项研究,20 例患者中 10 例接受 AV-ila 动脉-静脉无泵回路治疗,10 例接受 VV-ila 泵驱动静脉-静脉回路治疗,15 例患者在治疗初期就进行了气管内插管,5 例采用无创机械通气。$ECCO_2R$ 血流量在 1~2L/min 之间,氧合器气体流量均调节至患者 CO_2 分压正常。所有患者在接受 $ECCO_2R$ 治疗的第一个 12 小时内就纠正了高碳酸血症和酸中毒。3 例患者拔除气管插管后一直采用 ila 过渡至肺移植,1 例患者脱离 ila 装置但保持气管插管直至肺移植,1 例患者在肺移植之前就成功脱离 ila 和呼吸机。由于进行性缺氧和/或心力衰竭,4 例患者 ila 支持 2 天(1~5 天)后转换为体外膜氧合（1 例 VV-ECMO,3 例 VA-ECMO）。在这早期的 20 例患者中,19 例进行了肺移植,15 例出院。还有一些病例报道表明,$ECCO_2R$ 对于快速加重的 COPD 患者是一种简单、有效的支持方法,也是桥接到肺移植的有效手段,但是其使用时间还存在限制[29,30]。

并发症

$ECCO_2R$ 与其他体外装置的常见并发症类似,分为设备相关和患者相关的并发症（表 15-2）。出血是 $ECCO_2R$ 最常见的并发症。在 ECLAIR 数据库中,36% 的 $ECCO_2R$ 患者发生了严重的出血事件,但是之前的研究发现致命性出血的发生率较低[21,22,31]。ECLAIR 数据库中较高的出血发生率可能是受到其较高血流量（1.3L/min）的影响,这会引起血小板功能障碍。因此,患者方面的并发症似乎与高血流量有关;然而在低流量 $ECCO_2R$,设备方面并发症的发生则更频繁[24]。$ECCO_2R$ 管路内血栓形成的数据仅见于 3 项研究,发生率为 19%~30%[21,22,32]。

表 15-2　并发症

设备相关并发症
插管困难
膜肺血栓形成
泵故障
热交换器故障
插管脱出/血栓形成
管路破裂
管路中进气
患者相关并发症
全身抗凝导致的出血
插管部位出血
溶血（血细胞比容减少且与出血或其他失血原因无关）
血流动力学不稳定
导管感染
肝素诱导血小板减少症
栓塞
静脉严重淤滞
缺血（动脉-静脉旁路方法）

与 $ECCO_2R$ 相关的其他凝血功能障碍包括因子XIII活性缺乏或获得性血管性血友病[33,34]。尽管使用较细的插管及低流速,$ECCO_2R$ 的出血发生率与 ECMO 大致相同。提高 CO_2 清除效率可减少设备方面的并发症。使用柠檬酸钠局部抗凝似乎是避免肝素诱导出血的更佳选择[35]。

未来的前景和进展

微型化和静脉内回路

已经设计出的新型微型化及可置入系统可最大限度地降低创伤并提高 $ECCO_2R$ 的安全性。最近,12 例急性高碳酸血症患者接受了由小型离心泵驱动的集成型体外气体交换系统治疗,类似于微型 VV-ECMO 系统,使用不同的插管和膜肺,可以达到 0.5~8.0L/min 的血流量。维持血流速范围在 1.2~1.4L/min,静脉吸引压力不超过-80mmHg 以避免溶血。所有患者在不积极使用机械通气的情况下,都能显著降低 CO_2[36]。微型离心泵回路具有以下几个优点:插管容易;预充量有限;体外血容量低;患者可持续活动。这些优点有利于微型系统的推广使用。

最近几年,已经开发出可置入的呼吸辅助系统提供部分呼吸支持,其采用25Fr插管,CO_2 清除效率为 36~41ml/min。将经皮叶轮呼吸辅助导管（impeller percutaneous respiratory assist catheter,IPRAC）经置入颈静脉或股静脉内可以有效清除 CO_2。IPRAC 将多个旋转叶轮排列在中空纤维膜束内,直接增强静脉系统内的气体交换[37,38]。

二氧化碳清除技术的改进

呼吸电透析（respiratory electrodialysis,R-ED）是一种很有前景的处于实验阶段的技术,可以提高人工膜肺的 CO_2 提取能力。R-ED 能选择性地调节 pH 和电解质浓度。施加到血液中的电流促进碳酸氢根与氯离子的交换,提高血液 PCO_2 并增加膜肺对 CO_2 的清除。该回路由血液滤器、膜肺和电透析装置组成。碳酸酐酶催化 CO_2 的水合。内置有碳酸酐酶的中空纤维膜促进碳酸根转化为 CO_2,从而加速 CO_2 的清除效率。未来需要更多的研究来提高碳酸酐酶在中空纤维膜上的固定能力、热稳定性和血液相容性。

（翻译：王胜昱,校对：金振晓）

参考文献

1. Kolobow T, Gattinoni L, Tomlinson TA, Pierce JE. Control of breathing using an extracorporeal membrane lung. Anesthesiology. 1977; 46(2):138-141.

2. Gattinoni L, Kolobow T, Tomlinson T, et al. Low-frequency positive pressure ventilation with extracorporeal carbon dioxide removal (LFPPV-ECCO2R): an experimental study. Anesth Analg. 1978; 57(4):470-477.

3. Gattinoni L, Agostoni A, Pesenti A, et al. Treatment of acute respiratory failure with low-frequency positive-pressure ventilation and extracorporeal removal of CO_2. Lancet 1980; 2 (8189): 292-294.

4. Terragni PP, Del Sorbo L, Mascia L, et al. Tidal volume lower than 6 ml/kg enhances lung protection: role of extracorporeal carbon dioxide removal. Anesthesiology. 2009;111(4):826-835.

5. Terragni PP, Rosboch G, Tealdi A, et al. Tidal hyperinflation during low tidal volume ventilation in acute respiratory distress syndrome Am J Respir Crit Care Med. 2007;175(2):160-166.

6. Bein T, Weber-Carstens S, Goldmann A, et al. Lower tidal volume strategy ($\approx$3 ml/kg) combined with extracorporeal CO_2 removal versus 'conventional' protective ventilation (6 ml/kg) in severe ARDS: the prospective randomized Xtravent-study.Intensive Care Med. 2013;39(5):847-856.

7. Moss CE, Galtrey EJ, Camporota L, et al. A Retrospective Observational Case Series of Low-Flow Venovenous Extracorporeal Carbon Dioxide Removal Use in Patients with Respiratory Failure. ASAIO J. 2016;62(4):458-462

8. Fitzgerald M, Millar J, Blackwood B, et al. Extracorporeal carbon dioxide removal for patients with acute respiratory failure secondary to the acute respiratory distress syndrome: a systematic review. Crit Care. 2014 May 15;18(3):222

9. Forster C, Schriewer J, John S, Eckardt KU, Willam C. Low-flow CO_2 removal integrated into a renal replacement circuit can reduce acidosis and decrease vasopressor requirements. Crit Care 2013; 17:R154

10. Allardet-Servent J, Castanier M, Signouret T, Soundaravelou R, Lepidi A, Seghboyan JM. Safety and efficacy of combined extracorporeal CO_2 removal and renal replacement therapy in patients with acute respiratory distress syndrome and acute kidney injury: the pulmonary and renal support in acute respiratory distress syndrome study. Crit Care Med 2015; 43:2570-2581.

11. Hermann A, Riss K, Schellongowski P, et al. A novel pump driven veno-venous gas exchange system during extracorporeal CO_2-removal. Intensive Care Med 2015; 41:1773-1780.

12. Schmidt M, Tachon G, Devilliers C, et al. Blood oxygenation and decarboxylation determinants during venovenous ECMO for respiratory failure in adults. Intensive Care Med 2013; 39:838-846.

13. MacLaren G, Combes A, Bartlett RH. Contemporary extracorporeal membrane oxygenation for adult respiratory failure: life support in the new era. Intensive Care Med 2012;38:210-220

14. Robak O, Lakatos PK, Bojic A, et al. Influence of different oxygenator types on changing frequency, infection incidence, and mortality in ARDS patients on veno-venous ECMO. Int J Artif Organs. 2014;37(11):839-846.

15. Karagiannidis C, Strassmann S, Brodie D, et al. Impact of membrane lung surface area and blood flow on extracorporeal CO_2 removal during severe respiratory acidosis. Intensive Care Med Exp. 2017;5(1):34.

16. Acute Respiratory Distress Syndrome Network, Brower RG, Matthay MA, Morris A, Schoenfeld D, Thompson BT, Wheeler A. Ventilation with lower tidal volumes as compared with traditional tidal volumes for acute lung injury and the acute respiratory distress syndrome. N Engl J Med 2000;342(18):1301-1308.

17. Chandra D, Stamm JA, Taylor B, et al. Outcomes of noninvasive ventilation for acute exacerbations of chronic obstructive pulmonary disease in the United States, 1998-2008.Am J Respir Crit Care Med. 2012;185(2):152-159.

18. Phua J, Kong K, Lee KH, Shen L, Lim TK.. Noninvasive ventilation in hyper- capnic acute respiratory failure due to chronic obstructive pulmonary disease vs. other conditions: effectiveness and predictors of failure. Intensive Care Med. 2005; 31:533-539.

19. Confalonieri M, Garuti G, Cattaruzza MS, et al. A chart of failure risk for noninvasive ventilation in patients with COPD exacerbation. Eur Respir J. 2005; 25:348-355.

20. Quinnell TG, Pilsworth S, Shneerson JM, Smith

IE. Prolonged invasive ventilation following acute ventilatory failure in COPD: weaning results, survival, and the role of noninvasive ventilation. Chest. 2006; 129:133-139.

21. Del Sorbo L, Fan E, Nava S, Ranieri VM. EC-CO2R in COPD exacerbation only for the right patients and with the right strategy. Intensive Care Med 2016;42(11):1830–1831.

22. Braune S, Sieweke A, Brettner F, et al. The feasibility and safety of extracorporeal carbon dioxide removal to avoid intubation in patients with COPD unresponsive to noninvasive ventilation for acute hypercapnic respiratory failure (ECLAIR study): multicentre case-control study. Intensive Care Med 2016;42:1437-1444.

23. Gattinoni L, Agostoni A, Pesenti A, et al. Treatment of acute respiratory failure with low-frequency positive-pressure ventilation and extracorporeal removal of CO_2. Lancet 1980;2:292-294.

24. Pisani L, Fasano L, Corcione N, et al. Effects of extracorporeal CO_2 removal on inspiratory effort and respiratory pattern in patients that fail weaning from mechanical ventilation. Am J Respir Crit Care Med 2015; 192(11): 1392-1394.

25. Sklar MC, Beloncle F, Katsios CM, Brochard L, Friedrich JO. Extracorporeal carbon dioxide removal in patients with chronic obstructive pulmonary disease: a systematic review. Intensive Care Med. 2015;41(10):1752-1762.

26. Collaud S, Benden C, Ganter C, et al. Extracorporeal Life Support as Bridge to Lung Retransplantation: A Multicenter Pooled Data Analysis. Ann Thorac Surg. 2016; 102(5):1680-1686.

27. Fischer S, Simon AR, Welte T, et al. Bridge to lung transplantation with the novel pumpless interventional lung assist device NovaLung. J Thorac Cardiovasc Surg. 2006; 131(3):719-723.

28. Schellongowski P, Riss K, Staudinger T, et al. Extracorporeal CO_2 removal as bridge to lung transplantation in life-threatening hypercapnia. Transpl Int. 2015; 28(3):297-304.

29. Ricci D, Boffini M, Del Sorbo L, et al. The use of CO_2 removal devices in patients awaiting lung transplantation: an initial experience. Transplant Proc. 2010;42(4):1255-1258.

30. Ruberto F, Bergantino B, Testa MC, et al. Low-flow veno-venous extracorporeal CO_2 removal: first clinical experience in lung transplant recipients. Int J Artif Organs. 2014;37(12):911-917.

31. Kluge S, Braune SA, Engel M, et al. Avoiding invasive mechanical ventilation by extracorporeal carbon dioxide removal in patients failing noninvasive ventilation. Intensive Care Med. 2012; 38:1632-1639.

32. Morris AH, Wallace CJ, Menlove RL, et al. Randomized clinical trial of pressure-controlled inverse ratio ventilation and extracorporeal CO_2 removal for adult respiratory distress syndrome. Am J Respir Crit Care Med 1994;149:295-305.

33. Kalbhenn J, Neuffer N, Zieger B, Schmutz A. Is Extracorporeal CO_2 Removal Really "Safe" and "Less" Invasive? Observation of Blood Injury and Coagulation Impairment during ECCO2R. ASAIO J. 2017; 63(5):666-671.

34. Vaquer S, de Haro C, Peruga P, Oliva JC, Artigas A. Systematic review and meta-analysis of complications and mortality of veno-venous extracorporeal membrane oxygenation for refractory acute respiratory distress syndrome. Ann Intensive Care. 2017; 7(1):51.

35. Sharma AS, Weerwind PW, Bekers O, Wouters EM, Maessen JG. Carbon dioxide dialysis in a swine model utilizing systemic and regional anticoagulation. Intensive Care Med Exp. 2016; 4(1):2.

36. Hermann A, Staudinger T, Bojic A, et al. First experience with a new miniaturized pump-driven venovenous extracorporeal CO_2 removal system (iLA Activve): a retrospective data analysis. ASAIO J. 2014; 60(3):342-347.

37. Jeffries RG, Frankowski BJ, Burgreen GW, Federspiel WJ. Effect of impeller design and spacing on gas exchange in a percutaneous respiratory assist catheter. Artif Organs. 2014; 38(12):1007-1017.

38. Mihelc KM, Frankowski BJ, Lieber SC, Moore ND, Hattler BG, Federspiel WJ. Evaluation of a respiratory assist catheter that uses an impeller within a hollow fiber membrane bundle. ASAIO J. 2009;55(6):569-574.

39. Zanella A, Castagna L, Salerno D, et al. Respiratory electrodialysis. A novel, highly efficient extracorporeal CO_2 removal technique. Am J Respir Crit Care Med. 2015;192:719-726.

40. Zanella A, Mangili P, Redaelli S, et al. Regional blood acidification enhances extracorporeal carbon dioxide removal: a 48-hour animal study. J Am Soc Anesthesiol. 2014;120:416-424.

41. Zanella A, Mangili P, Giani M, et al. Extracorporeal carbon dioxide removal through ventilation of acidified dialysate: an experimental study. J

Heart Lung Transplant. 2014;33(5):536-541.

42. Zanella A, Castagna L, Abd El Aziz El Sayed Deab S, et al. Extracorporeal CO_2 removal by respiratory electrodialysis: an in vitro study. ASAIO J. 2016;62:143-149.

43. Manap HH, Wahab AKA. Extracorporeal carbon dioxide removal (ECCO2R) in respiratory deficiency and current investigations on its improvement: a review J Artif Organs 2017; 20:8-17.

44. Yong JKJ, Stevens GW, Caruso F, Kentish SE. The use of carbonic anhydrase to accelerate carbon dioxide capture processes. J Chem Technol Biotechnol. 2015;90:3-10.

第十六章　ECMO 设备及管路设计

W. Cory Ellis,*CCP*,*Katie Butler*,*MSN*,*RN*

引文

ECMO 在危重症患者和机械设备之间建立了独特的生物力学联系。在 ECMO 团队建构时,应仔细考虑使用哪些类型的主机、一次性耗材和监测装置,以符合 ECMO 团队的目标和组织结构。本章的目的是帮助读者明确其所在的医疗中心在挑选 ECMO 主机和监测设备及设计标准化 ECMO 回路时,应该注意哪些重要问题。

ECMO 主机

ECMO 主机在功能、性能、大小和形状上都有很大的不同。有些主机只能简单地控制滚压泵或离心泵的转速,而另一些主机则同时具有监测和调节功能。ECMO 主机有不同的外形、重量和尺寸。大多数 ECMO 主机都有备用电源,但备用电源的可用时间变化很大。虽然所有的 ECMO 主机都可以为患者提供机械辅助,但对于某些 ECMO 团队来说,在购买 ECMO 设备之前充分评估其工作目标和所服务的患者人群的特点还是很重要的,具体需要考虑的一些重要因素包括:ECMO 团队的组织结构和工作目标;患者人数;泵类型(离心泵或滚压泵);控制台大小和占地面积;是否需要在医院内和医院间转运;是否集成监测功能;伺服调节功能;备用电源;当然还需要考虑成本。

ECMO 团队的组织结构和工作目标

在购买 ECMO 主机之前,尤其是在新的 ECMO 团队建立之前,应首先确定 ECMO 团队的具体工作目标和组织结构。如果一个中心是中央辐射型的 ECMO 组织结构,患者在下级中心医院插管,然后通过地面或空中运输到指定的 ECMO 中心,可以考虑使用相同的 ECMO 设备及组件,以形成标准化,并可以简化 ECMO 临床管理系统。ECMO 监护地点的情况和直接负责 ECMO 回路监测的工作人员的情况会影响 ECMO 设备的选择。例如,如果一位

ECMO 专业人员要同时负责监护多名 ECMO 患者,则应该尽可能配置具有安全监测组件的 ECMO 设备,而不考虑 ECMO 主机的大小如何;用于转运或康复治疗的 ECMO 设备则应该尽量选择占地面积较小、重量较轻的装置。

ECMO 泵的种类

ECMO 设备往往都集成了监测组件,然而 ECMO 泵的类型则是区别 ECMO 主机的关键因素,ECMO 泵分为滚压泵或离心泵两种。离心泵和滚压泵都可以提供 ECMO 支持;但是,每种泵都有其管理和安全方面独特的注意事项。

ECMO 主机的尺寸

ECMO 团队的具体工作目标是决定 ECMO 主机尺寸大小的一个重要因素。用于转运或康复治疗功能的 ECMO 设备应选择重量较轻的装置。由于医院逐渐向私人病房模式发展,尤其是在重症监护病房(intensive care unit,ICU),病房内通常有多个机械设备,这就需要考虑 ECMO 主机的占地面积。同时,ECMO 设备的大小也决定了其在医院内和医院间转运的可行性。

集成组件

最新的 ECMO 设备往往都集成监测组件、伺服调节和备用电源。但是,不同的 ECMO 生产厂家,集成组件的类型和功能存在很大差异。一些 ECMO 设备仅集成压力监测组件,没有伺服调节功能;另外一些 ECMO 设备则具有多个压力监测、在线血气测定、安全报警和自动调节能力。

转运

ECMO 转运变得越来越普遍,包括院内和院间转运。ECMO 患者通常在整个医院内完成诊断和治疗。医院内转运的次数,手术室、心导管室、CT 扫描或康复中心等公共医疗场所的布局,以及房间尺寸和占地面积、电梯和门的尺寸等因素,都会对 ECMO 转运造成影响。目前,医院间的 ECMO 转运

也越来越普遍。在医疗管理区域化的国家,患者往往会被转运到专门的 ECMO 医疗中心。在美国,许多医疗系统都采用了需要对 ECMO 患者进行转运的"中央辐射型"体制。一些 ECMO 团队甚至建立了专门的院间转运方案,为 ECMO 患者提供两个医疗中心之间转运的交通服务,以提高医护水平。交通工具有救护车、飞机和直升机。每种运输方式都有特定的规范、空间及布局、设备固定装置、电源要求和设备重量限制等,在购买 ECMO 设备之前必须考虑这些因素。

对未来 ECMO 转运数量和转运类型的预判,也是影响 ECMO 设备选择的因素。由于 ECMO 患者转运期间需要同时配备各种医疗设备,如空氧混合器、辅助监测装置、静脉输液或者注射泵、变温水箱和氧气瓶,因此应该对 ECMO 设备进行综合考量。院内和院间 ECMO 转运的模拟训练可以为 ECMO 设备的选择提供重要参考。

费用

除了严格评估 ECMO 主机的成本外,还应该对 ECMO 患者机械辅助期间的一次性耗材、ECMO 维持的费用、附属安全监测设备的成本进行全面整体的评估。

ECMO 回路设计

随着聚甲基戊烯(polymethyl pentane,PMP)中空纤维氧合器的引入和离心泵的广泛使用,ECMO 管路改进很大。一些 ECMO 回路生产商推出标准化 ECLS 套包,可以开包即用,大多数生产商则为不同的医疗中心提供不同的、定制的 ECMO 回路,以满足特别需求。在选择或设计 ECMO 回路时,医疗中心应考虑以下原则:安全、适用且适合长时间 ECMO 支持(表 16-1)。

表 16-1　ECMO 回路设计原则

ECMO 回路设计原则
• 安全性(简单)
• 适合长时间辅助
－ 生物相容性
－ 减少血液破坏
－ 减少预充量(最大限度减少输血)
－ 降低表面积(最大限度降低血液接触表面积)
－ 便携式(便于院内及院间转运)
－ 高 O_2 和 CO_2 交换能力
• 适用于各种患者

安全性

ECMO 回路设计应确保患者的安全。一般来说,安全设计的 ECMO 回路应该简单,尽量减少接头和接口数量,并且可以很容易地将安全辅助装置安装在 ECMO 主机上。ECMO 辅助的主要目的是维持组织氧输送。带有静脉引流插管、血泵、氧合器和动脉回输插管(或返回到双腔 VV-ECMO 插管的氧合血回输端)的简单 ECMO 回路足以为组织提供氧输送。不同的医疗中心在配置 ECMO 辅助组件时,都应该以 ECMO 辅助的主要目的为原则,以利于该医疗中心的 ECMO 实施。各种辅助组件虽然增加了相应的功能或安全监测,但同时也增加了 ECMO 回路的复杂性及风险,因此 ECMO 团队应该对这些利弊进行充分的权衡。

适合长时间辅助

目前,ECMO 患者的辅助时间比过去更长,甚至长达数月。即使是短时间的 ECMO 辅助(如 1 天),对于机械泵和氧合器而言,仍然属于长时间辅助。表 16-2 描述了用于长时间辅助 ECMO 回路的特点。

表 16-2　用于长时间辅助的 ECMO 回路的特点

设计因素	注意事项
尽可能减少血液破坏	血液与机械表面相互作用,剪切力、负压和温度过高可引起溶血和血栓形成。溶血和血栓形成都会缩短 ECMO 回路的寿命
提高生物相容性	表面涂层可以提高回路的生物相容性
提高 O_2 和 CO_2 的交换能力	氧合器应能有效地进行气体交换,并有一定冗余以便在氧合器效率下降的情况下仍能进行充分的气体交换。氧合器效能应超过患者的需氧量
减少预充量	应根据需要,尽量减少 ECMO 回路的预充量,以降低血液和血液成分的输注,并最大限度地提高其氧输送效率

适应性

ECMO 回路应根据不同的医疗中心患者管理的需求进行调整。儿科中心管理的 ECMO 患者的年龄跨度可能从新生儿到成人,因此,ECMO 回路的设计应便于在这些患者之间进行调整。经常对 ECMO 患者进行影像学检查或治疗的 ECMO 中心,更倾向于将 ECMO 回路中的动静脉管路设计得较长。应该为肾脏替代治疗或血浆置换治疗预留接口。此外,清醒 ECMO、需要下床活动的患者,其 ECMO 回路的设计也有特殊要求。

除了可预见的问题外,ECMO 患者还可能面临一些具有挑战性的特殊情况,需要我们用批判性的思维、创新的方法去灵活应对。在这种情况下,ECMO 专业人员和 ECMO 回路都有很强的适应性,就显得尤其重要。

集成 ECMO 套包

集成 ECMO 套包(如 Maquet Cardiohelp)正变得越来越流行。集成了监测和安全装置的标准化 ECMO 套包使得 ECMO 回路的设计和临床管理更简化。尽管集成 ECMO 套包相对缺乏适应性,但是对于患者人口学参数相似的许多 ECMO 医疗中心,使用集成 ECMO 套包是有意义的。这种 ECMO 套包在使用区域化医疗管理模式的地区或采用"中央辐射型" ECMO 转诊模式的卫生系统中越来越常见。

分流旁路

回路的分流旁路通过压力梯度分流血液。许多 ECMO 回路设计有一个或多个旁路。在儿科中心和使用滚压泵的中心,一种常见的分流旁路是动脉-静脉桥。在紧急情况下或撤机试验中,动脉-静脉桥可以增加通过氧合器的血流量或形成通过氧合器的血液自循环,但如果没有充分的流量监测并进行流量补偿,动脉-静脉桥会减少流向患者 ECMO 的有效血流。另一种常见的分流旁路则通过各种三通将血液从动脉侧分流到静脉侧。三通分流旁路可以用来采集动脉血标本、输注液体、血液滤过和持续肾替代治疗。在设计 ECMO 回路时,应注意分流旁路的尺寸和位置。如果使用大尺寸的动脉-静脉旁路,则应同时使用流量监测以确保患者获得足够的、有效的 ECMO 辅助流量。当因任何原因要撤离 ECMO 时,应钳夹动脉管、静脉管和任何分流旁路,以确保 ECMO 回路不会发生血液逆流。

预留接口

在 ECMO 回路上的预留接口通常用于压力监测、液体输注、血液取样和使用辅助部件(包括血液浓缩器或持续肾替代治疗)。这些接口虽然是必需的,但会增加感染的风险,并且,根据接口在回路中的具体位置,可能还会造成负压进气或正压液体丢失。在设计 ECMO 回路时,应从安全性的角度仔细考虑,限制接口数量,合理设定接口位置。

静脉顺应囊

静脉顺应囊可以提供缓冲,以防高峰值和长期负压的有害影响。在使用滚压泵进行 ECMO 辅助时,静脉顺应囊是必不可少的。当使用离心泵时,静脉顺应囊会降低峰值负压,但也可能会增加 ECMO 回路中血栓的形成。

表面涂层

ECMO 回路通常采用表面涂层技术。表面涂层的原理也因生产商的不同而异,但所有表面涂层的目的都是为了给 ECMO 回路内的血液提供一个更具生物相容性的接触表面。使用表面涂层的证据仍然存在争议。虽然还没有确凿的证据支持 ECMO 表面涂层的优越性,但是它们已被证明是安全的,并具有更高的生物相容性。在具备表面涂层技术的条件下,设计 ECMO 回路时应考虑采用表面涂层技术。

(翻译:周荣华,校对:金振晓)

第十七章　ECMO 回路及其组件

Leen Vercaemst, RN, ECCP, Paul Kratz, CCP, CPC

目的

通过本章节的学习,学员应能够组装 ECLS 回路,同时理解和考虑:

- ECMO 回路的安全性和简洁性。
- 血流生理学与生物相容性。
- 患者的体重和所需的 ECLS 回路组件。
- 可用的硬件和 ECMO 回路组件。
- 不同的插管设计以及如何为不同的 ECMO 方法选择最佳的插管。
- 不同血泵的设计、性能和管理的差异。
- 氧合器的工作原理及其功能监测。
- 入口压力控制装置的作用,如自动伺服调节或 Better-Bladder™ 顺应囊技术。

引文

ECMO 将患者的血液引流到体外进行人工氧合,并将氧合后的血液泵回患者体内,从而为患者

ECMO回路概览

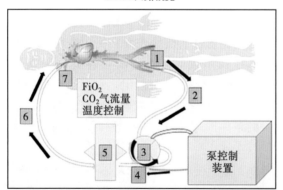

图 17-1　ECMO 回路概览
基本的 ECMO 回路包括引流(1)和回输插管(7)、ECMO 泵(3)(滚压泵或离心泵)、集成热交换器的氧合器(5)和特定尺寸的聚氯乙烯管(2、4、6)将所有组件连接在一起。此外,通过空氧混合器及流量计对气体流量和 FiO$_2$ 进行精确调节,完成气体交换,以充分满足患者动脉血液中 PaO$_2$ 和 PaCO$_2$ 的目标。

提供机械性心脏和/或肺支持。ECMO 回路的主要组成部分包括引流插管、血泵、人工肺和回输插管。这些部件通常通过聚氯乙烯(polyvinyl chloride,PVC)管连接。根据 ECMO 辅助的程度和患者体重的不同,ECMO 回路各组件的尺寸都可能不同(图 17-1)。组成一个看似简单的 ECMO 回路需要对回路各组件和血流生理学有扎实的背景知识。ECMO 回路可由生产商设计,但是大多数 ECLS 团队可定制其 ECMO 回路,以满足特定的患者群体和医疗机构的要求。因此,本章主要讲解优秀的 ECMO 回路及临床管理所需要的 ECMO 组件。

插管选择的注意事项

ECMO 插管连接到患者的血管内,是有效 ECMO 支持的基础。插管的合理选择必须考虑 ECMO 模式、ECMO 辅助程度(全部或部分)、患者体重、插管位置(中心或外周)、血管口径(如果可能)及可能影响插管选择的基础解剖学和病理学状况。通过插管的血流符合泊肃叶定律(公式 1)。

$$公式\ 1: \Delta P = 8\mu LQ/\pi R^4$$

公式 1 中,ΔP 是插管的压降,μ 是血液黏度,L 是长度,Q 是流速,R 是插管的半径。因此,长度特别是半径(R)对插管阻力和通过插管的血流量有很大影响。每个 ECMO 中心都应该有明确的插管选择指南。插管尺寸通常指外径(outer diameter,OD),可以用法氏单位 Fr 或国际单位 mm 表示,两者的换算关系是 1mm=3Fr。

流量压力表

根据所需流速选择插管时,应考虑压力梯度。避免溶血的一般准则是回输插管的压降 <150mmHg,引流插管的压降<50mmHg。所有 ECMO 插管的流量压力表都是在体外用水试验测定的,由于液体黏度直接增加了压力变化(见公式 1),因此临床上解读这些图表时必须考虑到血液黏度比

水大。

设计

生产商根据插管位置和所需的 ECMO 辅助水平设计不同的 ECMO 插管。用于 VV-ECMO 的双腔插管只需要一个穿刺或切开点,但相对于单腔插管,双腔插管需要更大的口径。

双腔插管

- 经典双腔插管(origen biomedical):引流口位于上腔静脉和右心房,回输口在右心房水平。
- 双腔静脉引流设计(Avalon Elite®)(图 17-2):从下腔静脉和上腔静脉引流,并返回到右心房;由于插管要进入下腔静脉,同时要避免血管破裂(导丝)或位置不当,因此插管操作较为困难。
- 双腔静脉插管通常在 X 线透视或超声心动图引导下,经右颈内静脉插入。
- 这些插管大多都有儿童和成人型号(13~31Fr)。
- Tandemlife Protek Duo 插管是一种双腔管,有两种设计方案:右心房-肺动脉方案或右心房-下腔静脉方案。右心房-肺动脉方案基本上消除了 VV-ECMO 的再循环。

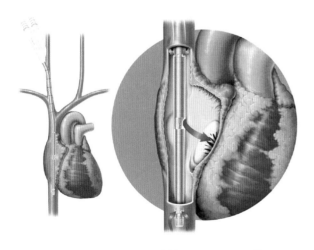

图 17-2　用于 VV-ECMO 支持的 Avalon Elite® 双腔插管插入到下腔静脉水平,以引流上腔静脉和下腔静脉的血液,并通过三尖瓣回流。Avalon Elite® 插管的准确定位对于确保有效的 VV-ECMO 辅助至关重要(插图由德国拉施塔特的 Maquet Getinge 集团提供)。

单腔插管

- 长度:插管的长度取决于插管的部位、引流口或回输口的位置。

- 侧孔:多级引流有利于提高净引流能力,但可能会造成离中央主孔较远的侧孔引流量较大,而主孔引流量较小,因而存在主引流孔处形成血凝块的风险。回输插管通常只在靠近尖端的较短部分有孔。股静脉-颈内静脉入路的 VV-ECMO 可选择此多级引流和回输插管。但由于通过侧孔的再循环率高,在进行股静脉-股静脉径路插管时,必须选择不同类型的静脉插管。

与插管操作相关的潜在并发症很多。股动脉插管有远端肢体缺血的危险。为预防远端肢体缺血,建议加用远端灌注插管和通过端-侧吻合的人工血管侧枝建立动脉灌注,并结合近红外光谱(near-infrared spectroscopy,NIRS)检查以评估远端肢体血供[1,2]。目前,LivaNova PLC 正在研发股动脉双向血流插管,它能为身体和同侧肢体提供血流,而不需要进行远端肢体灌注插管(图 17-3)。

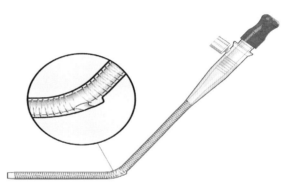

图 17-3　LivaNova PLC 研发的双向插管
该股动脉插管通过一双向端口(上图)向远端肢体(下图)提供灌注血流,不需要使用远端肢体灌注插管(插图由英国伦敦 LivaNova PLC 公司提供)。

据报道,股静脉插管过粗时可能出现下肢骨筋膜隔室综合征,插管过粗会影响静脉回流,引发骨筋膜隔室综合征,最终导致肢体缺血[3]。在肢体远端插入引流管可为受影响的肢体提供静脉引流。

VV-ECMO(两部位插管或单部位插管)时出现的再循环,主要发生在引流插管和回输插管(或端口)位置太近的情况下(图 17-2)。回输插管的氧合血被再次吸引到 ECMO 回路,而不是灌注到全身。当插管位置不当(双腔插管)或当患者自身心排血量相对于 ECMO 流量较低时,再循环会增加。

Harlequin 综合征发生于股静脉-股动脉 VA-ECMO,左心室功能恢复后,患者下半身由 ECMO 泵灌注氧合血,而上半身接受患者自身肺氧合血液。将动脉插管转移到锁骨下动脉或转为静脉-动脉-静脉(VAV)插管是治疗这种并发症的方法[4]。

ECMO 管路和接头

ECMO 管路将回路的各组件连接在一起(引流插管、泵、氧合器、回输插管)。管路通常由聚氯乙烯制成,其中含有增塑剂,最常见的是邻苯二甲酸(2-乙基己基酯,di-2-ethylhexyl phthalate,DEHP),使管路具备弹性和柔韧性[5,6]。ECMO 回路通常具有生物相容性表面涂层,可应用于整个 ECMO 回路的各个组件。这种生物相容性表面涂层减少了系统性炎症反应和血小板活化,如果没有生物相容性涂层,血液与 ECMO 回路的非生物表面接触就会发生这些反应[7,8]。ECMO 管路或者 ECMO 回路各组件之间通过聚碳酸酯接头连接[5,6]。此外,Y 形接头也可用于 ECMO 回路,使血流成一定角度平缓分流[5,6]。所有聚碳酸酯接头与管路连接要平滑,并避免血流路径的突然变化,以最大限度地减少湍流[5,6]。

选择 ECLS 血泵的基本思路

泵的类型:滚压泵还是离心泵?

血泵类型的选择取决于多种因素,包括当地专家的意见、所需泵和硬件特性、当地的经济状况和可供选择的范围。滚压泵是一种正压驱赶式泵,它通过连续压缩滚轴轨道内的一段管路来产生血流。与此相反,离心泵通过泵壳内叶轮或锥体的旋转在有限的空间内形成漩涡运动,从而产生血流。这种受约束的涡流在其旋转中心形成一个低压区(负压),通过离心力在其外周形成一个高压区(正压),从而形成离心泵产生血流所需的能量。滚压泵和离心泵的一个关键区别在于,前者是一个封闭泵,产生的流量对前负荷和后负荷均不敏感,而后者是非封闭泵,流量对前负荷和后负荷均敏感。滚

压泵的缺点包括由于滚轴连续压缩管路导致的血液破坏、管路破裂和管路剥脱,或脱落的管路碎片造成栓塞。此外,配置滚压泵的 ECMO 系统比离心泵系统的转运方便性差得多。

设计

离心泵已经有三代不同的设计(图 17-4)。第一代离心泵,Biomedicus® CP(Medtronic,Minneapolis,MN),有一个固定的中心轴,被认为是一个技术革命,但没有与长时效的硅胶膜氧合器很好地适配。硅胶膜氧合器的高阻力需要使用高每分钟转数(revolutions per minute,RPM)来实现设定的血流量,这样会引起泵头大量产热、血栓形成和溶血。第二代离心泵(耐热轴承)、第三代离心泵(磁悬浮和无轴承)(图 17-5)和低阻力中空纤维氧合器的出现,缓解了产热的问题,并能以较低的转速产生相同的泵流量。随着这些进步,ECMO 辅助所用的滚压泵逐渐被离心泵所取代(图 17-6)。

离心泵的设计会影响泵头内部的血流动力学。为了优化流量参数,泵的设计采用了计算机模拟血流动力学的方法。减小泵的尺寸有利于减少预充量和非生物表面面积,然而较小的尺寸设计需要更大的转速来产生正向血流,这反过来会产生更高的热量和更多地对血液成分的破坏。较小的泵设计也比较大的泵设计更容易因血栓形成而发生故障,血栓可被小叶轮截留并造成堵塞。在特定转速下,带有叶轮的血泵比没有叶轮的血泵表现出更好的性能,但更容易推动血液凝块和空气在 ECMO 回路中向前流动。磁悬浮泵可因血栓而部分倾斜或完全堵塞,从而导致严重溶血或突然的泵故障。为了能够诊断与泵相关的技术故障,以及制订预防或排除这些并发症的具体方案,有必要对每个泵的动力学(表 17-1)进行全面了解。

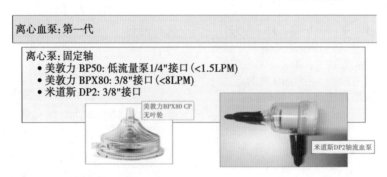

离心血泵:第一代

离心泵:固定轴
- 美敦力 BP50:低流量泵 1/4"接口(<1.5LPM)
- 美敦力 BPX80:3/8"接口(<8LPM)
- 米道斯 DP2:3/8"接口

美敦力 BPX80 CP 无叶轮

米道斯 DP2 轴流血泵

图 17-4　离心式血泵按代分类
离心泵的设计旨在减少泵轴支点的热量产生,并通过更新换代改进其整体泵血功能。

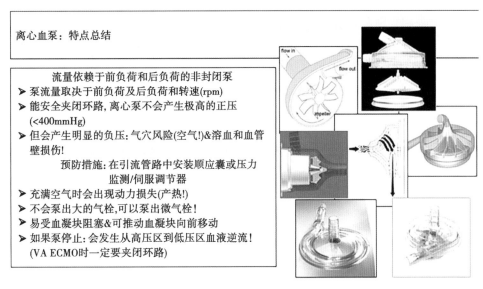

离心血泵：特点总结

流量依赖于前负荷和后负荷的非封闭泵

➤ 泵流量取决于前负荷及后负荷和转速(rpm)

➤ 能安全夹闭环路,离心泵不会产生极高的正压
(<400mmHg)

➤ 但会产生明显的负压:气穴风险(空气!)&溶血和血管
壁损伤!
　　　预防措施:在引流管路中安装顺应囊或压力
　　　监测/伺服调节器

➤ 充满空气时会出现动力损失(产热!)

➤ 不会泵出大的气栓,可以泵出微气栓!

➤ 易受血凝块阻塞&可推动血凝块向前移动

➤ 如果泵停止:会发生从高压区到低压区血液逆流!
(VA ECMO时一定要夹闭环路)

图 17-5　离心泵生理原理概述

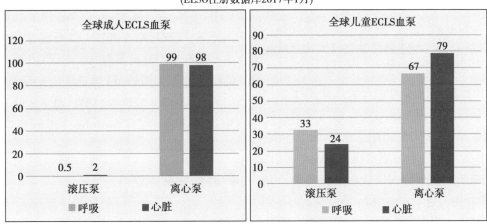

ECLS应用的血泵类型(滚压泵 *vs.* 离心泵)
(ELSO注册数据库2017年1月)

图 17-6　在全球范围内用于成人和儿童 ECLS 的滚压泵和离心泵数量统计
（ELSO 注册数据库 2017 年 1 月数据）

表 17-1　参考氧耗量和额定流量选择
ECMO 氧合器

选择 ECMO 氧合器	
选择合适的氧合器尺寸	氧合器的氧合能力必须满足患者氧耗
额定流量	通过氧合器的最大血流量,能使血红蛋白为 12g/dl 的血液从氧合器前的氧饱和度 75% 增加到 95%
理想流量	将回输血液氧饱和度增加到 ≥99% 所需的流量,且低于氧合器的额定流量
氧合器的氧合能力必须满足患者氧耗,如下所示: 患者氧耗量(VO₂)<氧合器最大氧合能力(VO₂ max)	

患者氧耗量(VO_2)<氧合器最大氧合能力(VO_2 max)

目标血流量

对于滚压泵,ECMO 回路的尺寸,尤其是泵管的尺寸,取决于所需的血流量,并与达到目标血流量所需的转速直接相关。对于较低的血液流速,选择1/4 英寸(1 英寸 = 2.54cm)的泵管;对于较高的血液流速,建议使用3/8 英寸的泵管。

离心泵有高流量泵和低流量泵两种。高流量泵提供 1 ~ 10L/min 的血流量,适用于成人。所有3/8 出口的离心泵都是高流量泵,在生理压力差范围内获得高流量,且溶血指数较低。这些泵可以安全用于成人的低流量辅助,比如在 ECMO 撤机过程中,其压力随着流量的减少而降低。然而,当偏离其最佳流量/压力参数时,如用于小儿 ECMO 辅助,就不能获得最佳的血液相容性。小儿 ECMO 需要低流量和高转速,较细的 ECMO 管路和插管的高阻力会出现相当于成人高流量 ECMO 辅助时的压力。因此,血泵内的血细胞接触时间大大增加,红细胞更容易破裂。在低流量/高压力的情况下,如小儿 ECLS 或体外二氧化碳去除(extracorporeal carbon dioxide removal, $ECCO_2R$)时,应考虑使用合适的低流量泵(表 17-1)。

血液相容性

滚压泵血液相容程度取决于滚柱对泵管压迫的密闭程度。泵管压迫过紧或过松都可能造成血液破坏,此外滚压泵还可能损坏泵管,导致泵管中有毒物质渗出或释放颗粒栓子造成栓塞。尽管定期"移动"泵管或改变泵管受压位置可以最大限度地减少这种并发症,但并不能完全解决这个问题。由于重力引流和定期"移动"泵管位置都需要较长的管路,滚压泵 ECMO 回路通常具有较大的血液接触表面积。

计算机模拟的流体动力学方法广泛用于预测离心泵对红细胞的破坏作用。离心泵的流量范围由生产商推荐,但并不完全适用于生理压力环境。当实际使用情况超出安全的流量压力范围时,其血液相容性会降低。小儿 ECMO 使用高流量离心泵时,需要缩小管道尺寸以适应 1/4 英寸管路,否则会使血细胞暴露于湍流和剪切应力的作用之下,造成血细胞损伤和局部血栓形成。来自 ELSO 注册数据库的报告和数据证实了这些发现,除了 Abbott Pedivas™(St. Jude Medical Inc. , Minneapolis MN)以外,其余新生儿的离心泵造成的血细胞损伤比成人滚压泵 ECMO 还要大[9-11]。此外,成人 ECMO 使用磁耦合泵或磁悬浮泵时,在所有高流量范围内,两者具有相当的血液相容性[12,13]。在任何情况下,都需要定期测量血浆游离血红蛋白,以监测 ECMO 回路造成的溶血。根据 ELSO 的定义,溶血是指血液中血浆游离血红蛋白浓度超过 50mg/dl。游离血红蛋白具有肾毒性,可与内源性一氧化氮快速地、不可逆地结合,导致一系列对 ECMO 患者不利的并发症发生,如体循环血管阻力和肺血管阻力增加、凝血酶生成增加、血小板功能障碍和凝血功能障碍[14]。

费用

同一款泵头在不同国家价格不同,因此成本计算有点复杂。一般来说,第一代和第二代离心泵的价格都在相同范围内。由于集成了泵头、氧合器和传感器技术,Cardiohelp 的价格更高。Centrimag™ 离心泵/Pedivas™ 离心泵是唯一一款完全悬浮的泵,其价格更为昂贵,成本计算也会有很大的不同,这取决于 ECMO 中心使用泵头是完全遵守仪器标示或生产商的推荐使用时限,还是自行判断是否需要更换泵头。

在美国,食品药品监督管理局(Food and Drug Administration,FDA)批准的所有用于 ECLS 的泵头的使用时间都是 6 小时;但是,每 6 小时更换一次泵头是不切实际的。FDA 批准 Centrimag 离心泵的使用时限是 30 天,同时在回路里整合有氧合器,但是它是作为心室辅助装置(ventricular assist device, VAD)使用,而不是作为 ECMO 辅助装置使用。相比之下,欧洲标准在确认 ECMO 血泵的有效时限时主要根据生产商的推荐,批准 ECMO 辅助提供更长的使用时限。例如,目前建议的安全时限,米道斯的第三代 Delta 轴流泵(DP3)是 7 天,Cardiohelp 是 30 天,Lifebox(配有 Sorin Revolution 离心泵的 ECLS 装置)是 28 天。

静脉顺应囊

ECMO 回路的组成(长度、尺寸)和压力测量位置(引流端/负压)影响产生正向血流所需的推力。虽然大多数离心泵 ECMO 回路使用时需要避免引流端负压超过$-50 \sim -70$mmHg,但最重要的要素是应该始终避免突然的或峰值负压。压力伺服调节或容积缓冲装置[如 Better Bladder™(Circulatory Technology Inc. , Oyster Bay, NY)],有助于避免突然出现的引流端峰值负压(图 17-7)[15]。如果没有使用这些装置,就应该必须密切监测压力变化并随时准备干预(输液、降低转速、降低超滤速度等),以减轻或防止损害性峰值负压的出现。而在引流管路中置入上述缓冲装置,不仅可以抑制静脉管路压力的波动,还可以避免压力测量处空气-血液的直接接触。抑制压力波动可大大减少静脉管路中气体微栓的形成[16]。与此相反,如果顺应囊只在负压超过-250mmHg 时才塌陷,囊内的湍流可能激活凝血或增加血细胞损伤。

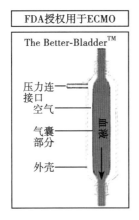

图 17-7 Better Bladder™ 容积缓冲装置,用或者不用 Better Bladder™ 的离心泵回路中引流端出现的负压具有明显差异

[插图、图片和图表由 Circulatory Technologies Inc.(Oyster Bay,New York,USA)提供]

氧合器

描述和特征

血液氧合器大多数是膜式氧合器,基于微孔中空纤维膜设计。纤维缠绕或捆绑在硬壳中,具有较大的表面积/容积比(1.0~2.5m²),预充量为100~350ml。气体通常在中空纤维内流动,而血液则在纤维束外流动(中空纤维外流动)。与之相反的是气血流动模式,即血液在纤维内流动,是极其少见的,因为管腔外血液流动使得跨膜气体转运的阻力较低。此外,管腔外血流降低了血流阻力和压降,使这些氧合器不易造成血细胞损伤和溶血。中空纤维膜表面设计成波动状或其他纹理,或设计成特定的流动几何学形状,可以形成被动式二级血液分流,以增强血液与气体交换膜的接触面积。湍流和二级血流增加了压降和红细胞的剪切速率,也会引起剪切力导致的溶血损伤。

使用高疏水性材料制成的氧合膜可防止血浆通过膜孔渗漏。20世纪80年代初,第一批商用中空纤维氧合器使用了硅涂层微孔聚丙烯膜;最近,聚甲基戊烯(poly-methyl-pentene,PMP)膜已经问世,并表现出非常好的性能。虽然微孔膜具有很高的气体交换速率,但在长期使用过程中,由于蛋白质和脂类的吸附,微孔膜的表面性状会逐渐改变,膜孔会浸湿并出现血浆浸润和渗漏,因此,随着时间的推移,膜的通透性会明显下降。PMP 纤维氧合器是一种复合式氧合器,微孔纤维包被有一层真正的膜,防止血浆通过微孔渗漏。大多数 PMP 氧合器使用 Membrana® 涂层(例如 Medos Hilite®、Maquet Getinge Quadrox ID、LivaNova PLC Eos),使其更能抗血浆渗漏。Membrana® 纤维开发的目标不是为了完全避免、而是为了减少血浆渗漏,因为血浆渗漏的多少取决于无孔纤维包被层的厚度,为了保证气体交换能力,其厚度必须有一定限度[17,18]。

选择氧合器时,必须考虑患者的生理需求和 ECMO 辅助水平(表 17-1、表 17-2)。氧输送能力取决于氧合器的固有特性、ECMO 回路血流量、血红蛋白含量、跨中空纤维膜的氧分压梯度(在空氧混合器上设置的氧浓度)和氧合器入口处的血氧饱和度。CO_2 的转运相对来说不依赖于血流量,而吹入气体流量是 CO_2 清除率的主要决定因素。市场上提供的氧合器性能主要取决于以下两点:

- 最大流速或额定流率。
- 内部血流阻力。

内部血流阻力是由氧合器的设计决定的,表现为跨氧合器的压降($P_{入口}$—$P_{出口}$)。尽管氧合器内的剪切应力也与血流路径长度相关,但高压降的氧合器会产生更高的剪切应力或对血细胞的摩擦力[19]。

氧合器相关并发症

尽管进行了抗凝策略的优化和肝素涂层表面的使用,2017 年 ELSO 注册数据库显示氧合器血栓的发生率仍然很高[19](表 17-3)。氧合器血栓表现为跨膜压逐渐升高、D-二聚体升高、气体交换降低和溶血[20]。这些参数的常规监测为及时干预和选择性更换氧合器提供了时间,而不至于出现紧急更换氧合器的情况。由于可能发生急性凝血,应制订紧急更换氧合器的方案并定期进行紧急更换氧合器的模拟演练[20]。

氧合器故障导致其无法达到生产商标定的气体转运能力。氧输送量可根据血流量和血红蛋白水平并测量氧合器后血液的氧含量减去氧合器前血液的氧含量来计算,其计算结果应该相当于已经公开发表的数据。ELSO 注册数据库报告的氧合器故障发生率与 ECMO 辅助时间有关(表 17-3)[19]。

由于氧合器气相与血相之间的温度差,气相中的冷凝水积聚造成氧合膜表面潮湿,导致 CO_2 的弥散能力降低。用高气流("咳嗽")的通气方式使氧合膜气相干燥,几秒钟就可以解决这个问题,还有建议将吹入气加热到体温水平以防止这种现象发生。

表 17-2　根据成人、儿童和新生儿所需的氧耗量(VO_2)及预期血流量选择相应的 ECMO 氧合器。
对于适用于新生儿、儿童和成人的氧合器,各生产商都标定最大氧耗量(VO_2 max),
如 Medos、Maquet-Getinge、Avecor、Liva Nova 和 Eurosets

参考患者 VO_2 选择氧合器			
静息状态下的氧耗	VO_2/体重/ml·kg^{-1}·min^{-1}	VO_2 总量/ml·min^{-1}	ECMO 氧合器 VO_2 max/ml·min^{-1}
新生儿<6kg	5~8	<30~48	Medos 800 LT:48 Avecor 0800:70 Eurosets Newborn A. I. One:90
儿童<35kg	4~6	<140~210	Medos 2400 LT:170 Quadrox ID Ped:180 Avecor 2500:113 Eurosets Pediatrics:250
成人(70±25)kg	3~5	<350±100	Medos 7000 LT:520 Quadrox Ld Adult:425 Avecor 4500:400 EOS ECMO LivaNova:320 Eurosets Adult A. 1. One:350
正常成人肺潮气量 3 500ml/min,含 21% 氧气			
当前 ECMO 氧合器的额定血流率			
成人装置	7 000ml/min		
儿童装置	2 800ml/min		
新生儿装置	800ml/min		
患者所需血流量			
成人装置	60ml/(kg·min)(上限为 7 000/60=115kg)		
儿童装置	80ml/(kg·min)(上限为 2 800/80=35kg)		
新生儿装置	120ml/(kg·min)(上限为 800/120=6.2kg)		
患者静息状态下氧耗			
成人装置	3~5ml/(kg·min)		
儿童装置	4~6ml/(kg·min)		
新生儿装置	5~8ml/(kg·min)		
氧合器的额定流率必须高于患者所需的辅助流量			

表 17-3　截至 2017 年 7 月,ELSO 注册数据报告的最常见的 ECMO 回路相关并发症

呼吸 ECMO			心脏 ECMO		
回路相关并发症	新生儿/%	成人/%	回路相关并发症	新生儿/%	成人/%
氧合器故障	4	6	氧合器故障	3	3
氧合器血栓	14	13	氧合器血栓	12	7
血泵故障	1	1	血泵故障	1	1
回路气栓	3	1	回路气栓	3	1
严重溶血	14	5	严重溶血	4	5

热交换器

热交换器的描述

热交换器可以独立串联在 ECMO 回路中,位于氧合器之前,或者更常见的是集成在氧合器内的一个独立空间中。来自加热器装置的未经消毒的循环水由不锈钢、铝或聚氨酯材料与血液分隔开。这些区域通过黏合或焊接分成两个空间,以保证血液的无菌性。除特殊情况需要降温外,ECMO 中的热交换器就是为了维持患者体温正常。ECCO$_2$R 的氧合器没有分隔的热交换器,因为在这种小型、低流量的辅助设备中,热交换器并不是必需的。

热交换器相关并发症

热交换器渗漏是 ECMO 的一种罕见但可能致命的并发症,会导致严重的溶血。在设备的初始装配过程中,必须评估热交换器的完整性,并在整个 ECMO 辅助过程中对其进行监控,以便对任何可疑情况进行及时干预。在 ECMO 预充前,最好将热交换器中的水进行循环,以检测热交换器是否有渗漏,但这种预循环的方式并不总是能够做到,也不能保证热交

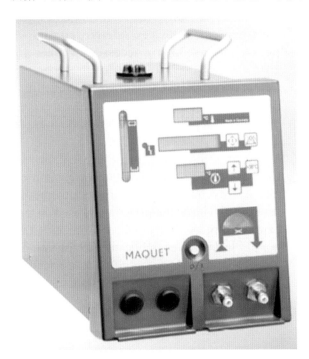

图 17-8 Maquet Getinge Hu-35 变温水箱系统,采用离心泵做动力,将变温水箱内的水循环到集成在氧合器内的或单独配置的热交换器内。照片由 Maquet Getinge Group(Rastatt,Germany)提供。

换器完好无损。或者,可以将加压空气施加到热交换器水相,同时用压力监测计监测空气压力,如果出现空气压力的丢失,就提示热交换器有渗漏[21]。

变温装置有两种类型,一种将水加压泵入热交换器,另一种把水从热交换器吸走;后者提供了更好的安全性,一旦热交换器有渗漏,半透明变温器管路内循环水就会混入血液(图 17-8)。已有报告描述了滚压泵回路静电电荷积聚并引起自发放电损坏热交换器纤维完整性的现象[22]。2011 年,针对客户的投诉,一家生产商发出警告,指出长时间使用氯化钠溶液预充的 ECMO 氧合器,可能在其热交换器界面上形成微孔[23]。

最近有关于体外循环心脏手术患者因为受污染的热交换器/变温水箱系统造成感染并发症的报道。具体地说,这些报告中描述了变温水箱中有嵌合体分枝杆菌生长,而心脏手术患者发生了嵌合体分枝杆菌感染。此后,世界各地的医疗机构都发布了关于变温水箱的使用、消毒和保养方法,以达到预防和警惕相关感染的目的[24-26]。

(翻译:周荣华,校对:金振晓)

参考文献

1. Lamb KM, Hirose H. Vascular complications in extracoporeal membrane oxygenation. Crit Care Clin. 2017;33(4):813-824.
2. Cakici M, Ozcinar E, Baran C, et al. A retrospective cohort analysis of percutaneous versus side-graft perfusion techniques for veno-arterial extracorporeal membrane oxygenation in patients with refractory cardiogenic shock. Perfusion. 2017;32(5):363-371.
3. Gates JD, Bichell DP, Rizzo RJ, Couper GS, Donaldson MC. Thigh ischemia complicating femoral vessel cannulation for cardiopulmonary bypass. Ann Thorac Surg. 1996;61(2):730-733.
4. Rupprecht L, Lunz D, Lubnow M, Schmid C. Pitfalls in percutaneous ECMO cannulation. Heart Lung Vessel. 2015; 7(4): 320–326.
5. Lequier L, Horton SB, McMullan DM, Bartlett RH. Extracorporeal membrane oxygenation circuitry. Pediatr Crit Care Med. 2013; 14:S7–S12.
6. Thiagarajan, RR. Extracorporeal membrane oxygenation in infants and children. In: Cardiopulmonary Bypass and Mechanical Support, Principles & Practice. 4th ed. New York, NY: Wolters Kluwer; 2016: 709-728.

7. Rais-Bahrami K, Nunez S, Revenis ME, Luban NLC, Short BL. Follow-up study of adolescents exposed to Di(2-Ethylhexyl) Phthalate (DEHP) as neonates on extracorporeal membrane oxygenation (ECMO) support. EnvironHealth Perspect. 2004; 112:1339–1340.

8. Kopp R, Mottaghy K, Kirschfink M. Mechanism of complement activation during extracorporeal blood-biomaterial interaction: effects of heparin coated and uncoated surfaces. ASAIO J. 2002;48(6):598-605.

9. Barrett BC, Jaggers JJ, Cook EF, et al. Pediatric ECMO outcomes: Comparison of centrifugal versus roller blood pumps using propensity score matching. ASAIO J. 2013; 59(2):145-151.

10. O'Kelly P. Neonatal extracorporeal membrane oxygenation outcomes by pumps type – ELSO Data Registry analysis. 31st Annual Children's National Symposium: ECMO and Advanced Therapies for Respiratory Failure. February 2015

11. Botrell S, Bennett M, Augustin S, et al. A comparison study of haemolysis production in 3 contemporary centrifugal pumps. Perfusion. 2014.

12. Lehle K, Philipp A, Müller T, et al. Flow dynamics of different adult ECMO systems: A clinical evaluation. Artificial Organs. 2014; 38(5):391–398.

13. Palanzo DA, El-Banayosy A, Stephenson E, Brehm C, Kunselman A, Pae WE. Comparison of hemolysis between CentriMag and RotaFlow rotary blood pumps during extracorporeal membrane oxygenation. Artif Organs. 2013;37(9):162-166.

14. Rother RP, Bell L, Hillmen P, Gladwin MT. The clinical sequelae of intravascular hemolysis and extracellular plasma hemoglobin: a novel mechanism of human disease. JAMA 2005; 293(13):1653-1662.

15. Tamari Y, Lee-Sensiba K, King S, Hall, MH. An improved bladder for pump control during ECMO procedures. Journal of Extra-Corporeal Technology. 1999; 31(2)

16. Ganushchak YM, Ševerdija EE, Simons AP, van Garsse L, Weerwind PW. Can minimized cardiopulmonary bypass systems be safer? Perfusion. 2012;27(3):176-182.

17. Eash HJ, Jones HM, Hattler BG, Federspiel, WJ. Evaluation of plasma resistant hollow fiber membranes for artificial lungs. ASAIO J. 2004:491-497

18. Peinemann KV, Pereira Nunes S. Membrane technology: Membranes for life science. J Wiley & Sons; 2011:57-59.

19. Extracorporeal Life Support Organization. ELSO registry report, July 2017. https://www.elso.org/Registry/Statistics/Reports.aspx. Accessed August 7, 2017.

20. Dornia C, Philipp A, Bauer S, et al. D-dimers are a predictor of clot volume inside membrane oxygenators during extracorporeal membrane oxygenation. Artificial Organs. 2015.

21. Hamilton C, Stein J, Seidler R, et al. Testing of heat exchangers in membrane oxygenators using air pressure. Perfusion. 2006;21:105-107.

22. Snijders J, De Btuijn P, Bergmans M, Bastianen, G. Study on causes and prevention of electrostatic charge build-up during extracorporeal circulation. Perfusion.1999;14:363-70.

23. LivaNova PLC. Notice safety warning from the Sorin group. https://www.scps.org.uk/pdfs/sorin-12:12:11.pdf. Accessed

24. U.S. Food and Drug Administration (FDA). Medical device safety, alerts and notices. www.fda.gov/MedicalDevices/Safety/AlertsandNotices/ucm466963.htm. Accessed October 15, 2016.

25. Centers for Disease Control and Prevention (CDC). Contaminated heater cooler devices. https://www.cdc.gov/hai/outbreaks/heater-cooler.html. Accessed Oct 27, 2015.

26. European Centre for Disease Prevention and Control (ECDC). Invasive cardiovascular infection by Mycobacterium chimaera potentially associated with heater-cooler units used during cardiac surgery. https://ecdc.europa.eu/sites/portal/files/media/en/publications/Publications/mycobacterium-chimaera-infection-associated-with-heater-cooler-units-rapid-risk-assessment-30-April-2015.pdf. Accessed May 4, 2015.

第十八章　ECLS 安全及其他监测设备

Larissa Yalon, BSN, RN, CCRN, *Kenneth A. Schenkman*, MD, PhD

引文

对 ECLS 患者的监测需要持续性关注。虽然许多监测仪器可以提高 ECLS 患者的安全性，但是没有哪一种仪器可以替代床旁监护医护人员的高度警觉。这一章将安全与监测分为 ECLS 回路状态的监测与患者临床状态的监测。

回路相关监测

压力监测

大多数系统都在回路的三个位点测量压力（图18-1）。过去，回路上压力监测依赖于额外的压力传感器。新型的 ECLS 系统将压力监测整合在系统中，可以减少回路的接口。离心泵可以设置为伺服调节而维持压力在设定的参数范围内。随着各个 ECLS 中心寻求系统简化，回路接口减少，压力监测可能会局限在静脉管路上。

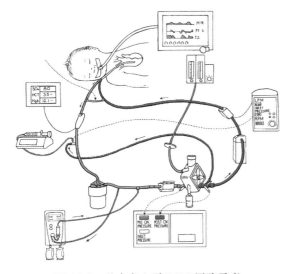

图 18-1　基本离心泵 ECLS 回路示意

- 泵前静脉管路/回路入口压力的测量，主要是监测过大的负压，过大的负压可导致血管或右心

房损伤，也会造成血液气穴形成和溶血。静脉端压力也可以反映循环容量的状况。压力取决于患者容量状况、管路长度、插管位置和插管口径。如果使用静脉顺应囊，静脉端压力可以在顺应囊接口处测量。

- 氧合器后/动脉管路的压力是在氧合器后进行测量，这个压力的高低由离心泵转速、管路阻力、插管及患者动脉压共同决定。动脉管路阻塞或打折将导致压力升高。如果压力超过400mmHg，管路爆裂和溶血的风险会增高。

- 氧合器前/泵后压力在氧合器的入口处测量，与氧合器后压力相互参照，可用来诊断氧合器相关问题。如果血液回输端出现问题，氧合器前后压力将一起升高。如果仅出现氧合器前压力升高，则提示氧合器内血栓形成或氧合器内血流中断。

- 压力差（ΔP）/跨膜压力是根据氧合器前后的压力计算出来的。压力差升高（氧合器前压力升高、氧合器后压力下降）而没有相应增加血流量，说明氧合器内血流阻力的升高，这往往是血栓引起的。应该持续监测压力变化的趋势，这比监测压力的绝对值更有意义。

血流量监测

体外回路血流量通过无创超声流量探头进行监测。流量探头与大多数系统整合在一起以监测回输到患者体内的血流量。如果需要额外添加血流量监测位点，可以使用独立的 Transonic 流量探头及设备。低流量和高流量的警报设置，可以提醒工作人员基础流量的变化。如果远端压力超过离心泵产生的压力，由于离心泵是一个非阻闭的开放系统，会产生逆向血流，这是十分危险的，设定适当的低流量报警可以降低这种风险。许多流量传感器可以探测到无血流或逆向血流而发出预警，如果可能，还可以对循环回路进行伺服调节。伺服调节模式取决于所使用的回路系统。Maquet CARDIO-HELP 系统可以探测到血液反流并自动激活零流量模式。在零流量模式下，Maquet CARDIOHELP 自动控制离心泵维持血流量在 0L/min。Livonova/Sorin 的系统在回路中出现气泡、血流静止或逆向血流等问题时，其电子遥控夹管钳会立刻夹闭动脉管路。为了确保流量监测准确，必须根据管路的型号和外径，对流量探头进行校准。

气泡/空气探测器

气泡/空气探测器可以探测到血流中的微小气泡。超声气泡探头可以探测到正常血液中的变化并发出警报，如果系统允许，可以自动改变或停止血流，或者自动夹闭管路终止对患者的支持。流量探头也可以具有双重功能，同时起到气泡/空气探测器的功能。气泡/空气探测器可以单独安装在静脉或动脉管路上，也可以在这两个位点同时安装并进行单独设置。

氧合血红蛋白监测

至少在静脉管路上，应该安装无创血氧饱和度监测探头。在 VA-ECLS 中，如果探头安装在所有分流或减压插管血液进入回路之前，这个数值能相当准确地反映混合静脉饱和度（SvO_2）。在 VV-ECLS 中，这个数值因为存在再循环而出现假性升高，但追踪其趋势可用来监测再循环分数的变化。在动脉管路上安装血氧饱和度探头，可以确保输入患者体内的血液是充分氧合的，同时也可监测氧合器的功能。许多氧饱和度探头还具有监测血红蛋白浓度和血细胞比容的功能。更复杂的系统能够监测回路中的血气参数，并计算 PaO_2、PCO_2 和生理参数，包括氧耗量和 CO_2 生成量，这些系统同样可以实现回路的远程监控。回路的血气监测系统借助于血流内的传感器，可以连续监测血液的酸碱平衡、氧合与通气状态。

紧急动力与备用系统

新型的 ECLS 系统有备用电池，允许离心泵在停电期间继续运转一段时间。万一离心泵故障或者电源故障，备用电池必须可以随时启用。大多数系统有机械手摇柄。如果没有手摇柄，备用离心泵控制系统必须随时可用并且必须正确设置。

温度监测器

ECLS 回路将血液暴露在周围的环境温度中。如果热交换器出现故障，新生儿和儿童很快会进入低温状态。有的 ECLS 系统整合了温度监测功能，可以监测引流和回输到患者身体的血液温度，或者通过氧合器出口的温度探头来监测。如果体外回路内血流比例较低，成人患者可以不需要热交换器，依靠机体正常温度调节能力即可维持体温。对患者体温的密切监测始终是患者总体评估的重要方面。

患者相关监测

患者血流动力学监测

我们通常通过有创动脉导管持续监测血压。应用 VA-ECLS 进行辅助时，由于患者的自身心功能很差或者 ECLS 的流量很高，动脉波形搏动幅度显著降低。当自身心功能逐渐改善时，左心室因功能改善收缩力增强，动脉波形搏动幅度也会增加。由于平均动脉压受到患者的血管张力、自身心功能及 ECLS 流量的影响，因此对于 ECLS 支持的患者来说，平均动脉压监测可能更加有用。

对于股动脉插管的患者，由于来自 ECLS 回路的氧合血无法有效输送到上半身动脉内，上半身接受的是来自自身左心系统的氧合度较低的血液灌注，因此伴有严重肺部疾病的患者如果采用股动脉插管，上半身灌注的血液可能没有被充分氧合，右侧桡动脉血气可能有助于确认脑部是否获得充足的氧输送。

脉搏血氧监测仪

脉搏血氧监测仪常规用于 ECLS 患者的监测。对于动脉导管未闭的婴儿，脉搏血氧监测仪监测右手和其他肢体的氧饱和度，可以反映导管前、后的氧合差别，远端肢体的灌注血流包含有导管分流进入主动脉的血液。VA-ECLS 时，不同的动脉插管位置，以及动脉插管对血流的部分阻挡，都可能造成动脉血流分布的差异，表现为右手与其他肢体存在血氧饱和度差异。如果患者自身心功能良好，可以搏出足够的血液，同时患者肺功能严重受损，就会造成进入升主动脉和右侧锁骨下动脉血流的含氧量会显著低于降主动脉逆行灌注的血流，这主要是因为降主动脉的血流来源于充分氧合的 ECLS 循环。

脑部与躯体的氧合

ECLS 患者可以通过脑氧监测仪和/或躯体氧

合监测仪来监测。目前这些监测仪都是基于近红外光谱（near-infrared spectroscopy，NIRS）原理。相对于脉搏血氧监测仪，这些装置通常仅能显示组织氧合的变化趋势，不能报告出组织氧合参数的绝对值。然而，由于这些监测仪不依赖动脉搏动，即使在心脏功能变差甚至完全丧失的情况下，这些监测仪也能够提供氧合数据。

解读 SvO_2

对于 VA-ECLS 患者，如果没有心内与肺内分流，回路的静脉血液往往代表患者真实的混合静脉血氧状态。由于氧输送增加，SvO_2 也会相应升高，但随着患者氧耗增加，SvO_2 则会下降，因此 SvO_2 的意义需要考虑到氧输送与氧耗。镇静、麻醉及全机械通气支持会降低代谢量和氧耗，SvO_2 会升高，而发热、癫痫和激越会增加代谢量和氧耗，如果其他条件不变，SvO_2 会下降。

对于 VV-ECLS 患者，解读 SvO_2 比较复杂，以上的问题仍然需要考虑，但同时还需要考虑回输的氧合血再回流到回路中而形成的再循环会造成 SvO_2 升高。当其他条件不变时，SvO_2 的升高可解释为 ECLS 回路的再循环量增加。考虑到其他潜在的因素，SvO_2 的变化趋势可用于评估再循环量的相对变化。

Harlequin 现象／南北综合征

如上所述，在股动静脉插管的 VA-ECLS 患者，来自 ECLS 向上的血流会在降主动脉与来自心脏的向下的血流形成竞争，当患者自身肺功能很差时会导致患者上半身的氧饱和度较低，而下半身的氧饱和度较高，这就是所谓的"Harlequin 现象"或"南北综合征"。

肢体灌注

股动脉插管会导致插管位置远侧到肢体末梢的血流灌注减少。虽然肢体远端灌注管可以缓解这一问题，但是远端缺血仍有可能发生。目前对于远端肢体缺血的最佳监测尚无共识，但临床查体、肢体温度及在肢体末梢上使用组织氧合监测仪（NIRS），可以帮助评估远端的灌注是否充分。

神经系统监测

脑组织充分氧合与灌注是 ECLS 的首要目标，但对于 ECLS 患者大脑功能的监测仍具有挑战性。对于婴儿，常规的头颅超声检查通常用于监测颅内出血；对于年龄较大的儿童和成人，临床查体可能最有用。然而，深度镇静的患者或使用肌肉松弛药的患者，临床查体是不够的，间断或连续的脑电图监测可以提供大脑活动的总体信息并可以识别癫痫。虽然 ECLS 患者可以安全地被转运到影像科来完成传统的 CT 检查，但是便携式 CT 扫描仪对 ECLS 患者来说可能更加方便。

（翻译：郭锋伟，校对：熊红燕）

第十九章　新生儿 ECMO 的管理

Barbara Haney, RN, MSN, RNC-NIC, CPNP-AC, FELSO, *Robert DiGeronimo*, MD

引文

ECMO 已在新生儿重度呼吸衰竭的救治中被常规使用超过 30 年。1975 年，Robert Bartlett 医师报道了 ECMO 在胎粪吸入新生儿的救治中首次成功应用，并发表了具有里程碑意义的文章，证明了 ECMO 对新生儿患者的疗效[1,2]。随后在 20 世纪 80 年代和 90 年代进行的随机对照试验中证实，ECMO 对患严重呼吸衰竭的新生儿具有降低死亡率和致残率的效果[3,4]。迄今为止，ELSO 注册数据库中有超过 35 000 例新生儿进行了 ECMO 治疗，总生存率为 71%[5]。

1992 年，ECMO 用于 1 516 例呼吸衰竭新生儿（见第七章）的治疗，达到高峰，之后显著下降，这可能反映了其他治疗方法的进步，如一氧化氮吸入、肺泡表面活性物质和机械高频通气技术的改进等[6,7]。然而，对于某些胎龄为 34 周或更大的患重度呼吸衰竭的新生儿，ECMO 仍然是一种有价值的治疗方法。虽然新生儿既可以进行 VA-ECMO 治疗，也可以进行 VV-ECMO 治疗，但最佳的 ECMO 模式必须根据个体情况判定。

先天性膈疝已成为 ELSO 注册数据库中最常见的诊断，约占所有病例的 1/3。能够存活至出院或转院的比例为 50%，是新生儿 ECMO 治疗的主要疾病中存活率最低的[5]。VA-ECMO 历来是支持先天性膈疝患儿的首选模式，其原因是患儿的心血管系统不稳定、静脉引流不足、需要额外的氧合支持，以及插管技术难度较大[8]。然而，有些中心主要采用 VV-ECMO 模式，也取得了与 VA-ECMO 相似的结果，并且由 VV 转为 VA 的比例较低[9]。ECMO 治疗先天性膈疝的时间平均为 320 小时，明显长于其他疾病的治疗时间[5]。

胎粪吸入综合征仍然是新生儿 ECMO 的第二大常见适应证（22%），通常仅需相对较短的支持时间，平均为 145 小时，生存率为 92%[5]。这些新生儿通常是 VV 支持[5]的理想对象，而感染性休克新生儿通常需要 VA 支持来增加氧输送和进行血流动力学支持。据报道，单纯性肺炎患儿在 ELSO 注册数据库中的生存率为 60%，而当合并脓毒症时，生存率下降到 45%[5]。

启动 ECMO 和回路准备的注意事项

实施 ECMO 前对新生儿的评估应包括完整的病史采集和体格检查，颅内超声、超声心动图、凝血功能检测，必要时行肾脏超声检查。对于 VA-ECMO，标准单腔静脉插管的法制单位尺寸从 10 到 14Fr 不等，动脉插管的法制单位尺寸为 8~10Fr。为右颈内静脉设计的 VV 双腔插管为 13Fr，因此较小的新生儿可能不适合这种模式。典型的新生儿置管位置为：动脉插管置入右侧颈总动脉 2~3cm（插管尖端位于无名动脉与升主动脉的交汇处）；静脉插管置入右颈内静脉 6~7cm（导管尖端位于右心房中下部）。根据医疗中心的规程，插管放置的位置均应由胸部 X 线透视和/或超声心动图确认（图 19-1）。

VV-ECMO 的一个重要并发症是再循环，即氧合血液不流经心脏而再次进入 ECMO 回路。插管位置差、心排血量低、血管内容量低和泵流量大都是再循环的影响因素。超声心动图可以帮助插管定位，评估心功能和血管内容量的状态。

对于 10kg 以下的新生儿，ECMO 回路通常使用直径为 1/4 英寸（1 英寸＝2.54cm）的管路，其容量为 200~300ml，采用盐水、白蛋白和匹配血型的血液预充。如果插管紧急，紧急预充可以直接使用 O 型 Rh 阴性血。对于 VV-ECMO，预充血液必须经辐照处理，且新鲜（保存少于 5 天），或者在预充前，采用清洗/过滤方法降低血液中钾离子浓度。对于新生儿，滚动泵或离心泵在 ECMO 中心都有使用，目前没有权威文献报道哪一种血泵更好，但有些中心报道新生儿使用离心泵导致的溶血现象和不良后果更多。

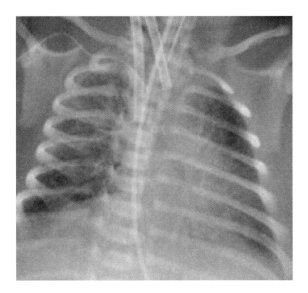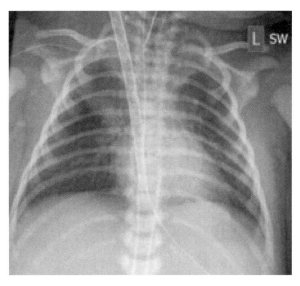

图 19-1　胸部 X 线透视下新生儿 VA 与 VV 置管位置

患者日常管理

液体、电解质、营养状况

ECMO 支持的新生儿蛋白质分解代谢率较高，必须提供充足的营养。美国胃肠内外营养学会（the American Society for Parenteral and Enteral Nutrition，ASPEN）ECMO 指南建议尽快启动营养支持[10]。推荐的肠外营养目标是 100~120kcal/（kg·d）（1kcal = 4.19kJ），蛋白质高达 4g/（kg·d）。虽然 ECMO 会影响胃黏膜灌注和增加坏死性小肠结肠炎发生的风险，新生儿采用肠内营养的比例也在逐步提高[11]。应该定期检测血清电解质、肾功能，以及其他相关实验室指标，以监测与肠外营养支持相关的营养和毒性状态（表 19-1）。钙离子水平应该保持在 >1.1mmol/L 的水平以维持心脏功能。必须在肠外营养中适当添加矿物质和微量元素[12,13]。一过性肾功能不全经常发生，许多患者会在第一个 48~72 小时内自行缓解。限制每日液体摄入量在 60~100ml/（kg·d），并使用利尿剂促进排尿。随着心排血量的提高、毛细血管渗漏现象的改善和体内液体动员的启动，肾功能也会恢复[14]。

表 19-1　常用实验室检测项目和检测频率

检测项目	检测频率
ACT	每小时，如果数值超标或停用肝素则增加频率。许多中心在监测 ACT 的同时还加测其他指标，甚至用其他指标取代 ACT
抗凝血因子Ⅹa 与抗凝血酶Ⅲ	每 6~12 小时
胆红素、肝功能	每天或依据医疗中心规程
血培养	依据医疗中心规程 有些中心每天或隔天检测，有的中心只在有临床征象时检测
血气分析——回路 （氧合器前后）	每 12 小时 1 次 尤其当使用 CDI 血气监测系统时，需要校准 CDI
血气分析——患儿 （动脉与静脉）	每 4~6 小时 有些中心监测更频繁以监测乳酸水平、CO_2 水平及 pH 值
凝血功能分析	有些中心监测 PT、PTT、纤维蛋白原、抗凝血酶Ⅲ和纤维蛋白溶解产物，而其他中心仅每天或更频繁地监测纤维蛋白原
全血细胞分类计数与血小板计数	每 6~12 小时，取决于凝血状态

续表

检测项目	检测频率
钠、钾、氯、碳酸氢根、离子钙与葡萄糖	每 12 小时或者按照需监测
血浆游离血红蛋白	每天有些中心只在怀疑有明显溶血时检测
总蛋白量、白蛋白、钙、磷酸盐、镁	每天或依据医疗中心规程
血栓弹力图/血栓弹力计	有些医疗中心根据需要采用血栓弹力图来指导血液制品输注

注：ACT=激活全血凝固时间；PT=凝血酶原时间；PTT=部分凝血活酶时间。

心血管系统

新生儿 ECMO 的血流量在开始之后必须逐步提升至 120ml/（kg·min）以提供充足的组织灌注和氧合［在 80ml/（kg·min）至 150ml/（kg·min）区间内］[14,15]。危重新生儿通常心功能不全、血流动力学不稳定，甚至在插管前需要进行心肺复苏。插管后，一般可撤除血管活性药物，但这也取决于相关病理生理状况。VV-ECMO 支持时，血管活性药物的撤除必须密切关注患儿自身的心排血量。VV-ECMO 也可以改善心脏功能，可能与心肌氧输送的提高及右心室后负荷降低相关[16]。

VA-ECMO 的一个独有的并发症是心肌顿抑。虽然心肌顿抑的病因仍未确定，但它更常发生在 ECMO 支持前严重缺氧，或动脉插管尖端过于靠近冠状动脉的新生儿[17]。随着 VA-ECMO 流量的增加，左心室后负荷增加可能是心肌顿抑的一个因素。心肌顿抑的特征是脉压<10mmHg[13]。治疗方法包括必要时调整动脉插管位置，提供足够的 ECMO 血流支持以等待心肌恢复。

体循环高血压也是 ECMO 的并发症，常见于 VA-ECMO。高血压容易增加颅内出血的风险，必须积极治疗[18]。治疗方案包括将 ECMO 血流量降至允许范围的低限，以减少血管活性药物的用量。如果有指征，某些患儿还应该选择性使用抗高血压药。

氧输送

ECMO 治疗的基本目标就是提供充足的氧输送（见第二章）。氧输送是指血液中的氧气含量乘血流量（氧输送=动脉血氧含量×血流量）。血流量等于 ECMO 泵流量与患者自身的心排血量（VA-ECMO 时）的总和。当到达脑部或者其他重要器官的氧输送无法满足需求时，氧债就会发生，从而导致严重的乳酸酸中毒及器官损伤。氧耗定义为动脉血和静脉血氧含量分别乘以血流量后的差值，并且随着脓毒症、儿茶酚胺释放、体温过高、患者活动而增加。在新生儿 ECMO 治疗中，监测氧输送是否充足的最好方式是各种灌注指标的联合监测，这些指标包括混合静脉血氧饱和度和其他指标，包括乳酸水平及近红外光谱（near-infrared spectroscopy，NIRS）等。

肺系统

ECMO 减少了肺部气体交换的需求，因此在一般情况下，呼吸机可以设置为"休息模式"以避免呼吸机造成的进一步肺损伤。在 VA 模式下，由于 ECMO 回路血液不经过肺部血管，因此呼吸机的设置参数可较快地降低；相反，在 VV 模式下，呼吸机的设置参数要缓慢降低，其目标休息模式参数比 VA 辅助下相对要高。在 VV 模式下，如果呼吸机快速撤离，会导致肺萎陷，造成肺血管阻力和右心室后负荷明显上升，同时造成氧合和通气不足[12]。新生儿 ECMO 的最优通气策略没有统一标准，根据所在医疗中心、患儿疾病进展程度及 ECMO 辅助模式的不同而有所不同[19]。关于呼吸机的模式，传统和高频通气（振荡式、喷射式或其他模式）的使用都很成功[19-22]。越来越多的病例在 ECMO 的辅助下拔除气管插管，从而减少对镇静剂的需求并避免呼吸机相关并发症。然而，在新生儿中还不清楚这一策略是否能带来好处[23,24]。

当使用常规通气方式时，各种呼气末正压通气（positive end expiratory pressure，PEEP）策略均有使用。最近有报告对 ELSO 注册数据库中患者的通气策略进行了回顾，发现所有患者均使用一定水平的 PEEP，包括低水平（4~6cmH_2O）、中水平（7~9cmH_2O）及高水平（10~12cmH_2O），其中高水平 PEEP 最常用（43%）[19]。其他的休息设置包括尽可能降低呼吸频率（10~20 次/min）和吸气峰压（15~20cmH_2O）或潮气量（4~6ml/kg）。FiO_2 通常设置在 0.21 至 0.40 之间[12,19,25]。在 ECMO 期间，进行支气管镜检查，不管是否同时使用黏液溶解剂和表面活性物质，都可以协助清除气道分泌物、评估感染情况，并促进肺复张。ECMO 回路的通气量则根据所需的 PCO_2 来调节，一般为维持 PCO_2 在

40~50mmHg。在气体的选择上,各中心之间存在差异,有的使用 100% 氧气,有的通过空氧混合器使用氧气和压缩空气的混合气体。为了管理 PCO_2,可以将二氧化碳和氧混合器($5\% CO_2 + 95\% O_2$)或 100% CO_2 添加到回路通气气流中。为了避免脑 PCO_2 的快速变化造成新生儿的脑损伤,缓慢调节气流量至关重要[14]。患者 PCO_2 最容易在插管时发生巨大变化,当患儿通气主要由回路气流量控制时,最好能将气流量设置在一个温和的水平[25]。每日胸部 X 线片检查有助于评估肺的恢复情况,还能看出是否有漏气,同时能监测插管和其他导管的位置。每 6~12 小时抽取 1 次血气,包括患者的动脉血气和回路中氧合器前、后的血气(表 19-2)。

表 19-2　新生儿呼吸 ECMO 目标指标

参数	目标值
血流量——初始	120ml/(kg·min)［范围 80~150ml/(kg·min)］
血流量——试停机空转	50~100ml/min
血流量——非试停机空转	20ml/(kg·min)
回路二氧化碳分压	40~45mmHg
回路氧分压	150~400mmHg
卡路里	100~120kcal/(kg·day)
纤维蛋白原	>150mg/dl
流体摄入量——初始	60~100ml/(kg·day)
血细胞比容	>35%,撤除 ECMO 时增加至 40%
离子钙	>1.1mmol/L
血浆游离血红蛋白	<50mg/dl
血小板	75 000~100 000
钾	>3mEq/L 可能需要增加
蛋白质	4gm/(kg·d)
传统"休息模式"呼吸机参数设定(高频设定按照医疗中心规程执行)	频率:10~20bpm 吸气峰压:15~20cmH$_2$O PEEP:10~12cmH$_2$O FiO2:21%~40%
钠	>135mEq/L 可能需要降低
脉搏血氧饱和度	VV-ECMO:>85% VA-ECMO:92%~99%
回路通气氧浓度	60%~100%
混合静脉血氧饱和度	≥65%

感染

长时间使用侵入性装置,如中心静脉导管、导尿管、气管插管及经常对 ECMO 回路进行操作,再加上新生儿免疫功能不全,使得 ECMO 支持的新生儿处于极易发生感染的境地。医院内感染对 ECMO 患者会产生严重后果。然而,并无证据显示常规预防性使用抗生素可以降低感染的风险[14,26]。此外,没有证据支持对 ECMO 支持的患儿常规进行体表或血培养,但应该降低脓毒症的诊断阈值,这对于积极启动抗脓毒症治疗非常关键。然而,对于新生儿 ECMO 患者,有些医疗中心常规每天或隔天进行 ECMO 回路血培养。刚刚启动 ECMO 或者刚刚更换 ECMO 回路的时候,由于大量白细胞和血小板黏附在氧合器和管路表面,白细胞和血小板会显著下降。至于抗生素使用剂量,由于 ECMO 会影响抗生素药代动力学,需要调整给药剂量和给药间隔(见第六章)[27]。

肾脏系统

新生儿接受 ECMO 支持后,通常会出现一过性肾功能不全。低氧、低血压和 ECMO 回路引起的炎症反应可能是其出现的原因。在大多数情况下,肾功能不全会在 ECMO 支持后的 48~72 小时内缓解。急性肾损伤的典型表现是尿量少、血浆尿素氮和肌酐水平升高。每 12~24 小时给予呋塞米 1~2mg/kg,或者呋塞米 0.05~0.40mg/(kg·h) 持续输注,或使用其他利尿剂帮助提高尿量[28]。如果 48~72 小时后,尿量仍旧不能增加,可以在回路上添加血液滤过或连续肾替代治疗,以维持体液排出和肾功能(见第二十八章)。

神经系统

严重颅内出血是新生儿 ECMO 最严重的并发症[29-32]。新生儿 ECMO 的神经监测应包括经常进行的神经学查体和神经影像学检查(如头颅超声检查)。一项研究发现 93% 的颅内出血发生在 ECMO 启动后的 5 天内,因此有些中心在这段时间后停止常规的头颅超声检查,而另一些中心则继续每天或隔天进行检查[32]。NIRS 监测有助于早期识别脑和全身缺氧的高危患者[12,33]。连续视频或振幅脑电图监测也越来越多地用于监测癫痫发作,其发生率在新生儿 ECMO 病例中达到 9%[5]。

低温治疗(核心温度在 33～34℃)对于脑缺氧缺血的足月或近足月新生儿具有良好的疗效,在新生儿 ECMO 患者中应该继续[14]应用,通过 ECMO 的变温器或者变温毯,使用食管/直肠温度伺服调节,很容易实现。

类似于吗啡、右美托咪定和咪达唑仑之类的镇静剂和抗焦虑药常用于新生儿 ECMO 患者,但是相关镇静与镇痛的临床指南还未出版[14,34]。长时间高累积剂量的阿片类药物和苯二氮䓬类药物与不良后果相关,治疗计划中应该尽量减少使用。尽管朝向头部的颈静脉插管引流理论上对神经系统有益,包括增加静脉引流、减少 VV-ECMO 再循环、实现脑静脉减压,还可以进行脑混合静脉血氧饱和度的监测等,但这种插管方法并未被广泛使用,是否能改善临床结果还没有定论[14,35]。

鉴于 ECMO 天然具有高风险性,以及接受 ECMO 支持的新生儿本身状况的危重程度,存活新生儿应当进行长期随访(见第二十六章)。对于具有相同程度疾病的新生儿,采用 ECMO 治愈的新生儿比采用传统治疗方案的新生儿取得了相似甚至更好的神经发育结果。报道发现采用 ECMO 治愈的新生儿中,有 15%～25% 出现明显的神经发育不良,但严重缺陷较为少见,在存活者中不足 5%[15,32,37,38]。有些中心会在 ECMO 后常规进行影像学检查,有 10%～15% 的患儿在头部 CT 或 MR 检查中发现中度到重度的损伤[38]。

血液学

抗凝一直是新生儿 ECMO 管理中的一个挑战,第四章中已经详细介绍。大多数的医疗中心采用包括激活全血凝固时间(activated clotting time,ACT)、活化部分凝血活酶时间(activated partial thromboplastin time,APTT)、抗凝血酶活性与抗因子 X a 水平在内的混合指标来滴定抗凝策略(见表 19-1)。对于高危或活动性出血的患者,应该维持低水平抗凝。在 ECMO 期间计划外科手术(例如先天性膈疝修复)的患儿,预先给予抗纤维蛋白溶解剂(如氨基己酸)可以减少手术部位的出血[8]。

由于新生儿的出血风险更高,他们血小板的水平一般保持在 80 000～100 000/mm³。多数医疗中心根据血流动力学和氧输送需求将最低血细胞比容控制在 35%～45%(见表 19-2)。输注血液制品与不良预后相关,因此,尽量减少输血是所有 ECMO 患者管理的重要目标(见第五章)[31,39-41]。此外,也应尽可能减少实验室检查所用的采血量[42]。在新生儿 ECMO 患者中,溶血现象更为常见,可能的原因是小号插管的使用和回路阻力的增加。除了患者整体情况评估和 ECMO 回路检查,血浆游离血红蛋白水平的监测可以提示溶血,各个医疗中心的游离血红蛋白的阈值有所不同。

ECMO 的撤离

何时撤离 ECMO 是日常查房内容的一部分,每例患者各不相同,必须在继续 ECMO 支持可能的获益和存在风险之间权衡。通常情况下,在 ECMO 支持的过程中,肺部获得了充分的休息,肺部原发疾病、肺动脉高压或肺组织漏气得到显著改善,此时 ECMO 支持需要逐步减少。对于 VA-ECMO 支持的患儿,降低 ECMO 流量时,患儿必须有良好的心脏功能表现。另外还需要考虑的因素包括体液平衡状态,撤机时患儿肾功能必须良好,接近理想体重且水肿很轻微。但是,一些患儿达不到这个目标,撤离后仍存在急性肾损伤(acute kidney injury,AKI),需要继续进行持续肾替代治疗。VA-ECMO 和 VV-ECMO 的撤离技术细节可见第二十五章。

结论

对于极度危重、病因可逆,且常规治疗方法失败的呼吸衰竭新生儿,ECMO 仍是一个重要的救命手段,可以提高生存率并改善预后。对于那些可能从 ECMO 支持中获益的新生儿来说,及时启用 ECMO 非常重要,可极大地降低这部分新生儿并发症的发生率和死亡率。通过各 ECMO 中心的临床研究,不断积累知识共享成果,可提高 ECMO 治疗的安全性,减少 ECMO 的并发症,进而更好地确定最能从 ECMO 支持中获益的新生儿人群,将是新生儿 ECMO 的重要研究方向。

(翻译:李瑞轩,校对:洪小杨)

参考文献

1. Bartlett RH, Gazzaniga AB, Jefferies MR, Huxtable RF, Haiduc NJ, Fong SW. Extracorporeal membrane oxygenation (ECMO) cardiopulmonary support in infancy. Trans Am Soc Artif lntern Organ. 1976;22:80–88.

2. Bartlett RH, Andrews AF, Toomaisian JM Haiduc NJ, Gazzaniga AB. Extracorporeal membrane oxygenation (ECMO) for newborn respiratory failure: forty-five cases. Surgery. 1982;92(2):425–433.

3. Bartlett RH, Roloff DW, Cornell RG, Andrews AF, Dillon PW, Zwischenberger JB. Extracorporeal circulation in neonatal respiratory failure: a prospective randomized study. Pediatrics. 1985;76(4):479–487.

4. UK collaborative randomized trial of neonatal extracorporeal membrane oxygenation. UK Collaborative ECMO Trial Group. Lancet. 1996;348(9020):75–82.

5. ELSO International Summary, ELSO International Registry, July 2017. Extracorporeal Life Support Organization, Ann Arbor, MI.

6. Hintz SR, Suttner DM, Sheehan AM, Rhine WD, Van Meurs KP. Decreased use of neonatal extracorporeal membrane oxygenation (ECMO): how new treatment modalities have affected ECMO utilization. Pediatrics. 2000;106(6):1339-1343.

7. Roy BJ, Rycus P, Conrad SA, Clark RH. The changing demographics of neonatal extracorporeal membrane oxygenation patients reported to the extracorporeal life support organization (ELSO) registry. Pediatrics. 2000;106(6):1334-1338.

8. Harting T, Davis CF, Lally KP. Congenital diaphragmatic hernia and ECMO. In Brogan TV, Lequier L, Lorusso R, MacLaren G, Peek G, eds. Extracorporeal Life Support: The ELSO Red Book. 5th ed. Ann Arbor, MI: Extracorporeal Life Support Organization; 2017:133-143.

9. Dimmitt RA, Moss RL, Rhine WD, Benitz WE, Henry MC, Van Meurs KP. Venoarterial versus venovenous extracorporeal membrane oxygenation in congenital diaphragmatic hernia: the extracorporeal life support organization registry, 1990-1999. J Pediatr Surg. 2001;36(8):1199-204.

10. Jaksic T, Hull MA, Modi PB, Ching YA, George D, Compher C. A.S.P.E.N. clinical guidelines: nutrition support of neonates supported with extracorporeal membrane oxygenation. J Parenter Nutr. 2010;34(3):247-253.

11. Hanekamp MN, Spoel M, Sharman-Koendjibiharie I, Peters JWB, Albers MJIJ, Tibboel D. Routine enteral nutrition in neonates on extracorporeal membrane oxygenation. Pediatr Crit Care Med 2005;6(3):275-279.

12. Rais-Bahrami K, Van Meurs KP. Venoarterial versus venovenous ECMO for neonatal respiratory failure. Semin Perinatol. 2014 Mar;38(2):71-77.

13. Short BL. Extracorporeal Membrane Oxygenation. In: Avery G, Mhairi G, Macdonald M, Seshias M, Mullett M, eds. Avery's Neonatology 6th ed. Philadelphia, PA: Lippincott Williams & Wilkins; 2005:622-33.

14. Bhombal S, Sheehan AM, Van Meurs KP. Medical management of the neonate with respiratory failure on ECLS. In Brogan TV, Lequier L, Lorusso R, MacLaren G, Peek G, eds. Extracorporeal Life Support: The ELSO Red Book. 5th ed. Ann Arbor, MI: Extracorporeal Life Support Organization; 2017:183-199.

15. Mugford M, Elbourne D, Field D. Extracorporeal membrane oxygenation for severe respiratory failure in newborn infants. Cochrane Database Syst Rev. 2008 Jul 16;(3).

16. Roberts N, Westrope C, Pooboni SK, et al. Venovenous extracorporeal membrane oxygenation for respiratory failure in inotrope dependent neonates. ASAIO J. 2003;49(5):568-571.

17. Schiller P, Vikholm P, Hellgren L. Experimental venoarterial extracorporeal membrane oxygenation induces left ventricular dysfunction. ASAIO J. 2016;62(5):518-24.

18. Sell LL, Cullen ML, Lerner GR, Whittlesey GG, Shanley CJ, Klein MD. Hypertension during extracorporeal membrane oxygenation: cause effect, and management. Surgery. 1987;102(4):724-730.

19. Alapati D, Aghai ZH, Hossain MJ, et al. Lung rest during extracorporeal membrane oxygenation for neonatal respiratory failure - practice variations and outcomes. Pediatr Crit Care Med. 2017;18(7):667-674.

20. Reiss I, Schaibel T, van den Hout L, et al: Standardized protocol management of infants with congenital diaphragmatic hernia in Europe: The CDH EURO Consortium Consensus. Neonatology. 2010;98(4):354-64.

21. Kuluz MA,Smith PBMears SP, et al. Preliminary observations of the use of high frequency jet ventilation as rescue therapy in infants with congenital diaphragmatic hernia. J Pediatr Surg. 2010;45(4):698-702.

22. Snoek KG, Capolupo I,van Rosmalen J, et al. Conventional mechanical ventilation versus high-frequency oscillatory ventilation for congenital diaphragmatic hernia: a randomized clinical trial(the VICI-trial). Ann Surg. 2016;263(5):867-74.

23. Anton-Martin P, Thompson MT, Sheeran PD, Fischer AC, Taylor D, Thomas JA. Extubation during pediatric extracorporeal membrane oxygenation: a single-center experience. Pediatr Crit Care Med. 2014;15(9):861-869.

24. Jenks CL, Tweed J, Gigli KH, Venkataraman R, Raman L. An international survey on ventilator practices among extracorporeal membrane oxygenation centers. ASAIO J. 2017;63(6)787-792.

25. Bembea MM, Lee R, Masten D, et al. Magnitude of arterial carbon dioxide change at initiation of extracorporeal membrane oxygenation support is associated with survival. J Extra Corpor Technol 2013;45(1):26-32.

26. Bizzarro MJ, Conrad SA, Kaufman DA, Rycus P. Extracorporeal Life Support Organization Task Force on Infections. Infections acquired during extracorporeal membrane oxygenation in neonates, children, and adults. Pediatr Crit Care Med. 2011;12(3):277-281.

27. Kirk C, Abel EE, Muir J, Dzierba AL. Strategies for medication management. In Brogan TV, Lequier L, Lorusso R, MacLaren G, Peek G, eds. Extracorporeal Life Support: The ELSO Red Book. 5th ed. Ann Arbor, MI: Extracorporeal Life Support Organization; 2017:795-808.

28. van der Vorst MM, den Hartigh J, Wildschut E, Tibboel D, Burggraaf J. An exploratory study with an adaptive continuous intravenous furosemide regimen in neonates treated with extracorporeal membrane oxygenation. Crit Care. 2007;11(5):R111.

29. Bulas D, Glass P. Neonatal ECMO: neuroimaging and neurodevelopmental outcome. Semin Perinatol. 2005;29(1):58-65.

30. Mok YH, Lee JH, Cheifetz IM. Neonatal extracorporeal membrane oxygenation: update on management strategies and long - term outcomes. Adv Neonatal Care. 2016;16(1):26-36.

31. van Heijst AFJ, de Mol AC, Ijsselstijn J. ECMO in neonates: neuroimaging findings and outcome. Semin Perinatol. 2014;38(2):104-113.

32. de Mol AC, Liem KD, van Heijst AF. Cerebral aspects of neonatal extracorporeal membrane oxygenation: a review. Neonatology. 2013;104(2):95-103.

33. Clair MP, Rambaud J, Flahault A, et al. Prognostic value of cerebral tissue oxygen saturation during neonatal extracorporeal membrane oxygenation. PLoS One. 2017; 12(3): e0172991.

34. Wagner D, Pasko D, Phillips K, Waldvogel J, Annich G. In vitro clearance of dexmedetomidine in extracorporeal membrane oxygenation. Perfusion. 2013;28(1):40-6.

35. Roberts J, Keene S, Heard M, McCracken C, Gauthier TW. Successful primary use of VVDL+V ECMO with cephalic drain in neonatal respiratory failure. J Perinatol. 2016;36(2):126-131.

36. Khambekar K, Nichani S, Luyt DK, et al. Developmental outcome in newborn infants treated for acute respiratory failure with extracorporeal membrane oxygenation: present experience. Arch Dis Child Fetal Neonatal Ed. 2006;91(1): F21-F25.

37. McNally H, Bennett CC, Elbourne D, Field DJ; UK Collaborative ECMO Trial Group. United Kingdom collaborative randomized trial of neonatal extracorporeal membrane oxygenation: follow-up to age 7 years. Pediatrics. 2006;117(5):e845-54.

38. Short BL, Soghier L. Neonatal Respiratory Diseases. In Brogan TV, Lequier L, Lorusso R, MacLaren G, Peek G, eds. Extracorporeal Life Support: The ELSO Red Book. 5th ed. Ann Arbor, MI: Extracorporeal Life Support Organization; 2017:123-129.

39. Smith A, Hardison D, Bridges B, Pietsch J. Red blood cell transfusion volume and mortality among patients receiving extracorporeal membrane oxygenation. Perfusion. 2013;28(1):54-60.

40. Winkler AM. Transfusion management during extracorporeal support. In Brogan TV, Lequier L, Lorusso R, MacLaren G, Peek G, eds. Extracorporeal Life Support: The ELSO Red Book. 5th ed. Ann Arbor, MI: Extracorporeal

Life Support Organization; 2017:105-122.

41. Sawyer AA, Wise L, Ghosh S, Bhatia J, Stansfield BK. Comparison of transfusion thresholds during neonatal extracorporeal membrane oxygenation. Transfusion. 2017 Sept;57(9):2115-2120.

42. Dalton H, Reeder R, Garcia-Filion P, et al. Factors associated with bleeding and thrombosis in children receiving extracorporeal membrane oxygenation (ECMO).Am J Respir Crit Care Med. 2017;196(6):762-782.

第二十章　儿童 ECMO 管理

Jana ASSY, MD, *Micheal L. Heard*, RN, FELSO

引言

近年来儿童呼吸衰竭的救治有了更新的技术并取得了很大进步,ECMO 仍然是常规方法治疗失败时的一个重要救治措施。通过 ECMO 支持,可以降低呼吸机参数,有效防止呼吸机相关肺损伤,或作为过渡到肺移植的桥梁。在 ELSO 最新报告中,共有 8 287 例儿童因呼吸衰竭接受 ECMO 支持,总体生存率为 67%。

表 20-1 列出了可能需要 ECMO 支持的儿科呼吸系统疾病,有关这些疾病的更多详细内容见第七章。

表 20-1　2012 年以来儿童呼吸 ECMO 分类统计表
（ELSO 注册数据库 2017 年 7 月）

	总数/例	平均转流时间/小时	最长转流时间/小时	存活/例	生存率/%
病毒性肺炎	500	298	1 680	365	73%
细菌性肺炎	204	302	4 286	133	65%
肺孢子菌肺炎	4	483	671	3	75%
吸入性肺炎	65	210	1 932	43	66%
ARDS,术后/外伤	29	256	859	20	68%
ARDS,非术后/外伤	149	357	3 086	92	61%
非 ARDS,急性呼吸衰竭	495	303	7 053	308	62%
其他	1 370	261	2 699	781	57%

呼吸支持 ECMO 没有绝对禁忌证,但必须顾及高呼吸机参数机械通气持续时间的影响(14 天以上生存率下降),不过在临床上也应根据个体化因素考虑[1]。

患者管理

ECMO 患者管理已经在其他章节中讨论过,但在儿童这个独特而具有挑战性的群体中,有几个方面值得特别注意。

支持模式

VV-ECMO 是儿童呼吸衰竭最常见的支持模式。双腔插管可以安全有效地用于新生儿和儿童 VV-ECMO。这种新的插管只需要颈静脉一个位点与患者连接,改善了血流分布,减少了再循环,也能减少镇静剂用量,且便于患者早期活动,从而促进肺的恢复。插管之后,需超声心动图或 X 线透视确定插管位置,并及时解决位置不良导致的问题[2]。超声引导下的右侧颈内静脉或腹股沟静脉经皮穿刺插管,比外科手术切开插管好,应用于<10kg 的患儿也有其优越性。

单根双腔插管有多种型号可供选择,新生儿到成人都能使用。对于体重较大的儿童,单根双腔插管是最佳选择。VV-ECMO 也可通过两根单独的静脉插管完成,通常选择右侧颈内静脉和股静脉。根据患者的体格和血管粗细,我们推荐的模式是血液经股静脉引流,氧合后经上腔静脉/右心房输回体内。当股静脉过细时,可以采用颈-股 VV-ECMO 模式,但这样做会有再循环量增加的风险。无论如何插管,在静脉引流不佳的情况下,额外的静脉插管可以增加引流。

伴有心血管功能障碍或缺氧导致酸中毒和相关组织损伤的情况下,建议转为 VA-ECMO。进行 VA-ECMO 支持时,泵流量应仔细调节,以保证:①部分血液流入患儿的肺循环,避免因肺灌注不足导致缺血损伤;②左心室后负荷的增加应尽可能小,否则会影响左心射血。

机械通气

一旦达到充分的 VV-ECMO 支持,就可以实施保护性肺通气。儿童急性呼吸窘迫综合征（acute respiratory distress syndrome，ARDS）的通气策略仍存在许多争议，目前主要依据成人 ARDS 资料确定治疗策略[3]。在疾病的急性期，许多中心使用压力控制通气，维持较低峰压（<28cmH$_2$O）、高呼气末正压通气（positive end expiratory pressure，PEEP）（10~15cmH$_2$O）和低 FiO$_2$（<50%）。尽管 ELSO 有以上建议，但在肺保护通气的临床实践中，仍然趋向更低的呼吸机参数设置。目前更倾向以平均气道压力和驱动压力为管理目标，而不是以吸气峰压为目标[4]。此外，开始 ECMO 支持后，呼吸机参数设置不应过快降低到"休息模式"，因为这会导致肺容量迅速减少，肺血管阻力突然上升，引起急性右心室功能障碍。

对于儿童患者，并无公认的理想 PEEP 水平，超声心动图评估可以帮助设定 PEEP 水平，避免出现右心功能障碍和静脉回流减少。设置 PEEP 时，必须严密监测血流动力学，以评估机械通气对右心功能的影响，并判断血流动力学改变是否会造成低氧输送［如近红外光谱（near-infrared spectroscopy，NIRS）值、高乳酸和低 SvO$_2$］。

ECMO 支持过程中，需采用以下手段仔细、反复地评估肺功能的改善。

- 胸部 X 线检查，如有必要可行胸部 CT。
- 肺顺应性。
- 潮气量变化。
- 超声检查评估肺容量变化。

密切监测肺功能的改善，有助于及时减少镇静程度和鼓励自主呼吸。随着镇静程度减少，控制通气应尽早切换为辅助通气模式，这将有助于促进肌肉和肺功能的恢复，缩短 ECMO 支持时间。ECMO 与神经适应性呼吸机辅助（neuronally adjusted ventilator assist，NAVA）方法的联合应用，可提高患者与呼吸机的同步性，减少呼吸做功[5,6]。

拔除气管插管的 ECMO 患者可以避免长时间镇静和正压通气的并发症[6]。但该操作需要一个专业的经验丰富的团队，具有成熟的预案和足够的有关无创机械通气方法的专业知识（请参阅第二十七章）。如果拔除气管插管导致肺完全塌陷，患者可能会出现肺血管阻力增加，导致右心室功能障碍。

低氧

只要维持足够的组织氧输送，患者可以耐受较低的氧饱和度（可低至 75%~80%）。同时应严密监测乳酸水平、尿量、周围灌注和 NIRS。由于存在再循环，SvO$_2$ 不能作为 VV-ECMO 氧合监测的可靠指标，但其在 VA-ECMO 中是有意义的，应维持在 65%~75%。在 VV-ECMO 中，再循环的监测和管理非常重要（见第十三章）。应该评估插管位置，确保回输血流朝向三尖瓣。如果患者血红蛋白水平较低，可以通过输注红细胞达到改善氧合的目的。增加泵转速提高流量、使用更粗的插管或增加一个静脉插管提高引流从而增加流量，都有助于增加氧输送。另外，氧输送、氧耗比（DO$_2$/VO$_2$）应该保持在 3∶1 或者更高，可以使用温度控制、镇静、间断的神经肌肉阻滞等手段降低氧耗。在 VV-ECMO 支持过程中，当组织氧合无法保障，并无法通过插管增加引流时，可以考虑切换为 VA-ECMO。

心排血量

VV-ECMO 主要用于呼吸支持。需要维持正常的心排血量以提供足够的氧输送。在 ECMO 支持开始后，可显著改善心脏功能，主要原因如下：首先，供应左心室的血液被充分氧合，提高了心室收缩功能；其次，经肺动脉的血液的氧合改善后，可降低右心室后负荷（降低肺血管阻力），从而增加了肺血流；最后是呼吸机参数下调，也可进一步降低右心室后负荷。必要时，可应用正性肌力药物（米力农、左西孟旦或儿茶酚胺）提高心排血量。右心室功能障碍可能持续数天，需要持续严密监测。

大多数重度呼吸衰竭的患者，在 ECMO 支持前就已经需要正性肌力药物支持。在 VV-ECMO 支持过程中，如果需要大剂量正性肌力药物才能维持循环稳定时，为了避免儿茶酚胺药物的副作用及其增加心肌氧耗量，应该考虑切换为 VA-ECMO。心功能的护理评估包括听诊和心电监测。应用 VA-ECMO 支持的患者，由于 ECMO 血流量大、脉压小或无脉压，听诊表现为心音低钝。

液体管理和营养

患儿在 ECMO 支持前和支持期间，由于大量液体复苏，经常出现明显的液体超负荷。液体超负荷可能加重潜在肺损伤。ECMO 支持的患儿经常会给予利尿剂，肾替代治疗（renal replacement therapy，RRT）也可能会使患者受益（包括血液滤过、血液透析或腹膜透析）。尽管在 ECMO 期间是否常规进行 RRT 并没有形成共识。但在 VV-ECMO 患儿,RRT 技术可以加快液体去除,支持功能不全的肾脏,并允许足够的热量摄入[7]。只要条件允许,RRT 应通过 ECMO 回路进行,以避免额外插入大口径导管。更多关于肾脏替代疗法的详细内容可以参照第二十八章。

儿童需要适当的营养(肠内或肠外),以获得足够的能量以保障恢复。通过胃管进行肠内喂养是安全有效的。拔除气管插管实施清醒 ECMO 的患者很容易进行经口喂养。每日应设定热量目标,同时必须考虑重症疾病的消耗。通过 RRT 进行液体管理,以实现营养管理目标。

镇静

在疾病早期的危重阶段,可能会使用镇静剂和肌肉松弛药。只要条件允许,神经肌肉阻滞剂应尽快停用,以促进恢复自主呼吸和避免肌肉失能。自主呼吸也能改善肺部局部通气。

苯二氮䓬类药物和阿片类药物是 ECMO 患儿最常用的镇静剂,这两类药物会快速产生耐药性,停药时会出现谵妄和戒断综合征。右美托咪定可减少对这些药物的需求,并将其副作用降到最低,同时确保患者舒适。

针对 ECMO 患者,维持可唤醒状态,并鼓励运动有诸多好处,但儿科 ECMO 人群可能无法耐受清醒活动,因其可能会导致插管位置发生改变而出现危险。RESTORE 研究小组制订了一套由护士主导、有目标导向的患者镇静管理方案[7]。这有助于减少镇静剂的使用,同时又没有明显的临床不适感。

清醒的 ECMO 患儿需要符合其年龄阶段的刺激和运动。婴儿喜欢音乐或活动,而年长儿喜欢游戏、书籍或电子产品。儿童生活专家可帮助确定最适合患儿的康复运动方案。

此外,康复治疗师帮助 ECMO 患儿保持生理的身体姿态,并提供程度合适的运动锻炼条件以促进有效的恢复。某些 ECMO 患儿可以处于坐姿或站姿,甚至可以行走(见第二十七章)。如果条件允许,可以让孩子骑三轮自行车锻炼,但护士必须保证环境安全,使每例儿童患者都有与其年龄相适应的、有趣味的活动。

维持 ECMO 患儿正常的睡眠-觉醒周期是至关重要的。重症监护病房(intensive care unit,ICU)环境嘈杂,而且可能一天 24 小时亮灯[8]。即使是使用镇静剂的患儿,也需要安静的时间段。ECMO 床旁可能是病房里最繁忙的地方之一,医务人员应该在病房里做到忙而不乱,尽量确保下午是"安静的时间",尽可能"晚上熄灯",这有助于避免睡眠剥夺,从而减少患儿谵妄和幻觉,有助于疾病的恢复[9]。

深度镇静的患儿需要常规定期做眼科评估。对于需要机械通气、镇静的、无意识的危重患儿,由于其泪液分泌减少,眨眼反射降低甚至消失,会出现眼干燥症和角膜病变,并且其他眼科并发症的发生风险也会增高[10]。护士应在交接班时,重点评估患儿是否存在眼睑肿胀、结膜红肿、角膜混浊、能否闭眼、眼睑分泌物或结痂情况等。这些是眼干燥症的早期症状,可导致角膜溃疡或感染[11,12]。护士应每 8 小时用生理盐水浸透纱布从内眼角到外眼角清洗一次。任何异常的迹象都应报告给内科医师和眼科医师。

眼部护理是所有 ICU 患者常规护理的一部分,标准操作包括:每 2 小时灌注一次润滑剂;不能保持眼睑闭合的患儿应使用聚乙烯眼罩,可以有效防止泪液蒸发,避免使角膜直接暴露在空气中,从而有效减少并发症[13]。

抗凝

普通肝素(unfractionated heparin,UFH)是 ECMO 最常用的抗凝药物,并且容易拮抗逆转。实验室抗凝监测包括激活全血凝固时间(activated clotting time,ACT)、抗 Xa 因子、部分凝血活酶时间(partial thromboplastin time,PTT)、血栓弹力图在不同的中心间差异很大。许多 ECMO 中心常规监测 ACT,但它并不完全能够准确体现肝素的抗凝效果。对于危重患儿,由于凝血因子、抗凝血酶水平和狼疮抑制剂在患者间存在个体差异的影响[14],活化部分凝血活酶时间(activated partial thromboplastin time,APTT)的可靠性也较差。抗 Xa 因子试验能最准确地反映普通肝素的效果。ACT 与抗 Xa 因子监测相结合的多模式抗凝监测是目前推荐级别最高的儿童 ECMO 抗凝监测方案之一。血栓弹性图和血栓弹性描记法评估血栓强度和纤维蛋白溶解状态,可能对出血或过度凝血的困难病例有特别的帮助。如果出现肝素抵抗且高度怀疑抗凝血酶缺乏者,应该监测抗凝血酶水平。抗凝血酶水平不足时,补充抗凝血酶可以帮助肝素活性的发挥,但也会增加患者出血的风险[15,16]。

抗凝的目标应在维持 ECMO 管路内血液流动

性和患者凝血功能之间取得平衡。需要处理的出血和血栓形成是 ELSO 注册数据库中最常见的并发症。在 ECMO 运行期间，必须个体化、定期、反复监测凝血功能。在接受 ECMO 的患儿中，凝血酶直接抑制剂如比伐芦定和阿加曲班的使用已经获得重视(见第四章)。

其他措施

俯卧位通气和支气管镜检查

尽早行俯卧位通气可以改善氧合，减少肺部气血比例失调、降低肺动脉压力，从而将心肺交互影响降至最低。ECMO 患儿俯卧位通气是可行的，无明显不良事件，可能有助于降低死亡率[17]。然而，俯卧位可能造成 ECMO 插管位置的改变。一些清醒的 ECMO 患儿不能耐受俯卧位通气。翻转患儿时，需要多名医护人员协作完成，除了直接进行体位转换的人员，还需要有人维持患儿舒适，才能确保插管不会脱出。俯卧位可以改善肺顺应性，减少机械通气带来的心肺交互作用，改善心功能。在俯卧位通气期间，配合进行胸部物理治疗和胸壁叩击治疗可以促进肺部复张和功能恢复[18]。

纤维支气管镜检查可以安全用于抗凝下的 ECMO 患儿，有助于肺部病因的诊断和治疗。做这种检查时，需要提高 ECMO 的支持水平，尤其是 VV-ECMO。需要再次强调，在检查过程中，应仔细固定头部和颈部，以保证 ECMO 插管处于合适位置。

血液制品

在 ECMO 的支持下，患儿在出血、溶血和频繁采血之后，通常需要输血(见第五章)。红细胞输注用于增加氧含量，从而提高氧输送。ECMO 患儿理想的血红蛋白水平仍有争议，大多数中心维持血红蛋白水平在 8~12g/dl。新鲜冰冻血浆可用于维持纤维蛋白原水平，或纠正大量输入红细胞后的凝血功能障碍;如果 ECMO 回路和患者体内有血栓形成，造成大量血小板损失时，需要输注血小板;其他血液制品如白蛋白可用于补充容量;抗凝血酶和凝血因子的补充，应根据实验室凝血检测结果进行。很多 ECMO 中心都有针对实验室结果进行相应处置的标准化流程。多数儿科中心的 ECMO 回路上有足够多的输液接入点。经验丰富的医务人员可

以将浓缩红细胞、新鲜冰冻血浆和白蛋白直接输入 ECMO 回路。血小板也可以直接输入 ECMO 回路，但由于存在凝血风险，不建议在氧合器前位点输注。

监测

多种监测技术有助于快速识别和处理相关并发症(见第十八章)。NIRS 监测，特别是同时监测双侧大脑和躯体，在 ECMO 患儿管理中具有重要的作用[19,20]。大脑和肾脏的氧合或灌注减少时，这些部位的 NIRS 传感器能立刻发现。单独脑氧合降低可反映心排血量/ECMO 流量减少、动脉氧饱和度降低或 $PaCO_2$ 降低引起脑血管收缩。

超声常规用于 ECMO 患儿心脏、肺和大脑的监测和床旁诊断，可以评估插管位置、引流情况和心脏充盈情况。胸部 CT、电阻抗断层成像、跨肺压监测、NAVA 测定膈肌电活动等技术可用于评估肺顺应性和肺功能恢复情况。

护理

皮肤护理

皮肤护理是护理工作的基本组成部分。疾病的严重程度、抗凝和制动使得 ECMO 患儿具有较高的压疮风险。由于制动，头部和颈部经常处于水肿状态。ECMO 插管需要局部缝合固定，气管插管、口鼻留置胃管和其他重症监护设备都增加了压疮风险[21]。2007 年，美国压疮咨询小组将预防和治疗婴幼儿压疮作为一项重点工作[22]。2015 年，全美护理联合委员会将压疮的预防列为美国患者安全管理目标[23]。采用小儿布雷登 Q 量表进行压疮分期，可以帮助护士对压疮进行早期评估，从而进行及时、正确地干预。降低压疮发生风险的基本护理措施包括:避免应力牵拉;每 2 小时转一次身;使用体位辅助工具;及时更换脏的或湿的床单;儿科患者应及时更换脏尿布;避免使用多层和塑料衬里的防护垫;保证氧气流动，防止皮肤溃疡发生。另外，插管位置摆放困难增加了定期翻身的难度，对于这些患儿，可以使用水垫保护四肢、头部和肩部，每隔 2 小时移动水垫，改变患儿与水垫的接触部位。最后，ECMO 患儿可使用特殊的床垫如鸡蛋架垫、充气床或活动床，以减轻身体与床垫的接触压力，避免压疮的发生[24]。

口腔护理

ICU 患儿的口腔卫生状况较差,而且 ECMO 患儿需抗凝,这进一步增加了出现口腔卫生问题的风险。儿科患者有几种特殊的口腔卫生困境,包括:牙套、其他正畸设备及自然换牙。护士必须对 ECMO 患儿进行全面的口腔评估,并按常规进行口腔护理。口腔护理的频率各不相同,但建议高危患者每小时护理一次(如大量使用镇静剂或吸氧的患儿)。口腔护理中断 2~6 个小时,会显著增加出现口腔卫生问题的风险,并抵消之前所做的所有护理的效果[25]。口腔冲洗可以起到口腔护理作用,许多漱口水含有酒精,会引起烧灼感,加重炎症,因而不推荐。葡糖酸氯己定(chlorhexidine gluconate,CHG)是一种有效的抗菌漱口水,在无法刷牙的情况下,能有效去除牙菌斑。口腔护理的频率是口腔卫生的决定性因素,在没有其他漱口水的情况下,可以使用生理盐水作为一种无刺激性的漱口水。正确使用牙刷可以有效去除牙菌斑。在病情允许时,患者应该自己刷牙,因为护士难以掌握帮患者刷牙的力度。因为抗凝,ECMO 患儿口腔出血的风险增加,应避免使用硬毛牙刷。浸泡 CHG 泡沫棉纱也能有效清洁口腔。其他工具,如金属设备或棉纱包裹的手指不能用于对 ECMO 患者进行口腔护理。戴有牙齿正畸装置的患儿,如果不能决定是否可拆除,最好不要动它。另外,嘴唇内部应该覆以牙蜡。最后,嘴唇护理不应该使用凡士林等润滑剂,因为会使组织更加干燥。最好使用含水或芦荟的润唇膏[26]。

伤口护理

ECMO 患儿存在特殊的伤口相关风险,其伤口往往是体内留置管路造成的,通常在 ECMO 插管之前就存在,可能可以治愈。然而,皮肤上的所有伤口都存在出血或感染风险。此外,在 ECMO 插管操作前后,往往需要抗凝,这些部位就更容易出血和发生院内感染。多数 ECMO 中心都有自己的处理规范,是中心导管相关血流感染控制(central line-associated blood-stream infection,CLABSI)规范的一部分。该规范包括导管的类型、评估工具、换药频率和类型,以及其他预防技术。严格遵循规范很重要,可以降低违反 CLABSI 的可能性。但是,ECMO 团队也要仔细检视 CLABSI 规范,使其能适应 ECMO 患者的护理需要。严格遵守规范,可以避免一些诸如大出血等异常情况的出现。

护士应定期评估所有插管部位,包括敷料的类型和完整性、引流或出血、导管位置、稳定性和安全性。此外,注意插套管周围的皮肤有无出现发红、肿胀和破裂。清洗插管和切口部位最好使用浸润有碘伏的棉纱。其他清洁剂包括聚维酮碘和无菌盐水湿巾。临床上 ECMO 插管的敷料类型很多,但通常是干敷料。可以使用简单的纱布或纱布垫。带有透明薄膜的敷料覆盖伤口可形成屏障,这种敷料透气良好,可以抑制细菌的生长,是干燥、无渗出伤口的最佳敷料。更换透明敷料时,可能会撕裂皮下组织,因此必须谨慎操作。一旦伤口有出血或有引流液,需要频繁换药时可能导致皮肤撕裂,此时禁忌使用此类敷料。如果创面的血性引流比较稳定,在需要更换辅料之前,最好不要处理,这可以让局部血凝块牢固一点,防止进一步的失血。泡沫敷料对危险位点和压力性溃疡部位有吸附和保护作用,它们是自黏的,容易裁剪,以适应特定的护理困难部位。胶带可以用来固定敷料。在纸、布或塑料等多种敷料制品中选择一种最适合的敷料类型,避免伤口部位处于不必要的风险中。许多患者对胶带过敏,使用胶带时必须考虑到这一点。插管的位置由于通常在颈部或腹股沟,因此覆盖辅料存在一定困难。儿科患者的体型和活动方式差别很大,在选择敷料时也必须考虑到[27]。

(翻译:王义,校对:洪小杨)

参考文献

1. Maslach-Hubbard A, Bratton SL. Extracorporeal membrane oxygenation for pediatric respiratory failure: History, development and current status. World J Crit Care Med 2013; 2(4):29-39.

2. Javidfar J, Wang D, Zwischenberger JB, et al. Insertion of bicaval dual lumen extracorporeal membrane oxygenation catheter with image guidance. ASAIO J 2011; 57(5):203-205.

3. Gattinoni L., Tonetti T., and Quintel M. How best to set the ventilator on extracorporeal membrane lung oxygenation. Curr Opin Crit Care 2017; 23(1):66-72.

4. MacLaren G, Coombes A, Bartlett RH. Contemporary extracorporeal membrane oxygenation for adult respiratory failure: life support in the new era. Intensive Care Med 2012; 38(2):210-

220.

5. Mauri T, Grasselli G, Suriano G et al. Control of respiratory drive and effort in extracorporeal membrane oxygenation patients recovering from severe acute respiratory distress syndrome. Anesthesiology 2016;125(1):159-167.

6. Karagiannids C, Lubnow M, Philipp A et al. Autoregulation of ventilation with neutrally adjusted ventilator assist on extracorporeal lung support. Intensive Care Med 2010;36(12):2038-44.

7. Schneider JB, Sweberg T, Asaro LA,et al ; Randomized Evaluation of Sedation Titration for Respiratory Failure (RESTORE) Study Investigators. Sedation management in children supported on extracorporeal membrane oxygenation for acute respiratory failure. Crit Care Med 2017;45(10):e1001-1010.

8. Tian F, Jenks C, Potter D, Miles D, Raman L. Regional cerebral abnormalities measured by frequency-domain Infrared spectroscopy during extracorporeal membrane oxygenation. ASAIO J 2017; 63(5):252-e59.

9. AL-Samsan RH, Cullen P. Clinical investigations: Sleep and adverse environmental factors in sedated mechanically ventilated pediatric intensive care patients. Pediatric Critical Care 2005;6(5):562–567.

10. Xie H, Kang J, Mills GH. Clinical review: The impact of noise on patients' sleep and the effectiveness of noise reduction strategies in intensive care units. Critical Care 2009;13(2):208.

11. Marshall AP, Elliott R, Rolls K, Schacht S, Boyle M. Eyecare in the critically ill: clinical practice guideline. Australian Critical Care;21(2):97-109.

12. Hernandez EV, Mannis MJ. Superficial keratopathy in intensive care patients. American Journal of Ophthalmology 1997;124(2):212-216.

13. Joyce N. Eye care for the intensive care patients. A systematic review. The Joanna Briggs Institute for Evidence Based Nursing and Midwifery, Systematic Review. 2002; 21.

14. Shan H, Min D. Prevention of exposure keratopathy in intensive care unit. International Journal of Ophthalmology 2010: 3(4):346-348.

15. Wong TE, Nguyen T, Shah SS, Brogan TV, Witmer CM. Antithrombin concentrate use in pediatric extracorporeal membrane oxygenation: A multicenter Cohort stud. Pediatr Crit Care Med 2016;17(12):1170-1178.

16. Zabrocki LA, Brogan TV, Statler KD, Poss WD, Rollins MD, Bratton SL. Extracorporeal membrane oxygenation for pediatric respiratory failure: Predictors of mortality. Crit Care Med. 2011; 39(2): 364-370.

17. Kimmoun A, Roche S, Bridey C, et al. Prolonged prone positioning under VV ECMO is safe and improves oxygenation and respiratory compliance. Ann Intensive Care 2015; 5(1):35.

18. Yeha N, Dominick CL, Connely JT, et al. High frequency percussive ventilation and bronchoscopy during extracorporeal life support in Children. ASAIO J 2014; 60(4):424-428.

19. Ghanayem NS, Wernovsky G, Hoffman GM. Near-infrared spectroscopy as a hemodynamic monitor in critical illness. Pediatr Crit Care Med. 2011;12(4):S27-32.

20. Reyrson L, Lequier L. Anticoagulation management and monitoring during pediatric extracorporeal life support: A review of current issues. Front Pediatr 2016;4:67.

21. Schindler CA, Mikhailov TA, Kuhn EM, et al. Protecting fragile skin: Nursing interventions to decrease development of pressure ulcers in pediatric intensive care. American Journal of Critical Care 2011;20(1):26–34.

22. Baharestani MN, Ratliff CR. Pressure ulcers in neonates and children: An NPUAP white paper. Advances in Skin and Wound Care 2007;20(4):208–220.

23. National Patient Safety Goals Effective January 1, 2015. The Joint Commission. Available at: http://www.jointcommission.org/assets/1/6/2015_npsg_lt2.pdf. Accessed January 18, 2016.

24. Butler CT. Pediatric skin care: Guidelines for assessment, prevention, and treatment. Pediatric Nursing 2006;32(5):443–450.

25. Murphy A. Clinical review - Oral hygiene a priority of care. Available at: https://www.inmo.ie/article/printarticle/2764. Accessed January 18, 2016.

26. DeKeyser-Ganz F, Fink NF, Asher O, Bruttin M, Nun MB. ICU nurses' oral-care practices and the current best evidence. Journal of Nursing Scholarship 2009;41(2):132–138.

27. Hess CT. Clinical Guide: Skin and Wound Care. 6th ed. Ambler, PA: Lippincott, Williams & Wilkins; 2008.

第二十一章 患者管理：新生儿和儿童心脏ECLS

Linda Edwards，MB ChB，MRCPCH（UK），Mark Todd，HBSc，RRT

引文

体外生命支持（extracorporeal life support，ECLS）已越来越多地用于治疗最大剂量传统药物治疗无效的心力衰竭患者。2016年体外生命支持组织（Extracorporeal Life Support Organization，ELSO）报告显示，所有因心脏疾病进行 ECLS 救治的新生儿和儿童患者存活至出院的比例为51%。ECLS 患者的生存率因基础诊断及是否能获得其他长期机械辅助设备（如心室辅助装置/Berlin Heart）或器官移植而有所不同。这些医疗资源在不同的 ECLS 中心和不同的国家之间存在较大差异。患者是否适合采用 ECLS 方法救治，必须建立基于临床实践的有操作性的诊断，这样才能指导临床决策。静脉-动脉 ECLS（VA-ECLS）是心脏患者首选的支持模式，本章将对此进行讨论。

适应证、禁忌证和插管

心脏 ECLS 的适应证和禁忌证分别见表 21-1 和表 21-2。插管方法最终取决于团队的能力和实施插管的外科医师的经验。插管的选择也取决于血流量的需求和患者的体格。每例患者都应选择最大口径和最短长度的插管。ECLS 中心应该有插管尺寸/流量对照图和各种型号的插管可供选用（图 21-1）。

中央（经胸）路径

这一路径的优点是：①在胸骨切开术后极早期，可以直接、快速建立 ECLS；②右心房和主动脉位置插管，可以获得最佳的静脉引流和动脉回流，在必要时（单心室生理）可以提供高的血流量。缺点是：①增加感染和出血的风险[1]；②ECLS 运行时间较长（>1周）时，会增加组织疲劳，因此可能需要

转换到外周插管；③心脏停搏抢救时，延长心脏按压中断的时间，可能会影响预后[2]；④单心室生理情况下对上腔静脉减压不充分[3]。

表 21-1 心脏 ECLS 适应证

心脏 ECLS 适应证
术前
可手术矫治的病变，不能在手术或心导管治疗前用药物稳定病情
终末期心力衰竭和移植等候者需要过渡到心脏移植
术后
根治性或姑息性心脏手术后不能脱离体外循环
根治性或姑息性心脏手术后难治性低心排血量综合征
心肺骤停复苏后低心排血量综合征
非手术患者
继发于可逆原因（心肌炎/心律失常）的难治性低心排血量综合征
难治性肺动脉高压
先天性心脏病加重引起难治性低氧/呼吸衰竭
心脏停搏
心脏停搏没有恢复自主循环［体外心肺复苏（extracorporeal cardiopulmonary resuscitation，ECPR）］

表 21-2 心脏 ECLS 禁忌证

心脏 ECLS 禁忌证
心脏问题不可逆及非移植候选者
无法控制出血和/或抗凝药物禁忌
患者太小或早产儿没有足够口径的血管用于插管
脑死亡或严重不可逆的终末期神经系统损伤
无效（终末期恶性/致死性疾病）
家属要求限制进一步强化治疗

SickKids Department of Perfusion ｜ ECLS插管 颈/股 ｜ Extracorporeal Life Support Program

动脉			
插管	型号/Fr	重量/kg	最大血流/ml·min⁻¹
插管列表1			
Biomedicus-儿童	8	≤3	600
Biomedicus-儿童	10	3~5	800
Biomedicus-儿童	12	5~8	1 000
Biomedicus-儿童	14	8~15	1 500
插管列表2			
Biomedicus-股动脉	15	15~25	2 500
Biomedicus-股动脉	17	25~35	3 500
Biomedicus-股动脉	19	35~50	4 500
Biomedicus-股动脉	21	50~60	5 500
Biomedicus-股动脉	23	>60	6 000
静脉			
插管列表1			
Biomedicus-儿童	8	≤3	600
Biomedicus-儿童	10	3~5	800
Biomedicus-儿童	12	5~8	1 000
Biomedicus-儿童	14	8~15	1 500
插管列表2			
Biomedicus-股动脉*	15	10~15	2 000
Biomedicus-股动脉*	17	15~25	2 500
Biomedicus-股动脉*	19	25~30	3 500
Biomedicus-股动脉*	21	30~35	4 500
Biomedicus-股动脉*	23	>35	5 500
***这些动脉插管应该可以应用在静脉中**			
股静脉			
Biomedicus-股静脉	15	20~30	2 000
Biomedicus-股静脉	17	30~35	2 800
Biomedicus-股静脉	19	35~40	3 500
Biomedicus-股静脉	21	40~45	4 800
Biomedicus-股静脉	23	45~50	5 500
Biomedicus-股静脉	25	50~55	6 000
Biomedicus-股静脉	27	55~60	6 000
Biomedicus-股静脉	29	55~60	6 000

Version: June 2017

图 21-1　ECLS 外周插管选择示例
加拿大多伦多儿童医院批准本手册使用。

外周路径

大龄儿童外周插管可以通过手术切开或者经皮穿刺颈部或腹股沟血管实现。该路径的优点有：①插管部位出血少；②在某些情况下可以采用人工血管侧支的方法建立插管，降低远端肢体缺血的发生率；③通常可以减少镇静的需求[4]；④减少感染风险。缺点是：①由于管径小、长度长，外周插管对血流的阻力高；②对于双向腔肺分流术患者，上腔静脉未被引流，只能提供部分支持；③股动脉插管可能并发肢体缺血；④颈部插管增加脑栓塞和/或脑血流不足的风险[1]。

心脏 ECLS 患者日常管理

对每例 ECLS 患者的治疗目标有一个清晰的认识，可以指导医师进行日常管理并对 ECLS 支持时间的长短进行预估。虽然具体的管理策略在不同的心脏 ICU 或儿童 ICU 有所不同，但总体的 ECLS 管理理念应该是相同的。对心脏疾病的基础解剖的完全理解是指导 ECLS 管理所必需的。心脏 ECLS 患者大部分的决策都是在风险和收益之间寻找平衡。对 ECLS 专家来说，每天以套餐的方式进行医护行为的管理是一个有用的床旁工具（图 21-2）。许多儿科 ICU 使用清单来达到治疗计划的标准化（图 21-3）。

图 21-2　指导 ECLS 专家管理 ECMO 支持患者的每日医嘱套餐示例
加拿大多伦多儿童医院批准本手册使用。

图 21-3　标准化 ECMO 支持患者医护管理计划的每日核对清单示例
英国伯明翰（Birminghan）儿童医院批准本手册使用。

心血管方面的管理

总体原则

心脏恢复和心肌氧输送最大化是 ECLS 支持的目标。如果进行全静动脉转流支持,非搏动性体外血流会导致动脉压力波形变得平缓。随着心脏功能的恢复,脉压会增加。ECLS 血流量的总体目标值取决于年龄和疾病状态。新生儿 ECLS 血流量的总体目标是 $100\sim150ml/(kg\cdot min)$;对于单心室生理而言,$150\sim200ml/(kg\cdot min)$ 的血流量才能补偿肺部的分流,儿童血流量通常为 $80\sim120ml/(kg\cdot min)$,但有些中心的目标是 $2.4\sim3.2L/(min\cdot m^2)$。

中心静脉氧饱和度的目标通常为 $SvO_2>(70\%\sim75\%)$。但所有上述目标都并非绝对,其目标值还要根据患者体格检查和终末器官灌注情况(如尿量、血乳酸、SvO_2 等)来决定。

虽然在完全 VA-ECLS 支持时,返回左心的血液很少,这些血量也必须充分射出以防止心室膨胀和血栓形成。最好有一定程度的心室收缩,因为这是冠状动脉血流的主要来源。在严重心力衰竭或 ECPR 时,没有或有极少心肌活动的情况下,有心房和心室过度膨胀的风险,会抑制心脏的恢复。及时通过心脏超声评估左心的过度膨胀程度,可指导临床进行适当的干预。

处理心房或心室过度膨胀的措施包括心房减压,可直接将减压管置入左心房(需要打开胸骨)或通过经导管途径扩大或建立左右心房间的交通,确保回流入左心房的血流进入右心房,然后进入 ECLS 回路,而不是进入左心室。

高血压

必须避免外周血管阻力的增加,因为这会对心脏恢复产生不良影响。插管后即刻高血压比较常见,但通常是一过性的不需要处理。患者应该充分镇静,防止亚临床癫痫的发作。很多药物都可以治疗高血压,但是 ECLS 医师应该使用自己熟悉的药物,常用药物包括硝普钠、尼卡地平和肼苯哒嗪。

心律失常

治疗目标是房室同步。因为心肌在低心排血量及酸中毒的情况下,以及使用血管活性药物之后非常敏感,插管后患者可能会发生心律失常。患者在心率慢时可能需要起搏预防过度膨胀和心内血栓形成,但必须在保证心脏休息和起搏治疗之间达成平衡。对于因心律失常引起低心排血量需要 ECLS 支持的患者,应精心选用抗心律失常药物(胺碘酮、艾司洛尔),纠正和优化代谢异常(酸中毒及电解质紊乱)及体温控制(避免发热)都很重要。

肾脏

必须避免或者积极处理容量超负荷。容量超负荷的常见原因包括血液暴露于 ECLS 回路引起的全身炎症反应和毛细血管渗漏、ECLS 启动时的液体复苏和血液制品输注,以及急性肾损伤/肾脏衰竭。

密切注意液体平衡,由于 ECLS 启动后立即开始应用静脉利尿剂等常规方法排出体内多余液体可能比较困难,因此早期开始肾脏替代治疗(renal replacement therapy,RRT)排出多余体液有可能能够改善预后。不同中心采用的透析模式、回路的配置和 RRT 方案有所不同(详见第二十八章)。

患者管理的重要方面包括准确记录每日液体输入/输出量,目标是保证每日液体出入达到平衡,限制心脏患者的液体摄入量[$60\sim100ml/(kg\cdot d)$],同时确保适当的热量摄入,在可能的情况下改变患者的体位,以帮助体内液体循环,并确保插管固定良好,它们的位置可能随着液体超负荷的缓解而改变。

胃肠道/营养

充足的营养可以促进严重疾病的恢复。ECLS 患儿总是处于高水平的蛋白分解代谢状态,新生儿在 ECLS 治疗开始的 7 天内体重可减少 15%。从既往资料上看,考虑到 ECLS 前低氧状态和高剂量血管活性药物的使用及非搏动性 ECLS 血流,肠外营养一直是首选。以前的报道表明继发性肠缺血可导致肠道细菌移位,最终引起坏死性小肠结肠炎,这使得 ECLS 期间患者的喂养方式千差万别。大多数中心在可行和安全的情况下尽快建立鼻胃管进行肠内喂养,但许多中心在急性期仍保持谨慎。在这个分解代谢阶段,患者必须得到良好的营养。如果出现喂养困难,应立即开始肠外营养,最好能将营养物质直接输入患者体内。尽管有报道称循环回路内脂肪沉积导致血凝块形成,但许多中心使用脂肪乳剂并没有问题。这些热量摄入可能需要排出液体/利尿以适应营养和容量管理的平衡。

神经系统

镇静/疼痛管理

充分的疼痛缓解和镇静可以确保 ECLS 患者

的安全。由于 ECLS 回路的存在和药物分布容积增加,药物起效剂量通常会迅速上升(详见第六章)。在 ECLS 期间优先选用静脉药物,对于接受肠内营养的患者可增加口服药物作为辅助。镇静的目标因患者和病情各异。与新生儿心脏患者的中心插管相比,大婴儿和儿童外周插管通常较少需要镇静。

持续静脉使用肌肉松弛药仅在需要防止患者一切活动(很罕见)或当患者活动会造成 ECLS 流量不足的情况下才需要。允许患者的一些自主活动有助于局部液体循环及对神经功能和癫痫的评估。

患者评估

ECLS 可能会引起急性神经系统损伤(出血、癫痫、脑梗死和脑死亡),导致死亡和长期神经系统预后不良[5]。

推荐对所有囟门开放的患儿常规进行脑部超声检查。在 ECLS 支持的前 3~5 天出血的风险最高。ELSO 注册数据库报道新生儿心脏 ECLS 患者颅内出血的发生率为 11%,儿童心脏 ECLS 患者颅内出血的发生率为 6%。应该注意监测颅内损伤,必要时改变抗凝策略或提高凝血因子/血小板的目标值。颅内出血的风险因素包括:①酸中毒,插管时 pH<7.10;②插管前或 ECLS 期间发生心肺复苏(cardiopulmonary resuscitation,CPR)过程;③抗凝困难;④持续存在凝血功能障碍。

脑电图

ELSO 注册数据库报道临床癫痫的发生率为 3%~4%。如果怀疑存在癫痫或患者持续使用肌肉松弛药,应该行脑电图(electroencephalograhpy,EEG)检查。

近红外光谱

近红外光谱(near-infrared spectroscopy,NIRS)在许多中心常规使用,在前额贴上贴片后可提供无创脑氧监测,是对神经系统监测的补充。

脑计算机断层扫描

ECLS 期间通过脑计算机断层扫描评估神经系统损伤是必要的,可以支持 ECLS 团队重新定位治疗目标和早期脱离 ECLS。不能低估移动 ECLS 患者的风险,应该建立 ECLS 患者安全转运的明晰指南。

呼吸

呼吸系统管理的目标是避免/降低肺血管阻力(pulmonary vascular resistance,PVR)的升高和确保良好的冠状动脉灌注。每天进行肺顺应性、胸部 X 线片和血气检查。大多数 ECLS 患者在 ECLS 运行期间呼吸机设定于"休息模式",具体参数设定取决于不同中心的临床实践,但一般都遵循低频率、低压力、足够呼气末正压通气(positive end expiratory pressure,PEEP)、防止肺不张和尽可能减少呼吸机相关肺损伤的原则。气体交换由 ECLS 回路完成。对发生肺部并发症的患者应该进行适当的检查和处理。

ECLS 团队应与呼吸治疗/物理治疗师共同制定指南,使患者能得到适当的呼吸道廓清护理和物理治疗,同时通过团队培训降低出血和插管移位的风险。最后,有创(支气管镜)检查应该由经验丰富的操作者实施。

抗凝

抗凝的目的是在回路血栓形成和出血两种风险之间建立平衡。ECLS 管理中抗凝的重要性已在第四章讨论过,但是还有一些重点需要强调:ECLS 前任何凝血功能障碍都应该纠正;插管前一次性推注抗凝剂(通常普通肝素 50~100U/kg),剂量根据每个患者自身的情况(出血、心肺转流术后、弥散性血管内凝血)调整。插管后,一旦抗凝监测试验[如激活全血凝固时间(activated clotting time,ACT)]下降到方案规定的水平,即开始持续抗凝[如普通肝素输注 10~20U/(kg·h)]。

必须每小时检查患者和 ECMO 回路一次,监测回路中是否有血栓和纤维蛋白束形成,患者是否有出血。对 ECLS 专家而言,调整和维持抗凝水平的明确指标和目标是至关重要的。不同中心的抗凝监测策略各有不同,但许多抗凝监测方法受到其他因素的影响,包括血小板减少症、低纤维蛋白原血症和贫血等。

如果凝血测试结果超过既定范围,应该按照既定的治疗/检查流程指导床旁管理。所有围绕 ECLS 患者的抗凝决策,必须同时考虑患者的临床状态和对回路完整性的维持。

感染/监管

由于 ECLS 回路可被污染,早期发现和积极处理感染非常必要。对 ECLS 患者的感染监管和抗生素预防没有标准的国际指南,但调查显示大多数(不是所有)中心预防性使用抗生素和将近一半的中心使用标准化抗感染方案[6]。应与感染性疾病/微生物科室共同创建地方性抗感染治疗指南。对于 ECLS 患者，因为感染的传播非常快，所以抗感染治疗的阈值应该降低。对于长时间 ECLS、存在慢性疾病或免疫缺陷的患者应考虑抗真菌治疗。

ECLS 紧急情况

必须制订完整的应对 ECLS 紧急情况的预案，并可以随时启动，以帮助床边医护人员快速反应。ECLS 紧急情况处理应该成为 ECLS 团队场景和模拟训练的基础科目（详见第三十五章）。在发生紧急情况时一般需要将患者快速脱离 ECLS，使专科医师能快速诊断和纠正所存在的问题，这通常意味着患者要经历低心排血量或心脏停搏状态，这种情况下的首要任务是迅速恢复 ECLS 流量，并在此之前对患者进行支持和复苏操作。在紧急情况下，医护人员应有明确的角色分工并定期排练。有些中心有急诊 ECLS 复苏箱或在床旁备有急救药物，保证随时可以使用。也有 ECLS 团队在 ECLS 运行期间持续静脉注射极低剂量[0.01μg/(kg·min)]的肾上腺素，保证随时有肾上腺素可用于急救。

气体栓塞

空气可进入 ECLS 回路，负压也能使气体从血液中析出。当静脉管路中负压过大时，吸入空气的风险会增加。中心静脉给药时、静脉插管部位或者任何时候 ECLS 静脉引流管路上端口和猪尾管开放时，由于负压的存在，空气可以进入 ECLS 回路。

降低过高的静脉负压的方法包括：①输入液体给予患者足够的前负荷；②额外增加第二个静脉引流插管；③将插管型号加大一号；④降低泵速；⑤确保插管位置正确。

非计划意外脱管

意外脱管这一潜在致死性并发症一旦发生，必须立刻夹闭回路防止进一步失血及空气进入管路造成气栓的风险，必须立刻警示 ECLS 团队的外科医师进行处理。在需要紧急脱机时，患者处于一个低心排血量或心脏停搏的状态，相应的团队必须对患者进行支持和复苏操作。

机械功能失常

技术故障或断电（电源或电池）都可能导致停泵。一些 ECLS 设备在泵失灵时可手动操作以支持患者。各机构必须建立此类事件发生时的应对策略，并由床旁 ECLS 医师及时实施。

所有中心必须有能够在任何紧急情况下快速动员 ECLS 团队的机制。

出血

近一半心脏 ECLS 儿童发生出血并发症，其死亡风险显著增加。出血并发症发生的次数越多，预后越差。术后早期严重出血的发生是由一些因素共同作用的结果，包括长时间心肺转流、手术部位创伤、心肺转流期间凝血因子稀释、容量置换、低温、缺氧和酸中毒等。

严重出血需要及时用血液制品和凝血因子纠正，以维持足够的前负荷和 ECLS 血流量（详见第五章）。替代性治疗的血液制品包括浓缩红细胞（packed red blood cells，PRBCs）、新鲜冰冻血浆（fresh frozen plasma，FFP）、血小板和冷沉淀。输血的目标应由 ECLS 团队决定，通常输血阈值包括：

- 输注 PRBCs 以维持血细胞比容在 32%～37%（单心室患者更高）。
- 血小板计数>80 000～150 000。
- 输注冷沉淀以维持纤维蛋白原>1.5g/L（150mg/dl）

如果需要探查胸腔或插管位置以防止出现进一步的外科失血，有必要在 ECLS 团队内部讨论决定合适的手术时机。有必要减少或停止抗凝以减缓出血，但必须预见到回路形成血栓的风险，并准备好替换 ECLS 回路。

ECLS 团队应该有快速替换 ECLS 回路的预案，并定期进行模拟培训。

心脏压塞

在 ECLS 血流完全停止前发现心脏压塞的预警信号至关重要。这些信号包括：中心静脉压或心脏充盈压增加；静脉管路负压升高；ECLS 血流量降低；出血患者胸腔引流量突然减少。

心包或纵隔中血液积聚会增加心包内压，限制静脉向心脏的回流。静脉回流减少使得泵前负荷降低，ECLS 不能获得足够的血流量，这种情况甚至有些开胸中央插管的患者也会发生。心脏压塞需要尽早处理，可以进行心包腔引流排出积聚的血液和/或进行开胸探查，找到并纠正外科出血。但也要注意，任何外科探查都可能加剧出血。

ECLS 脱机

ECLS 管理的目标是心肌功能恢复,拔管后安全脱离 ECLS。根据患者基础疾病的种类通常可大致预测尝试脱机的时间。ECLS 团队应该每天讨论尝试脱机的可行性。ECLS 运行 1 周后无法脱机提示患儿预后差,应对双亲进行适当的安抚解释。

尝试脱离 ECLS 前,必须关注的重要问题包括:确认所有的线路、管路和起搏导线的位置和功能正常,容量超负荷已经纠正。除了肝素所有药物都应该直接转移到患者身上,有些中心把 50% 的肝素输给患者,50% 的肝素输入回路。ECLS 流量减低期间,可能需要使用正性肌力药物并调整好呼吸机设置。许多中心在 6~12 小时内逐渐减少 ECLS 流量至空载流量(100ml/min),也有一些中心的目标是 50ml/(kg·min)。脱机期间严密抗凝管理可以降低回路内血栓形成的风险。脱机的更多细节详见第二十五章。

(翻译:雷翀,校对:金振晓)

参考文献

1. Butt W, Heard M, Peek G. Clinical management of the extracorporeal membrane oxygenation circuit. Pediatr Crit Care Med. 2013;14(5 Suppl 1):S13-19.

2. Chan T, Thiagarajan RR, Frank D, et al. Survival after extracorporeal cardiopulmonary resuscitation in infants and children with heart disease. J Thorac Cardiovasc Surg. 2008;136(4):984-992.

3. Kirsch R, Schwartz S. Medical Management of Neonates and Children with Cardiovascular Disease. In: Brogan TV, ed. Extracorporeal Life Support: The ELSO Red Book. 5th ed. Ann Arbor, MI: ELSO; 2017:347-355.

4. Peek GJ, Hammond I. Neonatal/Pediatric Cardiac Cannulation. In: Brogan TV, ed. Extracorporeal Life Support: The ELSO Red Book. 5th ed. Ann Arbor, MI: ELSO; 2017:347-355.

5. Mehta A, Ibsen L. Neurologic complications and neurodevelopmental outcome with extracorporeal life support. World J Crit Care Med. 2013;2(4):40-47.

6. Lao LS, Fleming GM et al. Antimicrobial prophylaxis and infection surveillance in extracorporeal membrane oxygenation patients: a multi-institutional survey of practice patterns. ASAIO J. 2011;57(3):231-238.

7. Werho DK, Pasquali SK, Yu S, et al. Hemorrhagic complications in pediatric cardiac patients on extracorporeal membrane oxygenation: An analysis of the extracorporeal life support organization registry. Pediatr Crit Care Med. 2015;16(3):276-288.

8. Zwischenberger JB, Cilley RE, Hirschl RB, et al. Life-threatening intrathoracic complications during treatment with extracorporeal membrane oxygenation. J Pediatr Surg. 1988;23(7):599-604.

第二十二章 ECLS 支持的呼吸衰竭成年患者管理

Daniel L. Herr, MD, John C. Greenwood, MD

一般原则

关于静脉-静脉体外膜氧合（venovenous extracorporeal membrane oxygenation, VV-ECMO）患者的管理，需要记住的最重要的理念是，ECMO 支持的严重肺部疾病患者管理的一般原则与无 ECMO 支持的严重肺部疾病患者的管理没有差别。ECMO 的作用是支持机体器官直到原发疾病得到缓解。需要 VV-ECMO 支持的肺衰竭患者最常见的是急性呼吸窘迫综合征（acute respiratory distress syndrome, ARDS）。ARDS 由弥漫性肺部损伤引起，其特征是急性炎症改变，伴有肺部血管通透性增加，血管外肺水增多和通气肺组织丧失。ARDS 最常见的病因是原发性肺部感染或损伤导致休克引发全身性炎症反应。对 VV-ECMO 患者的管理应该围绕多学科团队制订的医疗护理目标进行，并且应该每天评估这些目标。ECMO 专家的角色是成为团队不可或缺的一部分，并理解 ECMO 在实现这些目标的过程中能发挥的作用。

系统管理和目标

镇静、镇痛和神经系统评估

在管理呼吸衰竭患者时，控制呼吸做功可能是比较困难的治疗目标之一。尽管 ECMO 可使 PaO_2 和 $PaCO_2$ 正常，患者通常还是呼吸频率过快，且非常不舒服。标准的评估量表如 Richmond 焦虑镇静量表（Richmond agitation and sedation scale, RASS）或疼痛评估量表如行为疼痛量表（behavioral pain scale, BPS），常用来作为调整重症患者镇静和镇痛药物剂量的依据[1]。但是，这些量表对 VV-ECMO 患者帮助不大，因为此类患者的呼吸做功不是对医源性呼吸性酸中毒的反射性补偿，而是一种肺-神经系统驱动性反射，即使在深度镇静时也会存在。

为了减少呼吸做功，通常给予大量静脉镇痛药物，但这并不是一个有效的策略。实际上此类患者禁忌使用大剂量镇痛药，因为疼痛并不是呼吸过度做功的直接原因，大剂量的镇痛药只会导致定向功能障碍和药物依赖。

呼吸频率过快的结果是胸膜腔内压的剧烈波动，这常使 ECMO 流量下降和患者氧合状况快速恶化。当这种患者-呼吸机不同步发生时，可能需要短时肌肉松弛。神经肌肉阻断剂的选择有顺式阿曲库铵、罗库溴铵或维库溴铵。严重 ARDS 急性期使用短期肌肉松弛治疗可降低患者死亡率[2]。顺式阿曲库铵通常是 VV-ECMO 患者肌肉松弛药的最佳选择，其剂量可被调整，这样就可以使用最小剂量来控制呼吸，而且不会影响 ECMO 血流，同时维持患者舒适且可以被移动。

肌肉松弛期间最常用的镇静药是丙泊酚，其他药物见表 22-1。值得注意的是，丙泊酚是高脂溶性的，蛋白结合率高，容易吸附于体外循环回路[3]。另一种镇静药物是右美托咪定，低剂量使用对连续肌肉松弛就非常有效。右美托咪定产生非记忆睡眠状态，具有最小的遗忘效应和轻度的镇痛效应[4]。右美托咪定对呼吸驱动没有影响，且可控制焦虑诱发的过度通气[5]。肌肉松弛可联合使用罗库溴铵和维库溴铵，同时间断使用苯二氮䓬类，这样可能有助于改善患者-呼吸机-循环回路的协调性，并避免镇静剂的过度使用[6]。口服或间歇性使用非典型抗精神病药物，如利培酮或氟哌啶醇，可减少持续静脉输注镇静剂的需要。

血流动力学监测和管理

ECMO 专家在监测血流动力学参数时应该清楚使用设备的类型。所有患者至少有动脉导管和中心静脉导管用于监测动脉压和中心静脉压。动脉压监测通常放置于桡动脉或股动脉，中心静脉导管放置于颈内静脉或锁骨下静脉。必须记住，如果中心静脉通路放置于股静脉，中心静脉压的读数会不准确。

表22-1　ECMO患者常用镇静药

药物	起效/min	消除半衰期/h	负荷剂量	维持剂量	不良反应	ECMO效应
咪达唑仑	2~5	3~11	0.01~0.05mg/kg	0.02~0.10mg/(kg·h)	呼吸抑制+低血压	↑剂量 ↑Vd
劳拉西泮	15~20	8~15	0.02~0.04mg/kg	0.01~0.10mg/(kg·h)	呼吸抑制,低血压,丙二醇相关酸中毒	↑剂量 ↑Vd
丙泊酚	1~2	短效3~12;长效30~70	5μg/(kg·min)	5~50μg/(kg·min)	低血压,呼吸抑制,高甘油三酯血症,胰腺炎,丙泊酚输注综合征	随着时间 ↑↑剂量
右美托咪定	5~10	1~3	无	0.2~0.7μg/(kg·h)	心动过缓,低血压	不明

因呼吸衰竭行VV-ECMO支持的患者的血流动力学目标与因呼吸衰竭行呼吸机支持的患者没有太大差异。如前述,患者神经功能状态可影响ECMO血流和血流动力学,激越和焦虑会导致心率和血压发生较大波动,但一般而言与VA-ECMO支持患者相比,这些波动对于VV-ECMO支持患者的临床影响小得多。VV-ECMO支持患者通常有显著的肺动脉高压,右心室后负荷很高。肺动脉高压使右心室不能提供足够的前向血流进入肺和左心室,最终影响血流动力学。ECMO流量影响中心静脉压和动脉压,因而ECMO专家应该清楚患者的血压和中心静脉压目标,这些目标应该基于对右心室功能和其他方面的考虑,进行个体化设置。可监测脉压,并通过评估脉压反映左心室功能,这一点与VA-ECMO支持的患者类似。VV-ECMO支持患者脉压降低同时中心静脉压(central venous pressure, CVP)升高需警惕右心室功能恶化。改善右心室功能的策略包括保守的容量复苏、正性肌力支持和肺血管扩张剂治疗。此外,暂时降低ECMO流量可降低肺动脉和右心室张力。

VV-ECMO支持的重症患者常发生心律失常,最常见的是心房颤动,可因过度利尿、心房扩张和吸入β受体激动剂引起。任何时候,如果ECMO流量和患者压力参数发生变化,医师都应该回顾血流动力学监护数据并确保患者没有发生心律失常。临床医师应该对心脏节律变化保持警惕。VV-ECMO患者发生房性心律失常通常需要心律转复以恢复正常的窦性节律。心动过缓(心率<60)也是常见的心律失常,可能由药物(β受体阻滞剂、钙通道阻断剂、右美托咪定等)引起,也可能是进行性低氧的晚期体征。若发生进行性心动过缓,应立即检查患者ECMO血液混合(再循环)的最新状态和循环回路的完整性。

呼吸/呼吸机管理(保护性肺通气)

VV-ECMO患者机械通气的目标会显著影响ECMO的管理。总体而言,大部分接受VV-ECMO支持的严重肺部疾病患者呼吸管理目标应该与没有接受ECMO支持的患者相同。

VV-ECMO支持患者呼吸、氧合和通气的目标由三个血气测量结果组成:患者的动脉血气、氧合器之前和氧合器之后的血气。氧合监测的目标是患者动脉血氧饱和度在88%左右[7](尽管有人认为更低的饱和度也可以耐受),氧合器后PaO_2>300mmHg。与VA-ECMO不同,氧合器前饱和度的数值受到再循环的影响,因而不能真实反映患者混合静脉的氧饱和度。

通气监测的目标应该基于患者的$PaCO_2$和氧合器后血液CO_2分压。通常,由于采用低潮气量通气和允许性高碳酸血症策略,患者的$PaCO_2$高于正常。然而,如果使用VV-ECMO的目的是作为支持治疗帮助患者肺康复至可以通气,采取允许性高碳酸血症策略可能就不合适了。允许性高碳酸血症策略使得患者需要维持呼吸机的通气频率,这可能会导致呼吸激越增加和ECMO流量减少。患者和氧合器后$PaCO_2$的合适目标是35~40mmHg。若氧合器后$PaCO_2$偏高,则应该调节ECMO氧合器气体流量,使患者$PaCO_2$处于理想水平。

至于呼吸机管理的目标,最重要的方面是:①VV-ECMO支持的目标是肺休息和愈合;②在患者管理中,呼吸机不应该是决定因素;③机械通气应该最小化使之不发生呼吸机相关肺损伤[8,9]。

VV-ECMO 支持患者确切的呼吸机参数设定是有争议的,但大多数医师认为轻度呼气末正压通气(positive end expiratory pressure,PEEP)是有帮助的,非常低的潮气量是可以接受的,尽可能低的 FiO_2 设置是有益的。

ECMO 专家应该理解俯卧位通气是一种治疗措施。通常这种方法在重度 ARDS($PaO_2 : FiO_2 <$ 150)早期进行,以便能够更好地改善肺泡通气[10,11]。俯卧的过程需要大量的团队工作和合作。在这一过程中,专业医师的作用是维持插管开放和合适的体位。通常,在翻动患者的过程中,会发生氧合降低事件伴或不伴有流量改变,优秀的 VV-ECMO 团队应该能预计到这些事件,并在俯卧操作之前预先增加 ECMO 流量和氧合器气体流量。

液体和肾脏管理

VV-ECMO 患者的液体和肾脏功能管理具有一定的挑战性。一般认为液体超负荷与 ARDS 发病率增加相关,但这在 VV-ECMO 支持的严重呼吸衰竭患者中很常见[12,13]。争论的焦点是什么引起了液体超负荷,以及如何真正地评估或监测容量状态。大多数机构至少监测两个参数,即每天实际测量的液体平衡和中心静脉压(血管内液体容量);患者体重是另一个参数,包括血管外液体的增加和丢失。但即使使用内置于病床的体重计,测量结果每天的变化也很大。

许多临床医师的目标是中心静脉压<10mmHg。但是,同时发生的其他生理变化(肺动脉高压、右心衰竭、胸内高压等)会显著扭曲中心静脉压数值,使其不能准确反映血管内容量状态[14]。持续心排血量监测的设备包括 NICOM(Cheetah 医疗有限公司,Newton 中心,MA,USA)、Flo-trac(Edwards 生命科技公司,Irvine,CA,USA)等,但都还没有在 ECMO 患者上验证过准确性。床旁超声心动图也可用于确定血管内容量状态,但也比较困难。在液体冲击治疗时,同时观察左心、右心和上腔静脉的超声可能会有所帮助。

医师对容量的评估包括两方面:体格检查和患者对液体治疗的反应。由于血管内容量不足,血泵不能以设定的转速旋转时,ECMO 回路常常出现"咔嗒"声或"抖动",同时 ECMO 流量下降。在这种临床情况下,通常第一个措施是增加血管内容量。持续或过量的液体治疗往往会导致进行性右心室扩张和衰竭。管路"抖动"的其他原因包括患

者体位的改变、插管移位、插管错位、管路打折,甚至血栓形成。

如果引流管在下腔静脉内位置过低,和/或检查发现患者腹部膨胀或过大,则引流管可能无法正常工作,此时应该调整引流管位置。ECMO 专家必须让看护人员注意咔嗒声是否经常发生,以及补充了多少容量。最后,ECMO 专家的作用是了解患者液体治疗的目标,并对何时补充或者排出容量进行指导。

对于液体管理这个问题,ECMO 专家可以起到重要作用。许多 VV-ECMO 患者会发生急性肾损伤,这使他们更容易发生液体超负荷。严重的急性肾损伤通常会导致利尿治疗无效,最终需要持续肾脏替代治疗排出液体。另外,如果不需要对电解质或血液内其他溶质进行清除,可以在回路上添加一个血液超滤器,以更快地排出液体。如何将这些设备集成到 VV-ECMO 回路上,是 ECMO 专家培训的重要内容。

感染控制

ECMO 插管和回路的护理是临床护士和 ECMO 医师的共同责任。ECMO 患者的新发感染可能是毁灭性的。对于 ECMO 患者预防性使用抗生素仍存在争议。通常会在紧急插管时预防性使用抗生素,但通常在 48 小时内停用。应每天与护士一起检查插管插入的部位,观察缝线是否变松、插管固定器是否妥当和插入部位是否清洁。任何与皮肤紧密贴合或由硬材料制成的 ECMO 插管固定器都可能随着时间的推移导致皮肤破裂。带有管路锚附装置的皮肤贴片更加有利于维持皮肤的完整性,也非常安全。伤口敷料应是透明的,并含有氯己定或抗菌保护膜。ECMO 医师应该减少回路上血液接触点的数量,并且所有三通末端都应该有封帽,最好是酒精浸渍的。任何时候 ECMO 医师对回路进行操作,这些接触点都应该用酒精仔细清洁。

附在 ECMO 回路上的变温水箱可能是严重感染的一个来源。2015 年,有几例感染嵌合体分枝杆菌(mycobacterium chimera)的病例报告与变温水箱有关[15]。日常保养,以及在与 ECMO 回路联合使用时,对变温水箱进行适当的维护和将其摆放在合适的位置是 ECMO 医师的职责[16]。

血液学管理

ECMO 专科医师对 VV-ECMO 患者的血液学管

理主要集中在发现血凝块和/或溶血方面。想要避免这些事件的发生需要密切观察 ECMO 回路的变化,明显的氧合器血凝块可通过跨膜压力升高 > 60mmHg 或在氧合器前、后 PaO_2 差值下降发现。使用高亮度手电筒直视观察氧合器和管路对检测是否存在纤维蛋白沉积和血栓形成非常重要。

抗凝治疗最常用的药物包括普通肝素或凝血酶直接抑制剂(如阿加曲班、比伐卢定)。每一种抗凝剂都有其独特的药理学、药代动力学和治疗终点。抗凝治疗的目标可能包括活化部分凝血活酶时间(activated partial thromboplastin time,APTT)、抗 X a 因子(anti-X a)活性水平、激活全血凝固时间(activated clotting time,ACT),以及血栓弹力图(thromboelastography,TEG)。ECMO 专家必须了解当前的抗凝策略和目标,因为这可能对出血和血栓并发症的治疗产生重大影响。考虑到大多数需要 VV-ECMO 支持的患者需要更高的流速,与 VA-ECMO 相比,血栓形成的风险要小得多,因此 VV-ECMO 使用期间通常采用更保守的抗凝策略。

(翻译:雷翀,校对:金振晓)

参考文献

1. Barr J, Fraser GL, Puntillo K, et al. Clinical practice guidelines for the management of pain, agitation, and delirium in adult patients in the intensive care unit. Crit Care Med. 2013;41(1):263-306.

2. Papazian L, Forel J-M, Gacouin A, et al. Neuromuscular blockers in early acute respiratory distress syndrome. N Engl J Med. 2010;363(12):1107-1116.

3. Shekar K, Roberts JA, Mcdonald CI, et al. Sequestration of drugs in the circuit may lead to therapeutic failure during extracorporeal membrane oxygenation. Crit Care Lond Engl. 2012;16(5):R194.

4. Triltsch AE, Welte M, von Homeyer P, et al. Bispectral index-guided sedation with dexmedetomidine in intensive care: a prospective, randomized, double blind, placebo-controlled phase II study. Crit Care Med. 2002;30(5):1007-1014.

5. Mahmoud M, Mason K. Dexemedetomidine: reveiw, update, and future considerations of pediatric perioperative and periprocedural applications and limitations. BJA.2015; 171-182

6. Timofte I,Terrin M, Barr E. adaptive periodic paralysis allows weaning deep sedation, overcomingthe drwoning syndrom in EMCO patietn bridge for lung tranaplantation: A CAse series Journal of Critical Care. 2017;42: 157-191.

7. Brodie D, Bacchetta M. Extracorporeal membrane oxygenation for ARDS in adults. N Engl J Med. 2011;365(20):1905-1914. doi:10.1056/NEJMct1103720.

8. Schmidt M, Pellegrino V, Combes A, Scheinkestel C, Cooper DJ, Hodgson C. Mechanical ventilation during extracorporeal membrane oxygenation. Crit Care Lond Engl. 2014;18(1):203. doi:10.1186/cc13702.

9. Slutsky A, R. V. Ventilator-Induced Lung Injury. NEJM 2014;(369): 2126-2136.

10. Guérin C, Reignier J, Richard J-C, et al. Prone positioning in severe acute respiratory distress syndrome. N Engl J Med. 2013;368(23):2159-2168.

11. Lee JM, B. W. The efficacy and safety of prone positional ventilation in acute respiratory distress syndrome: Updated study-level Meta-Analysis of 11 randomized controlled trials. critical care medicine. 2014;42(5): 1252-1262.

12. National Heart, Lung, and Blood Institute Acute Respiratory Distress Syndrome (ARDS) Clinical Trials Network, Wiedemann HP, Wheeler AP, et al. Comparison of two fluid-management strategies in acute lung injury. N Engl J Med. 2006;354(24):2564-2575.

13. Rosenberg A, D. R. Association of cumulative fluid balance on outcome in acute lung injury; a retrospective review of the ARDSnet Tidal volume study cohort. Journal of Intensive Care Medicine. 2009;24(1):35-46.

14. Marik PE, Cavallazzi R. Does the central venous pressure predict fluid responsiveness? An updated meta-analysis and a plea for some common sense. Crit Care Med. 2013;41(7):1774-1781.

15. Götting T, Klassen S, Jonas D, et al. Heater–cooler units: contamination of crucial devices in cardiothoracic surgery. J Hosp Infect. 2016;93(3):223-228.

16. Stammers AH, Riley JB. The Heater Cooler as a Source of Infection from Nontuberculous Mycobacteria. J Extra Corpor Technol. 2016;48(2):55-59.

第二十三章　成人心脏 ECLS：患者管理

Chirine Mossadegh, RN

体外生命支持组织（Extracorporeal Life Support Organization, ELSO）注册中心报告显示，接受 ECMO 心脏辅助的成人患者的生存率为 57%[1]。成人 ECMO 心脏辅助的适应证包括：急性心肌梗死；心脏术后心力衰竭；心肌炎；急性肺栓塞；术前支持；急性失代偿性慢性心肌病；心脏移植术后移植物功能障碍；其他罕见原因引起的心源性休克（如难治性心律失常或 Takotsubo 心肌病[2]）。

对进入重症监护病房（intensive care unit, ICU）的每一例 ECMO 辅助患者进行如下监测，并进行全面评估。

- 生命体征：心率、平均动脉压（mean arterial blood pressure, MAP）、温度、动脉氧饱和度、中心静脉压（central venous pressure, CVP）。
- 身体评估：灌注不足（如四肢冰冷）、出汗。
- 神经学状态：意识、瞳孔反应。
- 检查所有设备：动静脉置管及连接管路、伤口敷料、呼吸机参数、输液泵。

除了定期评估外，还必须对 ECMO 离心泵和循环回路进行监测，以发现与 ECMO 相关的潜在风险，这些风险会在第三十二章和第三十三章具体描述。

ECMO 系统的完整评估包括电源插头、管路接头、报警器、管路的颜色、循环管路的完整性、不同参数的显示（转速、流量、气流量、氧浓度、循环回路的压力），以及检查循环回路和氧合器是否有血凝块和/或纤维蛋白凝块。

插管策略

根据适应证和患者自身情况，可选择不同的插管策略。

有如下两种插管技术可以应用，每种都有各自的优点和缺点。

- 通过外科手术直接切开组织暴露血管，在直视下插管。
- 在超声引导下经皮用 Seldinger 技术插管。这种方法适合在紧急情况下或者在手术室外进行置管时使用。

插管部位有以下几种。

- 股-股插管：简单方便，尤其适合在紧急情况下插管。
- 股-腋插管：如果无法进行股动脉插管，则可以选择这种插管部位。
- 中心插管：通常适合手术室中小儿心脏手术后的患者。

疼痛和镇静

现在，清醒的 ECMO 患者更常见，甚至有的患者不带气管插管[3]。VA-ECMO 患者在插管后可以很快苏醒，有些团队甚至在局部麻醉下进行插管，这些患者既不用镇静剂也不带气管插管。对于心脏手术后的 ECMO 患者，术后 24 小时的镇痛和镇静可以保证患者的安全，以防止疼痛和血压升高引起手术缝合伤口被破坏。

由于 ECMO 回路可以吸附药物，从而改变药物的药代动力学和药效动力学[如异丙酚、咪达唑仑或阿片类药物（见第六章）[4]]，因此需要更高剂量的镇静剂和镇痛药才能获得有效的镇静和镇痛，所以 ECMO 患者的镇痛和镇静治疗方案应该做出适当的调整。

并发症的预防

ECMO 是手术室外的简化版体外循环，患者有发生各种并发症的危险。因此，治疗的关键是要预防这些并发症或尽早发现它们。所有参与管理人员（医师、护士、灌注医师、物理治疗师、呼吸治疗师）都必须接受培训，尽早识别出血、血栓栓塞、溶血、脱管等并发症。

血流动力学监测

由于 ECMO 是一种非搏动装置,可产生平流,在插管后初期许多 VA-ECMO 患者的心脏搏动能力较差,甚至无搏动,因此患者的血压依靠离心泵产生,动脉波形变得平坦,收缩压、平均动脉压和舒张压数值相同(即脉压很小甚至没有),这种现象会让没有经验的工作人员认为动脉测压管出了问题(图 23-1)。

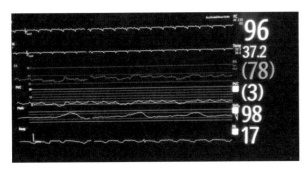

图 23-1　ECMO 泵连续流动引起的动脉波形平坦(红色标志),收缩压和舒张压可以近似或相同

监测这些患者的目标是将平均动脉压维持在 65mmHg 以上。搏动恢复是左心室功能改善的标志之一。

后面我们会看到通过置入球囊反搏来预防肺水肿的发生,在这种情况下球囊会产生动脉搏动。评估动脉搏动是由球囊产生还是患者的心脏搏动产生,可以将球囊暂停,通过观察动脉波形评估。如果动脉波形平坦,说明患者自身心脏搏动没有恢复。

手足缺血

股动脉插管可部分或完全阻塞血管,流向腿部的血液会受到影响。为防止远端肢体缺血,建议在股浅动脉内插入再灌注管,或在足部(胫骨后动脉或足背动脉)置入逆行动脉灌注管,与动脉灌注管连接,使腿部恢复血液灌注(图 23-2)[5-7]。

护士从以下方面监测这条置管的腿:

- 通过触摸比较两腿的温度或使用血氧仪/近红外光谱仪检测。
- 检查腿部弹性、皮肤颜色变化(可能从白色演变为水疱),以及最糟糕的情况——足部坏死(图 23-3)。

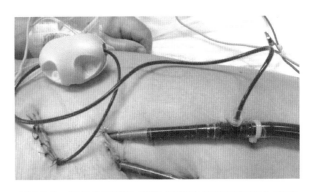

图 23-2　股动脉再灌注插管,再灌注插管可保证血流到小腿,否则小腿血流会受到动脉插管的影响

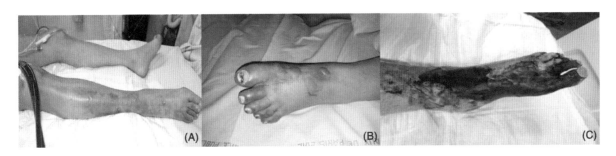

图 23-3　股动脉插管引起的缺血
A. 由于血流不畅通而导致的腿部和足部的最初表现;B. 足部、脚趾出现水疱和坏死;C. 足部明显坏死。

再灌注管路应通过透明敷料可见,以便 ECMO 专家检查管路有无扭结、管内有无血凝块或纤维蛋白沉积。图 23-4 显示血栓和纤维蛋白阻塞再灌注管路。腋动脉插管也会使手臂发生同样的缺血坏死,可以插入再灌注管,使手臂能获得灌注预防缺血坏死。

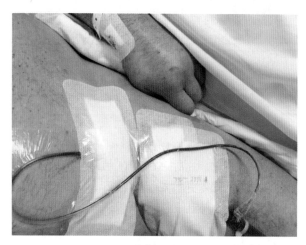

图 23-4　血凝块和纤维蛋白在再灌注插管中，血清和细胞成分因血液不流动而分离

差异性低氧

经股动脉插管的 VA-ECMO 患者可发生差异性低氧，也被称为"Harlequin 综合征""双循环综合征"或"南北综合征"。这个现象发生在心脏功能逐渐恢复后，来自外周充分氧合的血液与左心室喷射出的低氧血液混合，形成一个云雾状混合区。当心功能很差，主动脉瓣不打开时，ECMO 提供 100% 的氧合血。ECMO 注入股动脉的血流方向与患者自身血流的方向相反。如果心脏先于肺脏恢复，它就会泵出缺氧的血液。混合区的位置取决于 EC-MO 辅助的流量和左心室射血的程度。当左心室功能差，ECMO 流量高时，混合区发生在主动脉近端；当左心室功能改善和/或 ECMO 流量减少时，混合区在主动脉中远端。这可能导致缺氧的血液被灌注到冠状动脉、主动脉弓和大脑，而下半身 EC-MO 供血正常。患者头部呈蓝色，而下肢呈粉红色。

为了检测差异性低氧，可以用氧饱和度仪测量右手指脉氧，或测量右桡动脉血气，可反映自身心脏输出的血液性状（即左心室射出的血液）。然后将其结果与下肢的血氧饱和度比较。为了纠正差异性低氧，大多数团队会另外置入一根颈静脉插管，将 ECMO 氧合血回输到右心房（VAV-ECMO 模式），然后再灌注到大脑。

液体管理

VA-ECMO 患者，特别是心脏手术后的 VA-EC-MO 患者，保持恰当的液体平衡是很复杂的。心脏手术后经常发生大量出血，并且 ECMO 本身也会加重出血。如果 ECMO 的管路抖动，且流量突然发生变化，可能与血容量不足有关。这时护士必须确保足够的容量来维持有效的 ECMO 流量（MAP > 65mmHg）。血容量不足会引起低血压和 ECMO 流量不稳定或低流量。血流量的降低会增加纤维蛋白凝结和血凝块形成的风险。

大量容量输注，以及合并使用肌肉松弛剂和静脉扩张剂可导致组织水肿。利尿剂可以治疗体液过多。对利尿剂无反应的患者［尿量<0.5ml/（kg·h），过去 24 小时内体液正平衡>500ml］应启用肾脏替代治疗。

此外，液体过量还会导致肺水肿。VA-ECMO 可增加左心室后负荷，使肺水肿加重。

ECMO 与主动脉内球囊反搏联用可以减少左心室后负荷，从而减轻液体过量和肺水肿[8,9]。

当左心室功能很差时，由于左心室扩张增加左侧压力也可引起肺水肿。治疗的关注点在于减轻左心室负荷。如果常规治疗（如利尿剂）效果不好，可以用以下几种方法。

- 放置左心减压管[10]。
- 放置 Impella，即经皮置入一个泵，从左心室抽取血液并将其注入主动脉[11,12]。
- 通过中心插管建立双 ECLS，同时减轻两个心室的负荷。

呼吸机管理

呼吸机的管理通常与不使用 ECMO 的 ICU 患者类似。然而，在体外循环后可能存在肺损伤，导致氧输送不足。在尝试优化呼吸机参数至"休息模式"降低肺血管阻力后，气体交换仍然不佳时，应考虑转换为 VAV-ECMO 模式。

（翻译：易秋月，校对：金振晓）

参考文献

1. ELSO. (2017). ECLS Registry Report: International Summary.
2. Lorusso R, Belliato M, Weerwind P, Gelsomino S, Maessen J. Adult cardiovascular diseases and procedures that predispose to ECLS. In: Brogan TV, Lequier L, Lorusso R, MacLaren G, Peek, ed. Extracoporeal Life Support : The ELSO

Red Book, 5th Edition. Ann Arbor, MI, USA: Extracorporeal Life Support Organization; 2017. 479-500.

3. Linden V, Palmer K, Reinhard J, et al. High survival in adult patients with acute respiratory distress syndrome treated by extracorporeal membrane oxygenation, minimal sedation, and pressure supported ventilation. Intensive Care Med 2000;26(11):1630-1637.

4. Shekar K, Roberts JA, Smith MT, Fing YL, Fraser JF. The ECMO PK Project: an incremental research approach to advance understanding of the pharmacokinetic alterations and improve patient outcomes during extracorporeal membrane oxygenation. MC Anesthesiol 2013;13(7).

5. Russo CF, Cannata A, Vitali E, Lanfranconi M. Prevention of limb ischemia and edema during peripheral venoarterial extracorporeal membrane oxygenation in adults. J Card Surg. 2009; 24(2): 185-187.

6. Kasirajan V, Simmons I, King J, Shumaker MD, DeAnda A, Higgins RS. Technique to prevent limb ischemia during peripheral cannulation for extracorporeal membrane oxygenation. Perfusion 2002;17(6):427-428.

7. Greason KL, Hemp JR, Maxwell JM, Fetter JE, Moreno-Cabral RJ. Prevention of distal limb ischemia during cardiopulmonary support via femoral cannulation. Annals Thorac Surg. 1995;60(1):209-210.

8. Petroni T, Harrois A, Amour J, et al. Intra-aortic balloon pump effects on macrocirculation and microcirculation in cardiogenic shock patients supported by venoarterial extracorporeal membrane oxygenation. Crit Care Med 2014;42(9):2075-2082.

9. Seib PM, Faulkner SC, Erickson CC, et al. (1999)Blade and balloon atrial septostomy for left heart decompression in patients with severe ventricular dysfunction on extracorporeal membrane oxygenation. Catheter Cardiovasc Interv. 1999 ;46(2):179-186.

10. Ward KE, Tuggle DW, Gessouroun MR, Overholt ED, Mantor PC. Transseptal decompression of the left heart during ECMO for severe myocarditis. Ann Thorac Surg 1995;59(3) :749-751.

11. Cheng A, Swartz MF, Massey HT Impella to unload the left ventricle during peripheral extracorporeal membrane oxygenation.ASAIO J. 2013 ;59(5);533-536.

12. Koeckert MS, Jorde UP, Naka Y, Moses JW, Takayama H. Impella LP 2.5 for left ventricular unloading during venoarterial extracorporeal membrane oxygenation support.J Card Surg. 2011;26(6):666-668.

第二十四章 体外生命支持下的手术

Carl Davis, MD, FRCS, *Gillian Wylie*, RCN, RSCN, BSc

目的

- 讲述 ECLS 下的非心脏手术及其对患者死亡率和发病率的影响。
- 理解 ECLS 患者手术过程中准备和支持的一般原则。
- 讲述最常见的非心脏手术和一些特殊管理的注意事项。

引文

过去 10 年中 ECLS 技术的发展(包括简化离心泵管路的应用等)已经改变了患者的选择标准,使得 ECLS 能够应用于复杂患者的长时间辅助。ECLS 支持下的患者也因此可以进行更多的、范围更广的手术操作。创伤(包括颅脑损伤)患者应用 ECLS,还有带着 ECLS 施行气管切开、剖宫产及颅骨切开术的情况越来越多。早期报道仅有 14% 的 ECLS 患者进行手术操作,主要手术原因是外科出血(需要止血)[1]。2015 年,Taghavi 等[2] 发现 563 例成人 ECLS 患者手术发生率为 47.8%,平均每例患者接受 1.41 次手术,其中腹部手术最为常见(18%),其次是外科止血(13%),以及开胸探查/胸腔镜检查(8%)。在此之前,研究认为多次手术、出血和胸腔并发症会导致死亡率增加,而这项研究却没有发现死亡率因此增加[1,3],仅发现血液制品应用的增加与死亡率相关。

尽管在 ECLS 支持下可以进行多种手术,但风险仍然存在,所以,必须权衡手术必要性、获益,以及因出血、住院时间延长及感染等引起严重并发症的风险[1,2]。如果可行的话,手术应推迟到患者临近撤机(或之后),以便术后能快速撤机,从而获得最好的结果[4]。如果一定要手术,应由经验丰富、技术熟练的术者进行,如果可能,在半择期手术的情况下,可以让手术团队自行完成人员、环境和患者的准备工作。

准备和外围支持性工作

沟通

一旦经多学科团队讨论决定手术,团队成员须全面沟通手术计划,评估各类风险(如管路进气、ECLS 支持相关问题、出血等),甚至详细到需要哪些设备,以及由谁负责去准备等。团队成员需商量一个确实可行的时间表,并根据患者的病情和手术的紧急程度随时调整。术前讨论的内容应包括确定所需的关键人员、抗凝管理、抗生素预防性应用、通气管理、ECLS 最佳参数设置及并发症的处理。手术过程中可能涉及的人员(如护士、内科医师、ECLS 团队、灌注师、外科医师、心脏内科医师和麻醉医师)需聚到一起进行术前讨论,明确各自的角色和职责。如果需要额外的血液制品,应联系血库,并提供最近的血液学检测结果。使用检查清单可以使这一过程流程化并防止遗漏,这在紧急情况下是至关重要的,术后小结有助于突出以后培训中需要关注的关键学习点[5]。

环境

大多数 ECLS 支持下的手术可以在重症监护环境下安全地实施,因为重症监护团队熟悉 ECLS 的管理,既避免了转运相关风险,又能及时提供术中可能需要的多种药物、设备和用品。在笔者中心,只有进行特殊影像学检查(如 X 线检查)或需要体外循环下心脏手术时,才会转运患者。当然,不同中心的处理方式不尽相同。手术室应清除不必要的设备和人员,为手术团队及其设备留出空间,以减少术中的干扰和噪声。手术团队必须严格遵守无菌条件,床旁其他成员应戴帽子和口罩,避免污染术野。

根据手术类型和外科医师的偏好决定患者的体位,但任何挪动均需评估流量是否充足、插管位置是否恰当。在手术铺单之前,中心静脉通路连接延长管,方便必要时给药和输液(紧急情况下可通过 ECLS 回路快速输液),并固定好气管插管、ECLS 插管和管路。透明的无菌单在手术过程中可提供对患者的可视化安全监测,但可能会分散外科医师的注意力。术前应该充分镇痛,通常需要肌肉松弛。吸引器和手动通气装置应放在容易触及的范围内。检查 ECLS 参数和患者生命体征监测警报的设置,启动心电图 QRS 波声音提示,在患者身下放电热垫。请注意勿将电热控制器或其电线放在 ECLS 控制面板上,以防止电器干扰造成 ECLS 面板故障。

抗凝管理

对于任何手术,出血都是一个大问题,这可能与手术创伤无关,而与患者潜在疾病相关,急诊手术则更具挑战性。因此,ECLS 专家必须在术前、术中和术后密切关注抗凝管理,将出血风险降到最低。成人血小板计数应大于 100 000/mm³,儿童最好大于 150 000/mm³(该指标可能因不同的中心或外科医师而异),纤维蛋白原应大于 1.5~2.0g/L(150~200mg/dl),并纠正任何潜在的凝血功能障碍。在本儿科中心,术前几小时和术中使用肝素滴定使激活全血凝固时间(activated clotting time,ACT)维持在 160~180 秒(Hemochron Elite Accriva Diagnostics,圣地亚哥,加利福尼亚州,美国),抗 X a 因子水平维持在 0.3~0.5IU/ml(有时可能更低)。高危患者术中可能停用肝素,同时维持高流量 > 120ml/(kg·min),要密切关注回路中是否有纤维蛋白或血凝块生成。笔者中心常规准备一套 ECMO 回路备用。

对于显著高流量的成人患者,通常在术前 1~2 小时停用肝素,在明确无活动性出血后再重新启用肝素,这会使得术后几天都可能不用肝素[6]。有证据表明抗纤维蛋白溶解药(氨基己酸、抑蛋白酶多肽、氨甲环酸)减少出血,笔者中心使用抑蛋白酶多肽和氨甲环酸,效果良好。不同中心的使用剂量不同,但应在手术前就给予负荷剂量并持续输注,直到出血停止后再结束。尽管有文献报道这些药物会增加 ECLS 回路的更换率,但笔者中心并未发现此现象(特别是使用氨甲环酸时)[7]。在手术过程中,必须密切监测失血情况,同步进行容量补充,确保 ECLS 血流量不会出现问题,这些信息应该在整个团队内随时交流。如果输注了大量凝血因子,

尤其是停用肝素时,应不断监测 ECLS 回路和跨膜压(transmembrane pressure,TMP)。

术后,最初应该每 15 分钟评估一次出血量,然后每小时评估一次。如果之前暂停肝素,术后持续出血量较低的情况下应重新应用肝素,使 ACT 达到目标值(笔者中心的目标值为 160~180 秒,其他中心目标值可能不同),以维持 ECLS 回路稳定,同时将出血风险降至最低。术后必须定期监测患者生命体征、ECLS 参数、氧合、出血、全血计数和凝血指标,以指导外源性血液制品的应用和判断是否存在持续性出血。以下几种情况应警惕潜在出血:输血后仍不能增加血细胞比容、回路静脉引流端负压增加、SvO₂ 下降、出现 ECLS 流量问题。

常见的非心脏外科手术

支气管镜检查

纤维支气管镜或硬质支气管镜检查对 ECLS 患者有益,可以帮助诊断、清除顽固性肺不张区域或分泌物。回顾性分析笔者中心 44 例 ECLS 患者 80 次纤维支气管镜检查,其中阳性发现率为 43%,包括气道压迫、气管插管位置不佳,以及血凝块/分泌物阻塞气道。如果操作熟练,则并发症风险低[8]。无论如何,ECLS 专家应确保血小板和 ACT 在参考范围内,适度镇静令患者舒适。如果患者血氧饱和度降低,可根据需要调节空氧混合器至 100% 纯氧,提高气体流量。20%~30% 患者检查后会出现气道分泌物中轻度带血,通常会自发消退,但如果持续出血,可通过气管插管给予稀释的肾上腺素溶液(1:10 000)进行治疗。

放射性操作

心导管检查和计算机断层扫描(computed tomography,CT)可以安全地在 ECLS 辅助下进行,但需要在院内转运患者。ECLS 专家应确保移除所有不必要的设备,准备好应急药物和液体,将便携式氧气源连接到氧合器,固定插管和管路,并领导团队,在患者和 ECLS 管路之间形成一个坚实的物理连接桥,以防张力过大或意外脱管[9]。通往 CT 室的道路应保持通畅,患者的最佳体位是"头先"还是"脚先"取决于插管位置、需要进行扫描的器官和房间的配置。到达后,水箱、电源和气体应恢复原状。ECLS 专家应在操作期间处于回路旁,并

在开始检查前缓慢模仿出患者/检查床运动的极限范围。在心导管操作过程中,置入套管或导丝时可能发生"空气吸入",特别是回路引流端负压较高的情况下,减流量或低流量转流可降低这种风险,应确保操作者认识到这一点。应定期检查穿刺部位有无出血和肢体灌注情况[10]。

腹部手术

一些患者可能需要施行腹部手术,包括剖腹手术和肠切除手术。在手术期间,当处理肠道或对肝脏进行操作时,ECLS 流量可能会受到影响,有气穴现象发生的危险。尽管凝血参数和抗凝管理都很理想,止血可能依旧十分困难。大量使用电凝和腹腔填塞有助于止血,通常使用腹壁补片修补以避免腹腔间室综合征的发生,也方便再次探查。肠切除术的并发症发生率和死亡率都很高。体液转移、脓毒症和下腔静脉(inferior vena cava,IVC)压迫都会影响回路引流侧压力和流量,通常需要大量的液体复苏治疗[11]。根据笔者中心的经验,进行肠切除的患者即使挺过手术和 ECLS,也没有几个能够存活出院。先天性膈疝(congenital diaphragmatic hernia,CDH)的修补见第七章和第十九章。

胸部手术

呼吸或心脏 ECLS 患者如果出现明显的胸腔积液可能需要胸部手术,包括开胸手术、肺活检、胸骨切开术、左心房引流和放置胸腔引流管,帮助 ECLS 回路引流或脱机。尽管出血风险很高,但采取谨慎的抗凝策略可以降低风险,诸如置入胸腔引流管这类操作似乎不会降低生存率[12,13]。而对于中心置管患者而言,心包或胸膜腔出血会影响静脉回流或泵流量,预警信号包括心动过速、脉压降低和回路引流端负压增加。及早识别,去除血凝块,可以防止严重的回路血流中断的情况发生。

在剖胸探查或放置左心房减压管时,心脏操作可导致空气进入 ECLS 系统,另外插管部位也存在严重的出血风险,ECLS 专家都要做好应对准备。术前应准备正确尺寸的接头和管路,以便尽量缩短暂停 ECLS 的时间。由于暂停 ECLS 期间插管内血流处于静止状态,故应给予一定剂量的肝素以确保充分抗凝。

（翻译：武婷，校对：江瑜）

参考文献

1. Atkinson JB, Kitagawa H, Humphries B. Major surgical intervention during extra-corporeal membrane oxygenation. J Pediatr Surg. 1992;27(9):1197-1198.

2. Taghavi S, Jayarajan SN, Mangi AA, et al. Examining nonsurgical procedures in patients on extracorporeal membrane oxygenation. ASAIO J. 2015;61(5):520-525.

3. Nagaraji HS, Mitchell KA, Fallat ME, Groff DB, Cook LN. Surgical complications and procedures in neonates on extracorporeal membrane oxygenation. J Pediatr Surg.1992;27(8):1106-9; discussion 1109-1110.

4. Chestovich PJ, Kwon MH, Cryer GH, Tillou A, Hiatt JR. Surgical procedures for patients receiving mechanical cardiac support. AM Surgeon. 2011;77(10):1314-1317.

5. Roeleveld PP, Peek GJ. Procedures on ECLS. In: Extracorporeal Life Support: The ELSO Red Book. 5th ed. Ann Arbor, MI: ELSO; 2017.

6. Sidebotham D, Allen SJ, McGeorge G, Ibbott N, Willcox T. Venovenous extracorporeal membrane oxygenation in adults: Practical aspects of circuits, cannulae, and procedures. J Cardiothorac Vasc Anesth. 2012;26(5):893-909.

7. Van der Staak FH, De Haan AF, Geven WB, Festen C. Surgical repair of congenital diaphragmatic hernia during extracorporeal membrane oxygenation: hemorrhagic complications and the effect of Tranexamic acid. J Pediatr Surg. 1997;32(4):594-599.

8. Kamat PP, Popler J, Davis J, et al. Use of flexible bronchoscopy in pediatric patients receiving extracorporeal membrane oxygenation (ECMO) support. Pediatr Pulmonol. 2011;46(11):1108-1113.

9. Goodwin SJ, Randle E, Iguchi A, Brown K, Hoskote A, Calder AD. Chest computed tomography in children undergoing extra-corporeal membrane oxygenation: a 9-year single-centre experience. Pediatr Radiol. 2014;44(6):750-760.

10. Callahan R, Trucco SM, Wearden PD, Beerman LB, Arora G, Kreutzer J. Outcomes of pediatric patients undergoing cardiac catherization while on extracorporeal membrane oxygenation. Pediatr Cardiol. 2015;36(3):625-632.

11. Lam MC, Yang PT, Skippen PW, Kissoon N, Skarsgard ED. Abdominal compartment syn-

drome complication paediatric extracorporeal life support: diagnostic and therapeutic challenges. Anaesth Intensive Care. 2008;36(5):726-31.

12. Jackson HT, Longshore S, Feldman J, Zirschky K, Gingalewski CA, Collin G. Chest tube placement in children during extracorporeal membrane oxygenation (ECMO). J Ped Surg. 2014;49(1):51-53;discussion 53-54.

13. Tashiro J, Perez EA, Lasko DS, Sola JE. Post-ECMO chest tube placement: A propensity score-matched survival analysis. J Pediatr Surg. 2015;50(5):793-797.

第二十五章　撤机与试停

Chris Harvey, MB, ChB, MRCS

引文

尽管 ECMO 可以提高新生儿[1]和成人患者[2]的生存率,但只有指征明确时才考虑尝试 ECMO,这一点非常重要。很长时间的 ECMO 支持确实有文献报道过[3],但不必要的 ECMO 辅助时间延长可能会导致 ECMO 系统或者患者出现并发症。无论患者年龄多大,或采取何种辅助模式,ECMO 小组必须定期评估继续 ECMO 支持的必要性。即便试停不成功,由试停引起的并发症也鲜少出现。

何时撤机

了解需要 ECMO 支持的原发病的自然转归有助于决定撤机时间。例如,患胎粪吸入综合征的新生儿连续运行 3 天 ECMO 并不少见,而患有 H1N1流感的成人通常需要 ECMO 支持 10 天左右[4]。术后心功能的改善大多发生在 ECMO 后 72 小时内,且随着时间的推移,改善越来越不显著。在 ECMO支持下的心肌炎患者,死亡率每周增加 15%[5]。然而,基础疾病的自然转归只能作为参考,由于患者的个体差异,必须定期评估。

随着 ECMO 支持时间的延长,器官功能改善的希望日渐显现。呼吸支持患者的血气得到改善,肺顺应性提高,胸部 X 线片变清晰(图 25-1)。胸部X 线片的改善要迟于临床症状的改善约 24~48 小时。对于新生儿患者,超声心动图中多普勒信号估

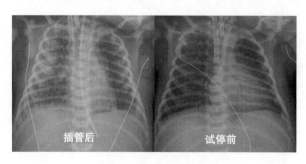

图 25-1　胸部 X 线片改善

算的肺动脉压应该有所降低,最好低于动脉血压的2/3。

接受心脏支持的患者,心功能应该使用床旁超声心动图进行评估,待心脏功能恢复后再考虑减流量撤机。然而,心功能可能会受 ECMO 流量的影响,较高的泵流量可导致前负荷减少、后负荷增加,从而降低心肌收缩力。因此,暂时夹闭管路有利于评估心功能。

机会窗口

有些患者存在撤机的机会窗口。正如格言所警示我们的那样,"与其追求完美,不如见好就收"。举个例子,一名呼吸系统疾病患者的病情好转,可以酌情撤除 ECMO 了,其中某一天可能是撤机的最佳时机,但却仍然使用 ECMO 支持,原本期望她的情况能进一步改善、撤机后管理更容易,然而不幸的是,当晚患者病情恶化,发生肺出血,ECMO 流量再次增加,只能继续依赖 ECMO,无法撤机。第 21 天,患者瞳孔变大,CT 扫描证实出现大量脑出血,被迫终止治疗。虽然肺出血也可能发生于撤机后,造成严重后果,但在已经撤机、不需要抗凝的患者是可以避免的,那将会是不同的结局。

被迫撤机

有时患者可能被迫撤机,通常是由于出现 ECMO 相关并发症,最常见的是出血(新发的脑出血或是难以控制的大出血)。继续 ECMO 支持的风险可能远大于获益。在这种情况下,就要忍受比通常水平高得多的常规治疗支持,也不得不拔除 ECMO 插管,只好孤注一掷了。

如何撤机

传统的撤机方法是根据患者病情的改善逐步减少泵流量。该方法行之有效,呼吸和心脏支持均可适用,其目标是达到"最小流量"——此时 ECMO的支持对氧合和/或心排血量的贡献可以忽略不

计。根据回路设计、组件和所在 ECMO 中心抗凝剂用量的差异,每个中心的"最小流量"会有所不同。通常,1/4 英寸(1 英寸 = 2.54cm)的新生儿回路,100~150ml/min 的流量可以被接受;而 3/8 英寸的成人回路可以允许 750~1 000ml/min 的流量。如果在最小流量时患者病情稳定,则考虑正式撤机试停。

呼吸 ECMO 支持还有另一种撤机方法,泵流量只需要做非常轻微的减低,这样 ECMO 回路可以维持高流量以减少血栓形成的风险,并且减少全身抗凝的程度。一般而言,成人患者流量超过 3 000ml/min,新生儿流量超过 300ml/min,这时,降低 ECMO 吸入氧浓度(而患者生命体征稳定),则证明肺功能已改善;再结合临床、影像和超声心动图综合评估,如果证实患者病情确实好转,便可以开始尝试撤机。

对氧的反应性

病情改善的一个有效指标是患者对提高呼吸机吸入氧浓度的反应。短时间内提高 FiO_2 到 1.0,观察外周氧饱和度,如外周氧饱和度迅速上升到 >95%,表明撤机成功的可能性很大。

降低 ECMO 供气流量

随着患者二氧化碳排除能力的改善,逐步降低 ECMO 通气量和血流量。维持轻度的呼吸性酸中毒(pH 7.25~7.35)可以调动肾脏的代偿功能,可能会缩短 ECMO 的辅助时间。

改变 ECMO 的通气成分可以调整患者的氧合。对于那些心脏解剖结构异常,停止 ECMO 后氧饱和度也不能达到正常水平的患者而言,这一点非常有用,这样在 ECMO 期间这样的患者就可以通过耐受较低的氧饱和度来适应撤机后的氧合状态。

撤机"单行道"

有些患者继续行 ECMO 支持似乎很难获得成功的结果,但其状况又没有糟糕到要完全放弃治疗。在这种少见病例中,撤机的过程要做到对患者稳定状态的最小干扰。ECMO 团队和家属应做好准备面对患者的突发死亡。

试停 ECMO

试停真正用到的技术是不同模式 ECMO 功能的调整,与患者原发诊断是心脏源性或者呼吸源性没有关系。在整个试停过程中,常规支持的程度确实需要根据具体的临床情况进行调整。例如,呼吸 ECMO 支持应更多地强调呼吸机设置,心脏患者则应更多地关注正性肌力药物和液体的管理。

VV-ECMO 试停

1. 开始保护性肺通气。
2. 断开氧合器通气。
3. 每 20min 进行一次动脉血气分析。
4. 相应调整呼吸机参数。
5. 如果患者自体肺功能不能获得满意的动脉血气,就需要将氧合器重新连接气源,重新恢复 ECMO 供氧。

在试停过程中,ECMO 回路中的血液仍在循环,因此延长试验时间也不会出现并发症。通常 2 小时的试停就足以评估器官功能,帮助决定是否适合撤机。当然,如果患者处于临界状态或者容易出现其他病情时,试停时间可以延长。

在保护性肺通气条件下(潮气量 <6ml/kg,气道峰压 <25cmH_2O 和 $FiO_2 < 0.6$),动脉血气满意(>60mmHg),应考虑撤机。

VA-ECMO 试停

VA-ECMO 的试停比较复杂,患者必须与回路分离,不能简单地断开氧合器通气,因为这会造成血液右向左分流,导致氧合下降。患者与回路的分离是通过间断夹闭和松开插管逐渐实现的,同时需要在动静脉管路之间建立桥连接来维持氧合器内血液的流动,降低血栓形成的风险。

1. 所有原先接入回路的药物应直接与患者相连。
2. 确保激活全血凝固时间(activated clotting time,ACT)达标(试停前应该给一次肝素)。
3. 开始保护性肺通气。
4. 增加正性肌力药。
5. 减流量、夹闭插管(避开接头和缠绕钢丝部分)。
6. 松开管钳或开放动静脉桥。
7. 根据血气指标、动脉有创测压及超声结果调整通气、正性肌力药及液体入量。
8. 至少每 10min 松开一次管钳,同时夹闭桥连接,以冲刷插管。

插管内滞留的血液有形成血栓的风险,所以试停操作的时间要短。对于心脏支持患者,通常可以相对较快地决定是否进行撤机,试停时间往往不会太长。而对 VA-ECMO 支持的呼吸患者而言,可能需要较长的试停时间来评估肺功能的恢复情况,因此血栓形成的风险较高。

有人提出另一种 VA-ECMO 试停方法,不需要夹闭管路,而是通过调整离心泵 ECMO 系统中的血流使其向相反的方向流动来试停。这种方法同样适用于滚压泵系统,都是利用回路中的血液逆流来完成的[6]。

1. 开始保护性肺通气。

2. 根据需要增加正性肌力药。

3. 降低泵速直到血液逆流。

4. 按照标准试听流程评估心肺功能。

通过降低泵速,泵压低至体循环动脉压以下,血液就从动脉插管逆流回 ECMO 管路系统,通过动脉插管-氧合器-静脉插管,最后回流到患者体内。此时的泵不再泵血,而是作为刹车来减少动静脉分流量:增加转速,逆流量减少;降低转速,逆流量增加。

部分品牌的泵和流量探头可以不需要调整方向就可以直接测量逆流量,而其他系统则需要 ECMO 专家调整探头方向,以欺骗泵的控制系统,使其感觉血流是正向流动。对新生儿给予 100ml/min 的流量足以预防血栓形成,而不影响血流动力学。偶尔也采取小剂量的液体入量(大约 10ml/kg)或小剂量的正性肌力药支持[0.1μg/(kg·min)肾上腺素],以维持足够的逆行血流和体循环血压。

由于血液在回路中不断流动,血栓形成的风险降低,可以延长 VA-ECMO 的试停时间。有患者使用这种方法试验了 8 小时,没有出现并发症。

逆流试停在大多数患者是可行的,但在冠状动脉循环异常的患者中,舒张压即使轻微降低也可能导致心肌缺血(图 25-2),对于这类患者,避免使用逆流试停可能是明智之举。此外,如果患者的动脉插管很细(≤8Fr),体循环压力不足以克服插管的阻力,也不建议使用逆流试停法。

特殊情况

对于自体循环依赖于体内分流的患者,一些中心的做法是在 ECMO 启动后阻断分流,以防止 EC-MO 中过多的血液流入肺循环。如果已经做了分流阻断手术,那么在 ECMO 试停之前就需要开放这

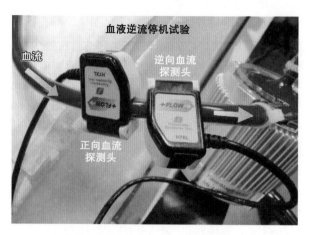

图 25-2 流量探头用于逆流试停

个分流。通常做法是开胸取出分流阻闭夹,然后立即开始试停,在直视心脏的情况下开始或者停止 ECMO,这样做可以评估心脏充盈和收缩状态,并协助撤机进程。

在成人 VA-ECMO 外周插管时,通常放置远端灌注管为远端肢体供血,因此,可能需要做一些额外的措施,以确保在整个试停期间远端肢体有足够的灌注。可以简单地按标准方法夹闭 ECMO 动脉管远端灌注管分叉以上的部分,血液从动脉插管流出来通过远端灌注插管供应下肢。部分患者全身的血压不足以驱动足够血流通过远端灌注管供应下肢,在这种情况下,可以仅夹闭动脉插管近端,由 ECMO 回路来提供远端肢体的灌注。

(翻译:邓丽,校对:江瑜)

参考文献

1. UK Collaborative ECMO Trial Group. UK collaborative randomised trial of neonatal extracorporeal membrane oxygenation. Lancet. 1996;348(9020):75-82.

2. Peek GJ, Mugford M, Tiruvoipati R et al. Efficacy and economic assessment of conventional ventilator support versus extracorporeal membrane oxygenation for severe adult respiratory failure (CESAR): a multicentre randomised controlled trial. Lancet. 2009;17;374(9698):1351-1363.

3. Gupta P, McDonald R, Chipman CW et al. 20-year experience of prolonged extracorporeal membrane oxygenation in critically ill children with cardiac or pulmonary failure. Ann Thorac Surg. 2012;93(5):1584-90.

4. Australia and New Zealand Extracorporeal

Membrane Oxygenation (ANZ ECMO) Influenza Investigators. Extracorporeal Membrane Oxygenation for 2009 Influenza A(H1N1) Acute Respiratory Distress Syndrome. JAMA. 2009 ;302(17):1888-1895.

5. Rajagopal SK, Almond CS, Laussen PC, Rycus PT, Wypij D, ThiagarajanRR. Extracorporeal membrane oxygenation for the support of infants, children and young adults with acute myocarditis: A review of the Extracorporeal Life Support Registry. Crit Care Med 2010;38(2):382-387.

6. Westrope C, Harvey C, Robinson S, Speggiorin S, Faulkner G, Peek GJ. Pump controlled retrograde trial off from VA ECMO. ASAIO J 2013;59(5):517-519.

第二十六章　ECLS 患者的结局和随访

Hanneke IJsselstijn, MD, PhD, Raisa M Schiller, PhD, Aparna U Hoskote, MBBS, MD, MRCP

引文

近年来,体外生命支持(extracorporeal life support,ECLS)应用于危及生命的、可逆性心肺衰竭患者,彻底改变了重症治疗结果,显著提高了这部分患者的生存率。迄今为止,近 9 万例患者接受ECLS 治疗,其中新生儿最多。目前,ECLS 的总生存率为 55%,其中因呼吸衰竭接受 ECLS 辅助的患者生存率最高[1]。

危重患儿,特别是新生儿生存率的提高,使越来越多的面临死亡的儿童存活下来。但从长远来看,患儿的远期预后和神经发育结果仍然令人担忧[2]。如果不能够正确识别和管理,这些结果可能演变成严重的长期神经心理后遗症,对其健康、教育及融入社会都会造成广泛影响[2]。整体来看,大多数长期随访数据来自新生儿的 ECLS,还有一部分来自于儿童心血管疾病的 ECLS[2,3]。对于年龄较大的儿童及成人 ECLS 的长期随访数据目前仍比较欠缺[4,5]。

长期随访的结果主要取决于原发病、合并症和神经系统并发症。据报道,ECLS 期间的神经系统并发症发病率为 0~15%,新生儿最常见的中枢神经系统并发症是出血和梗死。出现神经系统并发症的儿童死亡率高[1]。出现神经系统并发症的儿童通常在出院时有明显的疾病表现,随访应由神经科医师指导,在社区为基础的儿童发育中心及神经康复中心共同完成[6]。然而,大多数接受 ECLS 的患者没有神经系统并发症,出院时结果是良好的。本章主要介绍对于出生后的最初几周或几个月由于严重疾病而接受 ECLS 辅助并存活下来,同时在出院时没有神经系统并发症的儿童,主要关注他们的长期神经发育随访结果。

长期结果

医疗结果

长期的医疗结果主要由原发病决定,出院后应安排随访。对于接受 ECLS 的新生儿,具体问题包括定期筛查慢性肾脏病,定期筛查对象不只包括ECLS 期间发生急性肾损伤的患者,还要包括没有出现急性肾损伤症状的儿童[2]。对于接受 ECLS的新生儿及成人,呼吸系统相关病症的发病率包括气道梗阻和运动耐力降低,主要取决于基础疾病(如先天性膈疝或呼吸窘迫综合征)和 ECLS 支持时间或机械通气时间[2,7]。

神经发育结果

对新生儿期因呼吸系统及心脏疾病而行 ECLS的儿童,已经有运动功能的随访研究结果。该研究发现大约有 50% 的患儿在学龄时出现总体运动功能受损。纵向评估表明,受损程度随着儿童年龄的增长变得明显,这可能是由于早期发生的脑损伤,在需要更复杂技能的生活中会表现得更明显[2]。需要 ECLS 的心血管疾病儿童,目前只有两项研究描述了运动功能结果。在 1.0~4.5 岁的儿童中,72% 的患儿运动结果正常。另一项研究也有相似的结果,87.5% 的患儿在 ECLS 治疗后 2 年的运动功能正常。后续有关这些患儿学龄前运动功能的长期随访研究目前仍欠缺[3]。

有研究发现,4 岁的患儿在接受 ECLS 治疗心血管疾病后,其智力水平低于平均水平[3]。在存活下来的新生儿 ECLS 患儿中,其智力一般正常并且发育稳定[2,6]。然而,许多患儿在随后的学习成绩上会出现问题[1]。不同于一般的智力问题,这些问题似乎与特定脑区域损伤有关,如学龄期持续性注意力、语言、记忆力及视觉空间记忆问题等[8,9]。排除潜在疾病及插管类型的影响,这些缺陷与学龄儿童海马体区域(记忆相关)及白质微小结构(注意力相关)受损有关[6,10]。最近,有假设认为危重新生儿(包括 ECLS 患儿和先天性心脏病患儿)海马区的易损性可能与缺氧、神经炎症、应激和麻醉剂相关。这些关键因素可能导致早期海马体病变及远期记忆障碍[11]。

评价健康相关生活质量(health-related quality of life,HRQL)的系统性综述指出,危重疾病患儿的 HRQL 受影响的决定因素包括:①基础疾病(脓毒症、脑膜脑炎、外伤);②合并慢性病;③治疗相关因素,如心肺复苏,长期住院,侵入性操作;④心理因素(创伤后应激障碍、遗传性焦虑/抑郁);⑤社会/环境因素(社会经济地位低、成长环境、遗传学)[12]。其中许多决定因素对于接受 ECLS 的儿童和成人均适用。有报道称成人接受 ECLS 后出现焦虑、抑郁、创伤后应激障碍和持续性情感障碍[7]。

长期随访

已开发出几种方法应用于评估儿童重症监护后的功能状态,如功能状态量表(functional status scale,FSS)和儿科总体表现分类/儿童大脑功能分类表(pediatric overall performance category/pediatric cerebral performance category,POPC/PCPC),适合进行大样本研究。这些量表的分数相互之间密切相关,适用于对患儿的功能状态做出全面评估,但不适用于某些特定患者的评估[13]。

一般来说,是否推荐进行后续随访要根据神经系统相关并发症、潜在疾病的性质和程度及 ECLS 应用指征来决定[14]。神经系统疾病患者应转诊至神经科医师和/或社区儿童发展中心随访。是否需要定期评估和干预取决于损伤程度。如果疑似存在神经系统并发症,但出院时临床表现不明显,该患儿应被视为有神经系统并发症,并转诊给儿童神经系统专科医师进行随访。此外,如果患儿有潜在的疾病(如心血管疾病或肺功能严重受损导致急性呼吸窘迫综合征),需要制订该疾病相关的随访计划。对于没有神经系统并发症的患儿,如果条件允许,出院时也应参考疾病相关随访原则。对于儿童,不管是否有潜在疾病,建议制订涵盖医学和神经系统发育的多种长期随访方案(请参阅指南)。在 ECMO 中心内即可制订随访方案,但也可以由社区儿科医师和其他就近的医疗服务中心提供。一

个中心按年度进行 ECMO 随访计划可以为患儿提供回到 ECMO 中心就诊的机会,以便可以随访神经发育问题,并且患儿可以享受相应的服务[15]。对于成年人,应特别注意精神疾病、情感障碍及社交障碍的随访。

（翻译:徐臣年,校对:杨寅愉）

参考文献

1. Extracorporeal Life Support Organisation. International summary. July 2017. https://www.elso.org/Registry/Statistics/InternationalSummary.aspx. Accessed October 20, 2017.
2. IJsselstijn H, Madderom MJ, Hoskote AU. Outcomes, complications, and followup of neonates with respiratory failure. In: Brogan TV, Lequier L, Lorusso R, MacLaren G, Peek G, eds. Extracorporeal Life Support: The ELSO Red Book. 5th Ed. Ann Arbor, MI: Extracorporeal Life Support Organization; 2017: 217-230.
3. Brown KL, Hoskote AU. Outcomes, complications, and followup of neonates and children with cardiovascular disease. In: Brogan TV, Lequier L, Lorusso R, MacLaren G, Peek G, eds. Extracorporeal Life Support: The ELSO Red Book. 5th Ed. Ann Arbor, MI: Extracorporeal Life Support Organization; 2017: 395-403.
4. Prodhan P. ECLS outcomes, complications, and followup of children with respiratory failure. In: Brogan TV, Lequier L, Lorusso R, MacLaren G, Peek G, eds. Extracorporeal Life Support: The ELSO Red Book. 5th Ed. Ann Arbor, MI: Extracorporeal Life Support Organization; 2017: 297-305.
5. Camboni D, Schmid C. Neurologic and pulmonary complications in adult ECLS. In: Brogan TV, Lequier L, Lorusso R, MacLaren G, Peek G, eds. Extracorporeal Life Support: The ELSO Red Book. 5th Ed. Ann Arbor, MI: Extracorporeal Life Support Organization; 2017: 575-581.
6. IJsselstijn H, Hoskote A, Schiller RM. Guidelines for Long-term follow up after neonatal and pediatric ECMO. Extracorporeal Life Support Organization ECLS Guidelines 2018.
7. Schmidt M. Outcomes and complications of adult respiratory ECLS. Neurologic and pulmonary complications in adult ECLS. In: Brogan TV, Lequier L, Lorusso R, MacLaren G, Peek G, eds. Extracorporeal Life Support: The ELSO Red Book. 5th Ed. Ann Arbor, MI: Extracorpo-

real Life Support Organization; 2017: 471-478.

8. Leeuwen L, Schiller RM, Rietman AB, et al. Risk factors of impaired neuropsychological outcome in school-aged survivors of neonatal critical illness. Crit Care Med. 2018;46(3):401-410.

9. Schiller RM, Madderom MJ, Reuser JJ, et al. Neuropsychological follow-up after neonatal ECMO. Pediatrics. 2016; 138(5). doi:10.1542/peds.2016-1313.

10. Schiller RM, IJsselstijn H, Madderom MJ, et al. Neurobiological correlates of attention and memory deficits following critical illness in early life. Crit Care Med. 2017;45(10):1742-1750.

11. Schiller RM, IJsselstijn H, Hoskote A, et al. Memory deficits following neonatal critical illness: a common neurodevelopmental pathway. The Lancet Child & Adolescent Health. Published online January 10, 2018. doi:10.1016/

S2352-4642(17)30180-2.

12. Aspesberro F, Mangione-Smith R, Zimmerman JJ. Health-related quality of life following pediatric critical illness. Intensive Care Med. 2015; 41(7):1235-1246.

13. Pollack MM, Holubkov R, Funai T, et al. Pediatric intensive care outcomes: development of new morbidities during pediatric critical care. JAMA Pediatr. 2014;168(7):671-676.

14. IJsselstijn H, Hunfeld M, Schiller RM, et al. Improving long-term outcomes after extracorporeal membrane oxygenation: from observational follow-up programs towards risk stratification. Frontiers Pediatr 2018: In press.

15. Kakat S, O'Callaghan M, Smith L, et al. The 1-Year Follow-Up Clinic for Neonates and Children After Respiratory Extracorporeal Membrane Oxygenation Support: A 10-Year Single Institution Experience. Pediatr Crit Care Med. 2017;18(11):1047-1054.

第二十七章　移动性体外生命支持

Ira M CheiJetz, MD, FCCM, FAARC, *Ali McMichael*, MD, *Jan Hau Lee*, MBBS, MRCPCH, MCI

引文

在 ECMO 支持期间,由于长时间的药物镇静和制动,患者的身体功能会变差[1]。患者可以活动的 ECMO 是一种有前景的方法,可以在严重疾病后帮助患者进行积极的物理治疗,促进身体康复,并改善神经肌肉的恢复。前期的小型研究和病例报告发现,在清醒状态下接受 ECMO 对患者的康复有益,包括减少脏器移植后机械通气的天数,缩短重症监护病房(intensive care unit,ICU)停留时间和总住院时间[2-4]。对于接受 ECMO 的患者,精心协调的多学科治疗对成功的身体康复和下床活动至关重要。本章节中,我们回顾了现有的文献,描述了帮助 ECMO 患者下床活动的流程,并分析其潜在的成功经验和挑战。

移动性 ECMO 的理论基础

药物镇静、神经肌肉阻滞和制动是危重症患者发病率和死亡率增加的公认危险因素[6,7]。这促进了在医疗实践中,减少药物镇静和鼓励危重症患者早期活动的趋势[8-10]。这种临床管理策略也适用于接受 ECMO 的患者[3,11-16]。ECMO 患者进行主动康复和下床活动后获得了良好的结果,这应该会促使一些医疗中心减少使用传统的深度镇静和间歇性肌肉松弛策略[17-19]。

在 ECMO 管理中,传统镇静方法的目的是防止 VV-ECMO 患者的插管移位和呼吸困难。清醒状态下活动的最大 ECMO 患者群是等待肺移植的患者群[12,16,20]。虽然在移动性 ECMO 患者中,确实存在插管移位的潜在风险,但越来越多的研究表明,通过精心规划,包括儿童在内的患者都可以保持清醒并下床活动,且不会有较大的风险[3,11-14]。

一项对 3 例(10～14 岁)等待肺移植且进行

VV-ECMO 支持(12～109 天)的病例分析显示,患儿在接受 ECMO 时可以保持清醒[14]。由于他们在接受 ECMO 支持之前患有慢性肺病,因此他们对机械通气支持暂停的耐受性可能高于之前健康的、因严重呼吸衰竭而就诊的患者[15]。在最近的一个病例报告中提到成功地为 1 例平素健康,但突发急性呼吸窘迫综合征(acute respiratory distress syndrome,ARDS)的患者实施了移动性 ECMO[16]。

完备的方案

每个移动性 ECMO 方案都应该根据其特定目标和患者群体的特点(即成人还是儿童,VA-ECMO 还是 VV-ECMO,为移植做准备还是为康复做准备)来制订。必须为每个方案制订更具体和更精细的计划,包括为每类患者有针对性地制定下床活动目标、气道管理方法(比如插管、拔管或气管切开术)、哪些专家需要参与到这个方案,还应针对每例下床活动的患者制订详细操作流程。这一方案的最终目标可能是让所有年龄的合适的患者在接受 ECMO 时即进行物理康复。

初步评估和康复目标的确定

ECMO 患者的物理康复在开始时与其他住院康复计划一样,需要做一般评估,包括认知水平、活动范围、活动强度和功能性活动种类等。ECMO 患者要下床走动,就必须保持清醒、能遵循简单的指示、并能通过语言或通过动作表示"是"或"否"。患者还必须有足够的体力,这通常由康复治疗师确定,并且能够在坐位和站立位下保持足够的氧饱和度和满意的血流动力学指标。

多学科团队(至少包括医师、护士、呼吸治疗师和物理治疗师)应为每例患者确定具体的康复目标。目标可包括步行的天数和/或每天行走的步数。必须清楚地告知患者和/或父母和/或监护人行走的风险和益处。

气道管理和插管位置

需要针对每例患者做个体化设计,这取决于ECMO的类型(VA或是VV)及插管的细节(即插管的位置、所用插管的类型)。但是,每个ECMO团队都应该有气道管理的总体方法。气管切开术相对于气管插管的优势是有较好的舒适度,可以减少镇静剂的使用,而且下床活动期间意外移位的风险也较低。有文献报道ECMO患者床旁气管切开术的具体方法[21]。拔除气管插管看起来最为理想,但临床医师也必须考虑到没有气道通路的患者下床活动期间发生离心泵失灵的风险。呼吸机支持(如果有的话)应该是因人而异的。一般情况下,如果患者需要最大吸入氧气浓度和/或ECMO气流量时,应推迟下床活动。ECMO插管通常应位于颈内静脉或腋血管内。股静脉插管有发生移位的风险并会限制下肢活动,从而可能影响康复。然而,一些中心仍积极帮助股静脉-颈内静脉插管的VV-ECMO患者下床活动[22,23]。应该注意的是,由于一些新插管技术的出现,中心插管的患者并不一定被限制下床活动[24,25]。

团队分工

接受ECMO的患者下床活动需要精心协调和多学科的共同努力。根据所使用的具体设备、是否需要机械通气、患者病情是否稳定和身体耐力状况来综合判断,需要4~6名成员,包括床边护士、ECMO专家(呼吸专科护士、呼吸治疗师和/或灌注师)及康复治疗师等共同组成。医师是否需要在场,应由每个机构自行决定,且根据每例患者具体的情况而定。

必须明确界定团队中每个成员的角色。例如,在行走期间,护士应负责监测患者的生命体征、保护输液通路和静脉输液架。有报道护士主导的行走方案的成功案例[26]。如果有使用呼吸机,则呼吸机和气管内/气管造口管应由呼吸治疗师负责。ECMO专家负责管理ECMO机器和插管,这项工作可能需要不止一个人。康复治疗师负责在移动期间和整个行走过程中保护患者。如果有家属在场,他们可以站在患者面前提供鼓励,或跟在后面帮助推动支撑设备,如轮椅。为了减少患者的焦虑并消除困惑,应指定一个人(通常是康复治疗师或护士)作为患者的主要沟通者。

下床活动的设备和准备

下床活动之前,团队应准备步行所需的设备(表27-1)。这可能包括移动辅助装置、便携式呼吸机、各种监视器、轮椅。辅助装置应由物理治疗师根据患者的力量和平衡能力来确定。根据患者步行的距离,可能需要紧急用品,包括呼吸球囊面罩和吸引器。ECMO控制器应充满电,并配有手摇泵和管路钳,以便应对紧急情况。

表 27-1　推荐用于下床活动的设备

推荐的设备
• 充分充电,并配有管路钳、手摇泵和氧气罐的ECMO控制器
• 移动辅助装置
• 跟随患者的轮椅(如果有需求)
• 用于固定/支撑心肺监护仪、患者呼吸用氧气、胸管等的设备。有的配置可以将这些设备固定在ECMO推车上
• 呼吸球囊面罩
• 便携式呼吸机(如果需要的话)
• 便携式吸引器
• 用于呼叫援助的移动电话

如果患者非常需要呼吸机的支持,可以在步行期间测量呼气末二氧化碳,并且应该在下床活动开始之前就考虑好这个问题。ECMO专家根据呼气末二氧化碳和氧饱和度值调节ECMO通气量。

如果要走出ICU,ICU主管护士和其他团队成员应该知道下床活动的路线规划。每次下床活动前都应制订应急反应计划,移动电话应始终保持畅通。

静脉通路应得到很好的保护。我们发现将3M™ Coban™自粘贴胶带缠绕在患者头部周围来稳定颈部插管有良好的效果。ECMO专家的一项主要职责是监控ECMO插管在下床活动期间是否有任何移动的迹象。图27-1显示了一例典型VV-ECMO患者下床步行的场景。

下床活动前的准备

每个团队成员、患者及其家属都必须同意在选定的时间下床活动。如果患者、某家庭成员或团队成员有任何疑虑,都必须在下床活动前解决。每次下床活动都必须得到所有参与者的同意。团队和患者应提前确定步行的目标距离。在开始之前,为设备和工作人员准备一条较宽的步行道。清除走

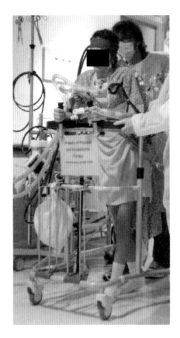

图 27-1　一例典型 VV-ECMO 患者下床步行的场景

道上的障碍物,并根据需要提前开门。如果预计要穿过狭窄的区域(例如门口),应提前计划好团队成员、患者和设备的通过方式。例如,将呼吸机放在患者前面,将 ECMO 机器放在患者后面。如果患者无法说话或发出声音,应提前约定好明确的手势,让患者可以传达停止、休息或坐下的意图。

在下床活动开始前,要评估患者是否存在电解质平衡和出血/血栓形成问题、是否需要额外补充血管内容量及其他可能造成临床状态变化的征象。活动之前,应由相应的医护人员查看气管切开处或插管部位周围的所有出血迹象,并加以清除。

问题和经验教训

ECMO 患者活动的时间点,需要所有团队成员都可以接受,这对于患者下床活动的成功与否至关重要。这会方便护理人员为当天的下床活动做好准备,并可以防止因缺乏统筹安排造成的事故(比如患者刚好在下床活动前使用了镇静剂)。

下床活动期间,一些患者可能需要增加氧气吸入,提高 ECMO 的通气量或流量。为了更好地预测患者在下床活动时是否会需要更多的呼吸支持,ECMO 专家应当观察患者从站起到坐下或原地走动时是否发生氧合下降或者呼吸做功增加的情况。行走时,ECMO 专家应注意观察 ECMO 监测器,及时发现低流量报警,留意患者监护仪的氧饱和度,

并根据需要进行调整。

患者的焦虑可能对行走造成重大挑战。醒来后发现被接上了 ECMO,气管被切开而不能说话,会让人情绪压抑。过于积极的康复治疗可能会进一步增加患者的压力。为了帮助患者缓解焦虑和激励患者,应与患者(及其家属)讨论康复目标,包括列出患者进行肺移植所需的长期目标(如果适用)。在可能的情况下(即非紧急插管的情况下),在 ECMO 插管之前与患者讨论这些目标可能会很有好处,因为这可以帮助患者及其家属做好心理准备。患者家属或团队成员对缓解患者的焦虑至关重要。对于一些患者,家属或团队成员在步行时给予鼓励或播放音乐可能会有所帮助。

远期结果

严重的心脏和/或呼吸衰竭患者,尤其是年轻患者,启动 ECMO 支持的一个重要考虑因素在于远期预后,包括运动耐量、心/肺功能、移植资格(如果适用)和神经发育影响。

众所周知,ARDS 存活患者的远期发病率和死亡率会升高[27]。数个研究证实 ARDS 患者在 6 个月及以后的生活质量评分低于普通人群[28,29]。1 年后,ARDS 存活者的死亡率高于初次住院患者的死亡率[30]。遗憾的是,较少有研究来分析 ECMO 支持患者的远期结果。脱离 ECMO 支持 6 个月后可能出现持续的身体活动受限和情绪影响[31]。一项小型研究显示是否使用 ECMO 支持对 ARDS 存活者 1 年后生活质量与心理障碍的影响没有差异[27,32]。需要进行更大规模的对照研究来评价 ECMO 存活者的远期预后。

结论

总之,ECMO 患者的下床活动是一个需要多学科协作的项目,它可以帮助患者康复,无论 ECMO 的目的是器官功能恢复还是为移植做准备。通过制订周密的计划,ECMO 团队、患者和家属的协调努力,患者可以安全地下床活动。总体目标就是让所有 ECMO 患者最终都能尽其所能参与下床活动和/或其他康复锻炼。

(翻译:卢安东,校对:杨寅愉)

参考文献

1. Hermans G, De Jonghe B, Bruyninckx F, Van den Berghe G. Clinical review: Critical illness polyneuropathy and myopathy. Crit Care. 2008;12(6):238.

2. Inci I, Klinzing S, Schneiter D, et al. Outcome of Extracorporeal Membrane Oxygenation as a Bridge To Lung Transplantation: An Institutional Experience and Literature Review. Transplantation, 2015;99(8): 1667-1671.

3. Rehder KJ, Turner DA, Hartwig MG, et al. Active rehabilitation during extracorporeal membrane oxygenation as a bridge to lung transplantation. Respir Care. 2013;58(8):1291-1298.

4. Nosotti M, Rosso L, Tosi D, et al. Extracorporeal membrane oxygenation with spontaneous breathing as a bridge to lung transplantation. Interact Cardiovasc Thorac Surg. 2013;16(1):55-59.

6. Shehabi Y, Bellomo R, Reade MC, et al. Early intensive care sedation predicts long-term mortality in ventilated critically ill patients. Am J Respir Crit Care Med. 2012;186(8):724-731.

7. Shehabi Y, Chan L, Kadiman S, et al. Sedation depth and long-term mortality in mechanically ventilated critically ill adults: a prospective longitudinal multicentre cohort study. Intensive Care Med. 2013;39(5):910-918.

8. Shehabi Y, Bellomo R, Reade MC, et al. Early goal-directed sedation versus standard sedation in mechanically ventilated critically ill patients: a pilot study. Crit Care Med. 2013;41(8):1983-1991.

9. Morris PE, Goad A, Thompson C, et al. Early intensive care unit mobility therapy in the treatment of acute respiratory failure. Crit Care Med. 2008;36(8):2238-2243.

10. Schweickert WD, Pohlman MC, Pohlman AS, et al. Early physical and occupational therapy in mechanically ventilated, critically ill patients: a randomised controlled trial. Lancet. 2009;373(9678):1874-1882.

11. Turner DA, Cheifetz IM, Rehder KJ, et al. Active rehabilitation and physical therapy during extracorporeal membrane oxygenation while awaiting lung transplantation: a practical approach. Crit Care Med. 2011;39(12):2593-2598.

12. Fuehner T, Kuehn C, Hadem J, et al. Extracorporeal membrane oxygenation in awake patients as bridge to lung transplantation. Am J Respir Crit Care Med. 2012;185(7):763-768.

13. Garcia JP, Kon ZN, Evans C, et al. Ambulatory veno-venous extracorporeal membrane oxygenation: innovation and pitfalls. J Thorac Cardiovasc Surg, 2011;142(4):755-761.

14. Schmidt F, Sasse M, Boehne M, et al. Concept of 'awake venovenous extracorporeal membrane oxygenation' in pediatric patients awaiting lung transplantation. Pediatr Transplant. 2013;17(3):224-230.

15. Cheifetz IM. Extracorporeal membrane oxygenation of the future: smaller, simpler, and mobile. Pediatr Transplant. 2013;17(3):202-204.

16. Turner DA, Rehder KJ, Bonadonna D, et al. Ambulatory ECMO as a Bridge to Lung Transplant in a Previously Well Pediatric Patient with ARDS. Pediatrics. 2014;134(2):e583-585.

17. Schmidt M, Stewart C, Bailey M, et al. Mechanical ventilation management during extracorporeal membrane oxygenation for acute respiratory distress syndrome: a retrospective international multicenter study. Crit Care Med. 2015;43(3):654-664.

18. Marhong JD, Telesnicki T, Munshi L,. Mechanical ventilation during extracorporeal membrane oxygenation. An international survey. Ann Am Thorac Soc. 2014;11(6):956-961.

19. Polastri M, Loforte A, Dell'Amore A, Nava S. Physiotherapy for Patients on Awake Extracorporeal Membrane Oxygenation: A Systematic Review. Physiother Res Int. 2016;21:203–209.

20. Lehr CJ, Zaas DW, Cheifetz IM, Turner DA. Ambulatory extracorporeal membrane oxygenation as a bridge to lung transplantation: walking while waiting. Chest. 2015;147(5):1213-1218.

21. Schwartz SP, Bonadonna D, Hartwig MG, Cheifetz IM. Bedside Tracheostomy on Pediatric ICU Subjects Supported by Extracorporeal Membrane Oxygenation. Respir Care. 2017;62(11):1447-1455.

22. Reeb J, Olland A, Renaud S, et al. Vascular access for extracorporeal life support: tips and tricks. J Thorac Dis. 2016;8(Suppl 4):S353-363.

23. Wells CL, Forrester J, Vogel J, et al. Safety and Feasibility of Early Physical Therapy for Patients on Extracorporeal Membrane Oxygenator: University of Maryland Medical Center Experience. Crit Care Med. 2018;46(1):53–59.

24. Ranney DN, Benrashid E, Meza JM, et al. Central Cannulation as a Viable Alternative to Peripheral Cannulation in Extracorporeal Membrane Oxygenation. Semin Thorac Cardiovasc Surg. 2017;29(2):188-195.

25. Keenan JE, Schechter MA, Bonadonna DK, et al. Early Experience with a Novel Cannulation Strategy for Left Ventricular Decompression during Nonpostcardiotomy Venoarterial ECMO. ASAIO J. 2016;62(3):e30-34.

26. Boling B, Dennis DR, Tribble TA, Rajagopalan N, Hoopes CW. Safety of Nurse-Led Ambulation for Patients on Venovenous Extracorporeal Membrane Oxygenation. Prog Transplant. 2016 Jun;26(2):112-116.

27. Herridge MS, Cheung AM, Tansey CM, Matte-Martyn A, Diaz-Granados N, et al; Canadian Critical Care Trials Group. One-year outcomes in survivors of the acute respiratory distress syndrome. N Engl J Med. 2003;348(8):683-693.

28. Cheung AM, Tansey CM, Tomlinson G, et al. Two-year outcomes, health care use, and costs of survivors of acute respiratory distress syndrome. Am J Respir Crit Care Med. 2006;174(5):538-544.

29. Dowdy DW, Eid MP, Dennison CR, et al. Quality of life after acute respiratory distress syndrome: a meta-analysis. Intensive Care Med. 2006;32(8):1115-1124.

30. Wang CY, Calfee CS, Paul DW, et al. One-year mortality and predictors of death among hospital survivors of acute respiratory distress syndrome. Intensive Care Med. 2014;40(3):388-396.

31. Schmidt M, Zogheib E, Rozé H, et al. The PRESERVE mortality risk score and analysis of long-term outcomes after extracorporeal membrane oxygenation for severe acute respiratory distress syndrome. Intensive Care Med. 2013;39(10):1704-1713.

32. Luyt CE, Combes A, Becquemin MH, et al. Long-term outcomes of pandemic 2009 influenza A(H1N1)-associated severe ARDS. Chest. 2012;142(3):583-592.

第二十八章　ECLS 期间急性肾损伤和肾脏支持治疗

Rachel Sirignano, MD, *Matthew L. Paden*, MD

ECLS 患者的急性肾损伤

背景

急性肾损伤(acute kidney injury, AKI)是一种常见且被证明是重症监护病房(intensive care unit, ICU)中所有年龄段危重症患者死亡的危险因素[1-3]。然而,由于 AKI 的定义差异很大,且通常仅基于肌酐的变化,故而很难说明其常见和风险程度。过去 10 年发展出多种标准化评分系统,利用尿量和血清肌酐值来评价 ICU 人群 AKI[4-6]。

此前对 ECLS 患者 AKI 的评估报告显示,其患病率差异很大,主要取决于年龄、ECLS 类型和所使用的 AKI 评价系统。报告显示 19%～71% 的新生儿、20%～72% 的儿童和 70% 以上的成人 ECLS 患者发生 AKI[7-11]。这些研究结果一致确认 ECLS 患者 AKI 与死亡率存在相关性。肾损伤除了通过传统的尿量和血清肌酐来描述,还可以通过容量超负荷(fluid overload, FO)概念,或一定时间内肾脏无法维持体液平衡来描述。与传统的 AKI 定义相似,以往对 ECLS 患者 FO 的研究一致证实其与死亡率增加、氧合能力受损和 ECLS 持续时间延长相关[12-20]。由于 AKI 和 FO 均与不良的临床转归相关,因此重点在于治疗这些并发症并预防它们,目的在于改善 ECLS 的总体结果。

ECLS 期间治疗急性肾损伤和容量超负荷的证据

总的来说,我们对 ECLS 期间 AKI 或 FO 的最佳治疗策略知之甚少。医学文献中基本上没有关于 ECLS 期间 AKI 或 FO 治疗的最佳剂量、启动时间、方法、频率或技术数据。因为长期关注连续性肾脏替代治疗(continuous renal replacement therapy, CRRT)的使用,Chen 等[21]研究者基于对 ECLS 期间 AKI 管理的回顾提供了最全面和最现代的证据。急性透析质量倡议组织(Acute Dialysis Quality Initiative, ADQI)最近发表了 AKI 治疗的专家共识指南,也发布了药物治疗和机械液体清除治疗的原则,这些原则总体上适用于 ECLS 患者[22,23]。此外,ELSO 发布了一系列指南(可在 https:www. elso. org/resources/guidelines. aspx 查阅)以供参考。这些指南提供了 AKI 的治疗策略,液体管理的重要性,以使患者在接近于正常(干重)细胞外液容量的条件下达到液体平衡。由于临床基础研究甚少,大多数指南仅限于专家意见,在本章中,我们将阐述 ECLS 患者(除非特定说明)相关的治疗和方法,我们声明,需要更多的临床研究来确定最佳治疗策略。

ECLS 期间急性肾损伤和容量超负荷治疗的适应证

ECLS 患者肾替代治疗(renal replacement therapy, RRT)的适应证大致包括药物治疗无效的药物/毒素清除障碍、FO、AKI 和电解质紊乱,各医疗机构对这些适应证的把握差异很大[12,24]。在没有 ECLS 支持的情况下,ICU 内儿童患者 FO>10% 时,死亡率增加,一些中心就把 FO>10% 作为 ECLS 患者启动 RRT 的指征[25]。然而,如前所述,ECLS 患者启动 RRT 治疗 AKI 和 FO 的时机和剂量仍然不太确定,并且在不同的中心之间存在差异。AKI 和 FO 的治疗包括以过滤和透析为基础的 RRT,可以间歇或连续进行。多数 RRT 基于血液操作,腹膜透析只在少数重要的患者人群使用,尤其是在新生儿心脏病患者。根据 ELSO 注册数据库的资料,处理 AKI 和 FO 的最常用方法是将 CRRT 添加到 ECLS 循环回路中。

ECLS 期间肾脏替代疗法的技术环节

同时进行两种不同的体外循环治疗(如 RRT

和 ECLS)非常困难,常需要操作者具有生物医学工程专业知识、充分了解所使用的设备及具有熟练的临床技能。这些独立的装置在设计之初并不是为了让两者协同运作,单单为了实现血液在设备中的前向流动就是一个重要障碍。此外,在世界范围内,由于各个国家特定的法规和设备制造商的偏好,某些型号的设备可能无法在某些特定的中心使用。这大大增加了这些治疗平台设计时不同品牌设备互相替换的可能性,也使得我们很难对所有这些可能的组合进行逐个讨论。因此,我们将着重讨论当前可用设备在工程学、物理学和生理学等方面的共同点。读者应该根据当地可获取的设备来决定如何最好地平衡这些因素。此外,我们将以最常用的 CRRT 为例,展示如何更好地使用和整合这些系统。

ECLS 期间的连续肾脏替代疗法

所有的 CRRT 都会用到血液过滤器。其主要结构是很多中空纤维,血液通过这些中空纤维流动,周围是可以容纳超滤液体或注入透析液的开放空间。中空纤维可由多种材料制成,全球最广泛使用的材质是聚砜(polysulfone)和聚丙烯腈(polyacrylonitrile)。中空纤维中有非常小的微孔,允许小溶质和液体通过,同时保留较大的血液成分,如血细胞、血小板和白蛋白。这些孔隙的大小因制造商、材料和型号而异,并影响通过血液过滤器进入超滤/透析液的物质(包括药物)。一般来说,针对特定患者时,血液过滤器需要根据这些特征性参数,以及其设计特点,包括滤器的纤维内径、纤维厚度等来选取,特定患者需要滤除某种特定分子时,还要考虑目标分子的滤除率等特点。

我们现在回顾在 ECLS 期间实施 CRRT 的三种主要方法[26,27]。第一种,也是最简单的方法,是利用额外的血管为 CRRT 设备提供接入路径,而不需要连接到 ECLS 管路。这种方法仅限于插管前有合适血管入路的患者。ECLS 期间可以放置透析导管,但一旦开始全身性抗凝,出血风险也会随之升高。这种方法与其他重症监护患者的 CRRT 并无明显不同,唯一不同的是,由于 ECLS 期间全身抗凝,CRRT 管路不需要局部抗凝。这种方法的另一个缺点是增加了导管相关感染的风险。

第二种在 ECLS 期间实施 CRRT 的方法是从 ECLS 泵后分流通过血液过滤器的血液。ECLS 泵正压驱动的血液通过血液过滤器,当液体和小的溶质从血液过滤器的孔隙中排出时产生超滤液。在多数临床条件下,超滤液的生成量受到限制,临床上根据超滤液的需求数量(ml/h)来程序化设定静脉泵的工作,然后测量超滤液的体积,以提高液体去除量的精确度。然后,可以简单地丢弃超滤液以进行慢速连续性超滤(slow continuous ultrafiltrate, SCUF),或者可以通过另外的泵将含有适合患者的电解质成分置换液输回,以进行连续静脉转流血液滤过(continuous venovenous hemofiltration, CVVH)。当实施 CVVH 时,还可以将透析液(以血液流动的逆流方式)添加到过滤器纤维外部,实现连续血液透析,在这种模式下,血液从血液过滤器流出后返回到 ECLS 回路的泵前(图 28-1)。

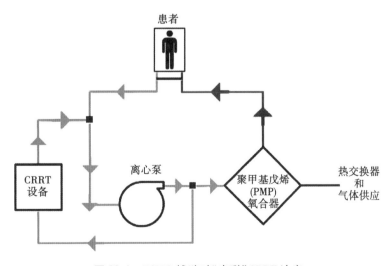

图 28-1　ECMO 辅助时"串联"CRRT 治疗

这种回路内"串联"血液过滤的方法是最早的联合体外支持方式,具有使用方便、简单易学(不需要 ECMO 专业人员专门接受商用连续 CRRT 设备的培训)和供应成本低等优点。然而,这种方法也有缺点:血液分流回到泵前会造成 ECLS 回路的显示流量与实际输注给患者的流量存在差异。现在我们可以精确测量 ECLS 回路动脉端灌注入患者的血流量。ECLS 泵流量和患者灌注流量的差,就是通过血液过滤器的流量(通常为 100~200ml/min)。此外,血液回流到泵前,也会降低 CRRT 的工作效率,因为过滤后的血液会再次循环通过血液过滤器。上面只是理论上的看法,在临床实际应用中,ECLS 的流量大大超过了血液过滤器的流量,使再循环的影响可忽略不计。此外,不建议对较小的儿童运用 SCUF,这会造成多种电解质平衡紊乱。这种 CRRT 回路通常没有压力监测,使得对血液过滤器故障、血栓形成或破裂的识别比较困难。其最主要的缺点是无法精确维持液体平衡,主要原因是用于控制超滤液和置换液的 CRRT 泵不是为这种治疗设计的。在这种情况下,实际上这个泵只是作为限流器使用,整合在 ECLS 系统中时,其固有流量误差约为 12.5%[28]。一项 ECLS 联合 CRRT 的体外实验证实,实际测量值与设定值之间的流量误差高达 34ml/h(>800ml/d),该误差

约等于小体重患者(5kg)的每日液体治疗目标[≈150ml/(kg·d)][29]。因此,当 ECLS 和 CRRT 整合使用时,严密监测替换液的容量及超滤量就非常重要。为了达到上述目标,需要在治疗过程中采用精确的滤液体积(ml)或重量(±1g)测量方法,每小时测量一次,增加了 ECMO 专业人员的工作量,也阻碍了这种 ECLS 和 CRRT"串联"整合方法的临床使用。

ECLS 期间进行 CRRT 治疗的第三种方法,也是首选的方法,就是在 ECLS 回路中引入一种商品化的连续 CRRT 设备。这两种独立体外支持设备的最佳连接方法依赖于很多因素,包括但不限于:压力监测器的类型和位置、连续 CRRT 设备的软件设置(如压力和流量限制等)、ECLS 泵的类型和 ECLS 管路设计。一般来说,滚压泵驱动的 ECLS 的静脉端管路内为正压,可以在泵前安装 CRRT 装置,并回流到泵前(图 28-2)。在这种配置中,CRRT 回路的驱动依赖于连续 CRRT 装置自身泵产生的负压,从 ECLS 回路中抽取血液,然后产生正向压力,驱动血液流过血液过滤器返回到 ECLS 回路。由于滚压泵驱动的 ECLS 回路静脉端的负压通常不高,与 CRRT 回路中的预期压力相似,可以保障 CRRT 设备软件以其设定的方式工作。

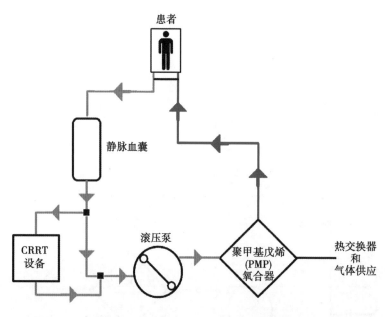

图 28-2　商品化的 CRRT 设备加入滚压泵驱动的 ECLS 回路示意

在另一种情况下,离心泵驱动的 ECLS 回路产生较大的静脉管路端负压,这是普通 CRRT 软件设定不能接受的,阻碍了 CRRT 设备的正常运行,因此通常需要修改软件设置。此外,在负压较高的情况下将 CRRT 设备与 ECLS 回路进行连接时,会使空气进入 ECLS 回路的风险加大。对于

离心泵驱动的 ECLS 系统,建议将 CRRT 设备连接在泵后、氧合器前,从而将 CRRT 装置移动到正压区域,从 CRRT 软件报警的角度来看,这种配置更有可能持续运行,并降低气体进入回路的风险(图 28-3)。按照这种配置,CRRT 血流从膜式氧

合器前开始,再返回 ECLS 回路的泵后氧合器前。由于 CRRT 引流和回流都在泵后,是一种比较理想的方案。在这种配置中,氧合器可以捕捉血凝块和空气,也减少了通过连续 CRRT 回路的再循环量。

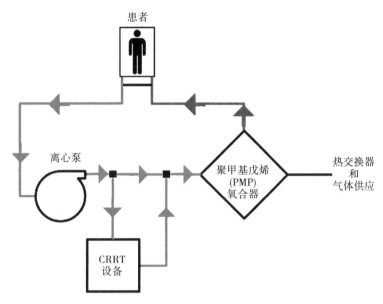

图 28-3　商品化的 CRRT 设备加入离心泵驱动的 ECLS 回路示意

与“串联”方法相比,商用 CRRT 设备与 ECLS 的新的整合模式可以提供更精确的液体平衡、延长血液过滤器的寿命、对连续 CRRT 回路进行标准压力和流量监控,以及使得 CRRT 设备可以按照其原始设计方式有效运转[29-31]。所有商品化的 CRRT 设备连接在 ECLS 回路上都未经特别批准,也不是为此目的设计的,更主要的缺点就是增加了医疗花费及需要对 ECMO 专业人员进行额外培训。

ECLS 时 CRRT 的效果

尽管同时实施 ECLS 和 CRRT 的不同方法均存在各自的优缺点,但目前很少有数据比较不同方法的优劣。之前有研究比较了“串联”法、商品化 CRRT 设备连接和第二血管入路的独立 CRRT,发现上述几种方法均足以胜任液体和电解质控制的任务。就像上面提到过的,与商品化 CRRT 设备相比,“串联”系统存在液体控制精度降低的缺点[30-32]。研究还表明,CRRT 设备并入 ECLS 回路可延长滤芯的寿命(138.4 小时),显著高于无 ECLS 支持的儿童患者的独立连续 CRRT 时间(36.8 小时),也显著高于柠檬酸盐抗凝 CRRT 联合 ECLS 的时间(27.2 小时)。尽管如此,在 ICU

停留时间、住院时间及死亡率方面没有发现几种方法存在差异。

ECLS 合并使用 CRRT 的大样本数据来自于 ELSO 注册数据库[33]。ELSO 注册数据库将“肾衰竭”定义为 ECLS 的并发症,有三种损伤级别:肌酐(creatinine,Cr)为 1.5~3.0;Cr>3.0;透析/血液滤过/连续动静脉血液透析的使用。这种定义方式与现代评分系统相比局限性较大。过去,ELSO 注册数据库对每个 ECLS 病例发生的情况只计算一个事件,并没有时间长短的信息。这使得治疗结果的分析复杂化,因为无法区分连续 14 天 ECLS 过程中接受 CRRT 的患者与仅在死亡前数小时接受 CRRT 的患者。纵使存在这些问题,ELSO 注册数据库的分析还是证实相比于单纯呼吸衰竭 ECLS 的患者(总体生存率:新生儿 63%、儿童 58%、成人 61%),合并肾衰竭的呼吸衰竭 ECLS 患者的总体生存率(新生儿 37%、儿童 34%、成人 45%)更低。在心脏病患者中也发现了类似的数据结果。

如 ELSO 注册数据库所示,肾损伤和 RRT 的使用均与死亡率增加相关。北美 6 个 ECMO 中心联合推出膜氧合时肾损伤(kidney injury during membrane oxygenation,KIDMO)研究网络,以进一步研

究儿童患者(<19 岁)RRT 使用、AKI 和生存率之间的关系[12,22]。他们使用现代 AKI 的定义,对 2007—2011 年间在各中心的 835 例接受 ECLS 的患者进行了评估,发现大多数接受 ECLS 的儿童患者(50%~69%)会同时发生 AKI,早期发生(99% 发生在最初 48 小时内)与 ECLS 持续时间延长(约 48 小时)和死亡率升高(odds ratio,OD=2)呈正相关。数据显示,AKI 严重程度分级的增加与死亡风险的增加有明显相关性。ECLS 插管时,几乎一半(46.4%)和超过 20%(24.1%)的 ECLS 患者存在 FO>10%[34]。一般来说,采用 ECLS 会加重 FO,数据显示分别有 84.8%、67.2% 和 29.0% 的患者 FO 峰值大于或等于 10%、20% 和 50%。FO 的程度与生存率相关,能存活至出院的患者,其 FO 峰值的中位数较低(24.8% *vs.* 43.3%,$P < 0.000\,1$)。ECLS 启动时的 FO 程度($P = 0.05$)以及 ECLS 时的 FO 峰值($P < 0.000\,1$)可以预测存活患者的 ECLS 持续时间。

ECLS 合并 CRRT 治疗的总结

AKI 和 FO 常发生于 ECLS 患者,RRT 常用于该人群。尽管如此,这些体外支持疗法并没有标准化,也没有专门为此设计的产品。与所有危重症患者一样,ECLS 患者发生 AKI 的死亡率高于无 AKI 的患者。与之前的认识不同,目前已证实 AKI 的发生和程度是死亡的危险因素,而与是否使用了 CRRT 设备无关。此外,FO 也与较高的死亡率和较长的 ECLS 持续时间相关。针对 AKI 和 FO 的治疗仍然是降低 ECLS 患者死亡率的重要临床目标。然而,对于 ECLS 患者并发 AKI 和 FO 目前仍然没有确定的最佳治疗方法,因此各机构之间存在很大差异,还需要更多的多中心数据和标准化方案的临床研究,以更好地指导 ECLS 患者 AKI 的治疗。

（翻译:唐嘉佑,校对:管玉龙）

参考文献

1. Selewski DT, Charlton JR, Jetton JG, et al. Neonatal Acute Kidney Injury. Pediatrics. 2015;136(2):e463-73.
2. Fortenberry JD, Paden ML, Goldstein SL. Acute kidney injury in children: an update on diagnosis and treatment. Pediatr Clin North Am. 2013;60(3):669-688.
3. Honore PM, Jacobs R, Hendrickx I, et al. Pre-vention and treatment of sepsis-induced acute kidney injury: an update. Ann Intensive Care. 2015;5(1):51.
4. Bellomo R, Kellum JA, Ronco C. Defining and classifying acute renal failure: from advocacy to consensus and validation of the RIFLE criteria. Intensive Care Med. 2007;33(3):409-413.
5. Bellomo R, Ronco C, Kellum JA, Mehta RL, Palevsky P. Acute Dialysis Quality Initiative w. Acute renal failure - definition, outcome measures, animal models, fluid therapy and information technology needs: the Second International Consensus Conference of the Acute Dialysis Quality Initiative (ADQI) Group. Crit Care. 2004;8(4):R204-212.
6. Mehta RL, Kellum JA, Shah SV, et al. Acute Kidney Injury Network: report of an initiative to improve outcomes in acute kidney injury. Crit Care. 2007;11(2):R31.
7. Askenazi DJ, Ambalavanan N, Hamilton K, et al. Acute kidney injury and renal replacement therapy independently predict mortality in neonatal and pediatric noncardiac patients on extracorporeal membrane oxygenation. Pediatr Crit Care Med. 2011;12(1):e1-6.
8. Smith AH, Hardison DC, Worden CR, Fleming GM, Taylor MB. Acute renal failure during extracorporeal support in the pediatric cardiac patient. ASAIO J. 2009;55(4):412-416.
9. Lou S, MacLaren G, Paul E, Best D, Delzoppo C, Butt W. Hemofiltration is not associated with increased mortality in children receiving extracorporeal membrane oxygenation. Pediatr Crit Care Med. 2015;16(2):161-166.
10. Gadepalli SK, Hirschl RB. Extracorporeal life support: updates and controversies. Semin Pediatr Surg. 2015;24(1):8-11.
11. Luo XJ, Wang W, Hu SS, et al. Extracorporeal membrane oxygenation for treatment of cardiac failure in adult patients. Interact Cardiovasc Thorac Surg. 2009;9(2):296-300.
12. Selewski DT, Askenazi DJ, Bridges BC, Cooper DS, Fleming GM, Paden ML, et al. The Impact of Fluid Overload on Outcomes in Children Treated With Extracorporeal Membrane Oxygenation: A Multicenter Retrospective Cohort Study. Pediatr Crit Care Med. 2017.
13. Arikan AA, Zappitelli M, Goldstein SL, Naipaul A, Jefferson LS, Loftis LL. Fluid overload is associated with impaired oxygenation and morbidity in critically ill children. Pediatr Crit Care Med. 2012;13(3):253-258.

14. Sutherland SM, Zappitelli M, Alexander SR, et al. Fluid overload and mortality in children receiving continuous renal replacement therapy: the prospective pediatric continuous renal replacement therapy registry. Am J Kidney Dis. 2010;55(2):316-325.

15. Davison D, Basu RK, Goldstein SL, Chawla LS. Fluid management in adults and children: core curriculum 2014. Am J Kidney Dis. 2014;63(4):700-712.

16. Roy BJ, Cornish JD, Clark RH. Venovenous extracorporeal membrane oxygenation affects renal function. Pediatrics. 1995;95(4):573-578.

17. Swaniker F, Kolla S, Moler F, et al. Extracorporeal life support outcome for 128 pediatric patients with respiratory failure. J Pediatr Surg. 2000;35(2):197-202.

18. Weber TR, Kountzman B. Extracorporeal membrane oxygenation for nonneonatal pulmonary and multiple-organ failure. J Pediatr Surg. 1998;33(11):1605-1609.

19. Kelly RE, Jr., Phillips JD, Foglia RP, et al. Pulmonary edema and fluid mobilization as determinants of the duration of ECMO support. J Pediatr Surg. 1991;26(9):1016-1022.

20. Selewski DT, Cornell TT, Blatt NB, et al. Fluid overload and fluid removal in pediatric patients on extracorporeal membrane oxygenation requiring continuous renal replacement therapy. Crit Care Med. 2012;40(9):2694-2699.

21. Chen H, Yu RG, Yin NN, Zhou JX. Combination of extracorporeal membrane oxygenation and continuous renal replacement therapy in critically ill patients: a systematic review. Crit Care. 2014;18(6):675.

22. Goldstein S, Bagshaw S, Cecconi M, et al. Pharmacological management of fluid overload. Br J Anaesth. 2014;113(5):756-763.

23. Rosner MH, Ostermann M, Murugan R, et al. Indications and management of mechanical fluid removal in critical illness. Br J Anaesth. 2014;113(5):764-771.

24. Fleming GM, Askenazi DJ, Bridges BC, et al. A multicenter international survey of renal supportive therapy during ECMO: the Kidney Intervention During Extracorporeal Membrane Oxygenation (KIDMO) group. ASAIO J. 2012;58(4):407-414.

25. Goldstein SL, Currier H, Graf JM, Cosio CC, Brewer ED, Sachdeva R. Outcome in children receiving continuous renal veno-venous hemofiltration. Pediatrics 2001;107:1309-1312

26. Askenazi DJ, Selewski DT, Paden ML, et al. Renal replacement therapy in critically ill patients receiving extracorporeal membrane oxygenation. Clin J Am Soc Nephrol. 2012;7(8):1328-1336.

27. Laverdure F, Masson L, Tachon G, Guihaire J, Stephan F. Connection of a Renal Replacement Therapy or Plasmapheresis Device to the ECMO Circuit. ASAIO J. 2017.

28. Jenkins R, Harrison H, Chen B, Arnold D, Funk J. Accuracy of intravenous infusion pumps in continuous renal replacement therapies. ASAIO J. 1992;38(4):808-810.

29. Sucosky P, Dasi LP, Paden ML, Fortenberry JD, Yoganathan AP. Assessment of current continuous hemofiltration systems and development of a novel accurate fluid management system for use in extracorporeal membrane oxygenation. Journal of Medical Devices, Transactions of the ASME. 2008;2(3).

30. Symons JM, McMahon MW, Karamlou T, Parrish AR, McMullan DM. Continuous renal replacement therapy with an automated monitor is superior to a free-flow system during extracorporeal life support. Pediatr Crit Care Med. 2013;14(9):e404-408.

31. Santiago MJ, Sanchez A, Lopez-Herce J, et al. The use of continuous renal replacement therapy in series with extracorporeal membrane oxygenation. Kidney Int. 2009;76(12):1289-1292.

32. Shum HP, Kwan AM, Chan KC, Yan WW. The use of regional citrate anticoagulation continuous venovenous hemofiltration in extracorporeal membrane oxygenation. ASAIO J. 2014;60(4):413-418.

33. Thiagarajan RR, Barbaro RP, Rycus PT, et al. Extracorporeal Life Support Organization Registry International Report 2016. ASAIO J. 2017;63(1):60-67.

34. Selewski DT, Askenazi DJ, Bridges BC, et al. The impact of fluid overload on outcome of children treated with extracorporeal membrane oxygenation: A multicenter retrospective cohort study. Pediatr Crit Care Med 2017;18(12):1126-1135.

第二十九章　体外支持期间血液成分分离治疗介绍

Rachel Sirignano, MD, *Meral Patel*, MD, *Matthew L. Paden*, MD,
James D. Fortenberry, MD, MCCM

引文

随着医务人员对体外支持治疗技术越来越熟悉，接受体外支持的难治性和多器官功能衰竭患者的数量也在增加。ECLS 为患者提供了生理稳定性，作为一个"平台"，在此基础上提供多种器官支持治疗。在本章中，我们将讨论 ECLS 期间治疗性血液成分分离的应用，回顾 ECLS 期间血液成分分离的有限临床经验，为成功实施此类操作提供指导。

ECLS 期间血液成分分离

血液成分分离将血液分离成各自的成分。常用的治疗性血液成分包括治疗性血浆置换（therapeutic plasma exchange，TPE）、红细胞分离术和白细胞分离术。这些疗法在医疗方面有着不断发展的过程，目前已有全面的综述[1]。这些疗法可用于镰状细胞病急性脑卒中或血栓性血小板减少性紫癜等疾病的标准化治疗，在治疗其他疾病方面也可能发挥重要作用。然而，在重症患者中，尤其是那些需要 ECLS 的患者，使用血液成分分离的情况要少得多。以前认为 ECLS 是血液成分分离术的禁忌证，因为感觉实施血液成分分离后患者生命体征会不平稳。如今越来越多的医务人员在 ECLS 期间进行一种或多种血液成分分离治疗，甚至将患者置于 ECLS 上，以实现完成血液成分分离所需的心肺稳定性。

治疗性血液成分分离涉及去除特定的细胞成分。在红细胞分离术中，从患者血液中除去红细胞并用库存的红细胞予以代替。红细胞分离术最常见的用途是在镰状细胞病的并发症中使用，但也有其他罕见的用途。白细胞分离术是从血液中去除白细胞，最常用于骨髓移植获取骨髓干细胞，它也适用于急性白血病高黏滞综合征导致的器官衰竭和严重百日咳感染。

TPE 是将血浆从血液中分离和置换出来。TPE 的目的是去除大分子物质（如细胞因子和抗体），或高亲和力蛋白结合分子，同时恢复耗尽的凝血因子、蛋白质和酶，从而为临床恢复提供所必需的血液稳态[2]。TPE 是 ECLS 期间最常用的血液成分分离治疗，也是本文的重点。

商用的血液成分分离装置通过离心或过滤将血液成分分离。历史上，最常用的技术是离心。然而，在过去 10 年，血浆过滤器与连续性肾脏替代治疗（continuous renal replacement therapy，CRRT）设备一起使用增加了过滤技术的使用范围。血浆过滤装置如果仅执行 TPE 具有一定的缺点，而专用的离心分离装置可以执行许多不同的血液成分分离操作。没有证据支持离心和过滤的临床结果有什么不同，方法的选择基于当地设备、人员资源和医师的经验。无论什么方法，都需要抗凝以避免由于体外管路中的血液活化引起的过度血栓形成。柠檬酸盐最常用于非 ECLS 抗凝治疗。然而，使用 ECLS 管路时的肝素抗凝也足够满足血液成分分离的管路抗凝需要（第四章）。

适应证和禁忌证

目前，没有关于在 ECLS 基础上实施血液成分分离的 ELSO 指南。相反，进行血液成分分离的决定应该基于对潜在疾病治疗有效性的证据，而不是通过是否能够与 ECLS 一起实施来判断。血液成分分离的一般适应证由美国血液分离学会（American Society for Apheresis，ASFA）制定。ASFA 最近一次在 2016 年发布了一整套用于血液成分分离的循证医学指南文件[3]。这些指南根据潜在疾病回顾总结了使用血液成分分离的医学证据，并提出了详细的推荐建议。根据 ASFA 的临床证据回顾，TPE 的适应证被确定为 Ⅰ~Ⅳ 类：Ⅰ 类，血液成分分离作为一线治疗；Ⅱ 类，二线治疗；Ⅲ 类，有效性资料仍不清晰；Ⅳ 类，血液成分分离是有害或无效的。

患者在 ECLS 期间可能会遇到的 Ⅰ 类适应证见表 29-1。ECLS 期间，越来越多的 TPE 被用于治疗脓毒症合并多器官功能障碍综合征（multiple organ dysfunction syndrome，MODS）和血小板减少症相关的多器官功能衰竭（thrombocytopenia associated multi organ failure，TAMOF）[4]。这些临床应用在最近的 ASFA 指南（表 29-1）中被视为 Ⅲ 类适应证，因为同时使用血液成分分离和 ECLS 的证据资料很少。

表 29-1　ASFA 血液成分分离的分类、适应证和禁忌证（引自 Schwartz 等[3]）

类别	适应证/禁忌证
Ⅰ 类	肾脏和肝移植抗体介导的排斥反应和脱敏 弥漫性肺泡出血（ANCA 相关肉芽肿伴多发性血管炎） 弥漫性肺泡出血（Goodpasture 综合征） 非典型 HUS（因子 H 抗体） 血栓性血小板减少性紫癜 单克隆丙球蛋白病的高黏滞血症 暴发性威尔逊氏症
Ⅱ 类	急性播散性脑脊髓炎 重症抗磷脂综合征 ABO 血型不合的 HSCT 不典型 HUS（补体突变） 蘑菇中毒/过量 严重急性胸部综合征（镰状细胞相关） 严重系统性红斑狼疮
Ⅲ 类	心脏移植抗体介导的免疫排斥反应 伴多脏器功能衰竭的脓毒症 伴随多器官功能衰竭的血小板减少症
Ⅳ 类	淀粉样变 肌萎缩侧索硬化 皮肌炎/多发性肌炎 非典型 HUS（膜辅因子蛋白突变） 难治性免疫血小板减少症 ABO 血型不合的死亡供体肾脏移植 狼疮肾炎 特发性多发性动脉血管炎

ASFA=美国血液分离协会；ANCA=抗中性粒细胞胞浆抗体；HUS=溶血性尿毒症综合征；HSCT=造血干细胞移植。

ASFA 为临床提供了应用指南，我们修改了 McLeod 标准（表 29-2）[3]。如果遇到指南中没有提及的病例，在启动血液成分分离之前，临床医师应该记录医师认可的对特定疾病状态有益的潜在机制、采用血液成分分离能改善患者健康状况的潜力，并提出治疗计划、持续时间及评估治疗效果的计划。

表 29-2　改良 McLeod 标准用于评价治疗性血液成分分离的疗效（来自 Schwartz 等[3]）

证据	McLeod 标准	说明
机制	"貌似合理的发病机制"	目前对疾病过程的了解为合理应用血液成分分离技术提供了明确的理论依据
修正	"更好的血液"	血液成分的异常，使治疗性血液成分分离技术在理论上可行，可以通过它的使用得到有意义的改善
临床效果	"Perkier 患者"	有强有力的证据表明，治疗性血液成分分离可以带来临床上的改善，而不仅仅是统计学意义上的。

根据 2016 年 ASFA 指南，血液成分分离对某些患者是无效的甚至是有害的。这些病症组被认为是 Ⅳ 类适应证，也是实施血液成分分离的禁忌证（表 29-1）[3]。

ECLS 期间血液成分分离的技术环节

类似于第二十八章中使用的 CRRT 方法，可以通过单独的静脉途径或通过 ECLS 管路提供血液成分分离的静脉回路。没有证据表明哪种方法更有优越性，与 ECLS 循环整合应用的方式似乎在文献中更常见，可能是因为易于操作、可降低感染风险，且避免了 ECLS 患者抗凝治疗中建立新的静脉通路的潜在并发症。

对于单独使用的血液成分分离治疗，可以使用两个大口径外周导管进行血液成分分离。然而，在理想情况下，患者应该有一个直径 ≥7Fr 的双腔中心静脉导管用于透析，或者设计用于血液成分分离的预先存在的皮下端口。商用的自动血细胞分离器可自动控制液体平衡并维持正常的血浆溶液。

大多数血液成分分离管路的体外容积约为350ml。对于体重<20kg的患者,可以使用类似于ECLS血液预充的方法来避免稀释性贫血。对于体重较大的患者,使用晶体预充就足够了。任何血流动力学不稳定或氧输送不足的患者也应考虑血液预充。当用作单独治疗时,应关注患者体温,因为这种额外的体外容积可能会使低体温更加严重,特别是在较小体重的患者,为避免这种现象的发生需要进行血液管路加温或者调高ECLS管路的设定温度。治疗性血液成分分离是一种间歇性操作,在停止使用时,根据每家医学中心的流程规定,使用抗凝剂进行静脉插管封闭,以防止血栓形成。

更常见的是,血液成分分离导管以与CRRT相似的方式直接连接到ECLS管路(见第二十八章)[5]。同样,根据ECLS泵系统的类型,需要注意设备的安放。与CRRT一样,没有任何商用的血液成分分离设备被设计和验证用于ECLS管路。常见的并发症是血液成分分离装置的静脉管路端的负压报警。减少这种并发症可以通过改善插管位置以改善引流,减少ECLS流量(如果临床上可接受),改变ECLS管路的血液分离引流位置,或改变血液分离装置上的警报限制参数来实现。对于已经同时接受ECLS和CRRT的患者(图29-1),可以将血液成分分离设备串联添加到CRRT静脉端,不需要额外的透析导管[6]。在亚特兰大的埃默里大学的儿童保健中心,我们将2个三通旋塞连接到静脉气囊出口的猪尾导管处。在运行过程中,血液分离装置从第一个旋塞的连接处引出血液并返回到第二个旋塞的管路连接,然后血液继续进入CRRT管路并最终返回ECLS管路。在这种方法中,CRRT和血液成分分离血液流速必须相同,以避免再循环和压力报警。

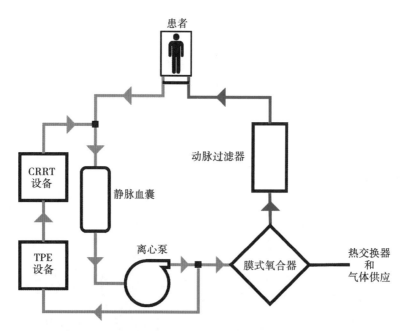

图29-1 ECMO联合TEP、CRRT的多器官体外支持架构
ECMO流量为250~5 000ml/min;TPE流量为30~70ml/min;CRRT流量为50~150ml/min;■:三通。图片经ASAIO J同意修改而成。

剂量和治疗持续时间的确定依赖于ASFA指南。但是,在ECLS期间提供这些疗法时,应考虑重要的剂量计算差异。在ASFA指南中,给药通常基于"血浆容积(plasma volume,PV)""全血量"或"红细胞总量"的乘积[3]。这些数字通常根据体重或体表面积计算。例如,对于新生儿至3个月大的婴儿,估算血容量为80~90ml/kg,对于3个月以上的儿童为70ml/kg,对于成人约为5L。Nadler方程提供了更全面的总血容量的计算,许多数字就是Nadler方程的估计值。正常血细胞比容约为40%,总PV通常被假定为体内总血液容量的60%。在ECLS期间,这些方程中的假设是无效的,应在启动之前考虑。

在ECLS期间,必须计算患者总血容量和体外循环容量。如果不这样做,将不能提供充足的血液细胞分离量。体外循环总量应包括所使用的每个体外管路的总和(ECLS+CRRT+血液成分分离等)。同样,应使用最近的血细胞比容在每次治疗之前计算总 PV。总 PV 差异可能很大,特别是对于小体重儿童。例如,使用标准 AFSA 计算,10kg 儿童的总血容量和 PV 分别为 700ml 和 420ml。考虑到 ECLS 容积为 400ml,CRRT 容积为 250ml,血液成分分离容量为 350ml,血细胞比容为 35%,同一儿童的总血容量和 PV 分别为 1 700ml 和 1 105ml。如果没有考虑到体外容量的话,会导致这个孩子的剂量计算低估超过 50%。

对于 TPE(取决于疾病),ASFA 指南中通常建议滤除 1.0~1.5 倍的 PV,用白蛋白或新鲜冰冻血浆(fresh frozen plasma,FFP)替代[3]。对于血液成分分离没有必要严格使用毫升剂量,而是根据临床实际目标确定总的置换剂量,可以选取最接近量的置换物质即可(白蛋白或 FFP)。对于能够通过 TPE 滤除的血浆分子,通过 1 倍的 PV 进行血浆置换,去除率估计为总浓度的 63.2%;1.5 倍 PV 的去除率为 77.7%;2 倍 PV 的去除率为 86.5%;3 倍 PV 的去除率为 95%。如果置换更多的血浆将导致更大幅度的有害成分降低,那么人们可能会问为什么建议通常只要求滤除 1.0~1.5 倍的 PV 剂量。许多 TPE 的靶向分子并不仅仅局限于血液系统,随着时间的推移会重新分配,因而也需要随着时间的推移进行多种治疗。此外,增加滤除百分比的点也需要更多的异体血液制品进行置换才能实现,因而带来执行该治疗所需的时间延长。此外,在滤除目标分子的同时,其他血液成分和药物也同时被移除。特别是使用这些多种体外消除的方法时,药物剂量变得异常复杂,例如当同时使用 ECLS、CRRT 和血液成分分离时。虽然存在一些指南和药代动力学数据,但还需要进行进一步的研究。需要对每种处方药的作用进行仔细的、每日的、重复的临床评估,以评估潜在的过量给药和低剂量给药[7,8]。

一般而言,ECLS 的患者进行血液成分分离不需要额外抗凝,因为肝素抗凝(或直接凝血酶抑制剂)通常足以满足整体体外循环管路的抗凝要求,但在血液成分分离期间和结束后应加强凝血监测。在血液成分分离过程中采用柠檬酸盐抗凝(可能部分 ECLS 也采用该抗凝方案),会造成大部分儿童和成人会出现低钙血症和低血压[5]。采用该抗凝方案时应考虑到柠檬酸盐抗凝的效果和在此过程中需要加用的额外血液制品。柠檬酸盐是通过消耗凝血过程中许多步骤所需的游离的、离子化的细胞外钙来提供抗凝效果,而低离子钙可能对心脏功能产生负面影响(特别是在新生儿中)。另外,大量柠檬酸盐的抗凝作用可能会加剧 ECLS 患者的出血倾向。在这两种情况下,柠檬酸盐对钙的负面影响可以通过额外输注钙来减轻。

由于没有任何商用的血液成分分离设备被设计或验证用于 ECLS 患者,抗凝仍然是一个难题。例如,一些可获得的商用血液成分分离装置在没有连接一袋抗凝剂并开始输注抗凝剂的情况下将不会运行。在 ECLS 期间,可以用一袋生理盐水代替柠檬酸盐,从而允许血液分离装置解除这种限制。类似地,一些商用的血液成分分离装置基于 Nadler 的公式和医务人员输入的体重和身高来计算估计血液和血浆的容积。如上所述,如果根据患者自身及体外管路计算出来的容积巨大时,由于需要巨量的液体置换,设备将报警或者无法运行,或者计算出置换需要超长时间(>8 小时)的程序时也将不能运行。在这种情况下,可以延长持续时间,但是另一种优选替代的解决方案是调整输入的患者体重以反映相似的自身(非 ECLS)血液容积。例如,上述 ECLS 患者的总体血量为 1 700ml 的 10kg 患者,可以输入体重为 24kg,这样可以在更合理的时间内(约 2h)处理相似体积的血浆。在任何情况下如果考虑推翻或改变制造商的推荐用法,都应该在所在中心建立自己的流程文件,由多名独立从业人员在启动每项程序之前进行检查和校验。

ECLS 期间血液成分分离的使用和结果

最近的一篇综述回顾了在 ECLS 期间接受 TPE 治疗患者的众多临床报告(共计 172 例患者)。目前还没有关于任何单一疾病 ECLS 患者的随机临床试验来观察在 ECLS 期间使用血液成分分离技术。在 Dyer 等[5]的一项最大病例数的临床报告中,包含了 76 例成人和儿童患者同时进行 293 例次血液成分分离和 ECLS 的经验。在这组病例中,最常见的儿科适应证是多系统器官功能衰竭,最常见的成人适应证是移植后的体液排斥反应。ECLS 和血液成分分离团队提供联合治疗。ECLS 管路使用肝素抗凝、血液成分分离管路应用柠檬酸盐抗凝。引发的柠檬酸盐相关并发症如低钙血症(47% 儿童,27% 成人)和低血压(22% 儿童,34% 成人)都能被发现并成功处理。在其余已发表的病例报告中,最常见的血液成分分离适应证是脓毒症合并 TAMOF 或 MODS[4,6,9-12]。其次是活动性自身免疫性疾病和器官移植进行抗体清除[23-27]。个案报道血液成分分离用于过量药物中毒[28-30]、缺氧缺血性脑病[31]、噬血细胞性淋巴组织细胞增生症[32]、心脏移植体外循环期间严重溶血[33]及与嗜酸性粒细胞增多和全身症状（drug reaction with eosinophilia and systemic symptoms，DRESS）综合征相关的心肌炎药物反应（见表29-1）[34]。

由于 ECLS 技术的差异（模式、设备等）、血液成分分离技术的差异（离心或者过滤、剂量、时间等），并且缺乏疾病严重程度的评分，此类罕见类型疾病的报告多种多样。综合起来，这些因素使分析结果（包括并发症和生存率）变得非常困难。正如 ELSO 注册数据库对 ECLS 所做的那样，允许在注册数据库中搜索有关患者、处方药品和设备等相关数据并进行收集汇总，将有利于优化临床实践，最终改善临床结局。

ECLS 期间的血液成分分离总结

在 ECLS 期间使用血液成分分离技术在技术上是可行的，并且可以提供益处。ASFA 指南为 ECLS 期间合理应用血液成分分离的启动时机和剂量信息提供了帮助。如果在医学文献中没有应用证据，则必须参考修改的 McLeod 标准和疾病的潜在病理生理学。ECLS 期间血液成分分离技术的使用方案和抗凝策略，值得进一步研究。

（翻译：甘桂芬；校对：管玉龙）

参考文献

1. Ward DM. Conventional apheresis therapies: a review. J Clin Apher. 2011;26(5):230-238.

2. Kawai Y, Cornell TT, Cooley EG, et al. Therapeutic plasma exchange may improve hemodynamics and organ failure among children with sepsis-induced multiple organ dysfunction syndrome receiving extracorporeal life support. Pediatr Crit Care Med. 2015;16(4):366-374.

3. Schwartz J, Padmanabhan A, Aqui N, et al. Guidelines on the Use of Therapeutic Apheresis in Clinical Practice-Evidence-Based Approach from the Writing Committee of the American Society for Apheresis: The Seventh Special Issue. J Clin Apher. 2016;31(3):149-162.

4. Nguyen TC, Cruz MA, Carcillo JA. Thrombocytopenia-Associated Multiple Organ Failure and Acute Kidney Injury. Crit Care Clin. 2015;31(4):661-674.

5. Dyer M, Neal MD, Rollins-Raval MA, Raval JS. Simultaneous extracorporeal membrane oxygenation and therapeutic plasma exchange procedures are tolerable in both pediatric and adult patients. Transfusion. 2014;54(4):1158-1165.

6. Bridges BC, Hardison D, Pietsch J. A case series of the successful use of ECMO, continuous renal replacement therapy, and plasma exchange for thrombocytopenia-associated multiple organ failure. J Pediatr Surg. 2013;48(5):1114-1117.

7. Hites M, Dell'Anna AM, Scolletta S, Taccone FS. The challenges of multiple organ dysfunction syndrome and extra-corporeal circuits for drug delivery in critically ill patients. Adv Drug Deliv Rev. 2014;77:12-21.

8. Jamal JA, Economou CJ, Lipman J, Roberts JA. Improving antibiotic dosing in special situations in the ICU: burns, renal replacement therapy and extracorporeal membrane oxygenation. Curr Opin Crit Care. 2012;18(5):460-471.

9. Sirignano RM, Meyer EK, Fasano R, Paden ML. Pediatric Tandem Therapeutic Apheresis: A Multidisciplinary Approach. ASAIO J. 2017.

10. Patel P, Nandwani V, Vanchiere J, Conrad SA, Scott LK. Use of therapeutic plasma exchange as a rescue therapy in 2009 pH1N1 influenza A--an associated respiratory failure and hemodynamic shock. Pediatr Crit Care Med. 2011;12(2):e87-89.

11. Tabbutt S, Leonard M, Godinez RI, et al. Severe influenza B myocarditis and myositis. Pediatr Crit Care Med. 2004;5(4):403-406.

12. Mok Q, Butt W. The outcome of children admitted to intensive care with meningococcal septicaemia. Intensive Care Med. 1996;22(3):259-263.

13. Hohenforst-Schmidt W, Petermann A, Visouli A, et al. Successful application of extracorporeal membrane oxygenation due to pulmonary hemorrhage secondary to granulomatosis with polyangiitis. Drug Des Devel Ther. 2013;7:627-633.

14. Barnes SL, Naughton M, Douglass J, Murphy D. Extracorporeal membrane oxygenation with plasma exchange in a patient with alveolar haemorrhage secondary to Wegener's granulomatosis. Intern Med J. 2012;42(3):341-342.

15. Ahmed SH, Aziz T, Cochran J, Highland K. Use

of extracorporeal membrane oxygenation in a patient with diffuse alveolar hemorrhage. Chest. 2004;126(1):305-309.

16. Yusuff H, Malagon I, Robson K, Parmar J, Hamilton P, Falter F. Extracorporeal membrane oxygenation for Life-threatening ANCA-positive pulmonary capillaritis. A review of UK experience. Heart Lung Vessel. 2015;7(2):159-167.

17. Agarwal HS, Taylor MB, Grzeszczak MJ, et al. Extra corporeal membrane oxygenation and plasmapheresis for pulmonary hemorrhage in microscopic polyangiitis. Pediatr Nephrol. 2005;20(4):526-528.

18. Kolovos NS, Schuerer DJ, Moler FW, et al. Extracorporal life support for pulmonary hemorrhage in children: a case series. Crit Care Med. 2002;30(3):577-580.

19. Di Maria MV, Hollister R, Kaufman J. Case report: severe microscopic polyangiitis successfully treated with extracorporeal membrane oxygenation and immunosuppression in a pediatric patient. Curr Opin Pediatr. 2008;20(6):740-742.

20. Dalabih A, Pietsch J, Jabs K, Hardison D, Bridges BC. Extracorporeal membrane oxygenation as a platform for recovery: a case report of a child with pulmonary hemorrhage, refractory hypoxemic respiratory failure, and new onset goodpasture syndrome. J Extra Corpor Technol. 2012;44(2):75-77.

21. Gupta T, Khera S, Kolte D, et al. Back from the brink: catastrophic antiphospholipid syndrome. Am J Med. 2015;128(6):574-577.

22. Dornan RI. Acute postoperative biventricular failure associated with antiphospholipid antibody syndrome. Br J Anaesth. 2004;92(5):748-754.

23. Jhang J, Middlesworth W, Shaw R, et al. Therapeutic plasma exchange performed in parallel with extra corporeal membrane oxygenation for antibody mediated rejection after heart transplantation. J Clin Apher. 2007;22(6):333-338.

24. Wang SS, Chou NK, Ko WJ, et al. Effect of plasmapheresis for acute humoral rejection after heart transplantation. Transplant Proc. 2006;38(10):3692-3694.

25. Saito S, Matsumiya G, Fukushima N, et al. Successful treatment of cardiogenic shock caused by humoral cardiac allograft rejection. Circ J. 2009;73(5):970-973.

26. Stendahl G, Berger S, Ellis T, et al. Humoral rejection after pediatric heart transplantation: a case report. Prog Transplant. 2010;20(3):288-291.

27. Dellgren G, Koirala B, Sakopoulus A, et al. Pediatric heart transplantation: improving results in high-risk patients. J Thorac Cardiovasc Surg. 2001;121(4):782-791.

28. Kolcz J, Pietrzyk J, Januszewska K, Procelewska M, Mroczek T, Malec E. Extracorporeal life support in severe propranolol and verapamil intoxication. J Intensive Care Med. 2007;22(6):381-385.

29. Koschny R, Lutz M, Seckinger J, Schwenger V, Stremmel W, Eisenbach C. Extracorporeal life support and plasmapheresis in a case of severe polyintoxication. J Emerg Med. 2014;47(5):527-531.

30. Maclaren G, Butt W, Cameron P, Preovolos A, McEgan R, Marasco S. Treatment of polypharmacy overdose with multimodality extracorporeal life support. Anaesth Intensive Care. 2005;33(1):120-123.

31. Wang KY, Singer HS, Crain B, Gujar S, Lin DD. Hypoxic-ischemic encephalopathy mimicking acute necrotizing encephalopathy. Pediatr Neurol. 2015;52(1):110-114.

32. Kitazawa Y, Saito F, Nomura S, Ishii K, Kadota E. A case of hemophagocytic lymphohistiocytosis after the primary Epstein-Barr virus infection. Clin Appl Thromb Hemost. 2007;13(3):323-328.

33. Hei F, Irou S, Ma J, Long C. Plasma exchange during cardiopulmonary bypass in patients with severe hemolysis in cardiac surgery. ASAIO J. 2009;55(1):78-82.

34. Lo MH, Huang CF, Chang LS, et al. Drug reaction with eosinophilia and systemic symptoms syndrome associated myocarditis: a survival experience after extracorporeal membrane oxygenation support. J Clin Pharm Ther. 2013;38(2):172-174.

第三十章 机械肝支持

Patrick D. Brophy, *MD*, *MHCDS*

摘要

针对肝衰竭(包括急性肝衰竭和慢性肝衰竭的失代偿急性发作)的体外脏器支持方法多种多样,且已有长达半个多世纪的应用历史。总的来说,体外肝支持的策略大体上分为生物学方法和非生物学方法[1]。早在20世纪50年代,血液透析就被当作一种治疗肝衰竭的策略。随着机械工业技术的变革,肝支持的方法也随之改变,多种方法先后出现,如血液吸附、血液/血浆置换、活性炭血液灌流、连续血液滤过及近年来出现的肝病专用的肝脏替代治疗(图30-1)[1]。肝病专用的肝脏替代治疗方法包括(但不限于):单次通过白蛋白透析(single pass albumin dialysis,SPAD)、分子吸附剂再循环系统(molecular adsorbent recirculating system,MARS)和血浆组分分离和吸附(fractionated plasma separation and adsorption,FPSA)(又名普罗米修斯治疗,图30-2)[2]。本章将对这三种主要的肝病专用的肝脏替代治疗方法加以概述。鉴于MARS是一种主要的机械性肝特异性支持治疗方法,附录1提供了建立MARS的一般流程。

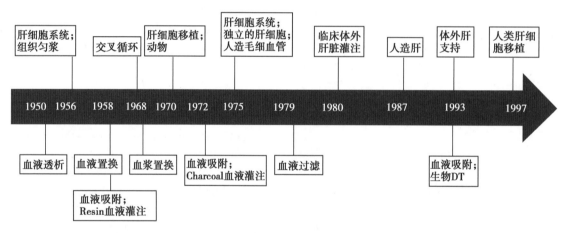

图 30-1 肝功能不全治疗的历史演变

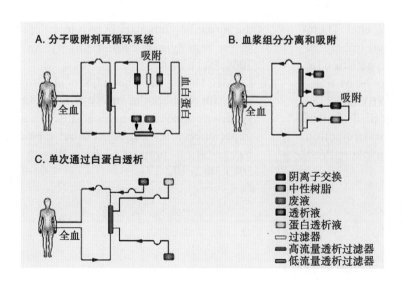

图 30-2 不同机械肝治疗的结构
A. MARS 系统；B. FPSA；C. SPAD。

引文

在重症监护病房（intensive care unit，ICU）中，若有患者出现急性肝衰竭或慢性肝衰竭的失代偿急性发作，往往预示着很高的死亡率。急性肝衰竭是指无肝硬化或已知肝病的患者发生严重急性肝损伤，其病程少于 26 周，主要表现为脑病和合成性凝血功能受损［国际标准化比值（international normalized ratio，INR）>1.5 或更高］[3]。急性肝衰竭最常见的病因包括药物性肝炎（主要是对乙酰氨基酚）和病毒性肝炎，其他不太常见的病因包括：脓毒症、HELLP［溶血（hemolysis）、肝酶升高（elevated liver enzymes）、血小板减少（low platelets）］、恶性肿瘤、静脉闭塞性疾病、Wilson 病和真菌类中毒[3]。

慢性肝衰竭的失代偿急性发作是指肝硬化患者肝功能的急性恶化，其原因可能是一些肝外刺激因素，如脓毒症、肝损伤性药物摄入等。虽然它可能是可逆的，但短期内死亡率甚高（30 天内死亡率接近 50%）[4]。在上述情况下，易发生多器官功能衰竭，与高死亡率有高度相关性，因此，尽可能阻止多器官功能衰竭的进展及加强早期支持治疗是我们的治疗目标[3]。

治疗方法

对于急性肝衰竭或慢性肝衰竭的失代偿急性发作的高度警觉和及时干预是十分必要的，因此推荐此类患者在有资质进行肝移植的医疗机构住院治疗。急性肝衰竭或慢性肝衰竭的失代偿急性发作的治疗方法包括针对已知急性病因的治疗，例如对乙酰氨基酚诱发的急性肝衰竭，应采用活性炭吸附法并且及时给予 N-乙酰半胱氨酸。N-乙酰半胱氨酸亦可用于其他原因诱发的急性肝衰竭，对早期脑病也有一定的疗效。临床治疗的首要目标应是：预防进一步的伤害（包括停止使用任何可能产生肝功能不良反应的药物）、确定可能的中毒食物（如真菌类中毒）、支持治疗及并发症管理。待到病情稳定后，对患者预后进行评估，决定是否进行肝支持治疗或肝移植[3]。

与管理其他器官功能衰竭的患者一样，需要评估心血管状态的稳定性、严密监测液体出入量和血管活性药物的应用。必须谨慎预防和积极处理低血糖。常规进行气道管理，并对以下状况进行持续评估：出血、急性肾损伤、脑水肿（导致颅内压升高、缺血性脑损伤和脑疝）及脓毒症加重的可能性。事实上，应对患者进行氨水平监测、连续的血/尿/痰培养等实验室检测，任何可疑存在的感染均应使用适当的广谱抗生素治疗。一般来说，在没有明显出血的情况下，凝血功能障碍患者不一定要用血液制品治疗。综合采取以上所有措施，尽量避免多器官功能障碍的进展。在急性肝衰竭或慢性肝衰竭的失代偿急性发作的危险程度评分和医学诊疗管理方面有一些优秀的专业综述文章，读者可以直接查阅以获取更详细的信息[3-7]。

对于病情恶化的患者，特别是脑水肿加重（急性肝衰竭患者死亡的主要原因）和已存在多器官功能衰竭的患者，必须升级支持策略和治疗方案。鉴于在此发病过程中有显著的炎症反应发生（图 30-3）[5]，胆汁酸、有毒脂肪酸、血管活性分子等均被

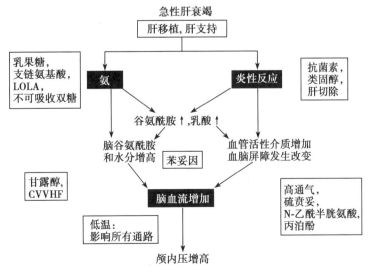

图 30-3　肝衰竭的病理生理及针对不同成分的治疗干预

大量释放,应用机械肝支持可以直观且确切地缓解免疫反应和病理生理反应。一般来说,机械肝支持可作为肝移植或肝再生的潜在桥梁,用于特定毒素清除(即真菌类中毒[8])或改善/稳定临床状态(特别是脑水肿)。

常见的机械体外肝支持

血液透析和连续性肾脏替代治疗

历史上首次合理且有记录的肝支持治疗是在1956年通过血液透析完成的[9]。虽然5例患者中有4例的临床指标和神经功能得以改善,但未观察到总体生存率的提高。连续性肾脏替代治疗(continuous renal replacement therapy,CRRT)(或连续性血液滤过)可能是临床医师为了稳定和支持急性肝衰竭或慢性肝衰竭的失代偿急性发作患者最普遍使用的方法。CRRT可以争取时间,防止病情进一步恶化,维持血流动力学稳定,控制脑水肿,等待功能性肝细胞团的恢复,桥接肝移植等,这使其成为一种相对标准的治疗方法。并且CRRT能够与其他连续治疗方法(如ECMO)整合(图30-4),使其成为一种通用型治疗方式。虽然CRRT也许并不能改善总体结果(如死亡率)等,但它在脑水肿的治疗方面具有显著的价值[10],并且能持续稳定地控制因暴发性肝衰竭而引起的颅内压升高[11]。除此之外,CRRT还可以让临床医师能够便捷地为肝功能障碍患者维持液体平衡及提供充足的营养支持。

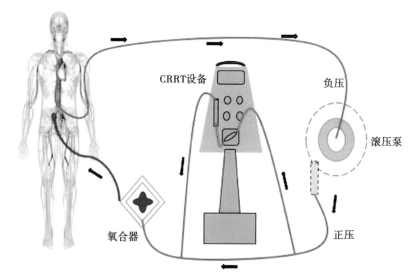

图30-4 VA-ECMO管路联合标准CRRT或SPAD
静脉从中心静脉插管引流,动脉回流至股动脉插管,箭头提示血流方向。CRRT/SPAD血液出入口在ECMO泵与氧合器之间,避免空气进入氧合器(连接方法根据设备的不同有所差异)。

单次通过白蛋白透析

SPAD采用普通的CRRT装置,但在标准透析液中添加白蛋白[连续性静脉-静脉血液透析(continuous venovenous hemodialysis,CVVHD)][12](图30-2),使用5%白蛋白增强型透析液可使毒性剂量的卡马西平降到无毒水平。事实上,药物消除的半衰期从预期的20小时减少到大约8小时。另一项病例研究表明此方法可在急性肾损伤时有效清除氨甲蝶呤[13];然而,该研究还将血液灌流作为清除策略的一部分。虽然多大剂量的白蛋白能够满足毒素的充分清除尚未确定,但是剂量越低成本越低。Chawla等[14]报道浓度低至1.85%的白蛋白透析液与浓度为5%的白蛋白透析液具有相似的胆红素清除能力。Churchwell等[15]牵头展开了一项更全面、更可控的体外研究,比较了在不同透析器(0.6m² 丙烯腈膜和1.5m² 聚砜膜)、血流量(180~270ml/min)、透析液流量(1~4L/h)、透析液白蛋白浓度(0%、2.5%和5.0%)的情况下对苯妥英钠、丙戊酸和卡马西平的清除情况。有趣的是,使用5%的白蛋白透析液与较大面积的透析器可以实现最佳的丙戊酸和卡马西平清除率,在本研究限定范围内的不同血液流量和透析液流量均对清除率无显著影响。

由于透析液可以根据需要配制,使得 SPAD 可以方便地连接入包括 ECMO 在内的其他系统中(类似于 CRRT)。尽管有这样的优势,从白蛋白和药物准备方面来看,白蛋白的不可再生性及高昂的费用还是限制了其广泛和长时间应用。

血浆成分分离和吸附(普罗米修斯治疗方法)

与 SPAD 或 MARS 一样,普罗米修斯治疗方法使用白蛋白清除蛋白结合毒素、血管活性因子为肝脏再生或肝移植搭建桥梁[16],其装置以费森尤斯医疗设施为基础,目前尚未进入美国医疗市场。从概念上讲,它与 MARS 的不同之处在于,它通过专门的高分子量截获过滤器使得患者自身的白蛋白进入血浆成分分离和吸附系统,白蛋白在回路中被重新激活后再返回到患者的血液循环中,这一过程循环往复进行(图 30-2)。很多普罗米修斯疗法的报道是单中心研究。在一项小型的针对成人患者的回顾性研究中,Komardina 等[17]用 6 年多的时间,评估了普罗米修斯疗法在 39 例心脏术后并发急性肝衰竭患者(获得性瓣膜疾病为主)中的使用情况。该研究发现接近 80% 的患者由于急性肾衰竭同时接受 CRRT 治疗,可能会干扰本研究结果。对患者进行普罗米修斯治疗,每例患者接受 1 次治疗,每次平均(中位数)持续 6 小时,同时对安全性相关事件、有毒代谢物(主要是胆红素代谢物和胆盐)的清除进行监测,本组患者 28 天的生存率为 23%。在一个名为 HELIOS[18] 的更大的随机对照试验中,接受了 8~10 次普罗米修斯治疗的 145 例慢性肝衰竭的失代偿急性发作患者,治疗组的生存率没有显著提高。作者注意到,使用普罗米修斯治疗的危重症患者亚组(肝肾综合征 I 型,MELD 评分>30)的生存率升高具有统计学意义。与其他急性体外治疗方法一样,具体哪个亚组的患者最适合应用该种治疗方法目前尚不明确,还需要进一步地评估。

分子吸附再循环系统

与其他肝病治疗方法一样,特别是针对多器官功能衰竭的治疗,MARS 的原则是提供一个有利于原有肝细胞再生或等待肝移植的环境,建立一个清除毒素和改善肝性脑病的临床支持手段。MARS 在美国已上市,并被食品药品监督管理局(Food and Drug Administration,FDA)批准用于蛋白结合药物中毒和失代偿性慢性肝病所致的肝性脑病。具体设置是将 MARS 装置与 Prismaflex CRRT 回路串联使用,同时提供肾脏与肝脏的支持。在这样的回路中(图 30-2),血液流过浸渍白蛋白的高通量聚砜过滤器,与过滤器自身循环的 20% 白蛋白溶液透析[19]。MARS 过滤器及管路的预充容量为 150ml,透析液为 600ml 的 20% 白蛋白,这样高的容量可能不适合较小的婴儿。在美国之外还有 MARS 迷你系统(56ml 管路,透析液为 500ml 的 20% 白蛋白)。该系统不会让患者自身的白蛋白滤出,而是让白蛋白结合的毒素从浸渍了白蛋白的过滤器中滤出。一旦毒素转移到 MARS 系统自身内循环,就采用标准的低通量透析液来过滤和粗洗白蛋白溶液,从而去除水溶性分子。然后,通过活性炭过滤器和离子交换柱来精洗和再生满载毒素的白蛋白溶液。这个过程每次最多重复 8 小时(详见附录 1 安装和启动指南)。

MARS 治疗可清除多种白蛋白结合毒素,包括芳香氨基酸、胆红素、胆汁酸、铜、中链和短链脂肪酸、一氧化氮(S-硝基硫醇)、原卟啉;水溶性物质如氨、肌酐、色氨酸、肿瘤坏死因子-α(tumor necrosis factor-α,TNF-α)、尿素和白介素-6(interleukin-6,IL-6)。但不能清除如凝血因子、免疫球蛋白、激素结合蛋白和白蛋白这样的大分子[20]。

在研究阶段的早期,在一个单中心的小型前瞻性随机对照研究中,对 13 例 I 型肝肾综合征患者使用或者不使用 MARS 的情况进行了评估。所有患者均接受标准对症支持药物治疗和血液透析。8 例患者被分到 MARS 组,在连续的几天里平均每人进行 5.2 次治疗,每次持续 6~8 小时。对照组 7 天死亡率为 100%;而 MARS 组 7 天死亡率为 62.5%,30 天死亡率为 75%[21]。这些令人鼓舞的初步结果并不能被其他研究人员重复。最近,RE-LIEF 研究小组选择 179 例慢性肝衰竭的失代偿急性发作患者,将其随机地分配到 MARS 组和标准对症支持药物治疗组。由于患者退出率高,标准对症支持药物治疗组最终人数为 85 例,MARS 组最终人数为 71 例。平均每人治疗 6.5 次,每次持续时间约为 6.8 小时。28 天内无肝移植生存率这一主要终点在两组间无差异,MARS 组肝性脑病和胆红素水平无明显改善。作者得出结论,在该试验条件下,MARS 对慢性肝衰竭的失代偿急性发作患者的生存率没有积极影响[22]。

Tsipotis 等[2]的荟萃分析回顾了 70 篇文章,排除了非随机研究或病例报告,最终纳入 10 个随机对照试验。其中大多数使用 MARS 疗法,1 个使用普罗米修斯疗法,2 个同时使用这两种装置。在这些研究中大多数使用了某种形式的肾脏替代疗法,根据血清胆红素平均水平的净变化量,其结果提示白蛋白透析疗法具有优势。此外,在用 West Haven 分级评估肝性脑病风险的改善情况时,白蛋白透析疗法更受欢迎。最后,就全因死亡率的风险比(risk ratio,RR)来看,基于白蛋白的透析疗法要优于标准药物治疗。Stutchfield 等[23]的一项荟萃分析对 8 个随机对照试验进行死亡风险分析,表明对于急性肝衰竭和慢性肝衰竭的失代偿急性发作,体外肝支持治疗均优于标准药物治疗。虽然这些荟萃分析鼓舞人心,但解释时必须冷静中肯,其可信区间很宽,在得出结论时必须考虑到这个因素。

MARS 等设备在降低急性肝衰竭/慢性肝衰竭的失代偿急性发作治疗成本方面确实有优势[24,25]。而且,与 SPAD 等技术相比,使用能够在系统内再生白蛋白的设备(MARS/Prometheus)可以显著降低药品/治疗机构的成本[26]。基于白蛋白的透析体外肝支持在门诊用于改善顽固性瘙痒患者的生活质量方面似乎也是有益的[27,28],对于这种应用必须进行更充分的探索。

结论

基于白蛋白的透析体外肝支持是一种相对安全的治疗方法,其在清除急性肝衰竭/慢性肝衰竭的失代偿急性发作患者体内白蛋白结合毒素和治疗毒性物质过量方面有已被证实的益处,它还与肝性脑病的改善有关,然而到目前为止还没有显著的生存率获益证据。很可能是当使用基于白蛋白的透析体外肝支持设备时,某特定亚组的患者会从中得到生存率获益。这些研究正在进行中,随着证据的增加,这些疗法将取代我们目前在多器官功能衰竭患者中使用的治疗手段。

附录 1(改编自 MARS 产品用户指南)

建立分子吸附再循环系统

目的:
为需要肝支持治疗的小儿患者准备 MARS。
物品准备:
MARS 监护仪

Prismaflex 系统
PrisMARS 1115/1 治疗套装
Prismasate 5L 袋
1L 袋装生理盐水
Prismaflex 废液袋
置换液
透析液
白蛋白溶液
步骤:
1. 组装物品,洗手/手卫生。
2. 将 MARS 显示器上的电源开关打开到"ON"状态。
3. 将 Prismaflex CRRT 机器上的电源开关打开到"ON"状态。
4. 选择新患者或同一患者。
5. 如果选择"New Patient",控制单元就会跳转到"Set Excess Pt. Fluid Loss or Gain Limit"界面,根据儿科肾病医师的指示设定限值。
6. 按照 Prismaflex 控制单元上显示的操作说明,用户将在 Prismaflex 设备的指导下完成 Prismaflex 和 MARS 系统的完整设置。
7. 一些 MARS 屏幕上的指令是不需要遵循甚至是必须避免的。Prismaflex 将提示用户何时忽略 MARS 屏幕指示,何时遵循 MARS 屏幕提示。在安装过程中始终遵循 Prismaflex 控制单元上的说明。

A. 启动分子吸附再循环系统

目的:
在确保患者安全的情况下启动 MARS。
物品准备:
MARS 监护仪
Prismaflex 系统
手术衣
手套
面罩
步骤:
1. 准备好 Prismaflex-MARS 系统。
2. 佩戴好口罩,穿手术衣。洗手/手卫生。戴手套。
3. 如果白蛋白循环在启动 MARS 治疗前没有自动停止,在 MARS 菜单中按下"ENTER"键并选择"STOP"。
4. 在 MARS 主菜单上设置治疗参数。
5. 在 MARS 主菜单上选择治疗。

6. 按下"Start"功能键启动 Prismaflex。

7. 当 Prismaflex 血液循环稳定时，按下 MARS 上的"START/STOP"键，启动 MARS 监护仪。

8. 按"START"开始治疗。

9. 脱下手术衣、手套和面罩。洗手/手卫生。

10. 文档整理。

（翻译：常丽，校对：于坤）

参考文献

1. Millis JM, Losanoff JE. Technology Insight: liver support systems. Nat Clin Pract Gastroenterol Hepatol. 2005; 2(9), 398–405.

2. Tsipotis E, Shuja A, Jaber BL. Albumin Dialysis for Liver Failure: A Systematic Review. Adv Chronic Kidney Dis. 2015;22(5):382-390.

3. Shah NJ, John S. Liver Failure, Acute. StatPearls [Internet]. Treasure Island (FL): StatPearls Publishing; 2018 Jan-.2018 Jan 10.

4. Mikolasevic I, Milic S,Radic M,Orlic L,Bagic Z, Stimac D. Clinical profile, natural history, and predictors of mortality in patients with acute-on-chronic liver failure (ACLF). Wien Klin Wochenschrift. 2015; 127(7-8): 283–289.

5. Stadlbauer V, Jalan R. Acute liver failure: liver support therapies. Curr Opin Crit Care. 2007; 13(2):215–221.

6. Li H, Chen HS, Nyberg SL. Extracorporeal liver support and liver transplant for patients with acute-on-chronic liver failure. Sem Liver Dis. 2016; 36(2):153–160.

7. Jain V, Dhawan A. Extracorporeal Liver Support Systems in Paediatric Liver Failure. J Pediatr Gastroenterol Nutr. 2017;64(6):855–863.

8. Lionte C, Sorodoc L, Simionescu V. Successful treatment of an adult with Amanita phalloides-induced fulminant liver failure with molecular adsorbent recirculating system (MARS). Rom J Gastroenterol. 2005;14(3):267-271.

9. Kiley JE, Welch HF, Pender JC, Welch CS. Removal of blood ammonia by hemodialysis. Proc Soc Exp Biol Med. 1956;91(3):489-490.

10. Matsubara S, Okabe K, Ouchi K, et al. Continuous removal of middle molecules by hemofiltration in patients with acute liver failure. Crit Care Med. 1990;18(12):1331-1338.

11. Davenport A. Haemofiltration in patients with fulminant hepatic failure. Lancet. 1991;338(8782-8783):1604.

12. Askenazi DJ, Goldstein SL, Chang IF, Elenberg E, Feig DI. Management of a severe carbamazepine overdose using albumin-enhanced continuous venovenous hemodialysis. Pediatrics 2004; 113(2): 406–409.

13. Chan WK, Hui WF. Sequential use of hemoperfusion and single-pass albumin dialysis can safely reverse methotrexate nephrotoxicity. Pediatr Nephrol 2016;31(10):1699–1703.

14. Chawla LS, Georgescu F, Abell B, Seneff MG, Kimmel PL. Modification of continuous venovenous hemodiafiltration with single-pass albumin dialysate allows for removal of serum bilirubin. Am J Kidney Dis 2005;45(3):e51–e56.

15. Churchwell MD, Pasko DA, Smoyer WE, Mueller BA. Enhanced clearance of highly protein-bound drugs by albumin-supplemented dialysate during modeled continuous.hemodialysis. Nephrol Dial Transplant. 2009;24(1):231-238.

16. Nevens F, Laleman W. Artificial liver support devices as treatment option for liver failure. Best Pract Res Clin Gastroenterol 2012; 26(1):17–26.

17. Komardina E, Yaroustovsky M, Abramyan M, Plyushch M. Prometheus therapy for the treatment of acute liver failure in patients after cardiac surgery. Kardiochir Torakochirurgia. 2017;14(4):230-235.

18. Rifai K, Kribben A, Gerken G et al. HELIOS Study Group Extracorporeal liver support by Fractionated Plasma Separation and Adsorption (Prometheus) in patients with acute-on-chronic liver failure (HELIOS study): a prospective randomized controlled multicenter study. J Hepatol. 2010;52:S3.

19. Kapoor D. Molecular adsorbent recirculating system: albumin dialysis-based extracorporeal liver assist device. J Gastroenterol Hepatol. 2002;17 Suppl 3:S280-286.

20. Mitzner SR, Stange J, Klammt S, Koball S, Hickstein H, Reisinger EC. Albumin dialysis MARS: knowledge from 10 years of clinical investigation. ASAIO J. 2009;55(5):498-502.

21. Mitzner SR, Stange J, Klammt S, et al. Improvement of hepatorenal syndrome with extracorporeal albumin dialysis MARS: results of a prospective, randomized, controlled clinical trial. Liver Transpl. 2000;6(3):277-286.

22. Bañares R, Nevens F, Larsen FS, et al; RELIEF study group. Extracorporeal albumin dialysis

with the molecular adsorbent recirculating system in acute-on-chronic liver failure: the RELIEF trial. Hepatology. 2013;57(3):1153-1162.

23. Stutchfield BM, Simpson K, Wigmore SJ. Systematic review and meta-analysis of survival following extracorporeal liver support. Br J Surg. 2011;98(5):623-631.

24. Kantola T, Mäklin S, Koivusalo AM, et al. Cost-utility of MARS treatment in ALF. World J Gastroenter 2010; 16(18); 2227-2234.

25. Hessel FP, Bramlage P, Wasem J, Mitzner SR. Cost-effectiveness of the artificial liver support system MARS in patients with acute-on-chronic liver failure. Eur J Gastroenterol Hepatol 2010; 22(2): 213-220.

26. Drexler K, Baustian C, Richter G, Ludwig J, Ramlow W, Mitzner S. Albumin dialysis molecular adsorbents recirculating system: impact of albumin dialysate concentration on detoxification efficacy. Ther Apher Dial 2009; 13(5); 393-398.

27. Leckie P, Tritto G, Mookerjee R, Davies N, Jones D, Jalan R. Outpatient albumin dialysis for cholestatic patients with intractable pruritus. Aliment Pharmacol Ther 2012; 35(6): 696-714.

28. Schaefer B, Schaefer F, Wittmer D, Engelmann G, Wenning D, Schmitt CP. Molecular Adsorbents Recirculating System dialysis in children with cholestatic pruritus. Pediatr Nephrol 2012; 27(5): 829-834.

第三十一章 ECMO 团队的人员配置

Tracy Morrison，BSN，MSQA，FELSO，Micheal L. Heard，RN，FELSO

引文

体外生命支持（extracorporeal life support，ECLS）患者的临床治疗策略受多种因素影响，通常由 ECMO 专家、护士、灌注师和呼吸治疗师等相关人员单独或协商制订。每个 ECLS 项目必须根据患者人数、患者要求、机构指南、许可证和规章要求以及其他规则指导管理者做出决策。

人员配置和决策程序

ECLS 患者的护理工作通常比其他加强监护病房（intensive care unit，ICU）患者更为复杂。ECLS 患者需通过大血管插管将其血液循环连接至血泵。血泵运行过程中，需要医务人员对凝血、空气、机械部件的运作情况、实验室指标等方面进行频繁监测。另外，血泵或耗材（如回路、氧合器等）在运行期间出现故障，会中断患者的 ECLS，进而威胁患者的生命安全。为了更好地应对此类紧急事件，必须对床旁医护人员进行相关技术培训。

许多单位通常由体外循环专业的灌注师为患者提供 ECLS。然而，这种基于灌注师的人员配置模式势必需要招聘更多的灌注师。随着接受 ECMO 的患者数量不断增长，灌注师的需求量也不断增加，在某些情况下甚至有可能出现部分心脏手术因灌注师数量不足而被迫取消的情况[1]。此外，增加灌注师数量也会大幅增加医疗成本。

以护士为主的人员配置模式是 ECMO 人员配置的常见方式。一般来说，床旁护士在常规护理工作中同时对泵进行监测是比较可行的。以灌注师为主的人员配置模式需要灌注师长时间监护 ECMO 患者和监测回路。而利用床旁护士监护 ECMO 患者和监测回路的 ICU 人员配置模式相较于以灌注师为主的人员配置模式更节约医疗成本，并且 ICU 人员配置模式并不会增加临床不良事件的发生率[2]。

虽然现有的床旁护士可能是 ECLS 最简单的人力配备解决方案，但这种模式总体而言对患者的护理服务有何影响？据 2012 年英格兰国民卫生服务体系的多家医院的一项调查显示，由于时间和精力不足，86% 的护士在单次值班期间通常有一项或多项护理工作未完成[3]。未完成的护理工作从发生率最高的安慰患者或与患者交谈（66%）到发生率最低的疼痛管理（7%）。值得注意的是，患者护理安全评级较差的病房，平均每个班次有 7.8 项护理工作未完成，而在患者护理安全评级较好的病房中，平均每个班次有 2.4 项护理工作未完成（P<0.001）[3]。护理工作量大，通常会给护士带来巨大的工作压力，甚至也会增加她们对工作的不满情绪。

呼吸治疗师是 ECMO 团队人力配置的另一选择。呼吸治疗师对呼吸衰竭病情及其管理、呼吸相关的技术设备有深刻的认知。呼吸治疗师的数量可随 ECMO 患者的数量变化而灵活变动。然而，单纯将 ECMO 患者的管理工作添加至他们的日常工作（如检查呼吸机）中可能会加重工作压力，进而影响患者的生命安全。

项目选择合适的 ECMO 人力配置模式

在选择人力配置模式时，相较于员工的能力和态度而言，分配合适的工作量对确保员工的最佳业绩也非常重要。工作量包含员工在工作期间所消耗的精力和资源。避免工作过量可以减轻工作压力，进而消除工作压力对工作业绩的不良影响。图 31-1 显示，岗位要求（或工作压力）与员工能力共同影响工作业绩[4]。岗位要求只应该消耗员工的部分能力或注意力。员工的工作能力受初始和继续教育培训的积极影响[5]。

在决定人力配置模式时必须慎重，不能只考虑医疗成本这一个因素。如果人力配置模式不佳，将会对工作业绩甚至患者安全产生不良影响。在评

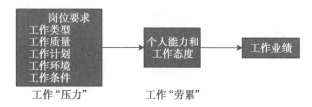

图31-1　岗位、能力与业绩的关系

估新的人力配置模式时,需要考虑如下因素。

- 增加部分员工的工作范围。
- 维持新老员工的临床技能。
- 时刻(每天24小时,每周7天)都有足够的临床技能或经验丰富的员工。
- 减少外部单位对员工的吸引。
- 与医院其他部门专家(如灌注师及现有的ECMO专家)密切合作。
- 有向其他ECMO中心学习经验的机会。

患者的生命安全取决于能否时刻得到专业技能过硬的医护人员护理[6]。关于一位ECMO专家可同时胜任几例患者临床监护工作的问题目前还未有明确的研究结论。然而,毋庸置疑的是,临床不良事件、发病率和死亡率会随着人均护理人数的增加而增加。护理的工作量也直接关系到患者的病情和预后[7]。

合理的人力配置应能提供员工所需要的领导力、必需的资源和文化关怀,以便他们能够安心地开展工作[8]。80%~90%的临床医疗事故是人为因素造成的。医务人员的局限性主要体现在专业知识不足(与教育和培训有关)、违反相关医疗规定(检测结果或政策规定的误读误判)或失职(对本职工作的疏忽遗漏)等。显性事故是由一线员工个人因素造成的医疗事故,这些事故可能是由决策不当或技能不足导致的无心之过,也可能是明知故犯或变通规范发生的违规操作。隐性事故是因护理方案设计不完善、团队领导能力差和机制不健全造成的事故。隐性事故的发生可能与医疗资源不足、方案设计不当、监管不力和医护环境本身具有导致不安全行为的因素等有关[8]。

越来越多的证据表明,医护人力的配置水平和医源性疾病的发生存在一定的联系。人力配置水平主要体现在护士/患者数的比例、不同层次护理人员的配比、过度加班和使用"流动"护士护理患者的情况等。院内感染率随着流动护士数量的增加而增加。此外,充分证据显示,注册护士的人力配置水平与患者死亡率密切相关。注册护士配置

水平越高,患者的死亡率越低。欧洲一项针对40多万例50岁以上外科患者的临床研究发现,注册护士的工作量每增加1%,患者入院30天内的死亡率就会增加7%[9]。

患者和员工安置地点的影响

ECMO患者的安置地点通常由医师及其对患者做出的专科诊断决定。然而,为ECMO患者设立专门的病区可明显增加医护人员与患者和ECMO设备的接触时间,增加患者急救时的可用医疗人员数量。

要了解影响ECMO专家工作业绩的人为因素,必须了解病房的物理格局(如患者集中管理模式、获取存储耗品的便捷性),工作的认知负荷(如新专家、复杂病例等)以及上下级工作环境(如良好的团队合作、开放的交流沟通)等。导致医务人员诊疗效果不佳的潜在因素包括不熟悉工作内容、完成任务的时间有限、沟通不畅、风险评估不足和工作流程设计不合理等。心理学家James Reason发现,当一个人做一件不熟悉的事情时,出错的可能性高达75%。而熟知所有潜在风险的高级技术人员在做相同的事情时,出错的可能性只有0.05%。此外,ECMO床旁护理人员通常需要忍受包括噪声、干扰、分心、压力、光线不足、操作烦琐、疲劳和恐惧等不利因素,这些因素都会使他们在工作上出现失误。在设计人力配置方案时,必须设法减少在本病区和医疗服务系统中可导致人为失误的各种因素[10]。

将教育培训融入人力配置计划

利用标准化的教育平台对ECMO团队的所有成员(包括注册护士、呼吸治疗师、灌注师、医疗保健专业人员和医师等)进行培训,通过减少不同职业人员在ECMO管理能力上的差距,提高患者的安全。可以针对患者类别(成人或儿童)及岗位类型(灌注或护理)分别制订相应的教学大纲。各个职业的医疗人员所共有的知识技能薄弱之处应当被列培训重点,以缩小能力差距。

继续教育在预防医疗事故方面也起到了关键的作用。通过情景模拟的危机管理技能强化培训,可专项提高工作人员处理紧急情况的能力(见第三十五章)。在模拟紧急状况的培训中,增进跨学科和团

队的沟通交流,可以降低医疗事故的可能性[11]。

当一项新的医疗技术应用于患者管理时,若不对工作人员进行系统的培训,医疗事故和风险的发生率会很高。在充分融入诊疗流程中之前就匆忙使用新医疗设备,就会威胁患者安全[12]。新医疗设备的合理应用依赖于对人力因素在实际操作环境下的深入探究[11]。由于 ECMO 患者病情和 ECMO 设备的复杂性,现有以及新开展的 ECMO 项目均应提供相当的资源,以协助人力配置和患者紧急情况处理。

ECMO 项目的现状

体外生命支持组织(extracorporeal life sup-port organization,ELSO)会根据一个评分系统评定一个 ECMO 项目是否达到杰出中心(center of excellence,COE),这个评分系统包括教育水平、流程改进和质量改进等七个方面。一个医疗中心如果想申请成为 COE,必须要提供团队的详细人员情况。2017 年和 2018 年公布的 COE 涉及儿童医院、成人医院、综合医院以及国际医院等。

图 31-2 描述了 ECMO 项目协调员最常见的职业类型。一般来说,ECMO 协调员最常见的是注册护士,其次是呼吸治疗师,然后是临床灌注师。此外,有两个中心选择医师担任协调员,有一个中心选择生物医学工程师担任协调员。

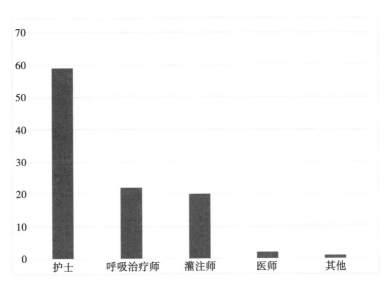

图 31-2　2017 年和 2018 年间 COE 申请单位的协调员职业类型分布

表 31-1 概述了 2017 年和 2018 年间 COE 申请单位的人力配置模式。最常见的人力配置模式是 1:1 模式(1 位专家对应 1 台 ECMO)和混合模式(1:1 和 1:2 模式均有)。人力配置模式的选择通常由患者需要、所使用设备类型以及患者数量等因素决定。11 个中心自 2018 年起主要采用 1 例患者仅配备 1 位医护人员的人力配置模式。只有 4 个中心由 1 位专家负责 3~4 个 ECMO 泵。

图 31-3 描述了 2017 年和 2018 年间 COE 申请单位的泵旁工作人员职业类型。最常见的是护士,占总泵旁工作人员的 68.7%。呼吸治疗师占 20.5%,灌注师占 10.3%,医师则不足 1%。

表 31-1　2017 年和 2018 年间 COE 申请单位的人力配置模式

人员配置模式	总数/位
1:1(每个泵配备 1 位专家,每例患者配 1 位专职护士)	40
1:1(每个泵配备 1 位专家,1 位护士需看护 1 例或多例患者)	9
1:2(每 2 个泵配备 1 位专家,每例患者配 1 位专职护士)	11
1:2(每 2 个泵配备 1 位专家,1 位护士需看护 1 例或多例患者)	1
每例患者只配备 1 名医护人员	11
1:3(1 位专家监控 3 台泵)	2
1:4(1 位专家监控 4 台泵)	2
1:1 和 1:2 的混合配置	16

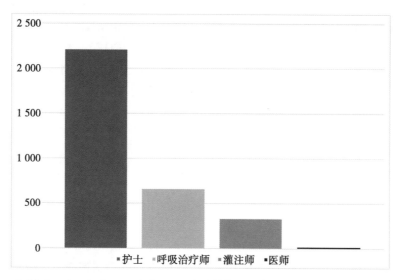

图 31-3　2017 年和 2018 年间 COE 申请单位的泵旁工作人员职业类型分布

60% 的 COE 申请单位会给予 ECMO 泵的监测人员经济补偿。大多数中心通过增加每小时薪资作为补偿，而有些中心则采用增加基本工资、晋职称、发放奖金等多种形式相结合的方式进行补偿（图 31-4）。例如，在美国，周末上班最低补助时薪为 2 美元，最高可达 75 美元，平均补助时薪约 8 美元。基本工资的增幅最低为 3%，最高可达 10%。根据额外工作时间的情况每年奖金最高可达 4 000 美元。

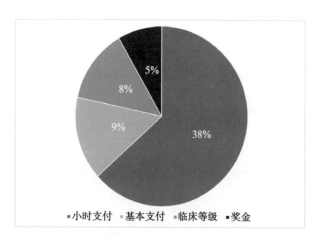

图 31-4　ECMO 泵监测人员的常见补助形式

结论

在决定构建 ECMO 团队或重组现有团队时，如何进行人力配置可能是最棘手的问题之一。各 ELSO 中心的人力配置模式多种多样。可以利用现有已经获得优秀奖的生命支持中心作为模板，根据自身条件和患者特色构建自己的 ECMO 团队。通过分析本单位 ICU 工作人员的岗位责任和职业能力，选择最适合本团队的工作人员。为团队成员提供领导、支持和完善的教育培训。给予床旁工作人员适当的奖励（金），有助于在降低患者的死亡率和发病率的同时维持团队的稳定性并节省资金。虽然 ELSO 无法推荐某种最佳的人力配置模式，但是在决定人力配置模式时必须把患者安全放在首位，并且经常评估员工的工作强度，可用的人力资源，教育培训情况以及所有的患者安全事件。

（翻译：翟蒙恩，校对：郭震）

参考文献

1. Moll V, Teo E, Grenda D, et.al. Rapid development and implementation of an ECMO Program. ASAIO J. 2016;62(3): 354-358.

2. Cavarocchi NC, Wallace S, Hong EY, et al. A cost-reducing extracorporeal membrane oxygenation (ECMO) program model: a single institution experience. 2015. Thomas Jefferson University Department of Surgery Faculty Papers. Paper 120. h p://jdc.je erson.edu/surgeryfp/120.

3. Ball, JE, Murrells T, Rafferty AM, Morrow E, Griffiths P. 'Care left undone' during nursing shifts: associations with workload and perceived quality of care. BMJ Qual Saf. 2014;23:

116-125.

4. Kroemer, K, Kroemer, H, Kroemer-Elbert, K. (2001). Ergonomics: How to design for ease and efficiency. 2nd ed. Prentice Hall.

5. Carayon P, Xie A, Kianfar S. Human factors and ergonomics as a patient safety practice. BMJ Qual Saf. 2014; 2:196-205.

6. Humanfactors101.com. (2018). Search Results for "staffing levels and workload" – Human Factors 101. [online] Available at: https://humanfactors101.com/?s=staffing+levels+and+workload.

7. Psnet.ahrq.gov. (2018). Nursing and Patient Safety | AHRQ Patient Safety Network. [online] Available at: https://psnet.ahrq.gov/primers/primer/22/nursing-and-patient-safety?q=nursing+and+patient+safety.

8. The Joint Commission. Human factors analysis in patient safety systems. The Source. 2015;13(4): 1-10.

9. Griffiths P, Ball J, Murrells T, Jones S, Rafferty AM. Registered nurse, healthcare support worker, medical staffing levels and mortality in English hospital trusts: a cross-sectional study. BMJ. 2016: 6(2):e008751.

10. Tocco S. Human factors engineering can improve patient safety. Am Nurse Today. 2013;8(7): 34-35.

11. Burton K, Pendergrass T, Byczkowski T, et al. Impact of simulation-based extracorporeal membrane oxygenation training in the simulation laboratory and clinical environment. Simul Healthc 2011;6(5): 284-291.

12. Rice S. New medical technology poses safety problems if users not trained properly. Modern Healthcare. (2014). http://www.modernhealthcare.com/article/20140816. MAGAZINE/308169986.

第三十二章　ECMO 紧急状况

Micheal L. Heard, *RN*, *FELSO*, *Monika F. Cardona*, *RN*, *BSN*

引文

机械并发症在 ECMO 过程中很常见。ELSO 注册数据库显示，ECMO 过程中机械故障发生率约 40%[1,2]。一次性组件及高科技设备的长时间使用都可引发 ECMO 灾难性事件。曾经长时间驾驶 B-52 轰炸机的空军飞行员们称，他们在飞行过程中会发生"长时间的厌烦感和间断的恐怖瞬间"。ECMO 运行过程中也常出现类似状况。ECMO 专家绝不能因为短时间内患者状态平稳及监护指标无明显变化而陷入麻痹放松状态。细微的变化，如管路压力上升、膜式氧合器表面血凝块缓慢形成、动脉管路中气泡形成都预示可能发生灾难性后果。因此，在 EMCO 运行过程中，必须有一位经过专业训练的看护人员时刻于床旁坚守，该人员的职责包括快速识别、处理、预防灾难性事件。本章内容旨在使读者熟悉 ECMO 过程中常见的机械性突发事件及适当的应对策略。

ECMO 看护人员

医疗中心不同，单个临床医师关于 ECMO 运行期间的评估、管理、应对策略及所受的培训也不同。很多儿科 ECMO 团队指定专门的 ECMO 专家管理患者，其他 ECMO 团队的人员构成不同，由护士或呼吸治疗师进行床旁管理。有些情况下，临床灌注医师是 ECMO 团队的专业指导者，而在有些情况下，主治医师被 ECMO 团队认可为专家。这些一线看护人员必须完成体外设备突发事件处理技术的培训。有效的应急管理策略涉及许多技术的应用。尽管 ECMO 设备千差万别，但这些紧急应对技术普遍适用于所有 ECMO 患者。

每个 ECMO 中心必须有综合培训计划，包括新手认证及年度继续教育[3]。不管是线下培训还是线上培训，都必须包含上手实践或模拟操作课程。培训课程应该精心设计，且包括 ECMO 实际操作的方方面面，定期进行，并在内容和规范上保持一致性，以保证 ECMO 看护人员的能力维持在一定水平。

停机步骤

紧急情况应对的首要措施是使患者安全脱离 ECMO 设备。一旦发现紧急情况，必须使患者脱离 ECMO 设备，以免造成进一步损伤，并制定严格的处理流程。ECMO 管路和泵头有很多种。如果使用滚压泵且管路上有桥连接侧支，应首先钳夹静脉端管路，打开桥管路，最后夹闭动脉管路。这种方法首先阻止了血液继续流向泵头，缩写为 V-B-A，也可以理解为"very bad accident"，即"极其严重的事件"，这种缩略语双关意义的联想，可以使看护人员在紧急情况下采取适当的应对方案。对没有桥连侧支，使用离心泵的病例，应首先夹闭动脉端管路，再夹闭静脉端管路，这样既能停止静脉血引流也能阻止动脉血液向泵头逆流。如果管路中附带有侧支管路，则在钳夹的动脉-静脉管路之间打开侧支管路（A-B-V）。一旦脱离 ECMO 支持，患者需要手动皮囊或紧急通气设备保障足够的呼吸支持。在 ECMO 支持意外中断时，所有相关看护人员必须准备提供高级心肺支持。但在应对紧急情况的过程中，ECMO 看护人员的重点是处理意外情况，并快速、安全地将患者再次转入体外支持状态。

看护人员及时、正确处理紧急事件的能力十分重要，并可能阻止紧急事件的继发损伤。在模拟培训中通常使用计时器，这对学员可能有某种惩罚意味，但是受过专业训练的人员能够在 3 分钟甚至更短时间内完成紧急状态下的停泵操作，患者将会从中受益。如果患者自身心脏功能或肺功能完全丧失，再次快速转入体外支持状态可能可以避免不可逆性脑损伤[4,5]。

ECMO 循环回路检查

早期识别、恰当使用各种应对技术能够防止绝大多数 ECMO 紧急事件。循环管路检查是 ECMO 看护人员的主要责任，以期避免 ECMO 紧急事件的发生。循环管路检查包括全面、详细检查 ECMO 循环管路、设备、安全警报、液体及患者。每次交接班时及 ECMO 支持期间每小时进行一次 ECMO 循环管路检查。检查内容包括以下几方面。

- 沿着静脉引流端至动脉回流端严密检查所有循环管路内是否存在血凝块、气泡、渗漏及纤维蛋白黏附。还应评估各个组件的功能及完整性，仔细观察所有部件包括泵管、泵头及氧合器。评估各个连接部位，以预防潜在滑脱可能，并确认扎带位置。所有插管必须完好，并缝线固定在患者身上，管路应使用布巾钳或其他方式固定在床上。
- 对所有设备报警器装置及其功能进行验证，如果有气泡探测器，应恰当连接、使用，并确保功能正常。
- 所有压力监测器正确连接，并按照操作指南设定适当报警阈值。
- 变温水箱应与热交换器正确连接，并确保水位在标称容积范围内。如果使用温度探头，应连接在循环管路的适当位置，依据所在中心的操作指南，结合患者体温设定水箱循环水温。
- 气体控制模块必须经适当的空氧混合器连接墙上的气源或罐装气体；气体管路妥善固定，并与氧合器进气口连接，确保无气体逸漏。
- 所有电源线必须插入适当的、可安全使用的插座，或被机构认定为可紧急备用的插座。
- ECMO 泵车及病床应处于"制动"位置，防止患者或 ECMO 设备滑动。

此外，ECMO 看护人员必须保证所有应对潜在紧急状况所需物品就在手边，这些物品包括以下几种。

- ECMO 泵车上时刻必备夹管钳，备用的夹管钳是 ECMO 管路安全和维护的保障。夹管钳数量可能不同，强烈推荐应至少 6 把，这样可以确保在紧急状态下将患者安全脱离 ECMO 设备，或在需要对循环管路操作时，减少患者失血量。
- ECMO 患者监护室必须配备 ECMO 物品储备车

或库房，储备车上应包含所有在 ECMO 运行过程中可能需要替换的组件。
- 必须在旁边配备另一套随时可用的 ECMO 泵车或备用组件，以便更换故障设备。
- ECMO 泵车上应有备用扩容液体（如 5% 白蛋白或晶体液）。
- 应在护理单元内指定冰箱或血库中储存应急使用血液制品。
- 应备有处理 ECMO 紧急情况所需物品的应急工具包（表 32-1）。
- 必须有后备人员在紧急状态下提供援助。这些临床医师应随时待命，以便在发生紧急状况或停泵时，提供专业知识及援助。这些人员应包括医师、灌注师、协调人员或其他 ECMO 看护人员。

表 32-1 应急工具包组成部分

- 无菌剪刀或 10# 刀片
- 无菌夹管钳
- 碘伏纱布或氯己定纱布
- 针或钝尖器
- 多种型号注射器
- 无菌和非无菌 4×4 纱布垫
- 床边备用 1L 袋生理盐水
- 1 支充满生理盐水的 60ml 注射器（每 24 小时更换一次，标注日期、时间、姓名首字母）
- 泵头配备的手摇柄
- 安全防护用护目镜或面罩
- 无菌和非无菌手套

基本应急处理

每个中心都应有更换 ECMO 循环管路中任何组件的特定程序，尽管一次性部件更换流程不尽相同，但是，包括整个 ECMO 循环管路更换及一般组件更换流程应当一致或极少变动。

1. 在开始任何流程之前，应当有一个"暂停"时间，以审查每位参与者在紧急状态下的角色，并确保目的明确（表 32-2）。确保所有必须或可能使用的组件状态良好，并对应急反应程序每个步骤进行审查，不能遗漏任何组件。使用检查表可以防止意外发生及操作步骤遗漏。

表 32-2　从 ECMO 暂停时段到执行计划好的 ECMO 组件操作核对清单
*** 在开始前确认患者及流程无误

完备的人员配置	主任医师(团队领导)	角色是否分配完成且参与者了解各自职责
	ECMO 主治医师	是否需要使用角色标签
	ECMO 专科医师	
	ECMO 预充者/灌注师	
	注册护士(记录、给药、其他)	
	呼吸治疗师	
合理的计划/流程	复习拟实施的策略/流程	由分配角色人员高声回复
充分地准备	管路准备	预留时间准备
	扩容液体:血液和晶体液	多少数量、什么类型
	药品	药品注射器标签(标注药名及稀释度)
	患者是否已经镇静/麻醉	根据需要进行镇静/麻醉
	ECMO 回路上是否有药物输注	这些药物要回到患者体内
	通气的特别准备	气囊通气还是机械通气
适合的设备	回顾流程并且确保所有设备及材料可用,且有备用物品	是否有可用的备用设备及材料
严密的监测	实时持续袖带血压监测	心电图 QRS 波提示音开启
	给药/扩容的静脉通路	如果在铺单下面,这些延长线应该有多长
	处理过程计时器	
妥善的抢救策略	急救车	急救车已开启并随时可用,急救流程表在最上面
	急救流程表	
	除颤仪	
端正的态度	其他人还有什么疑问	留出足够的时间让有疑问的人大声回应

2. 患者及循环回路在开始处理前充分准备,包括无菌区域。

3. 患者需参照相关操作指南移除 ECMO 设备及暂停/终止 ECMO 支持(表 32-3)。

4. 使用"双钳夹法"隔离受影响组件(表 32-4)。

表 32-3　停机流程(有带开关接头的桥接侧支)

患者脱离 ECMO(A-B-V)
1. 在桥接侧支的近端钳夹动脉管路
2. 先打开桥接侧支的动脉端开关,再打开桥接侧支的静脉端开关
3. 在桥接侧支的近端钳夹静脉管路
4. 必要时,停止血泵(或减流量至<200ml/min,通过桥接侧支维持体外血液流动)

患者恢复连接 ECMO(V-B-A)
1. 开放静脉端管路
2. 先关闭桥接侧支静脉端开关,再关闭桥接侧支动脉端开关
3. 开放动脉端管路
4. 恢复至原先 ECMO 流量

如果没有侧支循环,去除流程"B"

表 32-4　"双钳夹法"及组件移除流程

1. 更换大型组件,如氧合器:
   - 用 2 把管钳夹在需更换组件上游的管路上:第 1 把管钳紧邻需更换组件,第 2 把管钳在第 1 把管钳远端 2~3 英寸(5~8cm)
   - 如前所述,使用 2 把管钳夹在组件下游管路上
   - 使用重型无菌剪刀或手术刀片,在第 1 把管钳远端,贴近第 1 把管钳,离断管路,可以确保留下足够长的管路用于连接新组件
2. 更换小型部件,如接头或猪尾管:
   - 仅使用 2 把管钳,分别在要更换组件前后钳夹管路
   - 如果仅需更换猪尾管,2 把管钳的间距以能防止血液丢失为宜
   - 一旦完成钳夹,可以安全移除并更换猪尾管,不会发生进气问题
3. 更换接头时,要保证每把管钳的钳夹部位都应预留足够长度管路,以便移除并连接新的接头。使用管钳的主要目的是防止失血
4. 紧邻接头处切断管路,尽可能留下足够长度的管路以连接新的接头
5. 遵循"紧靠预切除的组件进行切断"的口诀,能确保有足够长度的管路连接新的组件
6. 无菌操作及切断管路前消毒管路应纳入所有管路操作流程中
上第 2 把管钳之前,先挤压管道再钳夹,可以降低管路内压力,减少切断管路时血液喷溅的可能

5. 移除受损组件并丢弃。

6. 使用生理盐水滴注保证新组件替换时无气泡残留。

7. 保持 ECMO 与患者脱离状态,将应急流程中使用的夹管钳从循环回路上移除。

8. 血流重建。如果回路上有侧支循环,应在血液通过 ECMO 设备回流至患者体内前开放侧支循环,以确保没有渗漏、管钳或其他问题留存;如果没有侧支循环,在血液引流入 ECMO 设备前用几秒钟时间评估循环回路是否存在上述问题。

9. 参照指南重启 ECMO(V-B-A 或 V-A)。

教会每一位 ECMO 护理人员使用"双钳夹法"、切除管路、排气预充管路非常重要。无经验的操作者首次操作管钳会有困难,在各种尺寸管路上练习打开和夹闭管钳,确保管路安全夹闭且无液体渗漏是很必要的。此外,重型剪刀和手术刀片的使用也需要练习,以确保切割部位准确均匀,避免切缘参差不齐。确保在 ECMO 管路上连接部件时没有气泡进入,这些能力都需要练习!练习!练习!无气泡连接组件是每一位 ECMO 看护人员必备能力。在连接操作时,如果有额外的人员帮忙在连接处滴生理盐水以方便排气,那就更容易完成。

血栓形成

ECMO 期间氧合器内血栓形成是最常见的机械并发症(51%~58%)[1]。即使使用最好的抗凝管路策略也不能完全阻止血栓形成。事实上,有一种血栓称为"正常"血栓,这些栓子较小,对患者或 ECMO 循环回路没有潜在的危害。这些"正常"血栓通常在血流淤滞无法正常流动的地方,如 Maquet Quadrox iD 成人膜式氧合器(Maquet Getinge Group, Rastatt, 德国)支撑角部位,这些部位在 ECMO 运行数小时或数天内就可能出现暗红色血凝块。如果这些血凝块没有造成入血口、排气孔阻塞,或氧合器膜内压力变化,通常认为它们不具有危险性。

评估血凝块是 ECMO 专家面临的难题之一。使用明亮的卤素手电筒有助于发现并评价血凝块。ECMO 专家必须采用三维的方法评估 ECMO 管路,也许 ECMO 管路的"顶部"是干净的,但是管路"底部"或支撑部位可能布满血凝块。ECMO 管路及连接处血栓形成易于发现及识别,其通常表现为暗红色、白色血栓或纤维粘连带。

血液湍流是指血细胞旋转及搅动,可造成细胞裂解。在湍流状态下,红细胞、白细胞及血小板最容易受到影响。血栓颜色取决于何种血细胞存在,最为常见的是接头部位远端飘动的纤维蛋白粘连带,它是由纤维蛋白束包裹裂解的细胞形成,然后可能发展成固体血凝块。每一位 ECMO 看护人员都应重新复习一下凝血瀑布(又称凝血级联反应)的知识,了解凝血系统会在任何生物材料表面上激活。这种活化过程是一种与生俱来的保护措施,其目的是将 ECMO 管路凝结堵塞。红色血栓通常在血流缓慢部位形成,包括氧合器、血囊支架或者离心泵泵头。ECMO 看护人员的任务是找到这些血凝块,并监测它们在 ECMO 运行期间可能发生的变化。

压力监测有助于评估血栓形成,并且可以发出早期预警,进而防止 ECMO 组件功能恶化发展到完全失效的地步。例如氧合器内血栓形成可能会造成血流阻塞及膜前压力增高,而膜后压力监测有助于提示氧合器下游任何部位阻塞。膜后压力增高可能是患者一侧管路扭结或移动引起,也可能是插管内或患者血管内血栓形成引起。

一旦发现血栓形成,并造成组件故障、管路阻塞或有使患者发生栓塞的风险,ECMO 护理人员必须移除或更换组件甚至整个 ECMO 回路。在 ECMO 系统的运行控制良好且计划周详的情况下,这种工作可以在组件完全失效前择期完成。

空气栓塞和管路压力

ELSO 数据库资料显示,46% 的成人 ECLS 循环管路内发现气体[1],这些气体小到循环管路静脉端肉眼可见的气泡,大到患者体内大量空气栓子。ECMO 回路中有正压区域和负压区域。负压区域位于回路的静脉血引流端,从静脉插管至泵调节囊处,应该在这个区域进行负压监测;正压区域从泵头开始,通过氧合器并直至动脉血回流插管位置。恰当的测压位置及压力监测器负反馈调节血泵可提高患者安全性[6]。

离心泵是前后负荷依赖性血泵,使用离心泵时,ECMO 流量大小依赖于充足的前负荷或静脉引流,降低后负荷或阻力可增加流量。使用离心泵时,许多中心放弃回路压力监测。然而,离心泵造成 ECMO 回路静脉端出现很高的负压,如果静脉管路中任何端口打开,空气会被快速吸入管路,并迅速进入第一个气泡捕捉器——通常是血囊或氧合器。

滚压泵回路中必须有压力监测负反馈调节系统,这种泵能产生很高的负压,如果没有压力监测负反馈调节系统,静脉管路扭结、阻塞或静脉回流障碍将造成灾难性后果。空气会从血液中析出,形成气穴现象。静脉回流障碍时,如果没有安全设施及时停泵,大量空气将进入循环中,并最终进入患者体内。正压变大可能导致组件故障或管路崩脱,如果没有压力监测负反馈调节系统,当发生管路阻塞时,可能造成管路爆裂。

部分膜后血液氧分压过高或过饱和,可能会导致气体从血液中溢出,这是另外一个造成管路内气体形成的潜在原因。在低压环境(如未加压的飞机机舱)中敲击氧合器或做管路操作,可能会在氧合器顶部形成泡沫。这种情况很容易避免,只要保持膜后 $PO_2<600mmHg$ 即可。

此外,在 ECMO 运行期间,不能阻塞氧合器排气孔。虽然 ECMO 看护者应该评估氧合器气体出口是否有冷凝液或粉红色液体,但不应该用手指完全堵住端口。即使是短暂阻塞,也可能导致氧合器内气压急剧上升导致膜破裂。

每小时定时检查循环管路,有助于 ECMO 专家快速识别和发现空气栓子,从而能及时应对并解决问题。然而,空气栓子刚好在 ECMO 专家检查回路时形成的概率是非常低的。但是,每一个人都应该成为检查回路问题的专家。如果发现气泡流向患者,或者气泡探测器报警,首先应停泵,这样可以立即阻止气泡向前流动。然后最紧要的事情就是夹闭靠近患者一侧的动脉管路,以防气泡流向患者。打开侧支循环,夹闭静脉端管路,使患者与 ECMO 设备分离。但是,如果空气已经进入患者体内,则必须采取进一步保护措施。一旦患者脱离 ECMO 设备,头部尽可能处于低位,使空气远离脑循环。当患者病情平稳,应考虑使用高压氧舱治疗。如果空气进入冠状动脉,并导致急性心力衰竭,可能需要使用大剂量正性肌力药物[7]。

当然,循环回路中发现空气也可能不具危害性。静脉侧接头连接松动造成气体进入管路或引流管侧孔脱出均可造成管路气泡。这些气泡较小且抬高管路时很容易随着 ECMO 血液流动而移动。气泡滞留位置取决于循环回路的配置。如果存在调节囊,那就是循环回路中气泡的第一个滞留位置,下一个滞留位置是氧合器。一旦气泡在调节囊

内发现,很容易清除。如果循环回路中没有调节囊,气泡将滞留在离心泵头、氧合器,或短暂停留在泵管中。气泡滞留在离心泵头内,可以停止血流流动,使气泡从离心泵头中移动至氧合器内,从而清除气泡。大多数 ECMO 辅助均使用 Quadrox 氧合器,位于静脉侧顶端旁边的排气孔使气体能够很容易穿过亲水的氧合膜排出。较大气泡可能会超过 Quadrox 排气孔的排气容量,尤其是 Pedi-Quadrox,需要立即处理,通过膜后猪尾管排出气体。

最后,使用气泡探测器并负反馈调节血泵,被认为是最有效的预防措施。尽管空气栓塞是极少发生的并发症,在血流经过插管进入体内前,在管路上使用这个探测设备,可以阻止任何气体进入患者体内。

膜式氧合器故障

大多数 ECMO 中心使用聚甲基戊烯(polymethylpentene,PMP)氧合器。这种氧合器和以前使用的硅膜式氧合器一样高效且不易发生故障。氧合器故障可以通过血液气体交换变化和压力测量值变化来判断。气体交换变化时,氧气和二氧化碳交换减少。无论是急性还是渐进式膜前压力显著增高且不伴有膜后压力增高,即跨膜压力增高,都能反映氧合器内血凝块形成,需要更换氧合器。排气孔漏血是另外一种氧合器故障,通常也需要更换氧合器。

膜式氧合器更换是一种高级技术,较少用到。床旁 ECMO 专家负责识别氧合器失效的征象和症状并通知管理团队,最好有一个经过更换氧合器训练的核心技术人员或灌注师团队来执行氧合器更换操作。仔细监视 ECMO 循环回路,便于有计划而非紧急地进行更换操作。每个 ECMO 中心必须制定操作规范来识别氧合器故障及氧合器更换标准,这个标准应针对所在中心个体化制定,并涵盖所有在用的氧合器型号。

循环管路中如包含整合的氧合器和泵头(如 Maquet CardioHelp HLS),不支持单独更换氧合器或其他任何组件时,如果发生氧合器故障,则需要更换全部循环管路。

管道破裂

随着 ECMO 专家的努力及聚乙烯泵管(Norton

Performance Plastics,Inc.,Akron,OH)的出现,管路破裂成为极少发生的一种机械故障。但是除了泵管外,其余部分使用聚氯乙烯(polyvinylchloride,PVC)的管路可能损坏或破裂。ECMO 专家检查管路的内容应包括管路不会卡在 ECMO 车轮下、扭结、磨损。使用带防护的管钳更安全,可以避免管路被管钳"咬破"或损坏,这样也可减少侧支或其他管路损坏。小心使用非穿透性布巾钳也可以防止管道意外破损。

表 32-5 泵管破裂处理流程

A. 设备
1. 无菌 1/4 英寸或 3/8 英寸或 1/2 英寸泵管段,并连接适当尺寸的接头
2. 无菌剪刀或 10#手术刀片
3. 4 把夹管钳
4. 充满生理盐水的 60ml 注射器
5. 碘酊浸润的无菌棉纱
B. 处理流程
1. 呼叫帮助,停泵
2. 参照各标准程序停止 ECMO 循环
3. 钳夹泵头进、出端管道
4. 打开管道固定夹,从泵头拆下泵管
5. 泵管两端分别使用两把管钳夹闭管道,夹管钳间距约 5cm
6. 在理想状态下,用碘酊浸润的棉纱快速擦拭夹管钳之间的管道并使其干燥
7. 使用无菌剪刀或手术刀片在管钳之间离断泵管,移除泵管
8. 新的泵管段应先连接靠近调节囊一侧的管路末端
9. 松开调节囊端管路的管钳,使囊内血液依靠重力充满管道(将管道位置下降至可以充满的位置)
10. 一旦泵管充满,用管钳夹闭充满血液的泵管部分
11. 使用 60ml 带针注射器用生理盐水充满剩余泵管部分
12. 轻敲充满盐水的泵管,以排除气泡
13. 将泵管另一端与膜前管路连接,注意不要进气
14. 去除所有夹管钳
15. 将泵管沿顺时针方向(有的中心采用逆时针方向)置入泵头槽
16. 首先固定入泵侧管路固定夹
17. 将泵头转动几圈,确保泵管充分入位,固定出泵侧泵管固定夹
18. 调节囊和/或前、后压力监测可能会报警
19. 补充容量(生理盐水、白蛋白、浓缩红细胞)直至调节囊报警停止
20. 开动血泵流量,使用桥接侧支进行再循环,检查有无管钳、气泡等
21. 当压力平衡过程中,调节囊可能再次报警
22. 参照本中心的运行规范,开始循环支持
23. 检查激活全血凝固时间、血细胞比容,必要时行容量置换治疗
24. 紧固接头和扎带

ECMO 循环回路中普遍使用接头。即使是工厂组装的接头或胶合式接头,也要用扎带扎紧,以确保连接牢固。这样可以防止回路中任何薄弱部位在压力过度升高时发生血液渗漏。使用负反馈调节系统也可以防止压力意外增高,避免管路意外崩脱。

滚压泵的泵管破裂是一种严重的紧急状况,每一位 ECMO 专业人员都应接受相关培训,以便定时更换泵管。常规定期进行"泵管移动"操作可以避免泵管破裂。这个流程包括将滚压泵中的泵管从泵头中取出;将泵管后的管路作为新泵管置入泵头中;根据管壁应力重新调整泵柱压紧程度。每个 ECMO 中心都应该明确规定多长时间进行一次这样的操作。

如果发生管道意外破裂,应该直接进入管道更换流程。所有的配件必须随时可用。患者必须立刻脱离 ECMO,并启动患者紧急通气和紧急管理程序。更换受损部分管路的流程可因机构而异。表 32-5 提供了一个流程示例。

离心泵泵头故障

尽管新一代离心泵已经使过去发生过的故障发生率降到极低,但仍需要一个一次性泵头,并且有可能发生故障。防止离心泵故障最关键的一步是确保泵头正确安装在驱动单元上。这个可以通过安装在泵内的锁销来实现,以达到安全固定、避免意外滑脱的目的,或者通过"扭转和转动"锁来完成。一些离心泵上有一个小卡口,一次性泵头可以通过卡口保证恰当的位置。虽然目测检查泵头是否脱出很重要,但临床医师也可以靠听觉判断。通常,当一次性泵头没有正确接合时,会产生"摩擦"噪声,提醒 ECMO 专家需要处理。但是,临床医师必须谨记,保持泵的正确位置,对防止流量下降、溶血或泵损坏至关重要[6]。

其他潜在导致离心泵故障的因素也值得 ECMO 临床医师注意。有些型号的泵需要在泵头流出道贴上导电膏,以便向主控台传递流量信号。导电膏缺失、老化及数量变化,可能导致流量信号意外中断或"SIG ERR"错误,导致 ECMO 专家错误地认为流量已中断。如果在动脉回流管路上使用第二个独立流量探头,就可以确认 ECMO 流量是没有中断的。但是,如果没有这个探头,临床医师必须通过评估管路压力变化及患者体征变化快速判断 ECMO 支持水平是否发生变化。导电膏无须频繁更换。如果已经验证回流向患者的流量正常，可忽略"SIG"错误，继续进行 ECMO 支持。如果出泵流量无法确认，则必须快速更换导电膏，以尽量减少 ECMO 支持中断时间。

表 32-6 离心泵泵头更换流程

A. 设备
  1. 可供更换的离心泵泵头
  2. 无菌剪刀或 10# 手术刀片
  3. 6 把有防护的夹管钳
  4. 必妥碘或氯己定棉纱
  5. 2 支 60ml 充满生理盐水的注射器

B. 更换流程
  1. 呼叫帮助，停泵
  2. 参照各标准停止 ECMO 循环
  3. 应用"A-B-V"或"V-A"流程，将 ECMO 设备与患者断开
  4. 钳夹入泵及出泵管路
  5. 在出入泵头管路再钳夹 1 把管钳，2 把夹管钳间距约 5cm
  6. 理想状态下，用必妥碘或氯己定棉纱快速擦拭夹管钳之间的管道并使其干燥
  7. 在 2 把夹管钳之间使用无菌剪刀或手术刀片离断管路，并移除泵头
  8. 新的泵头应先连接靠近调节囊一侧的管路残端
  9. 将充满 0.9% 生理盐水的 60ml 注射器连接到调节囊（如果有）上段的猪尾管或泵头入口管路上段的猪尾管上
  10. 松开离调节囊最近的管路上的管钳，同时将注射器中 0.9% 生理盐水推注入管路中。这就会把调节囊中的血液充满管路及泵头
  11. 0.9% 生理盐水充满泵头后，定向转动泵头，使空气从出口排出
  12. 轻轻敲打泵头，以排出气泡
  13. 泵头充满液体后，重新钳夹泵头入口端管路，将泵头出口端向上，避免液体丢失
  14. 通过 60ml 注射器（无针头）滴入 0.9% 生理盐水使泵头排气并与膜前管路端连接
  15. 移除泵头附近所有的管钳，但保持患者与 ECMO 系统的断开状态
  16. 将离心泵头装入驱动单元，确保新泵头牢固在位
  17. 注意，所有压力异常都将报警
  18. 可能需要补充容量（生理盐水、白蛋白、浓缩红细胞）至循环管路内，直至调节囊报警（如果使用）停止
  19. 打开泵流量，使用侧支进行再循环，检查有无管钳、气泡等
  20. 循环管路压力恢复后，压力报警器可能再次报警
  21. 参照标准流程，应用"A-B-V"或"V-A"流程恢复患者 ECMO 支持
  22. 检查激活全血凝固时间、血细胞比容，必要时行容量替代治疗
  23. 扎紧新连接部位扎带

另外一个潜在故障区在于泵头本身。某些型号离心泵使用低摩擦轴承驱动离心泵轮片，纤维蛋白及血凝块沉积在泵头的这个区域，可形成栓子，堵塞泵头流入及流出。表现为患者无流量支持症状，但目测检查 ECMO 泵头仍在转动。另一个症状表现为消耗性凝血功能障碍，可能提示泵头血栓形成。此外，在有调节囊的回路，因血液无法引流至泵头，调节囊静脉侧压力逐渐增高。患者失代偿症状将快速出现。因此一旦确认泵头内血凝块形成，ECMO 专家必须开始泵头更换流程，快速更换泵头（表 32-6）。有些泵无法完整观察泵头和管路中其他关键部件，使用这些系统时，一旦发生泵头故障（如向前流量缺失），需要更换整个回路，而不是单个部件。

离心泵故障最后应该考虑的因素是控制台与驱动装置完全失去信号联系，仔细检查控制台，特别是沿着控制台至驱动装置检查线路和在两个部件间传递信号的所有设备，就可以很容易作出判断。如果线路牢固、安全连接，而两个部件信号传递故障持续存在，临床医师应该根据各中心的急救预案开始手动支持，以尽量减少 ECMO 支持中断时间。同时，ECMO 专家应快速重启整个系统，以尝试重新建立信号联系。如果信号传递无法重建或维持，则应用床旁备用的新系统更换旧系统。最后，ECMO 专家必须牢记，血红蛋白尿表明存在溶血，需要进一步检查。血红蛋白尿是泵头内产生的热量过多，导致溶血的征象。这通常与泵转速设置过高有关。应该每天测定血浆游离血红蛋白水平并进行趋势分析，这是分析溶血程度的极好的趋势分析工具[7]。

插管问题

ECMO 插管应遵循无菌操作，并且小心避免损伤血管。即使静脉插管置入没有问题，打折引起的插管梗阻仍然常见。充足的流量依赖于静脉插管处于正确位置及良好固定。由于插管打折的风险始终存在，外科医师必须使用缝线小心固定。

如果插管过程未使用 X 线透视，则必须通过胸部 X 线片或超声心动图评估并确认静脉和/或动脉插管位置。开始的时候，医师认为儿科患者流量达到 120~150ml/（kg·min）或成人患者流量达到 3~6L/min，就可以确认插管位置合适。ECMO 过程中无法实现全流量引流，通常是静脉插管位置不良，

有时外科医师可以在插管时进行纠正。动脉回流压力过高，可能提示动脉插管有问题。

在儿童患者中，动脉插管困难可能是由插管插入过深至升主动脉或降主动脉，或可能误入锁骨下动脉，导致冠状动脉及脑血管的氧合血流量不足。如果动脉回流进入右锁骨下动脉，会出现右上肢高氧合，而身体其他部位缺氧或发绀。插管进入升主动脉可导致左心室后负荷增加，并可能导致左心室衰竭及心脏停搏。此外，插管位置不当，穿过主动脉瓣，会导致主动脉瓣关闭不全。最后，插管插入心室壁，可能导致左心室破裂或穿孔。

使用正确的缝合技术可以降低插管打折的风险。医师可以在插管下方放置一个毛巾卷，以支撑插管及管路的重量，并减少插管移位的可能。

插管意外拔脱

插管意外拔脱是很少见的并发症，一旦发生，由于出血及 ECMO 支持中断，可造成灾难性后果，但通常是可以预防的。所有 ECMO 专家都应采取的一种战略性预防措施，即将插管固定在固定物体上（如床垫或床边）。仅依赖于手术部位的缝线和/或打结固定是不明智的，因为随着 ECMO 支持时间推移，它们可能变松。保持插管位置牢靠的一种方法是 ECMO 专家观察并记录每一根颈部和/或腹股沟插管在切口处的插入深度。将测量值与前一个值班员的测量值进行比较，据此 ECMO 专家能够识别插管位置变化，并通知相关医师。每个中心必须仔细评估布巾钳、ECMO 专用管钳或其他固定方法的使用效果。

此外，ECMO 专家必须始终保护好周围环境。患者父母、护理人员及其他人员必须知晓插管的位置，并建议在没有 ECMO 专家帮助的情况下不要触碰插管及回路。还要确保 ECMO 泵及病床在适当位置并处于制动状态，避免意外移动。最后，护理人员必须确保患者处于受约束状态，避免患者受到伤害。即使采取了上述所有措施，插管意外拔脱的情况仍可能发生。长时间插管造成组织损伤或缝线松脱，也可能导致插管脱出。循环回路压力过高而没有负反馈调节系统可能造成动脉压力过高，导致插管移位。在 ECMO 转运过程中，病床可能与 ECMO 泵距离过大。每一个 ECMO 项目都必须考虑到这种紧急情况，并制定相应标准应对策略。表32-7 给出了一个紧急状况下的标准应对流程示例。

表 32-7　插管意外脱出处理流程

A. 诊断
1. 静脉插管拔脱时静脉管路中进气
2. 静脉调节囊报警，停泵
3. 插管部位出血
4. 插管切口处可见插管脱出

B. 处理流程
1. 首先关闭血泵，呼叫帮助，包括外科医师
2. 参照本中心操作规范断开患者与 ECMO 系统的连接，开启桥接侧支循环
3. 床旁护士直接压迫插管脱出部位
4. 准备立即补充容量
5. 联系血库，申请急救用血
6. 停泵
7. 将扩容液体连接到插管脱出对侧的侧支猪尾管上，或者第 8 条
8. 将扩容液体连接到最靠近动脉回流插管的猪尾管上或静脉管路的猪尾管上
9. 钳夹桥接管路，松开未脱出插管的管钳
10. 加压输入容量
11. 必要时，继续输入容量
12. 每隔 5 分钟，停止加压扩容，钳夹仍然在位的插管，打开桥接循环，短暂再循环
13. 第一次再循环需要添加容量并通过调节囊排出静脉管路中的空气
14. 如果患者仍需要扩容治疗，重复上述步骤，否则继续经桥接再循环
- 如果患者是双腔插管意外脱出，则必须在没有 ECMO 插管的情况下对患者进行扩容治疗
- 不要通过头侧插管扩容
- 上述处理流程仅适用于 2 个部位插管的 VV-ECMO 或 VA-ECMO

设备故障

设备故障的可能性始终存在，每个设备制造商在其设备操作手册中都描述了设备故障的排除方法，每一位 ECMO 专家都应该知晓并能查阅。如果发生彻底瘫痪，必须有相当的、可用的替代设备，专业人员负责进行更换。

虽然断电不常发生，但仍有可能。这种情况多发生在自然灾害时，如新奥尔良卡特里娜飓风时。血泵断电可以通过不间断电池电源应对，在任何断电情况下，电池都应该立刻做出响应，以确保泵流量维持。但是，如果蓄电池发生故障或完全放电，则必须使用手动摇杆。每一位 ECMO 专家在模拟

训练时都应该练习这个流程,并熟悉在没有监护仪的情况下使用手动摇杆效果的评估方法。

其他回路组件

其他回路组件也可能因为频繁使用及磨损造成破损或故障,包括猪尾管及三通。预防是防止突发性故障的最佳方法。不要将猪尾管上的三通拧得过紧,将猪尾管连接到接头上可以降低接头上鲁尔接口的破损风险。使用管钳夹猪尾管时,垫一些纱布保护一下,可以防止管钳"钳齿"夹扁或夹破管路。此外,常规更换频繁使用的三通(如静脉取样口),可以防止三通变"粘"变脆,最终破裂。桥接侧支上的三通也可能由于位置不当产生扭转张力而导致故障。必须确保桥接侧支连接牢固,不产生意外的扭转张力,从而最大限度地降低发生故障的可能性。

小结

在 ECMO 运行期间各种机械故障均可能发生。正如 Boy Scouts 的座右铭"时刻准备着",这适用于每一位 ECMO 专家。ECMO 专家准备越充分、培训越良好,越可能快速、高效及安全地处理所遇到的紧急状况,确保患者尽可能获得最佳的治疗结果。因此,每个 ECMO 中心都必须制定完善的指南、规范和流程,以应对 ECMO 回路及设备可能发生的故障[8]。

我们需要感谢 Joseph B. Zwischenberger 医生,因为他曾说过:"你不可能死于 VA-ECMO 支持",但是机械并发症的发生可以推翻这一说法,因为他也是最早遇到过这些并发症的医师,所以之后他发明了很多种处理 ECMO 回路并发症的方法。

（翻译：王立伟，校对：郭震）

参考文献

1. ECMO Registry of the Extracorporeal Life Support Organization (ELSO), Ann Arbor Michigan, August, 2017.
2. Fleming GM, Gurney JG, Donohue JE, Remenapp RT, Annich GM. Mechanical component failures in 28,171 neonatal and pediatric extracorporeal oxygenation courses from 1987 to 2006 Ped Crit Care Med. 2009;10(4):439-444, doi: 10.1097/PCC.0b013e318198b275.
3. The ELSO Guidelines for Training and Continuing Education of ECMO Specialists. elso.org. https://www.elso.org/Resources/Guidelines. Version February 2010. Accessed November 11, 2017.
4. Manley G, Knudson MM, Morabito D, Damron S, Erickson V, Pitts L. Hypotension, hypoxia, and head injury frequency, duration, and consequences. Arch Surg.2001;136(10):1118–1123, doi:10.1001/archsurg.136.10.1118.
5. Howard RS, Holmes PA, Koutroumanidis MA. Hypoxic-ischaemic brain injury. Practical Neurology. 2011;11(1):4-18.
6. Toomasian JM, Vercaemst L, Bottrell S, Horton SB. The Circuit. In Brogan TV, Lequier L, Lorusso R. et al, eds. Extracorporeal Life Support: The ELSO Red Book. 5th ed. Ann Arbor, MI Extracorporeal Life Support Organization, 2017:49-80.
7. Heard ML, Lynch JE, Zwischenberger JB. Mechanical Complications. In Short BL, Williams L. eds. ECMO Specialist Training Manual Third Edition. Ann Arbor, MI Extracorporeal Life Support Organization, 2010:99-111.
8. The ELSO Guidelines for ECLS Centers v1.8. elso.org. https://www.elso.org/Resources/Guidelines. Version March 2014. Accessed November 11, 2017.

第三十三章 ECMO 问题解决方案

Barbara Haney, *RN*, *MSN*, *RNC-NIC*, *CPNP-AC*, *FELSO*, *Patricia English*, *MS*, *RRT-NPS*, *Gillian 11 J*; *lie*, *RN*, *RSCN*, *BSc*

问题	原因	解决方法
动脉血压波形低平 患者灌注良好,脉压变小或消失	不明原因	如患者之前心脏有射血但突然消失,检查心脏超声排除早期心脏压塞/左心房扩张
	高/全流量 VA-ECMO 模式	平流模式全流量 VA 辅助时的正常表现,不需要处理
	心排血量减少	根据需要增加心脏输出(如补液、应用正性肌力药等)
	压力传感器故障	压力传感器冲洗、重新校零或者更换
	心脏顿抑	• VA-ECMO 全流量辅助 • 等待心脏自我恢复 • 如果插管经颈动脉置入,要避免插管尖端朝向主动脉瓣 • 评估/卸载左心负荷

问题	原因	解决方法
出血	ACT/PTT 过高	• 降低 ACT/PTT 目标值 • 检测肝素浓度 • 检测凝血参数 • 考虑暂停/减少抗凝药用量
	血小板过低	• 输注血小板 • 如果患者重复使用肝素后血小板持续性减少,考虑可能是肝素诱导的血小板减少症
	DIC	• 根据实验室检查结果补充其他血液制品 • 如果怀疑系统内 DIC 则更换管路(非患者来源的消耗性凝血功能障碍)
	脓毒症	评估并治疗脓毒症
	近期外科手术或操作	• 考虑暂停抗凝 • 考虑给予氨基己酸、抑肽酶、氨甲环酸或重组人凝血因子Ⅶ • 考虑使用血栓弹力图指导干预 • 明确出血点行外科局部止血 • 评估并考虑去除胸腔引流管 • 考虑进行外科探查、冲洗
	激越	• 镇静,增加镇静药剂量或使用新的药物 • 如果插管或手术部位出血,考虑肌肉松弛药 • 转移注意力,家庭成员疗法,物理治疗,安慰、抚慰等 • 鼓励家庭成员参与 • 评价患者是否谵妄

问题	原因	解决方法
出血	高血压	• 尽量减少液体入量 • 利尿 • 降低升压药剂量 • 降低 VA-ECMO 泵流量 • 处理激越和疼痛 • 抗高血压药治疗

	插管脱出	• 预防
		  ○ 团队与照护及转运成员之间充分地沟通
		  ○ 经常检查伤口缝线和固定缝线完好,X 线或超声检查确认插管位置
		  ○ 床旁标示最近确认的插管位置(如偏高还是偏低)
		  ○ 保持管路没有张力,防止由此造成的插管脱出
		• 插管脱出后的处理
		  ○ 插管部位压迫要足够,以限制患者失血
		  ○ 钳夹管路减少管路内血液丢失以及空气进入管路,以保证管路还可以继续使用
		  ○ 防止管路污染
		  ○ 紧急呼叫外科团队
		  ○ 根据需要进行输血或容量复苏

问题	原因	解决方法
心脏停搏	任何可导致心脏停搏的因素	• 如果使用 VV-ECMO 模式,则启动 CPR • 如果使用 VA-ECMO 模式,则提高泵流量至最高(可能需要补充容量) • 如果是 VA-ECMO 模式且不能维持足够的流量,则启动 CPR
	出血	见"出血"部分
	心脏压塞	• 心包腔引流 • 积极疏通胸腔引流管
	张力性气胸	• 排空胸腔积气 • 疏通胸腔引流管 • 如果 ECMO 流量足够,则降低呼吸机设定参数以促进气胸愈合
	电解质紊乱	检查并纠正电解质紊乱
	缺氧	见"患者 PO_2 下降"部分
	管路故障破裂或脱管	• 实施 CPR • 处理管路故障或破裂 • 见"插管脱出"部分
	心律失常	• 评估纠正潜在致病因素(参照 ACLS/PALS 流程) • 推荐使用抗心律失常药

问题	原因	解决方法
尿量减少	血容量过低/血压过低	容量治疗或升压药支持
	毛细血管渗漏综合征	• 容量或升压药支持 • 利尿

问题	原因	解决方法
尿量减少	低心排血量	• 增加泵流量 • 增加心排血量和肾血流量 • 舒张血管以减轻后负荷
	缺血性肾病	血液滤过、透析
	ECMO 流量不足	增加 ECMO 流量
	导管位置不佳或阻塞	• 检查导尿管位置、功能以及是否通畅 • 检查膀胱内有无血凝块

问题	原因	解决方法
患者 PCO_2 过低或持续下降	氧合器通气量过高	降低通气量
	氧合器通气 CO_2 含量过低	提高氧合器通气中的 CO_2 含量
	过度通气	降低呼吸机通气量
	呼吸功能改善	考虑撤除 ECMO
	体温过低	调节 ECMO 水箱温度或照射保温

问题	原因	解决方法
患者 PO_2 下降 伴随发绀、酸中毒、灌注不足、嗜睡和乳酸增多	• 气胸,肺不张,呼吸机/气管内插管故障 • 心脏压塞 • 血胸 • 胸膜渗液 • 自体肺功能恶化 • ECMO 流量不足 • 再循环过高	• 检查气管内插管位置 • 吸痰、支气管镜检查 • 胸部 X 线或超声检查 • 治疗气胸、血胸、胸膜渗出或心脏压塞 • 心脏手术后的患者积极疏通胸腔引流管 • 超声心动图检查 • 增加 ECMO 泵流量 • 调整插管位置或患者体位(见下)
	血容量过低	扩容补液
	氧合器供气管路松脱,打折或者堵塞	接紧氧气管,必要时更换
	氧合器供气罐气体耗尽	更换气瓶
	给氧合器供气的空氧混合器故障或设置错误	检查空氧混合器设置参数,必要时更换
	氧合器失功/氧合器内大量血栓形成/氧合器纤维表面大量凝集物	• 提高 ECMO FiO_2 以增加氧合器后的 PaO_2 • 氧合器后血气分析 • 评估跨膜压力 • 氧合器间断高流量通气 • 更换氧合器
	癫痫发作	• 治疗癫痫 • 评估患者中枢神经系统功能状态
	脓毒症	评估并治疗脓毒症
	激越不安	• 镇静 • 转移注意力,儿童生活疗法、物理治疗、职能治疗 • 鼓励家庭成员参与 • 评价患者是否谵妄

续表

问题	原因	解决方法
患者 PO$_2$ 下降 伴随发绀、酸中毒、灌注不足、嗜睡和乳酸增多	血容量过多,肺功能恢复前肺灌注过高	• 评估血容量,必要时缩减容量 • 给予利尿药
	心排血量减少,尤其是在 VV-ECMO 支持时	• 如果是 VV-ECMO,考虑使用缩血管药 • 如果是新生儿,评估未闭动脉导管的血流量
	VV-ECMO 发生显著的再循环	• 评估导管位置 • 改变患者体位 • 提高血红蛋白浓度、血细胞比容 • 考虑气胸、心脏压塞 • 降低 ECMO 流量 • 考虑改用 VA 模式
	血细胞比容下降	输血
	考虑结构性心脏缺损	超声心动图检查
	心脏前后负荷改变导致的血流动力学改变或不稳	如果临床需要,采取措施增加前负荷或降低后负荷
	VA-ECMO 模式下心排血量增多但自身肺功能差	• 增加呼吸机 FiO$_2$ 或其他呼吸机设置,改善自身肺功能 • 如果心脏功能良好,改用 VV-ECMO 模式
	VV-ECMO 模式下,全身性感染/脓毒症导致的心排血量和组织氧耗增多	• 积极进行脓毒症治疗 • 血管活性药物 • 降低患者代谢率

问题	原因	解决方法
患者 PO$_2$ 下降 患者一般状态良好	肺功能较差而心排血量增多,心脏功能有所恢复	• VA-ECMO 考虑撤离 • 若灌注充分,较低的 SpO$_2$/pO$_2$ 也可以接受 • 调整血细胞比容,机械通气设置 • 若 FiO$_2$<100%,则增加通气的 FiO$_2$
	自身肺功能损伤加重	• 胸部 X 线检查 • 检查气管内插管位置 • 吸痰、支气管镜检查 • 调整 PEEP、呼吸机设置

问题	原因	解决方法
过度抗凝 高 ACT 高 PTT 高抗 X a	ACT 检测技术偏差或前后方法不一,或检测用血量前后不一	回溯采血技术,重新检测
	新批次肝素、直接凝血酶抑制药	考虑更换肝素、直接凝血酶抑制药
	计算错误或输入液体中混有肝素、直接凝血酶抑制药	使用肝素成品制剂、直接凝血酶抑制药
	注射泵故障或者设置错误	检查注射泵设置,考虑更换注射泵
	ACT 检测采血位置、猪尾管出现问题(如有血栓或者污染等)	• 检查采血位置 • 更换各种三通、接头和猪尾管等 • 把 ACT/PTT 检测的采血部位与抗凝剂输注部位分开 • 预防样品污染(管路抽取等) • 重复检测

续表

问题	原因	解决方法
过度抗凝 高 ACT 高 PTT 高抗 X a	ACT 仪器或试管、试片异常	• 回溯采血技术 • 对仪器进行质量控制 • 确认仪器合适的工作温度范围 • 检查采血试管、试片的保质期和储存方式是否正确 • 更换试管、试片或 ACT 仪器 • 重新检测
	血小板减少,凝血紊乱	检查血小板计数和其他凝血指标,并进行纠正 检查肝素水平
	使用肝素化注射器采血	使用非肝素化的注射器采血,重复检测
	其他来源的肝素影响(完全肠外营养、冲管液等)	寻找其他途径输入的肝素(极小剂量的持续输注一般不会造成 ACT 值偏移)
	维生素 K 缺乏	补充维生素 K,纠正其他凝血指标
	管路凝血引起的 DIC	治疗引起 DIC 的原因(更换管路或者治疗脓毒症)
	脓毒症引起的 DIC	评估并治疗脓毒症
	测试仪器温度变化(仪器特异性的)	根据制造商的使用说明书检查、进行仪器温度检测,如有必要可更换仪器
	尿量减少	评估尿量变化对抗凝的影响,如果需要则进行干预

问题	原因	解决方法
溶血 血浆游离血红蛋白 >100mg/dl; 粉/茶色尿;肾功能不全	采血技术性错误	• 重复测试:注意缓慢抽血,按照检验科要求送检 • 采血时不用针头直接采血,将注射器连接猪尾管采血
	滚压泵泵管压太紧,转速过高或过低,离心泵头未正确安装	• 检查滚压泵的压紧状态 • 调整转速以与流量匹配 • 检查离心泵头的位置 • 如果有需要则更换管路或部件
	水箱故障或温度过高	检测水温,下调水浴箱温度,更换水箱
	• 患者体内凝血块 • ECMO 管路扭折	• 检查患者体内、管路内和滤器内血凝块,管路是否打折 • 如果患者可耐受,降低 ECMO 流量
	离心泵,尤其是小体重患者低流量情况	更换离心泵泵头或使用滚压泵
	需要细插管或流速过高	• 考虑更换粗插管或增加新的插管 • 如果可能的话,降低转速/流量比例
	患者特殊情况	检查其他病因(腺病毒感染、镰状细胞性贫血)
	其他原因	增加尿量;考虑进行血浆置换或者更换管路,同时解决机械性原因

问题	原因	解决方法
患者 SvO$_2$ 过高	SvO$_2$ 检测仪故障	• 评估、纠正 SvO$_2$ 检测仪错误 • 校准 SvO$_2$ 检测仪
	在 VV-ECMO 模式下,因再循环导致 SvO$_2$ 检测不准	• 检查插管位置 • 调节最佳 ECMO 流量,降低再循环量 • 如果管路上有桥结构,确认其处于完全关闭状态
	心脏缺损造成动静脉血液混合导致的 SvO$_2$ 检测不准	使用其他检测氧输送是否充分的方法,如乳酸含量、患者静脉血气分析等
	ECMO 流量过高	降低泵流量

问题	原因	解决方法
高血压	容量过负荷	利尿或透析
	疼痛	治疗疼痛
	激越	• 使患者安静或者使用镇静药 • 转移注意力,提供儿童生活疗法、物理治疗或职能治疗 • 鼓励家庭成员陪护 • 评价患者是否谵妄
	原发性高血压	降压治疗
	心排血量增多	降低 ECMO 流量
	流量过高	降低 ECMO 流量
	近期使用强心药物或类固醇药物	适当减少相关药物使用
	肾功能障碍	肾功能支持治疗

问题	原因	解决方法
低血压	心排血量减少	使用正性肌力药,增加 ECMO 流量支持心排血量
	血容量过低	扩容
	毛细血管渗漏综合征	明确病因并根据指南推荐予以治疗
	大量失血	输血,检查凝血指标,外科会诊。见"出血"部分
	脓毒症	确诊并治疗脓毒症
	泵流速过低(VA 模式)	如果右心房容量充足,则增加 ECMO 流量
	心脏压塞	寻找其他心脏压塞症状表现。见"心脏压塞"部分

问题	原因	解决方法
抗凝不足 低 ACT 低 PTT 低抗 Xa 因子	ACT 测定方法/样本量错误或方法前后不一致	回溯采血方法,重新检测
	新批次肝素、直接凝血酶抑制药	考虑更换肝素、直接凝血酶抑制药
	计算错误或输入液体中混入肝素、直接凝血酶抑制药	考虑使用成品肝素、直接凝血酶抑制剂制药
	注射泵异常或设置异常	检查注射泵设定,包括患者体重、药物浓度、剂量/速率,或者予以更换

问题	原因	解决方法
抗凝不足 低 ACT 低 PTT 低抗 Xa 因子	ACT 检测采血位置、猪尾出现问题(如有血栓或污染等)	• 检查采血位置 • 如果需要,应更换各种旋塞阀、接头和猪尾管等 • 防止样品污染(通过连接管采集等) • 重复检测
	ACT 仪器或试管、试片异常	• 回溯采血技术细节 • 对仪器进行质量控制 • 确认仪器合适的工作温度范围 • 检查采血试管、试片的储存方式是否正确及是否过期 • 更换试管、试片或仪器 • 重新检测
	近期输注血小板	考虑在血小板输注期间增加肝素输注量,因为血小板输注可能引起肝素失活
	近期输注凝血因子Ⅶ	检测凝血参数,包括抗凝血酶Ⅲ的水平,如有指征,予以纠正
	肝素输注过程出现异常(如管路夹闭,未连接,三通处于"OFF"位置,血凝块或其他阻塞)	• 根据需要更换各种接头、猪尾管、三通或泵管等 • 检查注射泵 • 检查肝素输注位置
	患者利尿或尿量显著增多	评估尿量的变化,并进行相应临床处理
	ACT 偏低,而 PTT 正常或可接受	检查肝素浓度,如治疗效果尚可,可降低 ACT 指标要求
	血清游离血红蛋白过高(>250mg/L)导致抗 Xa 因子水平测值错误(极度偏低)	尽量减少溶血

问题	原因	解决方法
大脑氧输送不足(南北综合征) VA-ECMO 模式下头面部发绀而躯干和肢体灌注良好	VA-ECMO 模式下经外周(股动脉)置管,流量过小导致上半身灌注不足。下半身灌注来自于 ECMO,上半身灌注来自于自身心排血量	• 通过右上肢 SpO_2 和右上肢血气评估氧输送状况 • 提高自身肺氧合 • 全流量 VA-ECMO 支持 • 考虑其他的插管策略

问题	原因	解决方法
插管侧下肢灌注不良	插管导致下肢血流堵塞	• 插管侧下肢建立远端灌注管 • 测量插管侧下肢血流量 • 监测置管侧下肢灌注情况,包括脉搏、颜色、温度。考虑使用 NIRS 监测下肢 • 外科会诊筋膜隔室综合征

问题	原因	解决方法
镇静不足/激越	镇静药剂量不足:快速耐药,容量/ECMO 系统分布增加	• 增加药量 • 考虑其他药物或使用其他镇静策略 • 鼓励家属参与陪护 • 分散注意力如听音乐,儿童生活疗法等

续表

问题	原因	解决方法
镇静不足/激越	药物被 ECMO 管路或氧合器吸附	• 增加药量 • 更换系统时进行弹丸式给药 • 考虑其他镇静策略
	谵妄	• 促进昼夜睡眠节律形成 • 考虑其他镇静策略 • 每天间断停镇静,唤醒患者 • 增加活动 • 使用谵妄评估工具 • 如有需要考虑抗精神病药物
	厌烦/不活动	• 鼓励家属/朋友参与陪护 • 分散注意力:音乐,儿童生活疗法 • 增加运动 • 宠物疗法 • 满足患者的小爱好

问题	原因	解决方法
患者 PO$_2$ 升高 伴随发绀、酸中毒、灌注不足和乳酸堆积	ECMO 流量不变,自身心排血量减少	• 增加 ECMO 泵流量 • 检查原因
	血容量过低	补液
	• 血胸、气胸、胸腔积液 • 心包积血、积气	• 胸部超声、胸部 X 线检查 • 处理气胸、血胸、胸腔积液
	心脏顿抑或 VA 模式流量不足	增加 ECMO 流量
	心脏压塞	• 心包引流 • 心脏术后患者积极进行胸腔引流管疏通
	脓毒症造成外周循环动静脉短路	• 评估并治疗脓毒症 • 如有指征则使用缩血管药物

问题	原因	解决方法
患者 PO$_2$ 升高 患者一般状态良好	呼吸功能改善	考虑撤除 ECMO
	呼吸机或氧合器的 FiO$_2$ 改变	调整呼吸机或氧合器 FiO$_2$
	VA 模式全流量下心脏顿抑	维持 ECMO 全流量

问题	原因	解决方法
患者 PCO$_2$ 升高 伴随呼吸急促、酸中毒、激越、高血压	• 通气管路漏气或脱落 • 气源耗尽或脱落 • 氧合器失功或氧合能力不足、氧合器内大量血栓形成或氧合器纤维表面大量凝集物	• 重新连接或排除氧合器起源管路问题 • 恢复气源供应 • 氧合器后血气分析 • 氧合器间断高流量通气,特别是通气量较低的时候 • 检测跨膜压力 • 如有指征,更换氧合器

续表

问题	原因	解决方法
患者 PCO_2 升高 伴随呼吸急促、酸中毒、激越、高血压	氧合器气源 CO_2 含量过高	降低气源中的 CO_2 含量
	氧合器通气流量过低	提高通气流量
	患者激越	• 安抚患者或者使用镇静药 • 分散注意力,儿童生活疗法、物理治疗、职能治疗 • 鼓励家庭成员参与 • 评估是否谵妄
	通气不足	增加通气
	气管内插管问题	解决气管内插管问题
	血胸、气胸、胸腔积液	• 评估血胸、气胸、胸腔积液严重程度 • 如果 ECMO 流量足够,则降低呼吸机参数,使漏气的肺组织可以愈合
	肺不张,胸部 X 线片表现恶化	• 评估并治疗脓毒症 • 评估并治疗肺炎 • 支气管镜清理分泌物并诊断感染
	发热	• 使用合适的温度管理策略

问题	原因	解决方法
颅内出血	大脑血流量变化、早产、缺氧、低血压、再灌注损伤	• 头部仰卧位 • 床头侧抬高 30° • 优化抗凝策略 • 考虑使用抗纤维蛋白溶解药 • 避免血压过高或过低 • 可能的情况下使用 VV-ECMO 模式 • 考虑使用颈静脉引流插管 • 考虑拔管

问题	原因	解决方法
低血细胞比容	出血	• 见"出血"部分 • 寻找出血点 • 降低血细胞比容目标值 • 必要时输血
	因化验抽血过多	患者情况稳定时尽量减少化验取血

问题	原因	解决方法
患者 SvO_2 过低	氧耗增加或氧输送降低	• 增加 ECMO 流量 • 评估氧耗增高的原因 如发热,寒战,营养状态等原因
	SvO_2 监测仪故障	• 评估、调整 SvO_2 检测仪 • 校准 SvO_2 检测仪
	干扰因素导致的 SvO_2 检测不准	寻找干扰因素,如高铁血红蛋白症或使用亚甲蓝

问题	原因	解决方法
患者低体温	患者进行低温治疗	制订复温计划
	加热组件故障	更换加热水箱
	水箱未连接电源或开关关闭	连接水箱电源,打开开关并调节温度
	温度值设定过低	调节水浴或照射加热器温度设定值
	断电后显示温度 LED 显示屏显示报警信息	检查并重置温度设定值:关闭/打开加热器开关,然后重新设定温度值
	水箱水路阀门关闭	打开水路阀门
	水管未与氧合器连接,或水管扭折阻断水流	确认水管连接正确,管路没有扭折,且水路阀门打开
	辅助加热(照射保温设备)障碍	更换辅助加热设备
	加热水箱设置在 FLUID 模式并且未连接温度探头	设置合理的水箱工作模式
	大量冷水注入加热水箱	将 ECMO 系统与水箱断开,待水温上升后再重新连接
	水箱内缺水	根据制造商的说明书加水

问题	原因	解决方法
患者过热	水箱故障	更换水箱
	照射保温设备或患者温度探头故障	更换患者温度探头 调节照射加热器的温度设置
	患者体温测量不准确	评估并将温度测量位置标准化 检查温度计或温度探头是否放置到位
	加热水箱温度设定过高	调节加热水箱温度设定值
	以下原因导致的照射加热器过度代偿 ○ 水箱温度设定点过低 ○ 水箱电源关闭 ○ 水箱水路阀门关闭或水管扭折 ○ 水箱故障	• 排除加热水箱温度设置、水管、阀门、水轮转动等的问题 • 更换水箱 • 评估皮肤颜色/中心温度的关系
	考虑患者正在发热	评估脓毒症,使用退热药

问题	原因	解决方法
肺水肿	VA-ECMO 模式:血液回流左心,但是左心室收缩功能差或没有收缩	• 超声确认左心室无收缩功能 • 增加泵流量 • 房间隔造口术 • 左心室减压
	VA-ECMO 或 VV-ECMO 模式:大量液体复苏伴随毛细血管渗漏、肾功能不全	• 利尿 • 连续性肾脏替代治疗 • 增加 PEEP 水平

问题	原因	解决方法
肺出血	吸痰导致创伤	• 明确深度后吸痰 • 减少不必要的吸痰 • 考虑降低抗凝强度

续表

问题	原因	解决方法
肺出血	肺循环过量	• 增加 PEEP • 考虑超声心动图检查 • VA-ECMO 最大流量支持 • 考虑 VV 模式转变成 VA 模式
	自发性或不明原因出血	• 增加 PEEP • 减少不必要的吸痰 • 支气管镜探查出血部位并清理气道 • 拓宽诊断思路 • 见"出血"部分

问题	原因	解决方法
惊厥发作	缺血性脑损伤	抗惊厥药
	• 脑水肿 • 脑梗死、脑卒中 • 颅内出血	• 如有可能,使用 VV-ECMO 模式 • 根据使用 ECMO 的原因,病程和基础疾病进行治疗 • 脑电图、头部超声、头部 CT 寻找病因

问题	原因	解决方法
脑卒中	• 管路抗凝不充分 • 间断性低流量状态 • ECMO 系统血栓形成	• 预防 优化管路抗凝策略 检测并处理 VA-ECMO 动脉管路的凝块 • 优化 ECMO 流量
	其他原因	• 快速识别症状和体征 • 减少抗凝药使用 • 严密监测神经功能状态

问题	原因	解决方法
血小板减少症	异物表面接触的破坏	血小板输注
	系统 DIC	更换 ECMO 系统
	脓毒症	评估并治疗脓毒症
	肝素诱导的血小板减少症	• 检查确诊肝素诱导的血小板减少症 • 使用直接凝血酶抑制药代替肝素 • 使用非肝素涂层的管路 • 避免输注的液体中混入肝素

（翻译：冯攀，校对：刘刚）

参考文献

1. Bhombal S, Sheehan AM, Van Meurs KP. Medical management of the neonate with respiratory failure on ECLS. In Brogan TV, Lequier L, Lorusso R, MacLaren G, Peek G, eds. Extracorporeal Life Support: The ELSO Red Book. 5th ed. Ann Arbor, MI: Extracorporeal Life Support Organization; 2017:183-199.

2. Bridges BC, Ranucci M, Lequier LL. Anticoagulation and disorders of hemostasis. In Brogan TV, Lequier L, Lorusso R, MacLaren G, Peek G, eds. Extracorporeal Life Support: The ELSO Red Book. 5th ed. Ann Arbor, MI:

Extracorporeal Life Support Organization; 2017:93-103.

3. Jenks CL, Tweed J, Gigli KH, Venkataraman R, Raman L. An international survey on ventilator practices among extracorporeal membrane oxygenation centers. ASAIO J. 2017;63(6)787-792.

4. Mosier JM. Extracorporeal membrane oxygenation (ECMO) for critically ill adults in the emergency department: history, current applications, and future directions. Crit Care. 2015;19: 431.

5. Prine KB, Goracke K, Rubarth LB. Extracorporeal membrane oxygenation in the NICU. Neonatal Netw 2015; 34(3):183-188.

6. Roberts J, Keene S, Heard M, McCracken C, Gauthier TW. Successful primary use of VVDL+V ECMO with cephalic drain in neonatal respiratory failure. J Perinat. 2016;36(2):126-131.

7. Sell LL, Cullen ML, Lerner GR, Whittlesey GG, Shanley CJ, Klein MD. Hypertension during extracorporeal membrane oxygenation: cause effect, and management. Surgery. 1987;102(4):724-730.

8. Short BL. Extracorporeal membrane oxygenation. In: Avery G, Mhairi G, Macdonald M, Seshias M, Mullett M, eds. Avery's Neonatology 6th ed. Philadelphia, PA: Lippincott Williams & Wilkins; 2005:622-33.

9. Sidebotham D. Troubleshooting adult ECMO. J Extra Corpor Technology. 2011; 43(1):27-37.

10. Toomasian JM, Vercaemst L, Bottrell S, Horton SB. The circuit. In Brogan TV, Lequier L, Lorusso R, MacLaren G, Peek G, eds. Extracorporeal Life Support: The ELSO Red Book. 5th ed. Ann Arbor, MI: Extracorporeal Life Support Organization; 2017:49-80.

11. Kirk C, Abel EE, Muir J, Dzierba AL. Strategies for medication management. In Brogan TV, Lequier L, Lorusso R, MacLaren G, Peek G, eds. Extracorporeal Life Support: The ELSO Red Book. 5th ed. Ann Arbor, MI: Extracorporeal Life Support Organization; 2017:795-808.

12. Dalton H, Reeder R, Garcia-Filion P, et al. Factors associated with bleeding and thrombosis in children receiving extracorporeal membrane oxygenation (ECMO). Am J Respir Crit Care Med. 2017;196(6):762-782.

第三十四章　场景模拟

Rodrigo Diaz,MD,*Rocio Agliati*,RN,*Peter Chi Keung Lai*,RN,
Kollengode Ramanathan,MD,*Archana Dhar*,MD,*Mark T Ogino*,MD,
Bishoy Zakhary,MD

引文

模拟教学是设计一套仿真的非真实场景,使学生直接参与到场景中,通过重复、反馈和反省来学习[1]。Gaba[2]进一步补充说,用可控或诱导性的模拟场景替代真实体验,提供了以交互方式重现某些临床基本特点的可能。在医学教育中,模拟教学教给学生的是针对临床环境中将来可能发生的事件进行前瞻性规划,并甄别可能存在问题的地方。

基于模拟的医学教育按照一系列连续的阶段展开。第一个阶段比较简短,重点是为学生创造一个心理上安全的环境,同时教师会阐明模拟学习的预期、目的、角色和限制条件。在此阶段还要明确一个虚拟的约定,即参与者必须把模拟场景想定为真实体验做出行动[3]。第二阶段是模拟场景本身,在此阶段,按照剧本呈现设定好的临床案例。第三阶段是对模拟场景的基本要点进行复盘,通过师生互动进行格式化评估[4]。

临床模拟教学为学员创造了一个认识、理解及融入 ECMO 运行和管理的各个方面的理想环境。尤其是可以练习一些高风险的低概率事件,如危及生命的 ECMO 紧急事故,以便参与者学习如何处理意外事故和提前预测问题。为了给 ECMO 教学提供理想的环境,所有场景模拟的事件应该可预测、前后连贯、标准化且安全。训练与复盘技巧恰如其分地融合,才能确保学习的有效性[5]。

基于场景模拟的教育和培训的有效性已在多个领域被证明,促进医学知识的获取,提高沟通和团队协作能力,方便专业技能的提升,缓解诊疗过程中的压力,从而改善临床预后[6]。危机资源管理原则认为,为了取得最佳效果,只有当团队领导被一致认可,各成员的角色分工明确,并将相互沟通置于优先地位时,复苏团队才能在最好的状态下

运作[7]。

至于 ECMO 紧急情况的应对,以模拟为基础的 ECMO 教学可以增加人们对相关知识的掌握和信心[8,9]。此外,它比传统的单纯液体演练为基础的教育更有效,并且这种效果可以长期保持,所学技能加以直接用于应对原先培训中未遇到的新临床情况[10]。

ELSO 已经为 ECMO 从业者发布了教学指南[11]。为了发展和实施基于仿真模拟的 ECMO 培训,需要设计具有明确学习目标的临床场景。ELSO 组织基于模拟 ECMO 深度培训课程(ELSO comprehensive simulation-based ECMO course)的一些场景随后本章中进行展示。特别欢迎 ECMO 中心运用这些课程来扩展他们自己的模拟教学,并以此为模板,进一步开发更多的模拟教学课程。

模拟场景的结构

模拟场景被分解为若干小节。

1. 模拟场景的概要

本小节列出了场景模拟试图实现的学习目标。在创建和运行模拟培训之前,有一个定义明确的场景目标是很重要的。本小节中还应该明确运行模拟所需的各种角色分工(分为主要参与者和合作参与者)。

2. 模拟场景的关键操作

本小节基于场景目标展开,需要明确场景解析中参与者需要进行的重要操作。这些操作分为认知、技术和行为三类。本小节的内容将在运行模拟时不断回顾,并随后会用于指导场景复盘。此外,本小节还要定义场景模拟的终点,即所期望的最终操作或一个时间限制。

3. 模拟场景的设置

本小节列出模拟场景的组成部分,并确定场景设置的初始状态。这个部分的重要性在于,它让每个参与的学员小组都有一个不依赖于教师团队和设备的相同的教学体验。

病例背景简介:对场景和模拟患者的标准化介绍。

模拟人的设置:根据相关设备的清单对模拟患者进行准备。

初始生命体征:场景开始时模拟患者的生命体征。

体格检查:场景开始时模拟患者的体格检查结果。

药物治疗:在场景开始时模拟患者实际使用的药物情况。

呼吸机设置:场景开始时模拟患者的呼吸机参数。

ECMO 设置:场景启动时 ECMO 回路的设置和压力。还要注意引流和回流插管之间是否存在颜色差异。这很难模拟,因此如果参与的学员询问,应该告诉他们。

4. 场景流程

本小节列出参与学员可能采取的干预措施和教师对这些措施的标准回应。表中列出针对模拟患者某种事件的干预措施及其相对应模拟患者发生的标准变化。所列出的干预操作可以是模拟教学目标所期望的,也包括模拟目标可能不期望的。标准化反应确保了参与学员会获得相同的经验。虽然我们试图列举出尽可能多的可能的干预措施,但模拟教师还必须准备好对预料之外的干预措施作出适当回应。

5. 模拟场景的相关检查

本小节列出场景中可能使用到的实验室检查和影像学检查结果,如果参与学员询问的话应该提供。此外,标准的化验指标和影像学结果可以为参与学员提供一致的教学体验。

（翻译:王结能,校对:刘刚）

参考文献

1. Decker S, Sportsman S, Puetz L, Billings L. The evolution of simulation and its contribution to competency. *J Contin Educ Nurs*. 2008; 39(2): 74-80.
2. Gaba DM. The future vision of simulation in health care. *QualSaf Health Care. 2004:13* (suppl 1): i2-i10.
3. Rudolph JW, Raemer DB, & Simon R. Establishing a safe container for learning in simulation: the role of the presimulation briefing. *Simul Healthc*. 2014;9(6):339-349.
4. Rudolph JW, Simon R, Raemer DB, Eppich WJ. Debriefing as formative assessment: closing performance gaps in medical education. *Acad Emerg Med*. 2008;15(11):1010-1016.
5. Cheng A, Eppich W, Grant V, Sherbino J, Zendejas B, Cook DA. Debriefing for technology enhanced simulation: a systematic review and meta-analysis. *Med Educ*. 2014; 48(7): 657–666.
6. Okuda Y, Bryson EO, DeMaria S Jr, et al. The utility of simulation in medical education: what is the evidence? *Mt Sinai J Med*. 2009;76 (4):330-343.
7. Sancho R, Maestre JM, Del Moral I. Manejo de las crisis. Papel de la simulación en la seguridad del paciente. *Rev Esp Anestesiol Reanim*. 2014: 59(Supl 2):S53-S59.
8. Alinier G, Hassan IF, Alsalemi A et al. Addressing the challenges of ECMO simulation. *Perfusion*. 2018 1:267659118777194.
9. Brum R, Rajani R, Gelandt E, et al. Simulation training for extracorporeal membrane oxygenation. *Ann Card Anaesth*. 2015; 18(2):185-190.
10. Zakhary BM, Kam LM, Kaufman B S, Felner KJ. The utility of high-fidelity simulation for training critical care fellows in the management of extracorporeal membrane oxygenation emergencies: a randomized controlled trial. *Crit Care Med* 2017:45(8): 1367-1373.
11. ELSO Guidelines for Training and Continuing Education of ECMO Specialists. Available at: http://www.elso.org/Portals/0/IGD/Archive/FileManager/97000963d6cusersshyerdocumentselsoguidelinesfortrainingandcontinuingeducationofecmospecialists.pdf.

外周 VA-ECMO 下的左心室扩张

模拟场景概述

目标

理解和交流外周 VA-ECMO 时非搏动性动脉波形的风险

处理 VA-ECMO 下的左心室扩张

角色

参与者 1:ECMO 专家

参与者 2:受训医师

辅助参与者:重症监护护士

模拟场景的关键操作

认知

- 识别体循环动脉压异常升高
- 理解左心室扩张的危害
- 将后负荷增加和脉压降低与左心室扩张的风险联系起来

技术

- 请求超声心动图
- 减少缩血管药
- 尝试降低 ECMO 回路血流量

行为

- 告知团队成员是否存在左心室扩张的问题
- 闭环沟通哪些措施应该优先考虑

模拟终点

- 请求机械设备或外科手术进行左心室减压
- 完成时间设定为 5 分钟

模拟场景的设置

病例背景简介

一例 55 岁男性患者因前壁心肌梗死并发心源性休克入院。介入下植入支架,并插管行 VA-ECMO(右股静脉引流和左股动脉回流)

模拟人的设置

带粉红色泡沫的气管插管

机械通气

ECMO 泵和循环管路

右股静脉引流插管

左股动脉回流插管

右颈内静脉肺动脉导管

左颈内静脉三腔中心静脉导管

右桡动脉测压管

尿导管

初始参数

温度	心率	血压	呼吸频率	脉搏氧饱和度
38.0℃	80 次/min	80/73mmHg	14 次/min	100%

中心静脉压	肺动脉压	肺动脉楔压	混合静脉血氧饱和度
10mmHg	20/18mmHg	20mmHg	70%

初始体格检查

总体情况	呼吸机辅助通气并连接 ECMO
神经系统	镇静状态,两侧瞳孔 3mm,对光反射存在
心血管系统	节律齐,无杂音,毛细血管充盈时间 3 秒,无脉搏
呼吸系统	双侧呼吸音对称减弱伴肺底湿啰音
四肢末梢	温暖且灌注良好

药物治疗

去甲肾上腺素 0.1μg/(kg·min)

多巴酚丁胺 5μg/(kg·min)

咪达唑仑 0.1μg/(kg·h)

芬太尼 50μg/h

肝素 1 000U/h

呼吸机设置

	控制压力	呼气末正压	呼吸频率	吸入气氧浓度
压力控制	14cmH$_2$O	10cmH$_2$O	10 次/min	40%

ECMO 设置

血流量	3 000RPM	4.0L/min	泵前压力	−40mmHg
气体流量	70% FiO$_2$	4.0L/min	膜前压力	210mmHg
颜色差异	存在		膜后压力	190mmHg

模拟场景流程

场景分支点

事件	模拟患者变化
无干预 1 分钟	肺动脉压力增高至 33/25mmHg,肺动脉楔压增高至 26mmHg 超过 3 分钟。气管插管内粉红色泡沫增多
减小 ECMO 流量	收缩压和舒张压各降低 10mmHg,SvO$_2$ 降低 10%。持续性肺水肿
增加 ECMO 流量	收缩压和舒张压各升高 10mmHg,SvO$_2$ 升高 5%。持续性肺水肿
减少血管活性药剂量	收缩压和舒张压各降低 5mmHg,但持续性肺水肿
增加强心药剂量	脉压升高 3mmHg,但持续性肺水肿
要求机械或外科左心室减压	场景终止

模拟场景的相关检查

实验室检查

全血细胞计数

WBC	$14×10^6/L$
Hb	$120g/L$
PLT	$240×10^6/L$

基础代谢组合

Na^+	$135mmol/L$
K^+	$4.4mmol/L$
Cl^-	$110mmol/L$
HCO_3^-	$20mmol/L$
BUN	$14mmol/L$
Cr	$106.1\mu mol/L$
Glucose	$5.6mmol/L$

凝血功能

APTT	60s
INR	1.3
抗Xa因子	0.2

氧合器前血气分析

pH	7.38
$PaCO_2$	$45mmHg$
PaO_2	$50mmHg$

氧合器后血气分析

pH	7.4
$PaCO_2$	$38mmHg$
PaO_2	$300mmHg$

患者血气分析

pH	7.40
$PaCO_2$	$40mmHg$
PaO_2	$280mmHg$

影像学检查

- 胸部X线片:肺水肿。
- 超声心动图:左心室扩大,主动脉瓣处于关闭状态。

VV-ECMO下氧合器后压力升高

模拟场景概述

目标
认识和处理由管路扭折导致的氧合器后压力升高
列出氧合器后压力升高的可能原因

角色
参与者1:ECMO专家
参与者2:受训医师
辅助参与者:重症监护护士

模拟场景的关键操作

认知
- 机体氧合不足与ECMO血流量减少的关系
- 认识ECMO泵速的增加并不一定显著增加血流量
- 识别氧合器远端故障导致的膜后压力升高
- 可能导致氧合器后压力升高的鉴别诊断

技术
- 尝试提高ECMO泵速来维持血流量
- 进行循环管路检查
- 解除回流管路的扭折

行为
- 评估患者的生命体征
- 闭环沟通哪些措施应该优先考虑

模拟终点
- 发现并解除回流管路的扭折
- 完成时间设定为5分钟

模拟场景的设置

病例背景简介
一例30岁男性因H1N1肺炎和急性呼吸窘迫综合征行VV-ECMO治疗。今天为VV-ECMO第2天。患者目前气管插管,处于镇静状态。护士刚完成患者体位重新安置,早交班后你来评估患者

模拟人的设置
气管插管
机械通气
ECMO泵和循环管路
右股静脉引流插管(23Fr,体内长度标记为49)
右颈内静脉回流插管(17Fr,体内长度标记为23)
左颈内静脉三腔中心静脉导管
右桡动脉测压管路
尿导管

初始参数

温度	心率	血压	呼吸频率	脉搏氧饱和度
37.0℃	100 次/min	100/60mmHg	10 次/min	90%

初始体格检查

总体情况	气管插管
神经系统	镇静状态（RASS-3）
心血管系统	升压药维持下稳定
呼吸系统	呼吸音减弱
四肢末梢	凉

药物治疗

芬太尼 200μg/h

右美托咪定 0.6μg/(kg·h)

去甲肾上腺素 0.18μg/(kg·min)

肝素 1 000U/h

呼吸机设置

	PC	PEEP	RR	FiO_2
压力控制	10cmH$_2$O	12cmH$_2$O	10 次/min	40%

ECMO 设置

血流量	3 000RPM	4.0L/min	泵前压力	−40mmHg
气体流量	100% FiO_2	4. L/min	膜前压力	130mmHg
颜色差异	存在		膜后压力	110mmHg

模拟场景流程

场景分支点

事件	模拟患者变化
在场景病例开始时,辅助参与者转动患者并用钳子固定 ECMO 管路（造成回流管扭折）	突然,ECMO 血流量降低至 1. 0L/min。氧合器前后的压力分别升高至 240mmHg 和 220mmHg 超过 1 分钟,心率增加至 135 次/min,血压升至 140/90mmHg,但脉搏血氧饱和度下降至 65%
如果管路扭折没被解除	4 分钟后,心率降至 40 次/min,并且血压降至 60/30mmHg

模拟场景的相关检查

实验室检查

全血细胞计数

WBC	$14\times10^6/L$
Hb	$92g/L$
PLT	$240\times10^6/L$

基础代谢组合

Na^+	131mmol/L
K^+	4.4mmol/L
Cl^-	110mmol/L
HCO_3^-	16mmol/L
BUN	14mmol/L
Cr	$123.8\mu mol/L$
Glucose	5.3mmol/L

凝血功能

APTT	61s
INR	1.3
抗Xa因子	0.35

氧合器前血气分析

pH	7.33
$PaCO_2$	50mmHg
PaO_2	45mmHg

氧合器后血气分析

pH	7.40
$PaCO_2$	30mmHg
PaO_2	480mmHg

患者血气分析

pH	7.38
$PaCO_2$	35mmHg
PaO_2	65mmHg

影像学检查

- 胸部X线片:双侧弥漫性浸润。无气胸。心脏大小正常。
- 超声心动图:左右心室正常。瓣膜正常。

新生儿 VA-ECMO 院内转运

模拟场景概述

目标

理解 ECMO 转运前使用标准化核对清单的重要性及如何使用该清单

在转运过程中高效地分配任务

深刻理解 ECMO 转运后使用标准化核对清单的重要性及如何使用该清单

角色

参与者 1:ECMO 专家

参与者 2:受训医师

辅助参与者:重症监护护士

模拟场景的关键操作

认知

- 评估转运患儿行 CT 的决定
- 权衡低回路血量时维持肝素用量的风险和获益
- 在停用肝素时,考虑可能的干预措施以降低血栓形成风险(如在局部添加一个侧支以增加回路血流量)

技术

- 使用标准化的 ECMO 患者转运前后核对清单

行为

- 在 ECMO 转运之前委派各成员角色
- 讨论转运路线,并识别潜在的困难点

模拟终点

- 患者被推回 ICU,完成 ECMO 患者转运后清单
- 完成时间设定为 5 分钟

模拟场景的设置

病例背景简介

一例正常经阴道分娩的 3.0kg 新生儿由胎粪吸入综合征导致呼吸窘迫,被迫转入 ICU,气管插管并呼吸机辅助通气。插管后胸部 X 线检查显示双侧斑片状浸润。患儿在镇静药、顺阿曲库铵、肾上腺素和多巴胺维持下持续失代偿。头部超声检查未见异常。凝血功能全项正常。婴儿因持续性低氧血症(PaO_2 48mmHg)启动 VA-ECMO 治疗。术后血气分析结果满意(pH = 7.33,$PaCO_2$ = 36mmHg,PaO_2 = 66mmHg,乳酸浓度 3mmol/L)并停用麻醉药。1 小时后,婴儿癫痫发作,床旁 CUS 显示大脑额叶有一高回声区,怀疑颅内出血。停用肝素,并申请头部 CT

模拟人的设置

气管插管

机械通气

ECMO 泵和循环管路

右颈内静脉引流插管

右颈总动脉回流流管

左股静脉三腔中心静脉导管

右桡动脉测压插管

尿导管

初始参数

温度	心率	血压	呼吸频率	脉搏氧饱和度
37.0℃	124 次/min	67/38mmHg	10 次/min	93%

初始体格检查

总体情况	体重 3kg,体长 40cm
神经系统	镇静状态,气管插管呼吸机辅助通气
心血管系统	第一心音,全收缩期杂音,第二心音响亮
呼吸系统	双侧支气管呼吸音,偶见喘鸣音
四肢末梢	温暖,灌注良好

药物治疗

吗啡 20μg/(kg·h)

咪达唑仑 1μg/(kg·min)

肝素 15U/(kg·h)

肾上腺素 0.01μg/(kg·min)

多巴胺 5μg/(kg·min)。

呼吸机设置

	PC	PEEP	RR	FiO_2
压力控制	$10cmH_2O$	$10cmH_2O$	10 次/min	30%

ECMO 设置

血流量	500RPM	300ml/min	泵前压力	−30mmHg
气体流量	30% FiO_2	300ml/min	膜前压力	110mmHg
颜色差异	存在		膜后压力	100mmHg

模拟场景流程

场景分支点

事件	模拟患者变化
1 分钟内无干预	无血流动力学改变 ECMO 专家提示开始转运,准备行 CT 检查

模拟场景的相关检查

实验室检查

全血细胞计数

WBC	$14×10^6/L$
Hb	92g/L
PLT	$240×10^6/L$

基础代谢组合

Na^+	131mmol/L
K^+	4.4mmol/L
Cl^-	110mmol/L
HCO_3^-	16mmol/L
BUN	14mmol/L
Cr	123.8μmol/L
Glucose	5.3mmol/L

凝血功能

APTT	52s
INR	1.3
抗 X a 因子	0.35

氧合器前血气分析

pH	7.3
$PaCO_2$	55mmHg
PaO_2	44mmHg

氧合器后血气分析

pH	7.34
$PaCO_2$	42mmHg
PaO_2	344mmHg

患者血气分析

pH	7.32
$PaCO_2$	46mmHg
PaO_2	63mmHg

影像学检查

- 胸部 X 线片:双侧斑片状浸润
- 心电图:窦性心动过速
- 超声心动图:双心室功能差。肺动脉压力升高,在导管水平和卵圆孔处可见右向左分流

儿童患者 VV-ECMO 的再循环

模拟场景概述

目标
识别和管理 VV-ECMO 的再循环

角色
参与者 1:ECMO 专家
参与者 2:受训医师
辅助参与者:重症监护护士

模拟场景的关键操作

认知
- 认识再循环是造成低氧血症的原因
- 描述容量、插管位置、心排血量和泵流量对再循环的影响
- 了解 SvO_2 在 VV-ECMO 管理中的局限性

技术
- 进行循环回路检查
- 降低泵流量
- 认识到插管位置检查的必要性

行为
- 与团队成员分享自己认为再循环可能是低氧血症原因的思路
- 闭环沟通哪些措施应该优先考虑

模拟终点
- 请求超声心动图以确认插管移位
- 限定完成时间为 5 分钟

模拟场景的设置

病例背景简介
患者男性,17 岁。体重 60kg,表现为肺炎和急性呼吸窘迫综合征。高频振荡通气(high frequency oscillatory ventilation,HFOV)和吸入一氧化氮失败后行 VV-ECMO 治疗。插管为23Fr 右股静脉引流插管和21Fr 右颈内静脉回流插管。学员被要求评估患者进行性低氧血症的原因。

模拟患者的设置
气管插管
机械通气
ECMO 泵和循环回路
21Fr 右颈内静脉插管
23Fr 右股静脉插管
左股静脉三腔中心静脉导管
右桡动脉测压插管
尿导管

初始参数

温度	心率	血压	呼吸频率	脉搏氧饱和度	SvO_2
37.0℃	100 次/min	110/65mmHg	18 次/min	75%	72%

初始体格检查

总体情况	插管机械通气
神经系统	镇静状态,双侧瞳孔为 3mm,对光反射存在或灵敏
心血管系统	无杂音,毛细血管充盈时间 3 秒,脉搏有力
呼吸系统	听诊未闻及呼吸音
四肢末梢	温暖,灌注良好

药物治疗

芬太尼 100μg/(kg·h)

肾上腺素 0.05μg/(kg·min)

呼吸机设置

	PC	PEEP	RR	FiO_2
压力控制	10cmH$_2$O	10cmH$_2$O	10 次/min	30%

ECMO 设置

血流量	3 200RPM	4.8L/min	泵前压力	-45mmHg
气体流量	100% FiO_2	2.4L/min	膜前压力	160mmHg
颜色差异	存在		膜后压力	150mmHg

模拟场景流程

场景分支点

事件	模拟患者变化
1 分钟内无干预	HR 110 次/min,BP 90/58mmHg,RR 16 次/min,SpO$_2$ 65%,SvO$_2$ 80% 回路中血液显著变暗
启用紧急状态呼吸机参数	HR 120 次/min,BP 100/60mmHg,RR 18 次/min,SpO$_2$ 75%,SvO$_2$ 75% 患者发绀
增加泵流量	HR 110 次/min,BP 110/60mmHg,RR 18 次/min,SpO$_2$ 70%,SvO$_2$ 90% 回路中血液更加变暗
快速补液	HR 100 次/min,BP 110/65mmHg,RR 16 次/min,SpO$_2$ 80%,SvO$_2$ 70%

模拟场景相关检查

实验室检查

全血细胞计数

WBC	$14 \times 10^6/L$
Hb	120g/L
PLT	$240 \times 10^6/L$

基础代谢组合

Na^+	135mmol/L
K^+	4.4mmol/L
Cl^-	110mmol/L
HCO_3^-	20mmol/L
BUN	14mmol/L
Cr	106.1μmol/L
Glucose	5.6mmol/L

凝血功能

APTT	80s
INR	1.3
抗Xa因子	0.4

氧合前血气分析

pH	7.38
$PaCO_2$	45mmHg
PaO_2	280mmHg

氧合器后血气分析

pH	7.4
$PaCO_2$	38mmHg
PaO_2	300mmHg

患者血气分析

pH	7.2
$PaCO_2$	55mmHg
PaO_2	50mmHg

影像学检查

- 胸部 X 线片:右侧颈内静脉插管深入至右心房
- 超声心动图:右侧颈内静脉插管目前位于右心房-下腔静脉处,引流插管与回流插管几近连接

第三十五章　ECMO 相关命名术语

L. Mikael Broman, *MD*, *PhD*, *Steven A. Conrad*, *MD*, *PhD*, *Fabio S. Taccone*, *MD*, *PhD*

引文

复杂系统的统一命名和清楚缩写可以最大限度地降低其被混淆和误解的风险。在医学领域,这对于日常和紧急沟通以及研究都是必要的。IU-PAC 有机化学术语[1] 中的 "恶性肿瘤的 TNM 分期"[2] 和描述人类基因突变的命名术语就是例证[3]。当我们试图命名现今用于体外生命支持(extracorporeal life support,ECLS)的各种配置时,同样也出现了这种复杂性[4]。

本章提供了一个实用性的描述体系,重点介绍了 ECMO 患者外周插管的术语和缩写。该体系是基于 ECLS 的共识,即 ELSO《马斯特里赫特体外生命支持命名条约》[5],以及该条约中正在提交的第二部分,即用于 ECLS 中插管配置的缩写。

外周插管相关的 ELSO 分类

模式

ECMO 模式包括静脉-静脉(VV),静脉-动脉(VA)和混合模式静脉-静脉-动脉(VVA)。尽管如此,这几种模式仅表示 ECMO 支持的类型,没有对所使用的插管位置、方式或数量进行详细说明。

配置

ECMO 配置描述了插管的数目及其各自的插入位置及插管方式。下面的配置分类基于四个级别,每个级别的 ECMO 配置描述的精度都有所提高。

流动的方向

插管配置的最基本描述是按照惯例对体外血流方向由左向右描述。即引流管总是在左侧,灌注患者氧合血液的回流管在右侧。本命名规则涉及 ECMO,因此膜肺(membrane lung,ML,即人工肺、氧合器)始终包含在其中以提供气体交换。ML 位于引流管和回流管之间,用连字符(-)表示。例如,对采用两个单腔插管的 VV 或 VA 模式,最简单的表达方式是 V-V 或 V-A。

第一级:插管组合

任何参与主要血液流动(即引流或回流)的插管都用大写字母表示,包括(V)放置在静脉中的插管,和(A)置入于动脉中的插管,以及较为少见的(P)放置在肺动脉的插管(即 V-P ECMO)。

如前所述,连字符表示分隔引流管和回流管的 ML。在某些情况下,(即当血流量超过 ML 的额定流量时)可以使用双氧合器。如果两个 ML 并列,则用一个等号(=)表示,如果两个 ML 串联,则用一个加号(+)表示,表示两个氧合器。对于 V-V ECMO,使用双腔静脉插管(double lumen cannula,DLC),则用 "dl" [(dl)V-V] 表示。为了更精确,腔静脉心房双腔插管时," dl " 可改为 " ca ",上下腔静脉内的双腔插管又可改为 " bc "。近年来设计的一种用于右心室支持的 DLC,从右心房引流,回输血液通过其钩状尖端回流至主肺动脉,则缩写为(dl)V-P。

当使用额外的插管来改善静脉引流或动脉回流时,表示插管的字母被放置在表示主要插管(静脉或动脉)的字母后面。在 V-A 结构中添加引流管成为 VV-A 结构。如果额外的插管将血液送回静脉循环,缩写就成为 V-AV。相应地,如果 ECMO 支持从 V-V ECMO 开始,增加一根动脉回流插管成为 V-VA,诸如此类。在口头交流中,混淆的可能性仍然存在,特别是关于 VV-A 或 V-VA,就需要分别表述为 "V 和 V 到 A" 或 "V 到 V 和 A"。因此,这些缩写也提供了 ECMO 过程中插管顺序的信息。在生理作用上,V-VA 与 V-AV 是一样的。如果

DLC ECMO 又增加了一根动脉回流插管,就表示为(dl)V-VA。

VV-VA 则表示静脉侧有两根单腔引流管,静脉侧有一根回流管,动脉侧也有一根回流管。连字符表示氧合器位于两个引流管和两个回流管之间。

小流量插管,如远端肢体再灌注插管,用小写字母表示。描述小插管的字母位于其所属侧的各大插管后。这种插管可以放置在插管肢体的近端(如腹股沟处),标示为"a",或远端(如位于胫骨后动脉或足背动脉),用"d"表示。在颈内静脉插管头侧增加一根颅内静脉引流管,用"c"表示,增加一根心房或者心室的减压管,用"v"表示。因此,V-Aa 就表示 ECMO 模式为股动脉插管并带有远端

灌注插管的 V-A 模式,而 Vv-A 就表示 ECMO 模式是带有心脏减压插管的 V-A 模式。图 35-1 展示了表 35-1 列举的几种插管策略的命名术语。

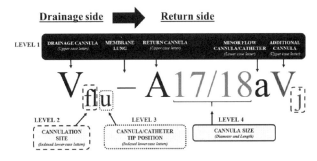

图 35-1　不同描述精确水平采用缩写表述 ECMO 插管策略的命名原则

表 35-1　不同 ECMO 模式插管配置缩略语表述示例

ECMO 模式	VV	VA		VVA		
流动方向"流入"—ML—"流出"	V-V,　VV-V,VV-VV	V-V	V-A,VV-A	V-VA	V-V 转 V-VA	V-A 转 V-AV
配置结构	单腔插管	双腔插管	单腔插管	V-V 加单腔管	双腔插管	V-A 加单腔管
第一级:主要流向:静脉 V,动脉 A,肺动脉 P 次要流向:向头侧 c,向末梢(脚踝)d,向末梢(腹股沟)a,心脏减压 v 其他:双腔插管 dl,腔房插管 ca,上下腔插管 bc	V-V Vc-V	(dl)V-V (ca)V-V (bc)V-V (dl)Vc-V	V-Aa (dl)VV-Ad	Vv-VAa	(dl)V-VA	V-AaV
第二级:插管位置 血管:股血管 f,颈血管 j,锁骨下血管 s 位置:左 l,右 r 其他:烟囱样侧支 g	V_f-V_j	(bc)V_{fl}-V	V_j-V_f $V_j V_f$-A_fa V_j-A_{srg}	V_f-$V_j A_f$	(dl)Vj-VA	V_j-$A_f V_f$
第三级:插管尖端位置:颈动脉 c,心房 a,下腔静脉上端 u,左心室腔 c,上腔静脉 e 两侧:左 l,右 r	V_u-V_a V_{fla}C-V_f		V_{ja}-$A_{fl}dv_a$ V_{ja}-A_{srg}	V_f-$V_{fu} A_f$	(bc)V_fV-A_{flg}	V_{fa}-$A_{fl} V_{fl}$
第四级:插管尺寸:X Fr/Y cm(没有直径则无法表示长度)	V25/25-A17/18 $V18_j$-A14V15/50	(dl31)V-V	V_{fa}29-A_fa	V25/38$_j$-V_fA19/18$_f$a	(dl27)V-VA17/18$_{fl}$a	V17$_{ja}$-A15aV15/50

注:SLC=.两个单腔插管的结构;DLC=.双腔插管;VCI=.下腔静脉;小写的"c"仅指头侧插管;小写字母"v"后的下标小写"c"(v_c)仅指左心室减压管。

第二级:插管位置

为了提供插管位置的信息,在表示插管或导管的字母后直接添加一个下标的小写字母。插管部位可通过以下方式进行举例说明:股-股血流方向的 VV 模式表示为 V_f-V_f,则 V_f-A_f 表示股-股 VA-

ECMO。再比如,当将经颈内静脉放置的静脉回流插管加到以前的 VA 配置中时,将被表示为 V_f-$A_f V_j$。DLC 使用相同的符号,经颈静脉插入时表示为(dl)V_j-V,为了明确插管位置为右颈内静脉,则表示为(dl)V_{jr}-V。表示左(l)或右(r)直接跟在血管名称字母后面。一种罕见的情况是颈静脉双腔

插管合并股动脉插管和远端灌注管,表示为(dl) V_j-VA_fa。在这种表述语境下,采用烟囱式人工侧支建立动脉灌注管的表示为"g",并将其放在表示插管位置的血管字母后面。因此,V_j-A_{srg} 就表示通过颈静脉插管,且插管尖端位于右心房进行引流,通过右侧锁骨下动脉的烟囱样人工血管侧支回流。根据以上示例,使用者可以在第二级命名规范上采用部分或全部详细的缩写来表示。

第三级:插管尖端位置

插管尖端位置使用单独的下标小写字母或放在二级下标字母之后的小写字母来描述。对插管尖端位置的明确(首先要了解插管的设计)有助于理解低氧血症或氧合异常的原因。例如 V-A EC-MO 的差异性低氧血症和 V-V ECMO 期间的再循环问题。因此,V_{ja}-V_f 就表示颈静脉-股静脉的 V-V 配置,引流管尖端位于右心房中,而 V_{fru}-$V_j A_{fr}$ 描述了一种静脉静脉股动脉配置,引流插管经右股静脉将尖端置入下腔静脉上段,刚开始建立了经颈静脉回流的插管(注意时间顺序),然后又建立了右股动脉回流插管,同时建立了右脚的远端灌注导管。

低流量插管,如减压插管,也可提供位置下标以增加 ECMO 配置的信息。在 V-A 应用过程中,放置在左心房("a")的减压导管表示为 Vv_a-A,如果减压管位于左心室(室腔,"c"),则缩写为 Vv_c-A(图 35-2)。

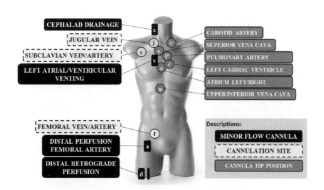

图 35-2　主要插管和低流量插管尖端位置示意

第四级:插管尺寸

插管直径以法制单位表示。1 法制单位(Fr)等于 1/3mm,长度用厘米(cm)表示。值得注意的是,制造商对插管长度的定义没有一致意见。大多数制造商指的是最大插入长度,然而有一些指的是总插管长度。一根"23/25"插管(23Fr/25,23Fr/

25cm)表示插管外径 23Fr,长 25cm。在命名术语中,用户可以只使用直径,也可以同时使用直径和长度。如果不使用直径,则应省略长度。例如:V14-A12,$V23/25_f$-A_f,$V25/38_{ja}$-$A17/19_{srg}$。腔房 DLC 的大小将表示为(ca32)V-V 等。在这种情况下,目前市场上产品有限,因此并没有给出长度数据。

这种配置信息可能通过电子邮件或移动电话传输(不支持小写),因此下标小写字母应该放在括号中,即用 V(jr)-A(srg)表示 V_{jr}-A_{srg}。

中心插管配置的分类

在本文中,主要讨论外周 ECLS/ECMO 的命名。该命名术语作为一个整体扩展至包括中央插管配置和外周加中央插管的联合使用。有关完整的 ELSO 术语,请参阅 ELSO《马斯特里赫特组织体外生命支持命名条约》和《马斯特里赫特体外生命支持组织体外生命支持插管配置缩写条约》。

小结

本章总结了在本书出版前发表的外周 ECMO 插管命名的共识。这个命名法为有关插管配置的缩写提供了一个具体的框架,包括流动方向、插管和膜肺数量及位置、额外增加的与 ECLS 相关的导管、套管位置、插管尖端位置和插管尺寸。该命名法灵活,适于当代使用和未来的创新。用户可以根据规范程度应用术语,并且在每个级别中都有提高精度的空间。该命名法应该有助于交流,简化多中心间协作,并促进从局部地区到全球的注册、研究和质量控制数据的分析。

(翻译:吴岩,校对:熊红燕)

参考文献

1. Favre A, Powell WH. Nomenclature of Organic Chemistry. IUPAC Recommendations and Preferred Name 2013. Cambridge, UK: The Royal Society of Chemistry; 2013. ISBN 978-0-85404-182-4.
2. Sobin LH, Gospodarowicz MK, Wittekind C. TNM Classification of Malignant Tumours, 7th ed. Oxford: Wiley-Blackwell; 2009. ISBN 978-1-4443-3241-4.

3. den Dunnen JT, Antonarakis SE. Mutation Nomenclature Extensions and Suggestions to Describe Complex Mutations: A Discussion. Human Mutation 2000;15:7-12.

4. Brogan TV, Lequier L, Lorusso R, MacLaren G, Peek G. Extracorporeal Life Support: The ELSO red book. 5th ed, Ann Arbor, MI, USA: Extracorporeal Life Support Organization; 2017.

5. Conrad SA, Broman LM, Taccone FS, et al. The Extracorporeal Life Support Organization Maastricht Treaty for nomenclature in extracorporeal life support: a position paper of the Extracorporeal Life Support Organization. Am J Respir Crit Care Med. 2018; doi:10.1164/rccm.201710-2130CP.

6. Javidfar J, Brodie D, Costa J, et al. Subclavian artery cannulation for venoarterial extracorporeal membrane oxygenation. ASAIO J. 2012;58:494-498.

7. Biscotti M, Bacchetta M. The "sport model": extracorporeal membrane oxygenation using the subclavian artery. Ann Thorac Surg. 2014;98:1487-1489.

8. Hou X, Yang X, Du Z, et al. Superior vena cava drainage improves upper body oxygenation during veno-arterial extracorporeal membrane oxygenation in sheep. Crit Care. 2015;19:68.

9. Lindfors M, Frenckner B, Sartipy U, Bjällmark A, Broomé M. Venous cannula positioning in arterial deoxygenation during veno-arterial extracorporeal membrane oxygenation-a simulation study and case report. Artif Organs. 2017;41:75-81.

10. Palmér O, Palmér K, Hultman J, Broman LM. Cannula design and recirculation during veno-venous extracorporeal membrane oxygenation. ASAIO J. 2016;62:737-742.

第三十六章 案例分析

（案例对应本书相关章节）

第二章

患者女性，35 岁。因患严重急性呼吸窘迫综合征，采用 VV-ECLS 给予呼吸支持。患者得到了良好的支持，ECMO 血泵流量为 3L/min，ECMO 气体流量为 4L/min，FiO_2 为 100%，氧合器前血氧饱和度（SO_2）为 78%。呼吸机调至"休息模式"，患者接受超级肺保护通气治疗。然而，在 ECLS 第 3 天，出现发热，其血气检查结果显示：酸碱值（pH）7.28、二氧化碳分压（$PaCO_2$）55mmHg、氧分压（PaO_2）50mmHg、SaO_2 81%。同时出现血清肌酐升高，且乳酸从 1mmol/L 升高至 4mmol/L。根据上述信息请回答以下问题。

1. 增加该患者 DO_2 的最佳方法
   a. 使呼吸机 FiO_2 从 40% 增至 70%
   b. 将血泵流量从 3L/min 增加至 3.5L/min
   c. ECMO 气体流量由从 4L/min 增至 5L/min
   d. 将患者 VV-ECLS 转换为 VA-ECLS，将血流经肺外转流

2. 下面哪个因素不影响膜式氧合器的 CO_2 去除能力
   a. ECMO 气体流量
   b. 膜前 $PaCO_2$
   c. 膜表面积
   d. ECLS 血流速率

3. 对 DO_2 影响最小的参数是
   a. 血红蛋白浓度
   b. 心排血量
   c. FiO_2
   d. 溶解 O_2

4. 患者很可能出现以下哪种情况
   a. 医源性感染导致的脓毒症
   b. 急性失血性贫血
   c. 管路导致的溶血
   d. 低温

5. 以下所有关于氧耗量（VO_2）说法，除了_____均为正确
   a. DO_2 通常超过 VO_2 约 400%
   b. DO_2 在休息条件下约等于 VO_2
   c. 在增加 VO_2 时，SvO_2 可能会显著减少
   d. 产生的 CO_2 的量可以通过已知的 VO_2 进行估算

   答案
   1. b
   2. d
   3. d
   4. a
   5. b

患儿男性，4 岁，体重 20kg。因患肺炎、疑有低心排血量，采用 VA-ECMO（经颈内静脉和颈总动脉插管）进行治疗。经过 2 天的 ECMO 支持后，因其脉搏血氧饱和度较低（86%），请 ECMO 专家会诊。ECMO 回路中的静脉血氧饱和度为 70%。ECMO 泵流量为 1.2L/min，ECMO 气流量为 1.2L/min，FiO_2 为 50%。新型非侵入性心脏监护仪估算患儿自身心排血量为 1.2L/min。

动脉血气分析结果显示：pH 7.32，PCO_2 49mmHg，PaO_2 58mmHg；静脉血气分析结果显示：pH 7.25，PCO_2 56mmHg，PaO_2 33mmHg；氧合器后血气分析结果显示：pH 7.37，PCO_2 44mmHg，PaO_2 200mmHg。ECMO 专家将 ECMO 气体 FiO_2 增加至 100%。

1. 如何看待下一次动脉血氧饱和度
   a. 100%
   b. 86%
   c. 98%
   d. 88%
   e. 95%

2. 增加 FiO_2 后，专家将流量调高至 2.0L/min。现在心脏监护仪显示患儿自身心排血量为 0.4L/min。现在的动脉血氧饱和度是多少
   a. 75%
   b. 86%
   c. 98%

d. 88%

e. 92%

答案

1. d

2. c

讨论

从氧合器排出的氧合血基本上处于完全饱和状态。因此，ECMO 专家通过提高 FiO_2 将仅增加氧气的溶解比例（公式 1），最终导致患者的动脉血氧饱和度和 PaO_2 升高（答案 c）。然而，当 ECMO 专家增加 ECMO 血泵流量、而患者并没有出现明显增加总心排血量时，动脉血氧饱和度将会有大幅度升高（公式 6）。

第三章

患者男性，16 岁，既往体健，体重 65kg。昨天因缺氧和呼吸短促入院，胸部 X 线片显示弥漫性、致密双侧肺部浸润，诊断为急性缺氧和高碳酸血症型呼吸衰竭，给予气管插管治疗。第 2 天早晨实验室检查显示：pH 7.10、$PaCO_2$ 64mmHg、PaO_2 60mmHg。中心静脉血氧饱和度为 40%，血清乳酸 8.1mmol/L。因此，上调呼吸机设置（PEEP、呼吸频率和 FiO_2），给予神经肌肉阻断剂，吸入 20ppm（20mg/L）一氧化氮，并将患者置于俯卧位。

2 小时后，PCR 证实患者甲型 H1N1 流感病毒阳性。在对患者进行再评估后，其双下肢出现花斑，毛细血管充盈缓慢，颈静脉怒张，双侧呼吸音粗糙。重复实验室检查显示数值恶化：pH 7.04、$PaCO_2$ 67mmHg、PaO_2 58mmHg、Hb 13.4g/dl、HCT 40%。肌酸激酶升高至 3 548U/L，伴随肌钙蛋白 I 升高。中心静脉血氧饱和度仍然维持在 40%，但血清乳酸已升至 9.2mmol/L。血流动力学监测显示动脉血压为 85/55mmHg，心率（HR）为 150 次/min，中心静脉压（CVP）为 14cmH2O，SpO_2 为 85%。放置脑血氧监测，其数值为 48%。机械通气设置为呼气末正压（PEEP）为 18cmH2O，频率为 25 次/min，FiO_2 100%，潮气量 330ml。

问题

上述情景中的哪些数据揭示全身氧含量和/或氧输送存在问题？

在上面的场景中，哪些标志物提示组织存在灌

注不良？

血流动力学数据对心脏功能有何提示？

为了做出下一个临床决定，你可能需要哪些其他数据或实验检查？

你现在考虑 ECMO 吗？如果考虑，是什么类型 ECMO？

讨论

患者由流感病毒肺炎导致严重的急性缺氧性呼吸衰竭，并且可能同时患有流感病毒心肌炎，其动脉血氧含量很低。虽然患者血红蛋白和血细胞比容正常，而且呼吸机参数设置很高，但是其动脉 PO_2 和血氧气饱和度很低。尽管有了上述数据，因为不知道患者心排血量数值，所以无法计算氧输送量。然而，中心静脉血氧饱和度降低和乳酸盐增高表明患者没有获得足够的氧输送。从血流动力学上看，尽管中心静脉压很高，但动脉血压低表明存在低血压，这可能提示患者心脏功能不全。

尽管呼吸机参数设置较高，但患者全身供氧受损，持续性低氧，由于疾病的可逆性，这时应考虑使用 ECMO。虽然血管加压药和正性肌力药可能会被使用（或许还没有使用），接下来的工作应是评估心脏功能。这可以通过斯旺-甘兹（Swan-Ganz）导管和/或床边超声心动图来完成。心脏输出数据结果有助于判定 VA-ECMO 或 VV-ECMO 模式的优先顺序。如果患者有严重心肌收缩功能障碍，可能需要 VA-ECMO，因为它提供循环支持并允许心肌休息。在某些情况下，尤其主要是在右心室功能障碍情况下，采用 VV-ECMO 简单地改善氧合就足以改善轻度心脏功能障碍。VA-ECMO 和 VV-ECMO 两者都可以进行保护性肺通气和右心室保护性减压。

第四章

患者男性，15 岁，因严重心肺衰竭而被转诊接受 ECMO 治疗。目前的治疗措施难以奏效，其原因包括严重的耐甲氧西林金黄色葡萄球菌脓毒症和甲型 H1N1 流感病毒感染继发肺出血。患者存在凝血功能障碍（INR>3，血小板<25×10⁹/L）。其血细胞比容为 37%，但仍有明显的肺出血。患者正准备接受 VA-ECMO 治疗。关于该患者的抗凝治疗，请回答以下问题。

1. 在开始抗凝过程中，初始肝素给药的最佳方案

是什么

    a. 给予全剂量 100U/kg

    b. 给予半剂量 50U/kg 肝素,或由于存在严重的凝血功能障碍,不给予任何初始剂量肝素,直接输注肝素

    c. 因为患者发生肝素诱导的血小板减少症,不使用肝素,所以开始使用直接凝血酶抑制药

    d. 以上都不是

2. 患者成功地接受了 VA-ECMO 治疗。尽管肝素剂量增加,但 ACT 和抗 Xa 因子都没有增加。接下来的步骤是什么

    a. 做 AT 水平检查

    b. 只需继续增加肝素剂量,直到上述指标发生改变

    c. 检测 APTT

    d. 当肝素剂量在所需范围内时,停止检测抗 Xa 因子和 ACT

    e. 肝素无效,换用其他抗凝药

3. 如患者开始从胸管、插管、静脉和动脉穿刺部位出血,应如何控制住出血

    a. 停止 ECLS,通知家属患者生存无望

    b. 探查胸部出血

    c. 改用直接凝血酶抑制药

    d. 停止注射肝素

    e. 检查出凝血状态,优化凝血因子(血小板、冷沉淀等),将肝素输注降低至最低范围,输注红细胞补充失血。因可能发生纤维蛋白溶解(血栓弹力图检查或血栓弹性测定),考虑使用抗纤维蛋白溶解药

答案和讨论

1. b。在大多数情况下,尽管存在严重的凝血功能障碍,仍会给予 50U/kg 肝素。因为在 ECMO 期间,随着弥散性血管内凝血的发生,血栓形成会增加,导致插管内形成血栓。如果凝血功能障碍非常严重,部分医疗机构可能会选择在插管时停止所有抗凝治疗。

2. a。肝素效应是间接的,需要 AT 参与。如果 AT 水平较低,则需要给予 AT 以达到肝素化要求和适当的抗 Xa 因子。

3. e。确定 ECLS 出血原因是其管理的必要条件。当出现多处出血时,可能是抗凝过度、凝血因子和血小板丢失或纤维蛋白溶解导致。恰当的支持措施和明确病因是首先要考虑的。如果确定存

在纤维蛋白溶解,就需要加入抗纤维蛋白溶解药。胸腔内存在大血块也能刺激纤维蛋白溶解,因此,如果无法控制出血,可能需要考虑手术探查止血。

第五章

患儿女性,6 岁,因有急性髓系白血病病史,最近接受了化疗,因发热在急诊室就诊。实验室检查显示:白细胞 $3\,200\times10^9/L$(ANC 780),血红蛋白 72g/L,血细胞比容 22%,血小板 $80\times10^9/L$,血型 A 型,RhD 阳性。入院接受观察,但病情很快恶化。甲型流感病毒呈阳性,在最大限度机械通气支持下出现呼吸衰竭。重症监护室医师希望给插管 VV-ECLS,但要这样做,需要输注血液制品。

1. 免疫功能低下患者需要输血时,如接受化疗的患者,需要考虑哪些特殊因素?

2. 假设需要输注红细胞,是要求"紧急发放"红细胞还是"标准发放"红细胞?

答案和讨论

1. 免疫功能低下的患者更容易受到输血相关感染和移植物抗宿主病的影响。因此,如果时间允许,发放给免疫受损患者的所有血液制品应是巨细胞病毒安全(或阴性)且经过辐照的。每一个输血服务机构都应该制定一个政策或程序,概述他们如何定义"免疫受损"及应该对血液制品进行哪些改进。

2. 这个问题取决于需要 ECLS 插管的紧急程度。紧急发放血液的目的是迅速发放血液,它跳过了所有的输血前兼容性测试,直接供给通用匹配的 O 型红细胞、A 型或 AB 型血浆和血小板。因此,紧急发放的血液制品将在很大程度上兼容 ABO 血型,但不保证一定匹配其他稀有血型。而标准发放血液是在将血液发放给患者之前进行兼容性测试(如血液类型、筛选、交叉配型),并对其进行处理(即 CMV 安全、清洗、辐照等)。这个过程可确保发出最安全的血液,但可能需要 1 小时到几天时间,因此不适合快速失血或急需血液的患者。

第六章

患儿男性,5 岁,体重 20kg,在当地湖泊中游泳时因溺水继发急性呼吸窘迫综合征,接受 ECLS 插管治疗。血清肌酐 $44.2\mu mol/L$,尿量可。

1. 患儿从外院转入 ECLS 中心时,使用芬太尼进行了镇静治疗。目前的剂量为 $2\mu g/(kg \cdot h)$(标准起始剂量)。由于已经给患儿多次推注芬太尼,医疗小组担心患儿因激越出现插管意外。该推荐何种药物治疗
   a. 继续输注芬太尼,但略微增至 $3\mu g/(kg \cdot h)$
   b. 额外增加异丙酚连续输注以增强镇静作用
   c. 从芬太尼转为吗啡,使用较高的吗啡起始剂量
   d. 增加咪达唑仑输注

2. 该医疗小组希望为患儿输注右美托咪定,并要求给出初步的剂量建议。应该推荐什么剂量[右美托咪定的标准起始剂量为 $0.2\mu g/(kg \cdot h)$]
   a. 以 $0.2\mu g/(kg \cdot h)$ 开始并缓慢滴定以达到效果
   b. 给予 $100 \sim 500\mu g/(kg \cdot h)$ 负荷剂量,并以 $2\mu g/(kg \cdot h)$ 开始
   c. 从 $0.1\mu g/(kg \cdot h)$ 开始,以避免过度镇静
   d. 从 $0.4\mu g/(kg \cdot h)$ 开始,如果极度激越,考虑负荷剂量

3. 在抵达 ECLS 中心之前,患儿开始使用包括万古霉素在内的广谱抗生素。外部医院根据年龄开始使用的标准剂量为 15mg/kg,静脉滴注,每 6 小时 1 次。尿量很好。ECLS 中心如何推荐使用剂量
   a. 减少万古霉素的剂量,因为在 ECLS 时存在清除率降低的风险
   b. 继续当前剂量,密切关注万古霉素水平,评估药物清除率,并根据数据进行药物的个体化调整
   c. 1 周后评估万古霉素水平,以确保万古霉素确实处于稳定状态
   d. 继续当前剂量,无须监测药物水平,因为患者的临床状态稳定

4. 由于肺内有湖水,抗感染专家建议进行抗真菌治疗,认为伏立康唑可以提供良好的广谱抗菌作用。可以向医疗团队提供哪些信息来帮助指导决策
   a. 伏立康唑具有较高对数 P 值和分布容量,这将使其达到有效剂量存在挑战,应考虑其他药剂
   b. 伏立康唑可以从标准剂量(4mg/kg)开始,然后根据血药水平调整
   c. 伏立康唑应每日一次,以避免药物毒性

d. 伏立康唑是 ECLS 患者的最佳选择
   答案
   1. c
   2. d
   3. b
   4. a

第七章

新生儿呼吸道 ECMO

一例产妇经历长时间分娩过程且有发热,于孕 36 周诞下一名 2.9kg 大胎龄男婴。在分娩时,婴儿有呼吸,但闻及咕噜声,有明显窘迫症状。在出生后 10 分钟内,动脉血氧饱和度维持在 50%,给予气管插管后动脉血氧饱和度达到 90%(FiO_2 为 100%)。胸部 X 线片显示双肺不清,扩张不佳。给予一氧化氮和多巴胺后有短暂反应,但在随后 24 小时内病情加重,转诊拟行 ECMO 治疗。超声心动图显示肺动脉高压,但心脏解剖结构正常、功能良好。

1. 婴儿使用高频振荡通气,平均动脉压(MAP)$16cmH_2O$,振幅 42,频率 8Hz,FiO_2 100%。血气结果为:pH 7.16,$PaCO_2$ 52mmHg,PaO_2 32mmHg,BE $-8mmol/L$。请计算该婴儿的氧合指数
   a. 32
   b. 45
   c. 50
   d. 64

2. 该患者是 ECMO 的合理候选者,但存在危险因素会增加患儿的并发症发生率和死亡率。以下哪项不是危险因素
   a. 酸中毒
   b. 心肺复苏术
   c. 孕龄
   d. 生物年龄
   e. 诊断

3. 这个婴儿的生存率是多少
   a. 40%
   b. 51%
   c. 70%
   d. 92%

答案和讨论

1. c。OI =(MAP×FiO_2×100)/PaO_2 =(16×1×

$100)/32=50$。

2. d。早产、心肺复苏史和酸中毒都是不良预后的危险因素,其诊断目前是特发性新生儿持续性肺动脉高压,但也可能是肺炎或其他。

3. c。虽然预测很困难,但大多数适合该婴儿诊断类别的生存率为 $60\%\sim80\%$,孕龄也会影响生存率,典型的胎粪吸入综合征的生存率为 92% 而先天性膈疝的生存率是 51%。

小儿呼吸道 ECMO

儿科加强监护病房,有 3 例患者在接受 ECLS 治疗:第一例为 2 月龄呼吸道合胞病毒毛细支气管炎合并细菌性肺炎的患儿;第二例是 7 岁对环境变应原有应答的严重哮喘患儿;第三例是 12 岁合并白血病和真菌性肺炎的患儿,该患儿已经接受了 24 天的 ECLS 治疗。

1. 在这个加强监护病房中,哪例 ECLS 患者出院的可能性最高
   a. 呼吸道合胞病毒细支气管炎
   b. 细菌性肺炎
   c. 哮喘持续状态
   d. 真菌性肺炎

2. 在这个加强监护病房中,哪例 ECLS 患者出院的可能性最低
   a. 呼吸道合胞病毒细支气管炎
   b. 细菌性肺炎
   c. 哮喘持续状态
   d. 真菌性肺炎

3. 在上面描述的繁忙的儿科加强监护病房中,因呼吸衰竭而接受 ECLS 治疗患者合并其他疾病的概率有多高
   a. 约 0 的患儿有合并症
   b. 约 20% 的患儿有合并症
   c. 约 30% 的患儿有合并症
   d. 约 50% 的患儿有合并症

4. 与第三例患儿相似的小儿呼吸衰竭的 ECLS 疗程延长,哪项陈述最准确
   a. ECLS 持续时间超过 21 天的患者生存期与 ECLS 持续时间少于 21 天的患者相似
   b. ECLS 患者的生存率随着 ECLS 持续时间的增加而降低,但是有相当数量的患者在长期病程中存活,这使得在没有严重并发症的情况下很难知道何时停止 ECLS
   c. ECLS 持续时间在 21 天左右的患者死亡率最

高,但如果这部分患者能够在这 3 周内存活,那么其生存率很高
   d. ECLS 持续 21 天或更长时间的患者,其死亡率非常高,ECLS 不应持续超过 3 周

答案
1. c
2. d
3. c
4. b

成人呼吸系统 ECMO

重症监护室内一名 32 岁肥胖女性(87kg),因感染甲型 H1N1 流行性感冒病毒继发低氧和高碳酸呼吸衰竭已插管 2 天,现处于镇静和肌松状态,用去氧肾上腺素维持血流动力学。入院前 3 天,吸入气氧流量为 12L/min。现在 FiO_2 100%,PEEP $24cmH_2O$,气道平台压 $36cmH_2O$。胸部 X 线片显示双侧斑片状浸润,无明显积液。超声心动图显示心肌收缩有力,无瓣膜病,左心室正常,射血分数 60%,PaO_2 56mmHg。

1. 估计患者的死亡风险是多少
   a. 25%
   b. 50%
   c. 70%
   d. >80%

2. 如选择用 ECMO 支持为患者治疗,应该首先选择哪种 ECMO 模式
   a. VA-ECMO
   b. VV-ECMO

3. 通过右颈内静脉的双腔插管给予患者进行 VV-ECMO 支持。ECMO 流量为 5.2L/min。在输注 2U 红细胞后,患者血红蛋白升至 113g/L。呼吸机参数设置改为呼吸频率 10 次/min,FiO_2 30%,PEEP $10cmH_2O$,气道峰压 $20cmH_2O$,潮气量 150ml。停止镇静和肌肉松弛后,患者逐渐醒来。用肺动脉导管检测,混合静脉血氧饱和度为 67%,动脉血氧饱和度为 82%,PaO_2 为 54mmHg。下一步应如何处理
   a. 添加第二个静脉引流插管,将 ECMO 流量增加至 7L/min
   b. 将 FiO_2 增加至 100%,PEEP 增加至 $20cmH_2O$
   c. 重新开始镇静和肌肉松弛
   d. 去喝杯咖啡吧

答案和讨论

1. d。该患者已发生 ARDS,根据柏林标准属于严重的 ARDS。患者 APPS 得分为 7~8 分,Murray 肺损伤评分为 3~4 分,因此其死亡风险将>80%,并且提示需要 ECMO 治疗。

2. b。患者发生原发性呼吸衰竭。静脉 ECMO 可以提供足够的支持。虽然需要使用去氧肾上腺素维持血流动力学,但其血流动力学受损可能是胸腔内压力过高的结果,这将会阻碍心脏血液回流,同时镇静药也有降压作用。

3. d。VV-ECMO 对患者的支持是足够的,这一点可以通过可接受的动脉血氧饱和度、混合静脉血氧饱和度和适当的血红蛋白水平等指标得到证明。目前的"保护性肺通气"设置是适当的,旨在最小化呼吸机相关的伤害。停止镇静和肌肉松弛也很重要,这样做可以评估患者神经病学状况。

第八章

患有左心发育不良综合征的新生儿入住心脏加强监护病房(cardiac intensive care unit,CICU)。在进行诊断检查期间,患儿持续输注前列腺素数天。在 5 日龄时,患儿接受 Norwood 手术并行 Blalock-Thomas-Taussig(BTT)分流术。患儿经历较长时间的体外循环(cardiopulmonary bypass,CPB)和主动脉阻断。最初,在第一次准备 CPB 停机时,由于超声心动图显示患儿右心室收缩性差,并且血压低、血氧饱和度低,因此进行二次转机,并且准备过渡到 ECLS。然而,在转换到 ECLS 之前,再次尝试 CPB 停机并获成功。当患儿被转回 CICU 时,胸骨未被缝合固定,使用血管活性药物包括米力农[0.75μg/(kg·min)]和肾上腺素[0.1μg/(kg·min)]。到达 CICU 后,患儿处于临界低血压、持续性乳酸性酸中毒、无尿排出。床边超声心动图显示中度右心室功能障碍,不能显示 BTT 分流血管、肺动脉或主动脉弓。在随后的几个小时中,患儿陆续出现系统性灌注不良的迹象,如心率加快、无尿液、乳酸性酸中毒加重,于是增加肾上腺素用量以维持血压。在患儿进入 CICU 几个小时后,出现无脉性电活动心脏停搏。

1. 这个患儿是否需要接受 ECMO/ECPR 治疗?

2. 患儿应该接受什么类型的 ECLS(VA 或 VV)支持?

3. 患儿应该如何插管?

4. 这个患儿 ECLS 流量是多少?

5. 在讨论如何确保该患儿能够 ECLS 脱机时,应该考虑哪些问题?

第九章

儿童院内病例

一名患有大动脉转位(transposition of the great arteries,TGA)的婴儿本周接受手术治疗,并于今天拔管。在加强监护病房,患儿仍然烦躁不安、发热、呼吸急促和心动过速。家属在床边,术后第一次抱着患儿。患儿变得极度虚弱,毫无反应。脉搏血氧饱和度仪无法检测到血氧饱和度,护士在监视器上看到长时间的复杂心动过缓,没有明显的脉搏。婴儿被放回床上。护士立即开始进行心肺复苏。

ICU 团队提供高质量的胸外按压,气管重新插管,静脉注射肾上腺素。动脉血压和呼气末二氧化碳分压显示波形,患儿对心肺复苏措施有良好的反应。ICU 团队正在系统地排查导致心动过缓的可能原因。7 分钟内,尽管尝试胸外起搏,但患儿仍无脉性电活动,并已经排除心脏压塞、出血、贫血、血容量不足和气胸。该团队必须考虑以下处理方法:(经胸骨手术部位)开胸以改善心脏功能,和/或解决任何冠状动脉缺血,和/或确定是否使用 ECMO 提供良好血液循环以增强大脑和心肌的灌注和氧合。基于本病例的情况,使用 ECMO 将有助于查找和解决心脏停搏的原因,但 ICU 团队还需要决定是采用开胸入路还是颈部插管进行 ECMO。ICU 团队还必须做好及时进行诊断性和介入治疗性导管操作或手术探查的准备。在理想情况下,完成 ROSC 或 ECMO 血流辅助的时间间隔应尽可能短。另外,在这种情况下,床边医护团队对采用复苏手段以尽量减少患儿缺血的困难程度可能会存在不同的看法,有必要尽快达成共识。

成人院外案例

患者男性,42 岁,在为社区的慈善事业筹集资金参加迷你马拉松比赛时,跌倒在人群中。一名志愿者看到他倒下后立即跑到他身边,另一名志愿者在呼叫紧急医疗服务的同时带来自动体外除颤器(automated external defibrillator,AED)。当急救人员到达时,有人正在对患者进行心肺复苏,AED 证实有心室颤动,并对其进行两次电击除颤,过渡到高级生命支持(advanced life support,ALS)心肺复苏术。呼叫协调中心给予医疗支持,并直接进入区域心脏中心的急诊室。现在距离院外心肺复苏开始已经有25分钟,在实施心肺复苏措施(包括重复除颤)的同时,将患者送到导管室,准备查找和解决难治性心室颤动的病因。介入心脏病学团队和ECMO插管团队正在等待患者到来。下一步工作将涉及决定在进行心室颤动治疗的同时,何时启动ECPR,或继续进行高级治疗来解决可能存在的急性冠状动脉综合征。

第十章

创伤

患者25岁,摩托车手,在高速公路上撞车,随后出现钝性胸部创伤、骨盆骨折和右下肢穿透性损伤。入院检查:格拉斯哥昏迷评分量表得分为8分,心率130次/min,血压70/40mmHg,呼吸频率12次/min,血氧饱和度83%。为其进行气管插管,并给予FiO_2 100%进行机械通气。放置胸腔引流管处理双侧张力性气胸。在股动脉血管重建术和盆腔血管介入术后,患者出现凝血功能障碍。患者需要增加血管加压药的剂量和增加机械通气设置。

动脉血气分析和呼吸机设置:PaO_2 68mmHg,$PaCO_2$ 110mmHg,pH 7.12。潮气量<150ml,吸气驱动压>20cmH_2O,PEEP 15cmH_2O,吸气压力38cmH_2O,FiO_2 100%。

1. 对结果的解释是什么?
2. 发生了什么,为什么? 推荐一种治疗方案。

答案和讨论

1. 在患者发生肺顺应性降低和急性严重的肺衰竭之后,出现严重的低氧血症、高碳酸血症和呼吸性酸中毒。

2. 严重低氧血症的治疗包括VV-ECLS。VV-ECLS是一种可行的肺支持选择,用于治疗严重创伤后的严重肺衰竭。在肺顺应性降低的情况下,VV-ECLS可促进充分的气体交换,并用于预防呼吸机引起的肺损伤,使肺部得到允许休息,如在自主呼吸时进行超保护性通气。

肿瘤

患儿女性,3岁,先前正常健康,新近被诊断为急性淋巴细胞白血病,其白细胞计数为17 000×10^6/L,血红蛋白为60g/L,血小板为12×10^9/L,流感引起急性低氧呼吸衰竭。患儿接受了广谱抗生素及抗流感病毒治疗,并且没有接受过任何化疗。给予高频振荡呼吸机支持,FiO_2 100%,MAP 32cmH_2O,ΔP为96cmH_2O,频率为5.5Hz,动脉血气结果为pH 7.32,$PaCO_2$ 52mmHg,PaO_2 56mmHg,氧合指数为57。她不需要正性肌力药物/血管加压药,也没有其他器官损伤的证据。

1. 可以为该患儿提供ECLS治疗吗? 描述为该患儿提供ECLS治疗对其预后的有利和不利因素。
2. 在启动ECLS后,患者的白细胞会发生哪些变化?

答案和讨论

1. 对该患儿提供ECLS治疗是合理的。有利的预后因素是患儿患有一种五年生存率很高的癌症(>90%),并且预计这种癌症能被长期治愈。患儿尚未接受化疗,也没有机会接受化疗。需要ECLS支持的基础疾病是流感,已知其对ECLS治疗具有反应性和可逆性,也有合理的成功率。不利的预后因素包括血小板减少症引起的出血风险增高,活动性癌症引起的血栓形成,免疫抑制引起继发性感染的潜在风险增高,以及在使用ECLS时进行化疗的药理学改变。

2. 由于患儿体重较小,即使没有进行化疗,在ECLS插管后白细胞计数也会减少,且通常是急剧减少。这是由于血液稀释(ECLS预充液不含红细胞),以及白细胞与ECLS回路和氧合器结合的缘故。

第十一章

一名患者在院外被怀疑患心肌病准备接受入院治疗。如果该患者需要气管插管作为治疗的一部分,主治医师要求准备ECMO系统,以便在出现心脏停搏的情况下为ECPR做好准备,当电话转到ECMO负责人,为准备启动ECLS,需要哪些信息? 请选择所有符合条件的项目

    a. 患者的年龄、体重
    b. 初步诊断
    c. 入院科室
    d. 抵达时间
    e. 指令下达到电子医嘱系统以准备:血液产品;

输注的液体;预充需要的药物

  f. 治疗计划:是否需要 ECMO?

  g. 家庭成员

讨论

在计划实施 ECMO 插管时,除了知道家庭成员是否在场外,所有这些信息都是可取的。该方案的重点是强调规划和时间管理是 ECMO 成功实施的关键。

第十二章

患者男性,58岁。出现心脏停搏,立即进行心肺复苏。患者很快被转到三级医院,救护车配备了自动心脏按压装置。到达后,尽管多次尝试除颤,但患者没有恢复自主循环。从心脏停搏到急诊室的时间是 40 分钟。急诊医师的决定是进行 VA-ECMO 插管,然后对患者进行心肌缺血评估。ECMO 转流开始后,患者转为窦性心律,但心电图显示心肌缺血。

1. 患者接受外周 VA-ECMO 支持作为其 ECPR 复苏的一部分。经胸超声心动图显示左心室收缩乏力和左心室扩张。解决这一问题的下一步骤可能是
  a. 添加正性肌力药物
  b. 房间隔造口术
  c. 经左胸左心室减压
  d. a,c
  e. a,b,c

2. 为避免南北综合征,VA-ECMO 支持的插管应配置动脉流入
  a. 股浅动脉
  b. 腋动脉
  c. 大动脉
  d. b,c
  e. 以上都不是
  答案
  1. e
  2. d

出生后第2天的新生儿,体重 2.1kg,被诊断为胎粪吸入综合征。尽管进行了最大限度的药物治疗,但仍无法维持足够的气体交换(严重缺氧,乳酸酸中毒加剧)。采用高频振荡通气,FiO_2 100%,MAP 17cmH_2O,ΔP 65cmH_2O,频率 9Hz,iNO 25ppm。

新生儿医师打电话给 ECMO 团队要求提供 ECMO 支持。

1. 哪种 ECMO 将用于治疗该患儿
  a. VV
  b. VA
  c. ECCO$_2$R
  d. 以上都不是

2. 选择哪种泵流量
  a. 80ml/(kg·min)
  b. 100ml/(kg·min)
  c. 60ml/(kg·min)
  d. 根据气体交换结果,泵流量在 100~200ml/(kg·min)
  答案
  1. b
  2. d

第十三章

妊娠 32 周出生的 5 月龄、体重为 4.2kg 的男孩接受了食管闭锁的重建手术,结果并不令人满意。术后并发呼吸道合胞病毒肺炎和肺炎克雷伯菌引起的严重的低氧血症呼吸衰竭,需要 ECMO 治疗。ECMO 在转诊医院启动。由于没有发现患儿合并心力衰竭,因此放置了 13Fr 双腔管的 VV-ECMO。胸部 X 线片证实了插管的位置正确。

在转诊医院的最初几个小时内,患儿氧耗量相当高,这表明镇静效果不理想。ECMO 血流量为 120ml/(kg·min)。几个小时后,从三种不同的位置同时进行血气采样:桡动脉、膜肺前和膜肺后,结果见表 36-1。

表 36-1 ECMO 期间不同部位的血气结果

	桡动脉	膜前	膜后
pH	7.35	7.36	7.44
SatO$_2$%	31	67	100
PO$_2$/mmHg(kPa)	25(3.3)	40(5.3)	394(52)

1. 对血气结果的解释是什么?
2. 下一步的计划是什么?
3. 现在应该做什么?

答案和讨论

1. 存在 VV-ECMO 再循环。

2. 立即进行超声心动图检查,显示患者心排血量约 2L/min。右心房可见 ECMO 插管显著偏上方,彩色多普勒显示有再循环。胸部 X 线片可显示插管位置不理想。胸部 X 线片还可显示是否存在气胸,或是否存在影响心脏充盈的任何胸内脏器过度膨胀,后者会对患者心排血量产生继发影响。心排血量减少使再循环分数增加。

3. 调整插管位置,最好在超声心动图的指导下进行。将插管向下推 10mm,在几分钟内外周血氧饱和度增加至 88%。

第十五章

患者男性,65 岁,有慢性阻塞性肺疾病病史。患者向急诊室医师报告,近 2 天呼吸急促加重,这种情况是在近期病毒感染后开始的。在急诊室中,患者在室内空气条件下的血氧饱和度为 88%。患者一直在努力呼吸,只能说简短的句子。检查发现,患者有弥散性啰音,呼气期延长。胸部 X 线片显示右侧一个新的局灶性浸润。动脉血气显示:pH 7.30,$PaCO_2$ 80mmHg,HCO_3^- 39mmol/L,PaO_2 62mmHg,SpO_2 92%。FiO_2 50%。患者在 PSV 模式下进行了 NIV 试验:PS $14cmH_2O$,PEEP $8cmH_2O$ 和 FiO_2 50%。但在初步改善后,患者动脉血气分析再次恶化:pH 7.25,$PaCO_2$ 89mmHg,HCO_3^- 37mmol/L,PaO_2 83mmHg,SpO_2 96%,FiO_2 50%。

将如何处理?

NIV 加 $ECCO_2R$。

WOB 减轻了,NIV 成功脱离,患者 pH 和 $PaCO_2$ 得到改善。

动脉血气分析结果:pH 7.41,$PaCO_2$ 56mmHg,HCO_3^- 38mmol/L,PaO_2 85mmHg,SpO_2 94%,FiO_2 40%。

第十八章

患者女性,19 岁,身材苗条,因乙型流感并发甲氧西林敏感金黄色葡萄球菌感染,出现严重急性呼吸衰竭。尽管呼吸机支持力度增加,患者氧合状况却恶化,故为其使用 31Fr 双腔导管的 VV-ECMO 支持。在插管当晚,主泵流量为 4.3L/min。患者动脉血氧饱和度为 87%,而 ECMO 静脉血氧饱和度为 68%。患者血流动力学稳定。在第二天早晨,静脉血回流至氧合器的血氧饱和度为 90%,而

左手脉搏血氧仪读数为 66%,ECMO 专家担心患者发生严重的神经损伤。患者瞳孔很小。当观察插管时,会发现双腔插管管身已经旋转,并且皮肤缝合线被拉伸。当意识到插管血流方向是后向时,意味着动脉血喷射口远离三尖瓣口。在进一步检查中,发现本该与 ECMO 泵后管路连接的插管转到了向后的位置。这时应该意识到,插管与 ECMO 管路连接后,在夜间发生了扭折(或旋转),所需做的工作只是在现有位置将插管旋转 180° 即可。解决方案是将插管旋转回其正确位置,并考虑断开 ECMO 管路将其与插管重新连接,并使其处于松弛位置。

第十九章

患儿男性,胎龄 41 周,体重 3.8kg,因胎儿心率变异性大,在边远社区医院行紧急剖宫产。分娩时发现中度胎粪污染的液体,男婴最初呼吸无力并有严重的心动过缓。在正压通气支持下,心率迅速改善,但婴儿呼吸困难持续存在,行气管插管。在转移到新生儿加强监护病房后,因呼吸衰竭加强呼吸支持力度,包括 100% 氧气吸入、高频振荡通气和吸入一氧化氮 20ppm(20mg/L)。出生后 2 小时,导管前后氧饱和度分别为 86% 和 75%,血气分析显示 pH 7.10,$PaCO_2$ 68mmHg,PaO_2 39mmHg,BE -9mmol/L,OI 为 55。胸部 X 线片符合胎粪吸入表现,呈弥漫性肺损伤、无气胸。到出生后 4 小时,这些化验结果仍没有改善,所以转到 ECMO 中心治疗。

1. 基于以上信息,此患儿是 ECMO 治疗的候选人吗?

2. 患儿在接受 ECMO 治疗之前,还需要做哪些额外的评估?

3. 是应使用 VV-ECMO 支持还是 VA-ECMO 支持?这两种方法有哪些好处和风险?

到达 ECMO 中心后,超声心动图显示心脏结构解剖和功能正常,但严重的新生儿持续性肺动脉高压则令人担忧。头部超声检查没有发现异常或出血迹象。其他实验室检查发现血小板计数和凝血功能正常。尽管心脏功能良好,但婴儿仍有严重的缺氧性呼吸衰竭,OI 为 55 或更高,因此经家属同意决定使用 VV-ECMO。

1. 患儿 VV 插管的型号有哪些?

2. 预充 ECMO 管路需要多少血,是否需要洗涤或血液过滤?

3. ECMO 启动后,泵流量应该是多少?

4. 插管尖端应放在何处能获得最佳流量? 如何确认插管位置正确?

从血库获得 200ml 洗涤血液用于管路预充。经右颈内静脉手术置入 13Fr 双腔 VV 插管,插管深度为 7cm。超声心动图证实插管尖端位于右心房中下部,动脉血流向三尖瓣。ECMO 流量在 20 分钟内逐渐增加到 120ml/(kg·min),但未产生过大的负静脉压,患者导管前氧饱和度提高至 94%。将呼吸机设置调整为休息模式,FiO_2 为 40%。

在 ECMO 的第 2 天,患儿的氧饱和度在早晨拍完胸部 X 线片后急剧下降到 70% 左右。血气分析显示 pH 和 PCO_2 正常,但 PaO_2 较低,为 30mmHg。此外,管路 SvO_2 同时由 78% 增加至 94%,并且在氧合器前、后血液颜色差异似乎减少。

1. 患儿血氧减低的可能原因是什么?

2. 有哪些检查可以确认问题?

3. 应采取哪些纠正措施?

基于上述变化,怀疑插管位置不恰当而导致再循环分数增加。胸部 X 线片显示没有气胸或心包积气,但插管尖端比以前位置高出几厘米。超声心动图显示插管尖端位于上腔静脉和右心房的交界处。重新手术,并将插管重新放置在右心房内,氧合立即改善,恢复到先前的高水平。

到 ECMO 第 4 天,患儿血流动力学功能正常,没有正性肌力药支持,水肿很轻。胸部 X 线片显示肺膨胀良好,肺顺应性在中度呼吸机支持下得到改善。超声心动图显示心脏功能良好,仅有极少量的新生儿持续性肺动脉高压证据,以及一个以左向右分流为主的小动脉导管未闭。ECMO 泵流量为

110ml/(kg·min),ECMO 气体流量为 0.1L/min,FiO_2 为 35%。ECMO 管路 SvO_2 读数为 85%,最后一次血气的 PaO_2 为 75mmHg,呼吸机 FiO_2 为 40%。

1. 患儿可以准备撤除 ECMO 吗?

2. 准备撤除 VV-ECMO 支持的程序是什么?

3. ECMO 泵流量是否需要进一步降低?

4. 在撤机前观察期间需要监测什么指标?

5. 如果新生儿持续性肺动脉高压仍然显著,可以重新开始哪些措施帮助改善氧合,使患儿顺利撤机?

6. 哪些工作能帮助顺利撤除 ECMO 支持?

患儿接受 ECMO 撤机试验,即中断氧合器气源供应。调整呼吸机参数设置,给患儿足够的通气量,略微增加平均气道压力和 FiO_2 以支持患者氧合。在 ECMO 撤机试验 1 小时后,在呼吸机如下参数时:高频振荡通气,MAP 14cmH_2O,频率 9Hz,ΔP 28cmH_2O 和 FiO_2 50%,血气分析结果显示 pH 7.42,$PaCO_2$ 48mmHg,PaO_2 90mmHg,BE −2mmol/L。将 FiO_2 增加至 100% 持续 5 分钟,血气分析显示 PaO_2 增至 260mmHg。根据这些检查结果,决定停止 VV-ECMO 支持并撤机。患儿继续接受呼吸机支持 72 小时,在出生后第 21 天出院回家。

第二十章

患儿女性,2 岁,体重 15kg,在溺水后出现难治性呼吸衰竭。经右颈内静脉经皮插入 16Fr 双腔插管进行 VV-ECMO 治疗。首先是 FiO_2 为 100%,ECMO 气体与泵流量比为 1:1。逐渐增加 ECMO 离心泵流量。以下是可能发生的四种不同情况。

	每分钟转速/(r·min^{-1})	泵流量/ml	pH	$PaCO_2$/mmHg	PaO_2/mmHg	SaO_2/%	肾 rSaO$_2$/%*
1	2 400	600	7.41	41	55	75	55
2	2 800	1 000	7.38	35	75	88	85
3	3 200	1 300	7.42	38	100	97	83
4	3 800	1 400	7.40	40	150	99	85

注:* 近红外光谱监测的肾脏局部氧饱和度。

最佳泵流量是什么? 为什么?

选择 1:泵流量不能提供充分氧合。

选择 2 和选择 3:能提供充分的氧合作用和足够的肾脏灌注。只要氧气输送足够,可以接受较低的 SaO_2。

选择 2 可能代表最佳解决方案,因为在较低的

转速下,ECMO 流量可以实现良好的器官氧合作用。

选择 4:以高转速实现 1 400ml 的泵流量,并不能比选择 2 和选择 3 提供更好的氧合。而且会导致 ECMO 管路中更高的压力和阻力,从而导致溶血。

在 ECMO 启动 6 小时后,尽管泵流量增加、氧耗量减少和输注红细胞,患者仍表现出氧合不良。决定给患儿做俯卧位通气。患儿俯卧位平稳,血氧饱和度提高。但 2 小时后,发现泵流量逐渐减少,动脉饱和度再次下降。当前评估:血压 93/55mmHg(平均血压 62mmHg),心率 100 次/min,体温 36℃,尿量 1ml/(kg·h),持续 2 小时,负体液平衡。患儿处于镇静和肌肉松弛状态。

鉴别诊断是什么,如何进行鉴别?

牢记离心泵流量依赖于前负荷和后负荷的大小。

进行完整的 ECMO 管路检查,以排除静脉或动脉管路的扭结或闭塞。

结果:ECMO 管路正常。

患者非高血压或激越状态;全身血管阻力没有升高。

现在必须排除任何减少前负荷和造成异常静脉引流的原因:如张力性气胸或心脏压塞。进行胸部 X 线片和超声心动图(即使在俯卧位也可以)检查。

同时考虑血容量不足,因为俯卧位降低右心室后负荷,增强静脉回流。血管内容量状态在俯卧位可能需要通过输液来进行优化。

第二十一章

患儿,7 日龄,体重 4kg,左心发育不良综合征,行 Norwood 手术(改良 BT 分流术)后,因低心排血量综合征在心脏加强监护病房给予 VA-ECMO 治疗。术后止血需要花费很长时间。

目前患儿状态:经胸中央插管(14Fr 静脉插管插入右心房和 10Fr 动脉插管插入主动脉)。胸腔引流失血 15~20ml/h。在手术室接受 20ml/kg 血小板和 2U 冷沉淀,用鱼精蛋白中和肝素。

ECLS:离心泵、肝素涂层管路和聚甲基戊烯中空纤维氧合器。离心泵转速设定为 2 400rpm,ECLS 血流量为 600ml/min[150ml/(kg·min)]。静脉管路压力为 −15~−12mmHg;ECMO 气体流量为 0.3L/min,FiO_2 为 30%。氧合器跨膜压差为 15mmHg。加热器温度设置为 37℃。

没有按照心脏外科医师的医嘱给患儿或管路中注射肝素。CICU 团队的 ACT 目标为 140~160s,血小板计数>100 000×10⁹/L。作为 ECLS 专家,已完成了初步评估、管路检查和常规血液检查,ACT

130 秒。

1. 最初需要关心的项目是什么?

ACT 很低,即使患者出血,也有可能在管路中形成血凝块。

2. 在进行 ECLS 时,没有给患者进行抗凝治疗的风险是什么?

主要的风险是 ECMO 管路内出现血凝块导致血栓形成(和潜在的栓塞),氧合器失效和 ECLS 支持功能丧失。新生儿和儿童血流量越低,血栓风险越高。管路和插管上的肝素涂层可能会降低抗凝要求。

3. 目标 ACT 是 140~160 秒。接下来应该做的是什么?

立即以 5~10U/(kg·h)开始肝素输注,以使 ACT 维持在 140~160 秒。

实验室检测结果包括:血小板 63 000×10⁹/L,纤维蛋白原 0.9g/L,普通肝素 0.15U/ml,抗凝血酶 0.37mg/ml。患者继续需要输注血液制品,冰冻血浆和库存红细胞联合输注,速度是 10ml/h。

4. 该患者是否应该输注其他血液制品?

输注 15~20ml/kg 血小板以纠正术后出血造成的患者血小板计数过低。给予冷沉淀(每 10kg 体重用 1 单位)以维持纤维蛋白原水平>1.5g/L。

胸腔引流丢失最终逐渐减少。CVP 从 5~6mmHg 上升至 18~20mmHg,胸骨补片向外凸出。ECLS 控制器低流量报警,测量 ECLS 血流为 200ml/min。负静脉压在 −100~−80mmHg 波动。ECMO 管路在颤动。

5. 最可能的问题是什么?

心脏压塞引起的静脉回流减少和离心泵前负荷下降导致 ECLS 血流减少。

6. 需要采取哪些措施来解决这个问题,作为 ECLS 专家,应该做什么准备?

可能需要补充容量来确保足够的前负荷和维持 ECLS 血流。需要探查纵隔并冲洗。ECMO 专家应做好进一步失血的准备,并准备好额外的血液制品。胸骨清理后,预计 ECLS 血流量会改善。

手术探查确定缝合线周围有一个小出血点并缝合,血块清除后 ECLS 血流量改善。胸腔引流损失降至<1ml/(kg·h)。

在接下来的 4 小时内,ACT 仍保持在目标范围 140~160 秒,肝素输注量为 10U/(kg·h)。常规血液检查显示血小板计数为 78 000×10⁹/L,纤维蛋白原 1.7g/L,标准肝素 0.28U/ml,抗凝血酶 0.38mg/ml。

ECLS 专家注意到新的纤维蛋白在连接头和氧合器上聚集,静脉引流插管上出现一个小血凝块。

7. 基于当前的血液检查结果,ECMO 管路中有纤维蛋白和血凝块形成,为了减少出血,如何优化抗凝治疗措施?

增加肝素输注,ACT 目标范围调整为 180~200 秒。

考虑用抗凝血酶浓缩物或冰冻血浆替代抗凝血酶(见第五章)。一些中心通常会将抗凝血酶提高到大于 0.5mg/ml 的水平,这可以改善抗凝管理,但不能延长管路使用时间,而且成本高昂。

因为出血已减轻,可以讨论降低目标血小板数值,维持在>50 000~60 000×10⁹/L(但低值范围取决于医疗机构)。

经过讨论,ACT 目标范围增加至 180~200 秒,因此专家将肝素输注增加到20U/(kg·h),并输注呋塞米开始利尿。

8. 利尿对该患者的抗凝有何影响?

肝素通过肾脏排泄清除,因此尿量增加可能导致肝素需求增加。

次日,患儿开始苏醒和移动,需要加强镇静以保证插管安全。动脉测压显示搏动改善,收缩压>70mmHg,ECLS 血流降至 100~120ml/(kg·min),患者脉搏明显,灌注良好。该小组考虑进行 ECMO 撤机试验。

9. 哪些参数可以表明应该进行撤机试验?

核心指标是:需要 ECLS 支持的问题已经显著改善。

具体到本患者,动脉搏动改善意味着心脏射血增加。心脏功能可通过超声心动图进行评估,但在机械支持下,超声结果常难以很好地评估。终末器官灌注良好的临床和生化(S_vO_2 和乳酸)等指标应与其他表现一致。

在医疗小组的指导下,呼吸机参数设置增加,专家将 ECLS 泵流量降低到 75ml/(kg·min)。在肾上腺素 0.03μg/(kg·min)的水平基础上,患儿维持可接受的平均动脉血压。将肝素输注转移到患者身上后,ECMO 管路被夹闭。患者血压维持在可接受的水平。超声心动图显示心脏功能改善。撤机试验 30 分钟后的血气结果是可以接受的,乳酸没有增加。静脉血氧饱和度为 78%。撤机试验持续 1 小时,在此期间没有出现血流动力学波动。患者最后成功拔管撤机。

第二十二章

患者女性,22 岁,因坏死性肺炎导致严重的纤维增生性急性呼吸窘迫综合征而接受 VV-ECMO 治疗,经右颈内静脉和股静脉插管。患者因缺氧血压逐渐降低。插入肺动脉导管。肺动脉压为 50/28mmHg(平均 38mmHg),CVP 为 20mmHg。心脏指数为 1.8L/(min·m²)。患者正在输注米力农。ECMO 设置:转速为 3 900rpm、泵流速 5.0L/min、ECMO 气体流速为 10L/min。此时患者血氧饱和度为 80%,并且随着移动出现严重低血压。呼吸机压力控制设置包括频率 10 次/min,PEEP 10cmH_2O 和平台压 25cmH_2O,以期达到 50ml 潮气量。尽管泵流量增加,患者却出现氧合变差和血压恶化,且插管随流量增加出现异响。患者被列入移植名单。

讨论:

1. 正常的肺动脉平均压是多少?
2. 正常的心排血量是多少?
3. 患者的哪些根本问题可能是不可逆的?
4. 有哪些药物可用来降低肺动脉压?
5. 为什么双腔插管对此患者不合适?
6. 该患者应该改为 VA-ECMO 吗?
7. 是否应该用增加患者肺脏呼吸做功来增加患者氧合?
8. 中心插管右心房至肺动脉是适合该患者的方法,为什么?

第二十三章

患者女性,55 岁,在心肌梗死心源性休克后第 6 天接受 VA-ECMO 治疗。经左股动脉和右颈静脉插管。ECMO 参数包括:泵流量 2.5L/min,转速 3 890rpm,ECMO 气体流量 5L/min,FiO_2 40%。患者心脏功能在慢慢恢复。2 天前拔除气管插管,没有出现并发症。今天早上,在吃早餐时,患者打电话来描述其呼吸急促。患者出现呼吸困难和发绀,但在监视器上其血氧饱和度是 100%。重症监护医师抽血行血气分析,结果与之前结果相似,正常情况下的 PaO_2 为 360mmHg。

患者发生了什么问题?

这是一个双循环或所谓的南北综合征的病例。动脉血气分析样本取自股动脉,不反映脑氧合。脉搏血氧仪可能在左手,这就解释了为什么患者的动脉血氧饱和度是 100%。如果护士将脉搏血氧仪放在右手,或者患者的动脉血气分析也从右手抽出,则会显示出正确的脑氧饱和度。

第二十四章

患儿为早产儿,2 月龄,体重 4.5kg,患有呼吸道合胞病毒感染。18 天前,用 16Fr(品牌:Origen)双腔插管为其做 VV-ECMO 支持。患儿病程因肺出血和肾功能不全发作而变得复杂,需要连续静脉转流血液滤过治疗液体超负荷。已经开始进行脱机试验,ECMO 设置包括:泵速 500ml/min、转速 3 700rpm、ECMO 气体流量 0.7L/min 和 FiO$_2$ 55%。尽管胸部 X 线片显示肺野清晰,但左侧仍有大量胸腔积液,这被认为是阻止进一步脱机的不利因素。决定置入胸管引流。在为患者准备手术时,ECLS 专家的职责是什么?

讨论

适用于该手术步骤的血小板和纤维蛋白原是多少?

如果暂停肝素输注,那么 ACT、APTT、抗 X a 因子水平的目标值是多少?

准备了哪些紧急药品和扩容液体,是否准备了额外的静脉输液延长线?

在 ICU 血液冰箱或床边的冷藏箱中应该准备哪些血液制品?

患者体位摆放和放置加热垫。

确保给予足够的镇静药和肌肉松弛药。

确保机械通气和 ECLS 设置适合。

如果遇到 ECLS 紧急情况,确保能随时拿到管道钳/管路气体清除工具盒。

在手术中监测患者情况并及时处理各种突发管路问题。

ECLS 专家检查全血细胞计数和凝血水平。补充血小板 15ml/kg 将血小板增加到 120×10^9/L,补充冷冻沉淀 5ml/kg 将纤维蛋白原增加到 2g/L。与医师团队讨论肝素管理,将肝素输注从 40U/(kg·h)减少到 30U/(kg·h),以达到目标 ACT 160~180 秒和抗 X a 因子 0.3~0.5。肝素没有暂停,因为 ECMO 管路已经运行 18 天,上面有小面积的纤维蛋白附着。准备好所有的紧急药物,并给予芬太尼和罗库溴铵。将一个单位红细胞放置在床边冷藏

箱中,开始前进行手术核查。在手术过程中,患者的 SpO$_2$ 从 94% 降至 83%,故将 ECMO 空氧混合器 FiO$_2$ 调至 100%。放置胸管时,排出 30ml 血性液体。在随后的几个小时里,尽管 ACT 维持在 165~172 秒,仍引流出 10~15ml/h 血性液体,但到了第 6 小时这一情况有所改善,在过去的 2 小时内没有任何液体引流出来。尽管输血量为 20ml/kg,患儿心跳加速至 180 次/min,平均动脉压降至 40mmHg,血细胞比容仍为 25%。ECMO 管路中静脉通路压力降至 -40mmHg。患者血氧饱和度为 85%,静脉血氧饱和度为 84%,ECMO 气体 FiO$_2$ 为 100%。

讨论

你认为导致病情恶化的原因是什么?

为什么胸腔引流丢失减少很明显?

为什么输血对血细胞比容没有达到预期的效果?

升高的静脉血氧饱和度,降低的患者血氧饱和度,灌注减少和循环静脉压力降低有何意义?这种情况在 VA 患者中会有不同的表现吗?

如果这种情况得不到解决,对血泵流量有什么影响?

在查体时,患儿胸部外观明显不对称,空气进入左胸减少。发现胸腔引流管被血凝块阻塞,在清理过程中,胸腔引流管再次引流,血氧饱和度随之改善。进一步输注库存红细胞、血小板和冷沉淀,提高了血压,心率也降至 145 次/min。给予氨甲环酸负荷剂量,然后以 45mg/(kg·24h)进行输注。通过这种治疗方式,胸腔出血得以停止。排出胸腔积液可以更快地帮助 ECMO 撤机,患儿在尝试撤机试验 26 小时后再观察 2 小时,最后拔出插管撤机。

第二十五章

患者男性,54 岁,体重 124kg,被诊断为甲型 H1N1 流感病毒感染。已经用 VV-ECMO 支持 9 天,采用双腔静脉插管。ECMO 流量为 4 000ml/min,转速为 3 600rpm。呼吸机设置为 CPAP/PS,FiO$_2$ 为 30%,自主呼吸,已经气管切开。在过去的 3 天里,潮气量已经从 150ml 提高至 500ml。最新的血气分析显示 pH 7.36,PO$_2$ 68mmHg,PCO$_2$ 48mmHg。没有使用正性肌力药。胸部 X 线显示如图 36-1 所示。

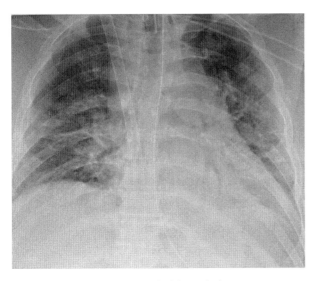

图 36-1 患者胸部 X 线片

1. 该患者适合 ECMO 撤机吗?

适合,甲型 H1N1 流感患者的预期治疗持续时间约为 10 天。假设诊断是正确的,那么开始撤机试验是合理的。虽然 ECMO 流量较大,但患者的血气结果满意。患者肺部顺应性已经有所改善,达到 500ml。虽然仍有明显双侧肺部浸润,但总体治疗效果仍在改善,胸部 X 线征象不会延误撤机试验。

2. 如何最好地实现这一点?需要对呼吸机哪些参数设置进行更改?

虽然仍保持 4 000ml/min 的 ECMO 流量,但患者已经显示出改善的迹象,逐渐降低流量至最小流量(约 750ml/min)并不能带来进一步的改善,且可能会不必要地增加 ECMO 时间,使血栓形成的风险增高。呼吸机 CPAP/PS、自主通气模式可能会使通气最大化,因此应该继续保持。为了补偿 ECMO 撤机氧输送的损失,应将呼吸机 FiO_2 增加至 50% ~ 60%,并开始撤机试验。在试行 VV-ECMO 撤机时,可简单地断开 ECMO 气体供给,如果外周动脉血氧饱和度保持稳定,则在 20 分钟时进行血气分析。拔管时应使用局部麻醉药,避免增加全身镇静和肌肉松弛的程度。

第二十六章

患儿女性,8 岁,门诊做例行随访。病史显示患儿是 41 周顺利妊娠后出生。出生后,因胎粪吸入综合征而出现严重呼吸功能不全,行气管插管。常规呼吸机治疗失败。出生后 8 小时开始接受 VA-ECMO 治疗。ECMO 运行平稳,72 小时后拔除

ECMO 插管。6 日龄时拔除气管插管,11 天后出院,无须后续治疗。ECMO 术前及术中经颅超声检查正常。在出院时,常规经颅超声检查同样未发现异常。

6 月龄、1 岁和 2 岁时的常规检查显示出良好的结果,生长良好,没有呼吸症状,达到了正常的神经发育阶段水平。2 岁时,其婴幼儿 Bayley 量表的认知指数得分和 Toddler 发育评分高于平均水平。5 岁时常规智商评估得分高于平均水平。她是个聪明的女孩,喜欢运动,身体健康。

在 8 年常规随访中,患儿的生长和肺功能正常。患儿告诉康复治疗师,她每周打两次曲棍球,可以很好地跟上同龄人。她的运动功能和最大运动耐量均在正常范围内。然而,她已经出现了严重的记忆缺陷,这妨碍了她的日常生活和学校表现。记忆缺陷给患儿带来了极大的痛苦,因为她害怕人们会认为她不聪明。她的父母不明白她为什么不记得她上周做了什么或明天要做的家庭作业。虽然她作为一个年幼的孩子在小学做得很好,但她的父母和老师都注意到玛丽的学业变得越来越困难。例如,她需要额外的数学辅导,并且需要尽可能在安静、无刺激的环境中学习。玛丽报告她的学校成绩低于平均水平。在神经心理学评估中,尽管她的智商高于平均水平,但言语和视觉空间记忆回忆仍低于常规。在问卷调查中,她报告说在学校中感觉不如其他人,但总的来说自信心较强。

第二十七章

患者女性,20 岁,有囊性纤维化病史,曾多次急性加重,目前在外院因急性呼吸衰竭接受治疗,需要紧急气管插管。患者被诊断为甲型 H1N1 流感引起的急性呼吸窘迫综合征,已经气管插管,因难治性低氧血症和高碳酸血症转诊到 ECMO 中心。抵达后,很快采用双腔颈内静脉插管进行 VV-ECMO 治疗,无并发症发生。

在急性发作之前,患者一直在进行运动,并定期参加门诊物理康复,包括固定骑车,为最终的肺移植做准备。约在插管后 24 小时,患者行气管造口术,没有并发症,以便在发生灾难性泵事件的情况下允许直接气道插管。第 2 天,停掉镇静药,患者完全清醒,在间断镇痛下感到舒适,可以在帮助下坐在床边。经过 ICU 小组、肺移植小组、患者及其家属的协商,决定进入肺移植等待名单,并继续

进行积极的康复计划,包括下床活动,以便在等待移植期间完善自身条件。2 天后,在一位理疗师、两位护士、一位呼吸治疗师和一位 ECMO 专家的帮助下,患者在医院房间内活动。患者每天活动两次,距离也逐渐增加。移植前,患者每次活动都能用助行器步行超过 700 英尺(约 200m)。患者一直使用 VV-ECMO,直到第 16 天成功进行肺移植。患者在移植后第 18 天出院回家。

讨论

逐渐撤除镇静、开始活动和增加活动量的重要性。

第二十八章

患者女性,12 岁,体重 50kg,既往身体健康,因流感并发金黄色葡萄球菌性肺炎而出现急性呼吸衰竭。因发热给予对乙酰氨基酚和布洛芬降温,因金黄色葡萄球菌感染给予包括万古霉素在内的广谱抗生素治疗,以及抗流感治疗。在高频振荡通气治疗失败后(FiO$_2$ 100%,MAP 35cmH$_2$O,OI 37),采用双腔插管 VV-ECMO 治疗难治性低氧血症。在插管前 24 小时内,已经摄入 4 300ml 液体,并且排出 3 200ml 液体。肌酐从 35.4μmol/L 升至 106.1μmol/L。

1. 该患者是否有急性肾损伤?哪些可控风险因素可能有助于减轻其肾损伤?

是的,该患者肌酐升高的速度和程度与急性肾损伤一致、符合当今定义。虽然不符合 ELSO 并发症的肾衰竭定义(肌酐>132.6μmol/L),相关文献证明成人肌酐升高≥26.2μmol/L 与死亡率增加有关。在这一点上,考虑将肾脏替代治疗添加到 ECLS 管路上是合理的。还应该考虑患者正在接受的药物治疗。在面对肾损伤时,医疗和药师团队可能需要改变医疗方案,改变药物剂量或完全停止使用一些药物。在这种情况下,应该考虑使用相应药物替代万古霉素和布洛芬。

2. 在 ECMO 开始时患者是否有液体超负荷?大概多少?怎么处理?

是的,患者在 ECMO 开始时出现液体超负荷。计算液体超负荷百分比的公式是 FO% =(总入量−总出量)/入院时体重。该患者 ECMO 启动时的液体超负荷为 22%。此时用于治疗液体超负荷的选项可以包括液体限制、使用利尿药或使用肾脏替代

治疗。由于患者有并存急性肾损伤的证据,许多中心会考虑启动连续性肾脏替代治疗。

第二十九章

患儿女性,10 岁,既往身体健康,体重 34kg,突然出现精神状态改变。父母在 2 天前注意到其眼睛发黄,无法将其从睡眠中唤醒。患儿在急诊室接受紧急气管插管并被送到重症监护室。实验室数据与肝豆状核变性[威尔逊病(Wilson disease)]引起的暴发性肝衰竭表现一致。整整一天,患儿呼吸机设置不断提高,氧合不良,液体负荷过重,尿量减少。患儿出现对常规机械通气不敏感的急性低氧呼吸衰竭和急性肾损伤,决定为她提供 VV-ECMO 联合连续性肾脏替代治疗。

1. 根据 ASFA(7th SI)指南(第三章),暴发性肝豆状核变性属于哪种类别,应该采用哪种治疗方法

   a. Ⅲ类,治疗性血浆置换
   b. Ⅲ类,白细胞去除术
   c. Ⅰ类,治疗性血浆置换
   d. Ⅰ类,白细胞去除术
   e. Ⅰ类,体外光照

2. 在离心泵 VV-ECMO 管路上,连续性肾脏替代治疗滤水器和血浆置换设备的最佳排列方式是

   a. 并联,泵后引流和返回至 ECLS 管路静脉引流端
   b. 串联,泵后引流和返回静脉前 ECLS 管路
   c. 并联,泵前引流和返回至 ECLS 管路静脉引流端
   d. 串联,泵前引流和返回至 ECLS 管路上的泵后和膜肺前
   e. 串联,泵前/伺服囊前引流和返回至 ECLS 管路泵前/伺服囊后

   答案
   1. d
   2. a

第三十章

患者女性,18 岁,既往身体健康,因腹泻和呕吐引起的脱水入院,并伴有 24 小时前开始的腹绞痛。在接下来的 24 小时内,其生化指标提示肝炎

恶化和急性肾损伤。患者病情继续恶化,出现了脑病迹象。根据患者朋友们的陈述,患者在入院前 2 天在寻找食用蘑菇和草药。患者洗胃液真菌检查显示,毒伞毒素(amanita phalloides)呈阳性。鉴于存在明显的毒素介导器官衰竭,进行了连续 5 天的白蛋白透析,以期支持肝功能恢复或作为肝移植桥接措施。第一次肝白蛋白透析后,患者症状和生化指标有所改善。在后续的治疗过程中,患者逐渐好转。患者肝肾功能在接下来的 10 天内逐渐得到了改善。

第三十五章

患儿男性,1 日龄(孕 42 周+1 天,体重 3 540g),有胎粪吸入综合征,但因其 C 反应蛋白升高,循环不稳定,因此开始接受多巴胺输注。患儿采用 VA-ECMO 支持,静脉插管为 12Fr 美敦力静脉插管,动脉插管为 10Fr 美敦力钝头插管。插管都在患儿颈部右侧。

1. 根据马斯特里赫特组织体外生命支持条约命名法用最简单的缩写描述?

VA(静脉通过膜肺至动脉)

2. 相同配置的最具信息性的缩写是什么?

V12jr-A10cr(静脉 12Fr,右颈静脉,到动脉,10Fr,右颈内动脉)

患者男性,体重 136kg,嗜烟,职业面包师。接受 VV-ECMO 支持 4 天,然后经左股动脉插入一根 19Fr 插管以获得额外的心脏支持[超声心动图估计心脏指数为 $2.1L/(min \cdot m^2)$]。患者左足背动脉中留有用于测量压力的动脉穿刺管,并且同侧股动脉插管后仍然保持了搏动血流。

3. 根据上面的信息,该如何缩写 ECMO 插管配置?

VVA19fl,此病例为开始就是静脉到静脉辅助,然后在左股动脉中插入 19Fr 动脉插管。没有远端灌注插管,只是足背上有压力监测。

相关详细信息如下:该患者先前的两个插管都在对侧右侧腹股沟处。引流插管型号是 29Fr/50cm,尖端高,接触心房顶部。回流插管的外径为 21Fr。

4. 该患者目前的 ECMO 配置缩写是什么?

V29/50fra-V21frA19fl。

（翻译:许崇恩,校对:熊红燕）

第三十七章　章节习题

第二章（多项选择）

1. 氧含量取决于下面哪一项
   - a. 血红蛋白浓度
   - b. 患者体温
   - c. 溶解氧
   - d. 氧分压
   - e. 二氧化碳分压

2. 关于动静脉血氧差（A-V DO$_2$）下列哪一项是对的
   - a. 取决于氧输送
   - b. 是 V-A ECMO 循环静脉饱和度的反应
   - c. 可以通过增加气体流量来降低
   - d. 仅依赖 ECMO 泵流量
   - e. 可能通过给患者降温来降低

3. 促使血红蛋白在组织中释放氧的原因包括下列哪一项
   - a. pH 升高
   - b. 2,3-双磷酸甘油酸升高
   - c. 患者体温降低
   - d. 二氧化碳分压降低

4. ECLS 患者氧输送改善的原因包括
   - a. 较新的管道
   - b. 改善的自身肺功能
   - c. 增加 V-V ECLS 患者泵流量
   - d. 泵流量提高到超过氧合器的标称流率

5. ECLS 对二氧化碳去除受哪些因素影响
   - a. 预充液碳酸氢盐的浓度
   - b. 氧合器气体流量
   - c. 膜的表面积
   - d. 气体中氧的浓度
   - e. 气体中的二氧化碳

第三章（选择最佳的选项）

1. 下列哪一项不能直接决定组织氧输送
   - a. 心排血量
   - b. 血红蛋白

   - c. 动脉血氧饱和度
   - d. 中心静脉压

2. 心脏射血被认为是后负荷（　）前负荷（　）
   - a. 依赖；依赖
   - b. 敏感；依赖
   - c. 敏感；敏感
   - d. 依赖；敏感

3. 下列哪一项可作为评估灌注充分的工具
   - a. 组织血氧仪
   - b. 血清乳酸浓度
   - c. 静脉血氧饱和度
   - d. 以上都是

4. VA-ECMO 增加哪一项的后负荷
   - a. 右心室
   - b. 左心室
   - c. 两者都是
   - d. 两者都不是

5. 心排血量曲线受后负荷、收缩力和心率的影响，假设患者血管阻力不变，心排血量也与下列哪一项有关
   - a. 血红蛋白
   - b. 中心静脉压
   - c. 血管的半径
   - d. 氧分压

第五章（选择最佳的选项）

1. 为了安全进行 VV-ECMO 插管，手术团队希望患者的血小板计数超过 30×10^9/L，哪一项治疗措施比较适当且能达到预期效果
   - a. 20ml/kg 辐照血小板应使其血小板计数增加 20×10^9/L
   - b. 10ml/kg 辐照血小板应使其血小板计数增加 30×10^9/L
   - c. 1 单位辐照血小板应使其血小板计数增加 50×10^9/L
   - d. 10ml/kg 非辐照血小板应使其血小板计数增加 10×10^9/L

2. 细胞类血液制品辐照的机制是什么
 a. 破坏白细胞的 DNA,使其不能在免疫受损的受体中增殖
 b. 杀死巨细胞病毒使其不能感染免疫受损的受体
 c. 杀死血小板制剂内的所有细菌,因为它们受到污染的风险很高
 d. 消除细胞因子从而防止发热性非溶血性输血反应

3. 什么血型的血小板适合这个患者的血型
 a. O 型/RhD 阳性
 b. B 型/RhD 阳性
 c. O 型/RhD 阴性
 d. AB 型/RhD 阳性

4. PICU 团队还希望通过一次 15ml/kg 的红细胞来增加其携氧能力。申请并得到适宜计量的红细胞,注意该单位红细胞是 1 个月前收集的,将在 10 天内过期,应该如何处理
 a. 将这单位血送回去,因为它不是新鲜的,而且陈旧的血液已经被证明会增加死亡率
 b. 将这单位血送回去,因为它不是新鲜的,而且陈旧的血液已经被证明会增加输血反应
 c. 遵循医院输血政策给予输血,因为陈旧的血液没有显示会改变临床结果
 d. 将血扔掉,申领新鲜血液

第七章(选择最佳的选项)

1. 计算目前使用高频振荡通气的患儿的氧合指数,平均动脉压为 16cmH$_2$O,振幅为 42,频率 8Hz,在 100% 血气结果为 pH7.16,PaCO$_2$ 52mmHg,PaO$_2$ 32mmHg,BE −8mmol/L
 a. 32
 b. 45
 c. 50
 d. 64

2. 患者具有 ECMO 的适应证,但有几个增加发病率和死亡率的危险因素。下列哪项不是危险因素
 a. 酸中毒
 b. 心肺复苏病史
 c. 孕龄
 d. 生物年龄
 e. 诊断

3. 预测患儿的生存率是多少
 a. 40%
 b. 51%
 c. 70%
 d. 92%

第八章(选择最佳的选项)

1. 患儿女性,7 岁,刚接受了先天性大动脉转位的双调转手术,现在需要 ECMO 支持,以防止无法脱离体外循环,以下哪一项对该患儿的治疗是最不重要的
 a. 在 ECMO 的支持下,确保末端器官有足够的灌注
 b. 评估潜在的残余畸形
 c. 评估在 ECMO 支持时的心律失常
 d. 确保左心充分减压

2. 患儿男性,出生 5 天,患有左心发育不良综合征,刚行 Blalock-Thomas-taussig(BTT)分流术,目前正在加强监护病房。患儿出现心脏停搏,现在放置 ECMO/ECPR。ECMO 期间,存在低灌注,乳酸升高,无尿,下一步治疗措施是
 a. 增加 ECMO 流量至 200ml/(kg·min)
 b. 评估左心减压情况
 c. 部分阻断 BTT 分流血管
 d. a 和 c
 e. b 和 c

3. 患儿男性,14 岁,有 2 周上呼吸道症状病史,入院时呼吸费力,低灌注,超声心动图显示:心脏未扩张,双心室功能严重减退。病情变差,随着灌注恶化,乳酸增高,血管紧张素的需求增加。下列哪个状态最不可能是真的
 a. 可能是心肌炎,临床改善的可能性大,如果必要,应行 ECLS
 b. 可能是限制型心肌病,预后较好,必要时应辅以 ECLS
 c. 临床表现不良的潜在机制是心肌收缩力减弱和心室顺应性下降导致的心排血量减少
 d. 该患者有心脏停搏的风险,可能需要 ECPR

4. 患儿女性,10 岁,患有扩张型心肌病,在通过股血管插管进行 VA-ECMO。下列哪项发现表明患儿可能需要左心减压
 a. 右手动脉压力为 30mmHg
 b. 左心室和左心房在超声心动图上没有扩张

c. 气管插管里有大量的粉红色的泡沫分泌物

d. 超声心动图显示主动脉瓣规律开放

5. 患者男性,60 岁。晚期胰腺癌和近期脑出血病史,诊断为急性失代偿性心力衰竭,下列哪项陈述最有可能影响 ECLS 的决策

　　a. 可能不是心脏移植或心室辅助装置的候选人

　　b. 可能需要左心减压

　　c. 右上肢、右下肢可能存在氧合程度差异

　　d. 如果经过股动脉插管,可能需要远端灌注管向下肢供血

6. 下列哪一种可能可以撤离 ECLS

　　a. 新生儿全肺静脉异位连接,手术前有肺动脉高压危象

　　b. 16 岁女性患者,近 2 年特发性肺动脉高压慢性进行性加重

　　c. 13 岁女性患者,病毒性心肌炎,右心室压力增高

　　d. 2 岁患儿,室间隔缺损未修复,并发百日咳

第九章(选择最佳的选项)

1. 在院外接受 ECPR 心肺复苏的患者,哪种模式的 ECMO 最常用

　　a. VV,大腿上

　　b. VA,大腿上

　　c. VAV

　　d. VV,颈部双腔管

2. 与没有的患者相比,心肺骤停后 ECPR 的患者发生神经并发症的可能性是多,是少,还是类似

　　a. 更多

　　b. 更少

　　c. 类似

　　d. 不知道

3. 在心肺骤停后接受 ECMO 治疗的患者存在肺水肿和出血的危险,并伴有左心室功能受损和左心房高压,为解决这一问题应考虑采取的措施包括

　　a. 在机械通气中增加 FiO_2 和 PEEP

　　b. 减少抗凝作用

　　c. 提供缓慢超滤和利尿药

　　d. 通过图像引导做房间隔造口术或房间隔切开术进行左心房减压

　　e. 提供时间让患者自己度过困难

4. 心肺复苏质量对在哪个时期接受 ECPR 的患者

很重要

　　a. ECPR 流程启动之前

　　b. ECPR 插管期间

　　c. ECPR 流程一旦启动就无关紧要

　　d. ECPR 流程启动之前和置管期间

第十章(选择最佳的选项)

1. 与传统方法相比,ECLS 在创伤后早期复苏中技术更先进,复苏能力更强,特别是在哪些方面

　　a. 肺保护性通气

　　b. 提供循环支持

　　c. 容量输注

　　d. 防止或纠正体温过低的复温技术

2. 创伤患者发生创伤相关并发症的风险很高,通常存在血流动力学不稳定,并有多器官功能衰竭的风险,下列哪种情况不应考虑 ECLS

　　a. 胸部钝性外伤伴气管支气管损伤和失血性休克

　　b. 因脊柱和骨盆受伤而需要行进一步的外科手术

　　c. 颅内压增高的创伤性脑损伤

　　d. 情况已经恶化到医疗措施无效和生命迹象不可逆转

3. ECLS 需要维持抗凝和持续出血风险之间的平衡,可以考虑无肝素 ECLS,但以下情况除外

　　a. 创伤性脑损伤后存在颅内出血风险

　　b. 胸部钝性外伤导致肺挫伤后急性呼吸衰竭,行 VV-ECLS,但是没有进一步的合并损伤,也没有凝血功能障碍

　　c. 气管支气管树损伤继发肺实质出血,导致气体交换不足

　　d. 大量输血和出血性休克造成的气体交换不足和严重低氧

4. 患者女性,29 岁,有哮喘病史。3 天前出现流感样症状,单胎妊娠 25 周,入院后不久就瘫倒在诊室里。检查显示,血压 80/40mmHg,心率 150 次/min,呼吸频率 35 次/min,面罩吸氧(氧流量 5L/min),血氧饱和度 70%,体温 39.5℃,胸部 X 线片与急性呼吸窘迫综合征一致。完成病毒涂片取样,被转移至 ICU。尽管有最大限度的呼吸支持,患者仍然缺氧,有什么建议

　　a. 俯卧位护理患者

b. 紧急剖宫产

c. 与 ECMO 中心研究 VA-ECMO 的可能

d. 在抗病毒治疗前等待病毒涂片结果

e. 高剂量甾体治疗

5. 接受 ECMO 治疗的妊娠期女性应接受什么护理

　　a. 俯卧位

　　b. 半坐位 20°

　　c. 右侧倾斜 20°

　　d. 左侧倾斜 20°

　　e. 仰卧位

6. ECMO 患者,妊娠 33 周,血压 160/110mmHg,应该

　　a. 增加镇静,因为患者很紧张

　　b. 检查尿液中的蛋白质

　　c. 开始静脉输注甲基多巴

　　d. 安排紧急分娩

　　e. APTT 很低,应增加肝素

7. 妊娠 23 周的 ECMO 患者在开始 ECMO 后不久被诊断为胎儿死亡,应该建议

　　a. 紧急剖宫产

　　b. 一旦患者病情稳定,就进行剖宫产

　　c. 给米非司酮(抗孕酮),进行无肝素 ECMO

　　d. 给米非司酮(抗孕酮),进行肝素化 ECMO

　　e. 停用 ECMO,进行常规通气,直到胎儿娩出

　　f. 继续 ECMO,直到呼吸状况改善后再分娩

8. 在接受 ECLS 治疗的癌症患者中,死亡风险最高的是

　　a. 实体器官(肺、肝等)癌

　　b. 同种造血干细胞移植

　　c. 血液系统恶性肿瘤(白血病、淋巴瘤)

　　d. 儿童白血病

第十二章(选择最佳的选项)

1. 作为 ECPR 的一部分,患者需要接受外周 VA-ECMO 支持,经胸超声心动图显示左心室收缩微弱且左心室扩张,下面哪一个可能是解决这个问题下一步措施

　　a. 使用正性肌力药

　　b. 主动脉内球囊反搏

　　c. 左侧开胸左心室减压

　　d. a 和 c

　　e. a,b,c

　　f. a,b,c,d

2. 为避免南北综合征(harlequin syndrome),VA-ECMO 支持动脉插管应放置在

　　a. 股浅动脉

　　b. 腋动脉

　　c. 主动脉

　　d. b 和 c

　　e. 都不是

第十三章(多项选择)

1. 患儿,男性,1 岁,11kg,昨天由肺炎导致低氧血症型呼吸衰竭,接受 VV-ECMO。16Fr DLC 插管,启动 ECMO 后,患儿血流动力学稳定及氧合情况稳定。1 天后出现引流困难相关的泵流量不足。可能的原因是什么

　　a. 潮气量下降,如膈肌向头侧移动

　　b. 患儿饥饿

　　c. 体液排出引起血容量不足

　　d. ECMO 泵转速增加

2. 同样是上述患儿,VV-ECMO 2 周后,16Fr DLC 双腔插管 Q_{ec} 130ml/(kg·min),血气分析结果显示:pH 7.21,PCO_2 45mmHg(6kPa),PO_2 68mmHg(9kPa),BE -8mmol/L,血红蛋白(HB)120g/L,乳酸 3.2mmol/L 同时氧合器血气:$S_{pre}O_2$ 78%,$P_{pre}CO_2$ 48mmHg。患儿可以与妈妈聊天,虽然轻微镇静,但仍然有一点累,其肠内营养和肠外营养各占 50%,患者巩膜黄染加重,现在的情况是什么

　　a. 氧输送不足,不能满足代谢需求

　　b. 跨氧合器 PCO_2 差异很低,应该试验脱离 EC-MO

　　c. 溶血

　　d. 以上所有

3. 在患者自身肺没有功能的情况下,以下哪些因素影响 VV-ECMO 患者的氧合

　　a. 氧合器通气的氧浓度

　　b. 再循环

　　c. 心排血量

　　d. 血细胞比容

4. 成年女性,体重 76kg,原发病毒感染和继发细菌性肺炎,双肺完全模糊(Murray 评分 3.75)VV-ECMO 辅助第 6 天。患者潮气量略有增加,但氧合器通气量仍然保持高流量。在过去的几天里,患者液体平衡处于轻微负平衡,C 反应蛋白

和碱剩余下降,但是肝和肾标志物有增加的趋势。当天除行胸部 CT 外,还考虑什么

a. 进行肺复张操作,提高呼吸机设置

b. 增加液体排出量,考虑连续性肾脏替代治疗

c. 超声评估心脏,特别注意右心室功能

d. 在超过额定流量之后考虑双氧合器

5. 患儿,1 岁,因确诊肺炎行 VV-ECMO,泵的流量为 1 100ml/min,通气 FiO_2 60%,1.0L/min,呼吸机设置吸气峰压(PIP)24cmH$_2$O,PEEP 6cmH$_2$O,频率 10 次/min,FiO_2 21%。桡动脉血气分析显示 pH 7.26,$PaCO_2$ 62mmHg,PaO_2 75mmHg,HCO_3^- 22.4mmol/L,头部静脉血氧饱和度 81%,测定流量 600ml/min,接下来应如何处理

a. 增加泵流量

b. 增加氧合器通气氧浓度

c. 增加氧合器通气流量

d. 增加呼吸机频率

第十四章(多项选择)

1. 下列哪一项可能与 VA-ECMO 支持有关

a. 进行性肺水肿

b. 无搏动循环

c. 肺部血流量正常

d. 由再循环导致的缺氧

e. 差异性低氧

2. 关于 VV-ECMO 支持,下列哪些选项是正确的

a. 永远是重症肺炎的首选支持模式

b. 为肺循环提供氧合和通气,从而防止右心室衰竭的发生

c. 可能会造成体循环不同部位氧张力差异

d. 严重的呼吸衰竭时动脉血氧饱和度维持在 85% 以上

e. 采用腔房插管的回路可以降低再循环

3. 关于使用 V-VA 支持治疗重症肺炎,哪些项是正确的

a. 通常需要这种支持模式

b. 如果有严重心力衰竭,这是一个合适的模式

c. 需要监测动脉回流的流量

d. 依赖于本身的心排血量

e. 可能生存率较低

4. 可植入式左心室辅助装置术后 12 小时后,尽管有补充容量和使用血管收缩药,左心室辅助装置持续以低流量报警,患者仍然逐渐低血压。

下列哪些选项是正确的

a. 很平常,等到明天早上做超声心动图

b. 如果是由于右心室的衰竭,那么 VA-ECMO 将是机械循环支持的首选

c. 使用 V-PA ECLS 支持右心室是合理的选择

d. 使用 V-PA ECMO 可以预防肺损伤

e. 如果有呼吸衰竭,应该使用 V-PA ECMO

第十五章(多项选择)

1. 以下所有都是 $ECCO_2R$ 的适应证,除了

a. 桥接至移植

b. 慢性阻塞性肺疾病

c. 轻度急性呼吸窘迫综合征

d. 超保护性肺通气策略

2. 指出 $ECCO_2R$ 的两个常见的并发症

a. 出血

b. 管道破裂

c. 膜肺内凝血

d. 感染

3. 下列哪项描述适用于 $ECCO_2R$

a. 一种高流量的体外循环装置

b. 需要抗凝

c. 血流量控制在 1.5~3.0L/min

d. 提高氧合

4. $ECCO_2R$ 在慢性阻塞性肺疾病的应用

a. 预防危险患者出现无创机械通气失败

b. 当无创机械通气失败时避免间歇指令通气

c. 使慢性阻塞性肺疾病患者脱离间歇指令通气

d. 以上全部

第十六章(选择最佳的选项)

1. 当评估新的 ECMO 项目配置时,以下哪一个不是需要考虑的因素

a. 该项目的预期目标

b. 人员构成计划

c. 配置的设备是否在本项目涉及的 ECMO 团队内广泛使用

d. 整合在 ECMO 设备中的安全装置情况

e. 成本

2. ECMO 回路上的分流可能会有助于下列所有情况,除了

a. 采集血样

b. 增加 ECMO 提供给患者的流量

c. 逆行 ECMO 血流

d. 减少 ECMO 提供给患者的流量

e. 增加通过氧合器的血流量

3. ECMO 管道常用表面涂层,下列哪项描述正确

a. 表面涂层增加 ECMO 患者的抗凝程度

b. 表面涂层增加 ECMO 组件的生物相容性

c. 应该使用以肝素为基础的表面涂层技术,才能得到最佳效果

d. 以上都是正确的

第十七章(多项选择)

1. 在选择 ECMO 插管的类型和大小时,必须考虑以下哪些因素

a. 预期 ECMO 最大流量

b. ECMO 支持期间热交换器温度设置

c. ECMO 泵与患者的相对高度

d. 是否存在先天性心脏病理

2. 关于 VV-ECMO,下列哪些是正确的

a. Avalon Elite 双腔插管插入后,可通过前后位胸部 X 线片确认其适宜的位置

b. 增加 ECMO 血流量可以为患者提供更高有效的血流量,但是这种策略最终会达到一个临界点,超过后则不能提高动脉血氧饱和度

c. Avalon Elite 双腔插管通常通过右颈内动脉插入

d. 股静脉-颈内静脉 VV-ECMO 不会发生再循环问题

3. 关于离心泵头除了哪些项目外,其他都是正确的

a. 旋转的叶轮或椎体产生一个受限制的漩涡,产生负压把血液抽到泵里

b. 叶轮转速与泵流量成反比

c. ELSO 组织将溶血定义为血浆游离血红蛋白浓度超过 50mg/dl

d. 离心泵是一种非阻闭式泵

4. 关于 ECMO 氧合器,下列哪些描述是正确的

a. 设定的气体流量与 CO_2 清除率成反比

b. 设定 FiO$_2$ 与氧合器后氧分压成反比

c. CO_2 的清除率相对来说不依赖于血流量

d. 当所需要的血流量大于氧合器的额定血流量时,就达到了"理想流量"

5. 关于 ECMO 回路的组件,下列哪一项是正确的

a. 肾衰竭时可作为连续性肾脏替代装置

b. 滚压泵产生的血流量可因后负荷增加而减少

c. 高流量离心泵使用 1/4 英寸管路用于小儿时,可产生湍流和剪切力,导致血细胞损伤和局部血栓形成

d. 离心泵是非阻闭泵,不能产生足够大的负压引起血液气穴形成

第十八章(选择最佳的选项)

患者男性,23 岁。溺水后心脏停搏,经右侧股血管插管行 VA-ECLS

1. 置管 6 小时后,患者右足呈灰紫色,彩色多普勒超声检查血流微弱,下一步将如何干预

a. 继续监测肢体灌注情况

b. 加大流量以改善灌注

c. 放置远端灌注管

d. 以上都是错的

2. ECLS 第 2 天,虽然患者动脉搏动增强,但胸部 X 线片显示两侧白肺,脑近红外光谱已经从 60% 降至 40%。桡动脉血气分析 PaO$_2$ 42mmHg,而左足趾的脉搏血氧饱和度 98%。如何解释这个现象

a. 氧合器坏了

b. 为患者提供的血流量不足

c. 改善的心功能导致患者出现了南北综合征

d. 以上都是错的

3. 在 ECLS 管路上测压一般包括

a. 回路引流端或静脉管路压力

b. 氧合器前或内部的压力

c. 氧合器后或动脉管路的压力

d. 以上所有

4. 跨氧合器压力差

a. 是氧合器前后压力的差值

b. 如果持续增加表示氧合器阻塞,通常与血栓有关

c. 可以独立诊断氧合器失效

d. a 和 b

e. 以上所有

5. 血流逆流

a. 当远端压力超过泵产生的压力时发生

b. 是与非阻塞离心泵相关的风险

c. 可以通过适当设置低流量报警来帮助

d. 以上所有

6. 管路 SvO_2
    a. 在 VA-ECLS 中反映患者的 SvO_2
    b. 在 VV-ECLS 中反映患者的 SvO_2
    c. 在 VV-ECLS 上可以反映再循环分数
    d. a 和 c
    e. 以上所有

7. ECLS 期间的神经监测策略包括
    a. 脑近红外光谱监测
    b. 间断或连续的脑电图
    c. CT 平扫
    d. 婴儿经颅超声检查
    e. 以上所有

第十九章（选择最佳的选项）

1. 使用什么方法来撤机或试停 VV-ECMO
    a. 降低氧合器通气 FiO_2
    b. 断开氧合器通气
    c. 减低 ECMO 流量至 100ml/min, 然后钳夹管道与患者断开
    d. 拔除患者气管插管
    e. a 和 b

2. 患儿, 体重 3kg, 应用 ECMO 治疗新生儿持续性肺动脉高压（PPHN）, 空氧混合器设定 FiO_2 为 60%, 气体流量为 0.8L/min, ECMO 流量为 300ml/min。患者最近的血气分析显示: $PaCO_2$ 为 30mmHg, PO_2 为 80mmHg, 应如何处理
    a. 增加 ECMO 流量
    b. 降低 ECMO 流量
    c. 增加气体流量
    d. 降低气体流量

3. ECMO 期间高血压可能会与哪些描述相关
    a. 出血风险增高
    b. 血管内容量过多
    c. 血管内容量调节方法改变
    d. ECMO 泵流量过大
    e. 以上所有

4. 心肌顿抑
    a. 是心脏收缩力减弱
    b. 可在 VA-ECMO 中在最初几个小时或几天看到
    c. 将会看到一个较窄的脉压波形
    d. 患者 PO_2 较高
    e. 以上所有

5. ECMO 期间颅内出血可能与什么相关
    a. ECMO 前缺氧
    b. 大脑血流自动调节紊乱
    c. 脑静脉压升高
    d. 抗凝
    e. 以上所有

6. 在 VA-ECMO 过程中, 以下哪一种对组织氧输送的影响最大
    a. PO_2
    b. 血氧饱和度
    c. 心排血量
    d. ECMO 血流量
    e. 呼吸机 FiO_2
    f. ECMO 通气的 FiO_2

7. 患儿, 体重 3.2kg, 因先天性膈疝接受 VA-ECMO 支持, 医师担心患儿可能还不能撤离 ECMO, 因此想要进行试停机观察, 应如何处理
    a. 将输注液体的管路（完全肠外营养, 吗啡, 咪唑安定）转移到患者身上
    b. 减流量至 50~100ml/min
    c. 一旦夹闭 ECMO 管路, 立即关闭/断开氧合器的气体
    d. 增加呼吸机参数
    e. 在回路中增加桥接旁路
    f. 以上所有

第二十章（选择最佳的选项）

1. 患儿, 3 岁, 在 VV-ECMO 支持下仍然出现缺氧, 需要排除以下情况, 除了以下哪种情况
    a. 再循环
    b. 疼痛和激越
    c. 发热
    d. 静脉引流不足
    e. 差异性缺氧

2. 接受 VV-ECMO 治疗的患儿可接受的动脉血氧饱和度是多少
    a. 最少 92%
    b. 最少 85%
    c. 最少 75%
    d. 最少 70%, 如果尿量、脑氧、乳酸水平理想

3. 降低镇静水平, 同时保持患者舒适应该是 VV-ECMO 辅助期间的目标
    a. 对
    b. 错

4. 应在床边使用哪些监测工具
  a. 大脑和身体近红外光谱
  b. 大脑、肺脏、和心脏超声
  c. ACT 测定仪
  d. 血气分析仪
  e. 以上所有

5. VV-ECMO 期间加快肺恢复的方法包括,但除外
  a. 俯卧位
  b. 增加额外的动脉插管
  c. 肾脏替代治疗
  d. 自主呼吸

6. 患儿 15 岁,50kg,因病毒性肺炎继发呼吸衰竭行 VV-ECMO 支持,引流管插入股静脉,灌注管插入右颈内静脉。能获得的最大血流量是 55ml/(kg·min),尽管采取了所有措施(镇静、麻痹、输血、俯卧位、液体),患者仍然缺氧,应该怎么做
  a. 使用两个静脉插管引流,在股动脉中加入一根动脉套管,转为 VA-ECMO
  b. 取下两根插管,将双腔套管置入右颈内静脉
  c. 在对侧股静脉中增加一根静脉插管,这样就可以从双侧股静脉引流,氧合血注入右侧颈内静脉

第二十一章(选择最佳的选项)

1. 一名大动脉转位的患者,经大动脉调转手术后,从手术室返回不久发现冠状动脉循环受损,紧急行 VA-ECMO。在插管时,外科医师还放置左心房减压管,插入左心房减压管的指征为
  a. 由于静脉插管大小不合适,提供额外的静脉引流源
  b. 预防右心室扩张及心肌恢复受损
  c. 提高患者的供氧和通气能力
  d. 防止左心房和左心室扩张,使心肌恢复

2. ECLS 血流量和患者平均动脉压目标应根据患者查体和器官灌注标志物判断,包括下列哪项
  a. 测得的血乳酸水平
  b. 尿量
  c. 足够的混合静脉血氧饱和度
  d. 以上所有

3. 肾脏替代疗法可用于 ECLS 早期液体清除,可以改善预后,ECLS 期间液体超负荷的常见原因是
  a. 与 CPB 和 ECLS 管路接触相关的毛细血管渗

漏和全身炎症反应
  b. 手术室机械通气和吸入麻醉
  c. 以前肾损伤引起的慢性肾衰竭
  d. 心肌功能障碍造成左心房左心室扩张

4. ECLS 术后早期出血具有挑战性,控制出血的一种策略是减少或暂时停止抗凝,直到出血得到控制,当哪种情况发生时,使用 ECLS 的新生儿和幼儿有较高的血栓形成风险
  a. 儿童和成人在止血机制发育成熟度方面存在差异
  b. 与成人相比,使用较低流量和较小口径的插管
  c. 接触心肺转流(CPB)和 ECLS 管道后出现肾损伤和液体超负荷
  d. CPB 和容量置换造成凝血因子稀释

5. ECLS 支持患有心脏病的新生儿和儿童的禁忌证包括以下项目但除外
  a. 心脏病是不可逆的,患者不适合移植
  b. 患者太小不能进行外周插管
  c. 之前与家属讨论,明确表示不使用 ECLS
  d. 出生体重 2.1kg

第二十二章(选择最佳的选项)

1. 在严重急性呼吸窘迫综合征的 VV-ECMO 患者中,中心静脉压升高和动脉脉压降低应引起我们关注下列哪些项目对血流动力学损害
  a. 心动过速
  b. 右心室衰竭
  c. 低血容量性休克
  d. ECMO 管道的故障

2. VV-ECMO 患者的肌松剂的最佳选择为
  a. 顺阿曲库铵
  b. 罗库溴铵
  c. 维库溴铵
  d. 琥珀酰胆碱

3. 一般而言,因急性呼吸窘迫综合征而接受 VV-ECMO 治疗的患者,其 SaO_2 目标应为
  a. 100%
  b. 95%
  c. 88%
  d. 75%

4. VV-ECMO 患者进行性少尿或无尿性肾衰竭,对药物治疗没有反应,通常需要哪种治疗来优化

液体状态
  a. 连续性肾脏替代治疗
  b. 分子吸附再循环系统
  c. 积极的静脉液体复苏
  d. 以上都不是

第二十三章(多项选择)

1. VA-ECMO 患者通过什么调节氧合
  a. 气体的 FiO_2
  b. 泵流量
  c. 通气流量
  d. 以上都不是

2. 哪些并发症是 VA-ECMO 特有的
  a. 再循环
  b. 肢体缺血
  c. 南北综合征(harlequin syndrome)
  d. 溶血

3. 伴有左心室功能较差时,哪些策略可以治疗在 VA-ECMO 下的肺水肿
  a. 球囊反搏
  b. Impella 心室辅助装置
  c. 房间隔开口
  d. 中心插管
  e. 以上所有

第二十四章(多项选择)

1. ECLS 患者数量和复杂程度
  a. 在过去 10 年减少
  b. 大体上保持不变
  c. 显著增多
  d. 导致死亡率显著增高

2. 在对 ECLS 系统进行操作之前,专家应该
  a. 纠正任何凝血功能障碍,增加血小板、纤维蛋白原参数
  b. 降低肝素输注量至目标 ACT 160~180 秒,抗 Xa 因子 0.3~0.5
  c. 增加循环血流量至大于 120ml/kg
  d. 以上所有

3. 在对 ECLS 系统进行操作之前改变体位可能会导致
  a. 插管位置发生变化
  b. 回路血流量发生变化
  c. 离心泵转速发生变化
  d. 氧合器气体流量下降

4. 在开腹和肠切除期间,ECLS 专家可能会遇到
  a. 回路中气穴
  b. 跨肺压降低
  c. 需要抗纤维蛋白溶解药治疗
  d. 出血,需要使用血液制品

第二十五章(选择最佳的选项)

1. 哪一项描述是正确的
  a. 试停机前患者必须维持至少有 6 个小时的最小流量
  b. 最小流量完全由患者的体重决定
  c. 最小流量时,血栓形成十分罕见
  d. 在最小流量时应将 ACT 增加 1 倍
  e. 最小的流量主要取决于管道配置

2. 关于试停机,哪个陈述是正确的
  a. 在 FiO_2 80% 的情况下尝试脱离肯定是不合适的
  b. 试停机时 PaO_2 必须大于 75mmHg 才被认为是成功的
  c. 即使不成功也不太可能对患者造成伤害
  d. 脱机试验成功与否完全取决于 PaO_2
  e. 在试验开始前,应先给患者使用肌肉松弛药和镇静药

3. 关于 VA-ECMO 的逆行试停试验,哪个说法是正确的
  a. 对患者逆行试停试验总是可行的
  b. 只有诊断为单纯呼吸衰竭的患者才有可能
  c. 试停时间最长为 2 小时
  d. 泵转速增加,逆行血流量减小
  e. 泵转速越低,逆行血流量越小

4. 患儿因左侧先天性膈疝,正在接受 VV-ECMO 治疗,其双腔静脉插管型号为 13Fr,在 ECMO 下有改善,试停机之前应
  a. 肺循环压力应小于体循环压力的 2/3
  b. 先天性膈疝必须修复
  c. ECMO 期间保持 $PaCO_2$ <30mmHg 对试停机非常重要
  d. 如果血气分析处于临界状态,可以进行 6 小时以上的试停试验观察
  e. a 和 d

5. 患者女性,62 岁,患有肺炎,已接受 ECMO 治疗

3 周,目前还没有明确致病微生物。患者血红蛋白从 100g/L 下降至 78g/L,存在大量直肠出血,虽然纠正了凝血功能但继续严重出血超过 24 小时。适当的处理是

a. 继续 ECMO 支持并输血

b. 启动试脱机并调高气道峰压(PIP)和 FiO_2

c. 立即到手术室在 ECMO 下进行全结肠切除术

d. 由于尚未确定潜在疾病,不可以尝试脱离

e. 立即脱离无须任何试停机

第二十六章(多项选择)

1. 患儿,2 周龄,有严重的胎粪吸入综合征病史,伴有新生儿持续性肺动脉高压,新生儿急性低氧血症型呼吸衰竭,需要 VA-ECMO。在 ECMO 运行过程中,患儿出现癫痫发作,脑电图证实诊断。CT 显示大脑并没有出血和梗死。拔管后,患者头部 MRI 显示右颈动脉血栓形成。下列哪些陈述是正确的

a. 应该做定期的神经病学随访

b. 在神经科医师的指导下再做一次头部 MRI

c. 如果重复 MRI 正常,则无须进一步随访

d. 出院前进行听力测试

e. 需要终身抗凝

2. 患儿,女性,3 岁。语言和沟通能力较差,经常发脾气,一直试图参与到社区活动中来但却遇到了困难,下列哪些陈述是正确的

a. 需要进行全面的神经发育评估

b. 基层卫生保健医师建议无须重复听力测试,因为新生儿听力筛查正常

c. 适龄的问卷,如父母填写的年龄和阶段问卷,有助于完成全面的神经心理学评估

d. 如果在行为评估中发现问题,需要看心理医师

e. 只需要参加言语-语言治疗

3. 新生儿产前诊断为左侧先天性膈疝,接受 VA-ECMO 支持 7 天,ECMO 期间脑电图、头部超声检查正常,正在计划出院回家,没有吸氧,也没有使用西地那非、波生坦或利尿药等。现在需要在出院前给其父母一些建议。下列哪些陈述是正确的

a. 需要密切监视患儿身体发育

b. 手术治疗后,不太可能存在喂养问题,反流问题也不常见

c. 在儿童和青少年时期需要进行肺功能测试

d. 应该定期进行超声心动图检查,明确是否有肺动脉高压

e. 需要连续随访观察直至成年

4. 患儿,4 岁。感染了流感、严重的肺炎和严重的缺氧呼吸衰竭,接受了 VA-ECMO 之后转为 VV-ECMO,这一过程到拔管持续了 5 周。患儿母亲担心这危险的疾病影响其未来的幸福。作为 ECMO 的专业人士,有什么建议?下列哪些说法是正确的

a. 需要定期的儿科医师随访

b. 在上学之前,需要一个全面的神经发育评估

c. 需要进行听力评估

d. 创伤后的应激可以表现为行为问题

e. 无需任何随访,因为其以前很好

5. 患儿男性,14 岁。发热、肌痛、胃部不适,当地的医师按流感治疗,然而,患儿病情迅速恶化,心率增快,在急诊出现心力衰竭,末梢凉,发绀,在接下来的 6 分钟的时间内出现心律失常。在进行插管、复苏过程中进行 ECMO,并转运到区域 ECMO 中心,后来被诊断为病毒性心肌炎。CT 显示脑水肿,在大脑中动脉灌注区域梗死。患儿心脏功能明显恢复,能够脱离 ECMO。下列哪些说法是正确的

a. 只需要心脏病学和心力衰竭随访

b. 在出院前需要头部 MRI

c. 作为发育成熟的青少年,患儿无须神经心理评估

d. 需要一段时间才能恢复到疾病前状态,再回到学校

e. 需要接受体疗和神经康复治疗,可能存在活动耐量不足,需要注意

6. 患儿,4 周龄,完成复杂先天性心脏病手术,严重低心排血量低血压,决定胸部插管 VA-ECMO。5 天之后,心脏恢复,撤离 ECMO。下列哪些说法是正确的

a. 除了心脏病专家,患儿还需要一位普通的儿科医师在当地医院随访

b. 不需要神经系统影像学检查,因为患儿术前脑超声是正常的

c. 患儿父母需要知道常规神经发育评估是重要的

d. 听力评估是重要的

e. 连续地,纵向地神经发育评估直到成年应该

是其长期护理计划的一部分

第二十七章（选择最佳的选项）

1. ECMO 患者活动,以下都非常重要,除了
   a. 充满电的 ECMO 控制台/泵
   b. 手机
   c. 吸引设备和耗材
   d. 适当的椅子为患者提供必需的休息
   e. 适当数量的临床工作人员

2. 下列哪一种说法是正确的
   a. 镇静药和肌肉松弛药被认为是重症人群发病率和死亡率增高的危险因素
   b. ECMO 患者肢体活动已被证明可以降低血栓栓塞的风险
   c. 当患者被允许在医院内活动时,患者家庭的满意度将会增高
   d. 肢体活动可以减少 VV-ECMO 患者对肺移植的需求

3. 带 ECMO 患者行走之前,应采取以下步骤除了
   a. 活动应该有清晰的计划并一再核查
   b. 在开始之前,应该与患者护理小组和患者的家庭(如果在场)讨论活动的总体目标
   c. 在活动之前应该给予患者适当的抗焦虑药治疗
   d. 所有必要的设备都随时可以启用
   e. 直接护理小组和患者/父母都应该同意进行活动

第二十八章（选择最佳的选项）

1. ECLS 患者急性肾损伤
   a. 少见,发病率小于 20%
   b. 与更高的死亡率有关
   c. 由连续性肾脏替代治疗导致的
   d. 出现于患者 ECLS 辅助晚期

2. 离心泵 ECLS 系统安装连续性肾脏替代治疗,连续性肾脏替代治疗引流端位于 ECLS 静脉侧远端
   a. 是连续性肾脏替代治疗引流的首选部位
   b. 导致更低的再循环
   c. 由于局部负压,效率较差
   d. 回路血液溢出风险增高

3. 在 ECLS 期间在回路上加装连续性肾脏替代

治疗
   a. 需要经过专业透析培训的护士来管理
   b. 再循环是一个常见问题
   c. 可能不能充分清除电解质
   d. 每小时关注液体平衡情况可有效预防并发症

第三十章（选择最佳的选项）

1. 下列方法可以用于肝脏机械支持,但不包括
   a. SPAD
   b. 连续性肾脏替代治疗
   c. 临床体外肝脏灌注(一种生物非机械方法)
   d. 血浆置换

2. 作为一种治疗,SPAD 有以下哪个缺点
   a. 无法再生白蛋白(白蛋白通过即弃用-昂贵)
   b. 没有证据表明其能有效清除毒素
   c. 需要专门的肝脏支持设备
   d. 处方和过程复杂

3. 目前美国境内使用 MARS 的指征包括
   a. 毒素清除
   b. 过渡到肝移植
   c. 肝性脑病的治疗
   d. a 和 c

第三十二章（多项选择）

1. 仅膜前的压力增高可能表明
   a. 扭折的动脉插管
   b. 减少的气体交换
   c. 血浆渗漏
   d. 膜肺内血栓

2. VA-ECMO 患者管路的压力上升,管路前后的压力都比接班时高 50mmHg,ECMO 泵流量没有变化,造成这种情况可能原因是
   a. 患者激越
   b. 氧合器前打折
   c. 动脉血回流插管打折
   d. 离心泵头内血栓

3. 说出 ECMO 管路中气泡捕捉器的名字

4. 什么是患者撤机的正确的流程?

5. 如果离心泵的动脉回流端受到阻塞或阻碍,泵转数不变,泵的流量将
   a. 增加
   b. 减少

第三十五章（选择最佳的选项）

1. 以下哪一种配置是最不可能在临床实践中应用
   a. VfVj-Va
   b. Va-VfAsrg
   c. Vj-Asrg
   d. Vjrc-AcrAcl
   e. Vjrava-AflaAfrd

2. 患者右颈部插管,腹股沟插管。有一根细管向足方向插管。它不是什么
   a. （dl31）V-VAa
   b. Vj-Afla
   c. V25/50-A21/18d
   d. （dl23）VV-Aa
   e. V25/25j＝A21a

3. 关于 ECLS《马斯特里赫特组织体外生命支持命名条约》,有什么不对的地方
   a. 总是要用到流向和连字符
   b. 当一个级别的所有符号都完成后,可以轻松地继续下一级
   c. 可以使用特定级别的命名方法的部分或全部
   d. 可以使用四级符号,但是跳过二级和三级

答案

第二章答案
1. a,d,e
2. a,b,e
3. b
4. b,c（通常对于泵流量的增加在多大程度上改善氧合是有限制的,因为在某一时刻,随着流量的增加而发生的再循环的增加超过了前向流量的增加）
5. b,c,e

第三章答案
1. d
2. b
3. d
4. b
5. b

第五章答案
1. b
2. a
3. d

4. c

第七章答案
1. c［OI＝（MAP×FiO$_2$×100）/PaO$_2$］即（16×100×100）/32＝50
2. d（晚期早产、CPR 病史和酸中毒都是预后不良的危险因素,现在认为是原发性新生儿持续性肺动脉高压,但也可能是肺炎或其他疾病）
3. c（虽然预测很困难,但这个婴儿的诊断所对应的生存率都在 60%～80%,胎龄也会影响生存率。胎粪吸入综合征的典型生存率为 92%,先天性膈疝的典型生存率为 51%）

第八章答案
1. c
2. d
3. b
4. c
5. a
6. b

第九章答案
1. b
2. a
3. d
4. d

第十章答案
1. b
2. d
3. b
4. c
5. d
6. b
7. d（应该以 ECMO 辅助下经阴道分娩为目标,米非司酮需要提前 48 小时使用,才能完全发挥作用,然后开始使用前列腺素,当宫缩开始或分娩时,需要采用无肝素 ECMO 支持）
8. b

第十二章答案
1. e
2. d

第十三章答案
1. a,c,d
2. a,c

3. b,c,d

4. b,c

5. c

第十四章答案

1. a,b,e

2. e

3. b,c,d,e

4. c,e

第十五章答案

1. c

2. a,c

3. b

4. d

第十六章答案

1. c

2. b

3. b

第十七章答案

1. a,d

2. b

3. b

4. c

5. c

第十八章答案

1. c

2. c

3. d

4. d

5. d

6. d

7. e

第十九章答案

1. e

2. d

3. e

4. e

5. e

6. d

7. f

第二十章答案

1. e

2. d

3. a

4. e

5. b

6. c

第二十一章答案

1. d

2. d

3. a

4. b

5. d

第二十二章答案

1. b

2. a

3. c

4. a

第二十三章答案

1. b［在 VV-ECMO 中,氧合是由泵流量调节。通气效果(二氧化碳去除)由氧合器通气量调节］

2. b,c

3. c

第二十四章答案

1. c

2. d

3. a,b

4. a,c,d

第二十五章答案

1. e

2. c

3. d

4. e

5. b

第二十六章答案

1. a,b,d

2. a,c,d

3. a,c,d,e

4. a,c

5. b,d,e

6. a,c,d,e

第二十七章答案

1. c(吸引设备和耗材不是必需的,携带过多的设备和用品可能会使 ECMO 支持患者活动复杂化)

2. a(虽然选项 b,c 和 d 可能是真的,但无法获得确实可靠的数据,医学文献唯一支持的选项是 a)

3. c(在开始活动前服用抗焦虑药是不必要的,甚至危重患者活动前服用镇静药可能是有害的,如果一个 ECMO 患者在行走活动时过度焦虑,那么这种焦虑及其原因应该在试图行走之前解决)

第二十八章答案

1. b

2. c

3. d

第三十章答案

1. c

2. a

3. d

第三十二章答案

1. d

2. a,c

3. 根据患者所在中心的具体情况进行

4. 根据患者所在中心的具体情况进行

5. b

第三十五章答案

1. d

2. c

3. b

(翻译:刘宇,校对:李婷)